Série Pockets de

MEDICINA INTENSIVA

VOLUME VI

NEUROINTENSIVISMO

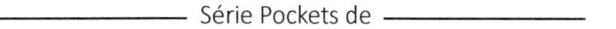

Série Pockets de

MEDICINA INTENSIVA
Editor da Série: Hélio Penna Guimarães

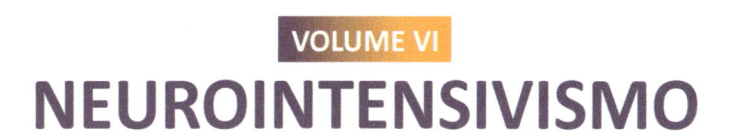

VOLUME VI

NEUROINTENSIVISMO

EDITORA

Paula R. Sanches

São Paulo

2024

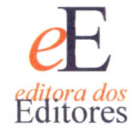

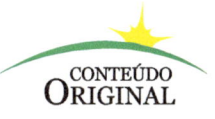

Produção editorial	VILLA D'ARTES
Projeto gráfico	Catia Soderi
Diagramação	VILLA D'ARTES
Copidesque	Paula Craveiro
Revisão	VILLA D'ARTES

© 2024 Editora dos Editores

Editora dos Editores

São Paulo: Rua Marquês de Itu, 408 – sala 104
  – Centro. (11) 2538-3117
Rio de Janeiro: Rua Visconde de Pirajá, 547 – sala 1121
  – Ipanema.

www.editoradoseditores.com.br

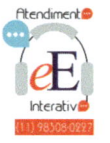

Impresso no Brasil
Printed in Brazil
1ª impressão – 2024

Este livro foi criteriosamente selecionado e aprovado por um Editor científico da área em que se inclui. A Editora dos Editores assume o compromisso de delegar a decisão da publicação de seus livros a professores e formadores de opinião com notório saber em suas respectivas áreas de atuação profissional e acadêmica, sem a interferência de seus controladores e gestores, cujo objetivo é lhe entregar o melhor conteúdo para sua formação e atualização profissional.

Desejamos-lhe uma boa leitura!

Dados Internacionais de Catalogação na Publicação (CIP)

Neurointensivismo / editora Paula R. Sanches. -- São Paulo : Editora dos Editores, 2024. -- (Série pockets de medicina intensiva ; v. 6 / editor Hélio Penna Guimarães)

Vários colaboradores.
Bibliografia
ISBN 978-65-6103-004-5

1. Medicina e saúde 2. Medicina intensiva - Manuais, guias, etc. 3. Neurologia I. Sanches, Paula R. II. Série.

24-196217

CDD-616.807
NLM-WL-100

Índices para catálogo sistemático:

1. Neurologia : Clínica médica : Medicina   616.807

Eliane de Freitas Leite - Bibliotecária - CRB 8/8415

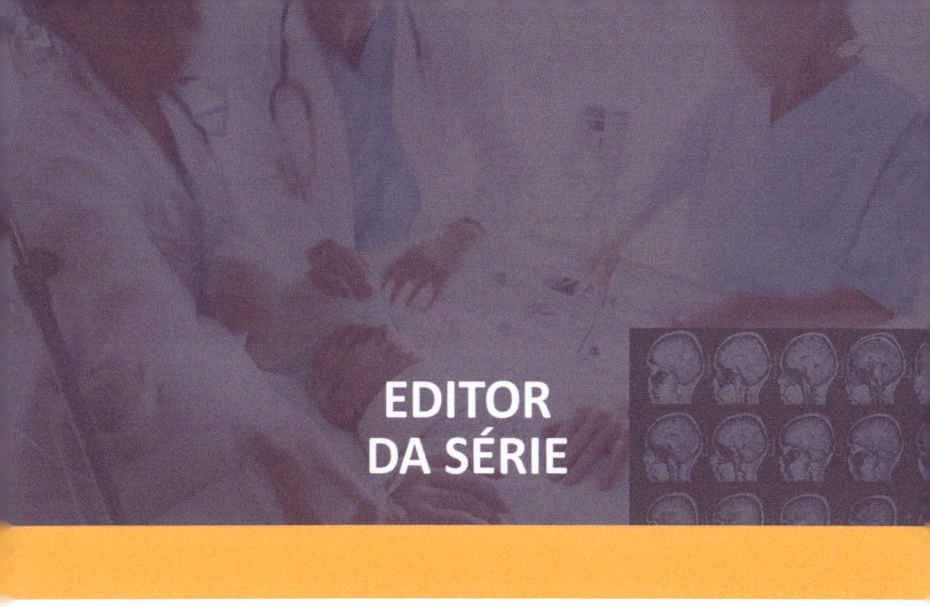

EDITOR DA SÉRIE

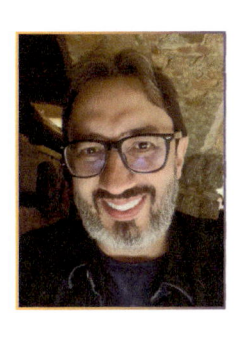

Hélio Penna Guimarães

→ Médico Especialista em Medicina de Emergência (ABRAMEDE), Medicina Intensiva (AMIB) e Cardiologia (IDPC).

→ Doutor em Ciências pela Universidade de São Paulo (USP).

→ Médico do Departamento de Pacientes Graves do Hospital Israelita Albert Einstein (HIAE).

→ Médico Supervisor do Programa de Residência em Medicina Emergência do Hospital de Clínicas da Faculdade de Medicina da Universidade de São Paulo (HCFMUSP).

→ Médico diarista da UTI da Disciplina de Cirurgia Cardiovascular da Universidade Federal de São Paulo (EPM-UNiFESP).

→ Professor Titular de Medicina de Emergência do Centro Universitário São Camilo-SP.

→ Presidente da Federação Latino Americana de Medicina de Emergência (FLAME):2023-2025.

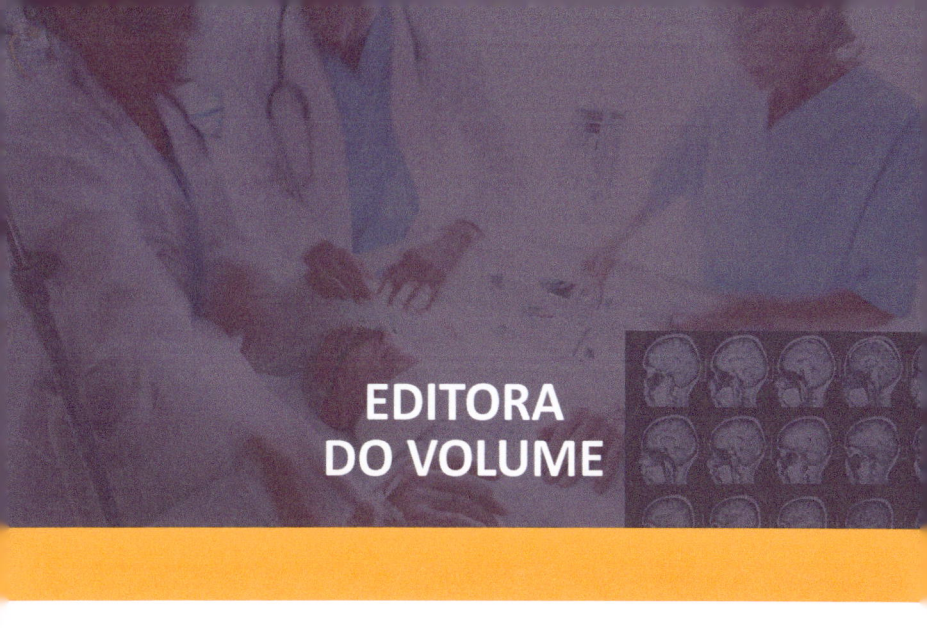

EDITORA DO VOLUME

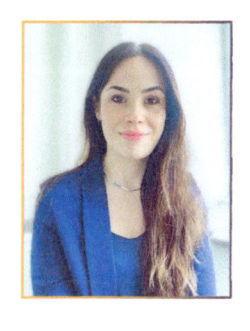

Paula R. Sanches

→ Médica Especialista em Medicina Intensiva pela Associação de Medicina Intensiva Brasileira (AMIB).

→ Pós-Graduada em Neurociências pelo Instituto Israelita de Ensino e Pesquisa (IIEP) e em Neurossonologia pela Universidade de São Paulo (USP).

→ Médica referência técnica do Departamento de Pacientes Graves do Hospital Israelita Albert Einstein (HIAE).

→ Médica Supervisora do Programa de Residência Médica em Medicina Intensiva do HIAE.

→ Médica Coordenadora da Pós-Graduação em Neurointensivismo do IIEP.

SOBRE OS COLABORADORES

Amanda Valle

- → Graduação em Medicina pela Universidade Federal de Minas Gerais (UFMG).
- → Residência em Clínica Médica pela Fundação Hospitalar do Estado de Minas Gerais (Fhemig) e Medicina Intensiva pela Rede Mater Dei de Saúde/Belo Horizonte.
- → Especialista em Medicina Intensiva pela Associação de Medicina Intensiva Brasileira (AMIB).
- → Pós-Graduação em Cuidados Paliativos pelo Instituto Israelita de Ensino e Pesquisa Albert Einstein (IIEP).
- → MBA em Gestão de Saúde pela Fundação Getúlio Vargas (FGV).
- → Diarista da UTI de Transplantes do Hospital Israelita Albert Einstein (HIAE).

Ana Lucia Vecina

- → Fonoaudióloga Sênior do Hospital Israelita Alberta Einstein (HIAE), atuando junto ao Departamento de Pacientes Graves e Realização de Videodeglutograma.
- → Mestranda em Distúrbios da Comunicação Humana pela Faculdade de Ciências Médicas da Santa Casa de Misericórdia de São Paulo (FCMSCSP).

→ Especialista em Motricidade Orofacial pelo Centro de Especialização Em Fonoaudiologia (CEFAC-SP).

→ Formação em Neuroreabilitação pela Neuroqualis São Paulo.

Ana Paula Metran Nascente

→ Médica Intensivista pela Associação de Medicina Intensiva Brasileira (AMIB).

→ Doutora em Medicina Translacional pela Universidade Federal de São Paulo (Unifesp).

→ Pós-Graduada em Cuidados Paliativos pelo Instituto Pallium Latinoamerica.

→ Médica intensivista do CTI-Adulto do Hospital Israelita Albert Einstein (HIAE).

→ Coordenadora técnica do projeto PROADI-SUS Cuidados Paliativos no Sistema Único de Saúde (SUS) – Atenção Primária à Saúde no triênio 2018-2020.

André Gentil

→ Médico Neurocirurgião do Hospital Israelita Albert Einstein (HIAE).

→ Doutor em Ciências Pela Faculdade de Medicina da Universidade de São Paulo (FMUSP).

Andreia Maria Heins Vaccari

→ Graduada em Enfermagem pela Faculdade de Enfermagem do Hospital Israelita Albert Einstein (FEHIAE).

→ Especialista em Enfermagem em Terapia Intensiva. MBA em Gestão em Saúde pelo Cetro Universitário São Camilo.

→ Atuou como Enfermeira no Centro de Terapia Intensiva do Hospital Israelita Albert Einstein (HIAE).

→ Foi Analista de Práticas Assistenciais pelo Programa de Neurologia do HIAE.

→ Analista de Práticas Médicas.

→ Sênior na Prática Médica do HIAE.

→ Possui certificado de Emergency Neurological Life Support (ENLS).

Ângela Sauter Dalbem

→ Graduação em Medicina pela Universidade Federal do Mato Grosso (UFMT).

→ Neurologista pela Irmandade da Santa Casa de Misericórdia de São Paulo (ISCMSP).

→ Especialista em Epilepsia, Eletroencefalograma (EEG) e Vídeo-Eletroencefalograma (Vídeo-EEG) pela Unidade de Pesquisa e Tratamento das Epilepsias (UNIPETE) na Universidade Federal de São Paulo (UNIFESP).

→ Aprimoramento em Eletroencefalograma pelo Hospital Israelita Albert Einstein (HIAE).

→ Neurofisiologista Clínica Membro Titular da Sociedade Brasileira de Neurofisiologia Clínica (SBNC).

→ Neurologista do Corpo Clínico do HIAE.

→ Neurofisiologista Clínica do setor de Eletroencefalografia do HIAE e do Hospital Nove de Julho.

Arnaldo Alves da Silva

→ Intensivista pela Associação de Medicina Intensiva Brasileira (AMIB).

→ Plantonista da Unidade de Terapia Intensiva do Hospital Israelita Albert Einstein (HIAE).

→ Neurointensivista, PG Neurointensivismo Hospital Sírio-Libanês.

→ Ex-*Fellow* na Unidade de Neuroreanimation, Hospital Pitié-Salpêtrière, Paris, França.

→ Mestre pela Universidade Federal da Bahia (UFBA).

→ Doutor em Medicina Baseada em Evidências da Universidade Federal de São Paulo (UNIFESP).

Arthur Poetscher

→ Doutor em Ciências da Saúde pelo Instituto Israelita de Ensino e Pesquisa Albert Einstein (IIEP).

→ Pesquisador do IIEP.

→ Professor Convidado da Faculdade Israelita de Ciências da Saúde Albert Einstein (FICSAE).

→ Neurocirurgião, membro do Board de Coluna e do Board de Trauma do Hospital Israelita Albert Einstein (HIAE).

Bárbara Vieira Carneiro

→ Médica Intensivista pelo Hospital das Clínicas da Faculdade de Medicina da Universidade de São Paulo (HCFMUSP).

→ Especialista pela Associação de Medicina Intensiva Brasileira (AMIB).

→ Médica Diarista da UTI de Transplantes do Hospital Israelita Albert Einstein (HIAE) e da UTI de Trauma e Emergências Cirúrgicas do HCFMUSP.

→ Coordenadora da PG de neurointensivismo do HIAE.

Bárbara Gomes Barbeiro

→ Médica pela Escola Paulista de Medicina da Universidade Federal de São Paulo (EPM/UNIFESP).

→ Neurologista pela EPM/UNIFESP.

→ Especialista em Neurologia Vascular, Neurologia Intensiva e Neurossonologia pela EPM/UNIFESP.

→ Neurologista da Unidade de Semi-Intensiva Neurológica do Hospital Israelita Albert Einstein (HIAE).

→ Neurologista do Corpo Clínico do HIAE.

Carla Luciana Batista

→ Fisioterapeuta. Especialista em Fisioterapia Cardiorrespiratória pela Faculdade de Medicina da Universidade de São Paulo (FMUSP).

→ Doutoranda em Pneumologia pela FMUSP.

→ Fisioterapeuta Referência do Departamento de Pacientes Graves do Hospital Israelita Albert Einstein (HIAE).

→ Docente dos cursos de Pós-Gradução pela Faculdade Israelita de Ciências da Saúde Albert Einstein (FICSAE).

Carolina Rodrigues Dal Bo

→ Médica pela Faculdade Israelita de Ciências da Saúde Albert Einstein (FICSAE).

→ Residente de Neurologia pelo Hospital Israelita Albert Einstein (HIAE).

Cilene Saghabi

→ Especialista em Fisioterapia Cardiorespiratória pelo Instituto do Coração do Hospital das Clínicas da Faculdade de Medicina da Universidade de São Paulo (InCor-HCFMUSP).

→ Especialista em Fisiologia do Exercício e Treinamento Resistido, na Saúde, na Doença e no Envelhecimento pelo HCFMUSP.

→ Especialista em Terapia Intensiva Adulto pela Associação Brasileira de Fisioterapia Cardiorespiratória e Fisioterapia em Terapia Intensiva (ASSOBRAFIR).

→ Pós-Graduação em Docência no Ensino em Saúde pelo Instituto Israelita de Ensino e Pesquisa Albert Einstein (IIEP).

→ Pós-Graduação em Gestão, Qualidade e Segurança do Paciente pelo IIEP.

→ Fisioterapeuta Teleassistencial em Reabilitação pelo Departamento de Telemedicina do Hospital Israelita Albert Einstein (HIAE).

→ Fisioterapeuta Assistencial no Departamento de Pacientes Graves do HIAE.

Cinthia Consolin

→ Médica Intensivista pela Irmandade Santa Casa de Misericórdia de São Paulo (ISCMSP).

→ Especialista pela Associação de Medicina Intensiva Brasileira (AMIB).

→ Médica do Departamento de Doentes Graves do Hospital Israelita Albert Einstein (HIAE).

Daniel Joelsons

→ Médico Intensivista pelo Hospital das Clínicas da Faculdade de Medicina da Universidade de São Paulo (HCFMUSP).

→ Diarista da UTI de infectologia do HCFMUSP.

→ Intensivista da UTI do Hospital Israelita Albert Einstein (HIAE).

→ Membro dos grupos de ECMO do HCFMUSP e do HIAE.

→ Especialista em ECMO pela Extracorporeal Life Support Organization (ELSO).

Daniel Lima da Rocha

→ Médico Intensivista do Departamento de Pacientes Graves do Hospital Israelita Albert Einstein (HIAE).

→ Especialista em Medicina Intensiva pela Associação de Medicina Intensiva Brasileira (AMIB).

Denison Alves Pedrosa

→ Médico pela Faculdade de Medicina da Universidade Federal de Minas Gerais (UFMG).

→ Médico residente de Neurologia do Hospital Israelita Albert Einstein (HIAE).

Fábio Tanzillo Moreira

→ Especialista em Clínica Médica e Medicina Intensiva.

→ Especialista em Medicina Intensiva pela Associação de Medicina Intensiva Brasileira (AMIB).

→ Médico Intensivista do Departamento de Pacientes Graves do Hospital Israelita Albert Einstein (HIAE).

→ Instrutor do Centro de Treinamento em Vias Aéreas (CTVA) – São Paulo (SP).

Felipe Galdino Campos

→ Médico Residente de Terapia Intensiva no Hospital Israelita Albert Einstein (HIAE).

Felipe Moreira Ferreira

→ Neurologista pela Faculdade de Medicina do ABC (FMABC).

→ Complementação Especializada em Doenças Cerebrovasculares pela Universidade de São Paulo (USP).

→ Pós-Graduação em Pesquisa Clínica na Brazilian Clinical Research Institute (BCRI).

→ Research Fellow Neuroendovascular Surgery na Emory University – Atlanta – GA.

Felipe Souza Lima Vianna

→ Graduação em Medicina pela Universidade do Estado do Rio de Janeiro (UERJ).

→ Residência Médica em Neurologia pela Universidade Federal Fluminense (UFF).

→ Residência Médica em Medicina Intensiva pela Sociedade Beneficente Israelita Brasileira do Hospital Israelita Albert Einstein (HIAE).

→ Especialista em Medicina Intensiva pela Associação de Medicina Intensiva Brasileira (AMIB).

Fernanda Guimarães Aguiar

→ Residência em Terapia Intensiva pelo Hospital Israelita Albert Einstein (HIAE).

→ *Fellowship* em Trauma e Neurointensivismo pelo St. Michael's Hospital – Toronto University.

→ Médica Plantonista da UTI do HIAE.

Flavia Julie do Amaral Pfeilsticker

→ Médica intensivista.

→ Mestre em Ciências da Saúde pelo Hospital Israelita Albert Einstein (HIAE).

→ Especialista em Terapia Intensiva pela Associação de Medicina Intensiva Brasileira (AMIB).

→ Certificado de área de atuação em Nutrição Enteral e Parenteral pela Sociedade Brasileira de Nutrição Parenteral e Enteral (BRASPEN).

Flávia Nunes Dias Campos

→ Médica Intensivista pela Associação de Medicina Intensiva Brasileira (AMIB).

→ Mestre em Ciências da Saúde pela Faculdade Israelita de Ciências da Saúde Albert Einstein (FICSAE).

→ Médica Intensivista da Unidade de Terapia Intensiva Adulto do Hospital Israelita Albert Einstein (HIAE).

Gabriele Veiga de Lima Barbosa

→ Médica pela Universidade Federal de Rondônia (UNIR).

→ Clínica Médica pela Irmandade da Santa Casa de Misericórdia de São Paulo (ISCMSP).

→ Medicina Intensiva pelo Hospital Israelita Albert Einstein (HIAE).

Gisele Sampaio Silva

→ Professora Livre-Docente da Disciplina de Neurologia da Escola Paulista de Medicina da Universidade Federal de São Paulo (EPM/UNIFESP).

→ Head Clinical Trialist em Neurologia do Hospital Israelita Albert Einstein (HIAE).

Gustavo Brasil Marcelino

→ Fisioterapeuta da Unidade de Terapia Intensiva do Hospital Israelita Albert Einstein (HIAE).

Isabelle Guerreiro Machado

→ Graduação em Medicina pela Faculdade Ceres (Faceres).

→ Residência Médica em Clínica Médica pelo Hospital Regional de Presidente Prudente (HR).

→ Residência Médica em Terapia Intensiva pelo Hospital Israelita Albert Einstein (HIAE).

João Victor Luisi de Moura

→ Médico e Neurologista pela Irmandade da Santa Casa de Misericórdia de São Paulo (ISCMSP).

→ *Fellow* em Neuroinfectologia no Instituto de Infectologia Emílio Ribas (IIER).

→ Médico Intensivista da UTI do Hospital das Clínicas da Faculdade de Medicina de Botucatu (DGAA HCFMB).

→ Neurologista do Departamento de Pacientes Graves do Hospital Israelita Albert Einstein (HIAE).

Lorena Souza Viana

→ Residência Médica em Neurologia e Complementação Especializada em Doenças Cerebrovasculares pela UNiversidade de São Paulo (USP).

→ *Research Fellowship* em Neuroendovascular pela Emory University.

→ Pós-Graduação em Pesquisa Clínica pelo Brazilian Clinical Research Institute (BCRI).

→ Doutoranda em Neurologia e Neurociências pela Universidade Federal de São Paulo (UNIFESP).

→ Especialista em Neurologia pela Academia Brasileira de Neurologia (ABN).

→ Especialista em Clínica Médica pela Sociedade Brasileira de Clínica Médica (SBCM).

Lubia Caus de Moraes

→ Médico Intensiva do Departamento de Pacientes Graves do Hospital Israelita Albert Einstein (HIAE).

→ Médico Intensivista Tele-consultor da Telemedicina do HIAE.

Luís Filipe de Souza Godoy

→ Neurorradiologista no Departamento de Radiologia do Hospital Israelita Albert Einstein (HIAE).

→ Neurorradiologista no Hospital das Clínicas da Faculdade de Medicina da Universidade de São Paulo (HCFMUSP).

Luís Otávio Sales Ferreira Caboclo

→ Neurologista e Neurologista Clínico.

→ Doutor em Neurologia/Neurociências pela Escola Paulista de Medicina da Universidade Federal de São Paulo (EPM/UNIFESP).

→ Professor de Neurologia na Faculdade Israelita de Ciências da Saúde Albert Einstein (FICSAE).

Marcel Ken Uehara

→ Membro Titular da Academia Brasileira de Neurologia (ABN).

→ Preceptor Afiliado de Neurologia Vascular da Escola Paulista de Medicina da Universidade Federal de São Paulo (EPM/UNIFESP).

→ Neurohospitalista no Hospital Israelita Albert Einstein (HIAE).

Marcos Vinícius Tadao Fujino

→ Médico Neurologista Pós-graduado em Neurointensivismo e Neurologia Vascular pela Universidade Federal de São Paulo (UNIFESP).

→ Neurologista Referência Técnica no Departamento de Pacientes Graves do Hospital Israelita Albert Einstein (HIAE).

Maria Regina de Paula Leite Kraft

→ Médica Residente de Terapia Intensiva no Hospital Israelita Albert Einstein (HIAE).

Mônica Calazans Silva Cherpak

→ Residência Médica em Medicina Física e Reabilitação Pela Universidade Federal de São Paulo (UNIFESP).

→ Especialista em Medicina Física e Reabilitação pela Associação Brasileira de Medicina Física e Reabilitação (ABMFR) e pela Associação Médica Brasileira (AMB).

→ Especialista em Medicina da Dor pela ABHER/AMB.

→ Médica Fisiatra do Hospital Israelita Albert Einstein (HIAE).

Paula R. Sanches

→ Médica Especialista em Medicina Intensiva pela Associação de Medicina Intensiva Brasileira (AMIB).

→ Pós-Graduada em Neurociências pelo Instituto Israelita de Ensino e Pesquisa (IIEP) e em Neurossonologia pela Universidade de São Paulo (USP).

→ Médica referência técnica do Departamento de Pacientes Graves do Hospital Israelita Albert Einstein (HIAE).

→ Médica Supervisora do Programa de Residência Médica em Medicina Intensiva do HIAE.

→ Médica Coordenadora da Pós-Graduação em Neurointensivismo do IIEP.

Polyana Vulcano Toledo Piza

→ Médica neurologista.

→ Coordenadora do Programa de Especialidades Clínicas da Sociedade Beneficente Israelita Brasileira Albert Einstein.

→ Doutorado sanduíche em neuromodulação e doença cerebrovascular pela Harvard Medical School e Faculdade Israelita de Ciências da Saúde Albert Einstein (FICSAE).

→ *Fellowship* em Neurociências pela Harvard Medical School.

Rene de Araújo Gleizer

→ Médico pela Universidade Federal da Bahia (UFBA).

→ Neurologista pela Universidade de São Paulo (USP).

→ Especialização em Neurologia da Cognição e do Comportamento pela USP.

→ Neurologista no Hospital Moisés Deustch (Mboi mirim).

→ Membro da Academia Brasileira de Neurologia (ABN).

Ricardo Luiz Cordioli

→ Médico Assistente e Pesquisador da UTI-adulto do Hospital Israelita Albert Einstein (HIAE).

→ Coordenador da Pós-Graduação de UTI-adulto para médicos do HIAE.

→ Pós-Doutorado pelo Hospital Universitário de Genebra, Suíça.

Roberta Ismael Dias Garcia

→ Médica Otorrinolaringologista.

→ Doutora pela Faculdade de Medicina da Universidade de São Paulo (FMUSP).

→ Professora Associada do Centro Universitário Faculdade de Medicina do ABC (FMABC).

Roseny dos Reis Rodrigues

→ Médica anestesiologista e intensivista.

→ Doutorado e pós doutorado pela Faculdade de Medicina da Universidade de São Paulo (FMUSP).

→ Médica Intensivista do Departamento de Pacientes Graves do Hospital Israelita Albert Einstein (HIAE).

→ TSA e Especialista em Medicina Intensiva pela Associação de Medicina Intensiva Brasileira (AMIB).

→ Coordenadora técnica do Pronto Socorro da anestesia do Instituto Central (ICHC) da FMUSP.

Sônia Teresa Gaidzakian Akopian

→ Médica Fisiatra pela Associação Brasileira de Medicina Física e Reabilitação (ABMFR).

→ Acupunturista pelo Colégio Médico Brasileiro de Acupuntura (CMBA).

→ Acupunturista do Centro de Reabilitação do Hospital Israelita Albert Einstein (HIAE).

→ Pós-Graduada em Dor pelo Centro de Educação em Saúde Abram Szajman (CESAS) do HIAE.

Tomás de Azevedo Rodrigues

→ Médico Residente de Terapia Intensiva no Hospital Israelita Albert Einstein (HIAE).

→ Graduação em Medicina pela Faculdade de Medicina da Universidade de São Paulo (FMUSP).

Victor Peixoto Lisboa

→ Médico Residente de Terapia Intensiva no Hospital Israelita Albert Einstein (HIAE).

DEDICATÓRIA

Essa obra é dedicada a todos os médicos, enfermeiros, fisioterapeutas, fonoaudiólogos e demais especialistas que participam do cuidado e reabilitação de pacientes com lesão neurológica aguda.

APRESENTAÇÃO

Esse manual apresenta uma atualização dos principais temas que envolvem o cuidado ao paciente neurocrítico. Foi escrito cuidadosamente por um time multidisciplinar, que inclui todos os especialistas envolvidos no tratamento das principais intercorrências que acompanham um evento neurológico agudo. Os capítulos são organizados da maneira que o intensivista avalia uma urgência neurológica, começando pela interpretação do exame clínico, passando pela escolha concomitante dos sedativos, estratégias de proteção de vias aéreas, estabilização e prevenção de lesões secundárias, incluindo o manejo das complicações decorrentes do déficit motor e cognitivo instalados. Os capítulos apresentam ainda uma minuciosa atualização das principais condições neurológicas tratadas na unidade de terapia intensiva, com conceitos e fluxogramas de apoio à decisão clínica fundamentados nas recomendações mais recentes das principais instituições mundiais dedicadas à pesquisa e melhorias no atendimento aos pacientes neurocríticos.

Para o leitor experiente em terapia intensiva neurológica, o manual poderá trazer novos conceitos e questionamentos úteis na prática diária, refletindo o dinamismo e constante reestruturação característicos da especialidade. Para os novos neurointensivistas, a obra certamente será um prefácio para um mundo de desafios e possibilidades de melhoria no atendimento das urgências neurológicas, e despertará o desejo, cada vez mais plausível, de influenciar positivamente o prognóstico desse grupo de pacientes.

Paula R. Sanches

Hélio Penna Guimarães

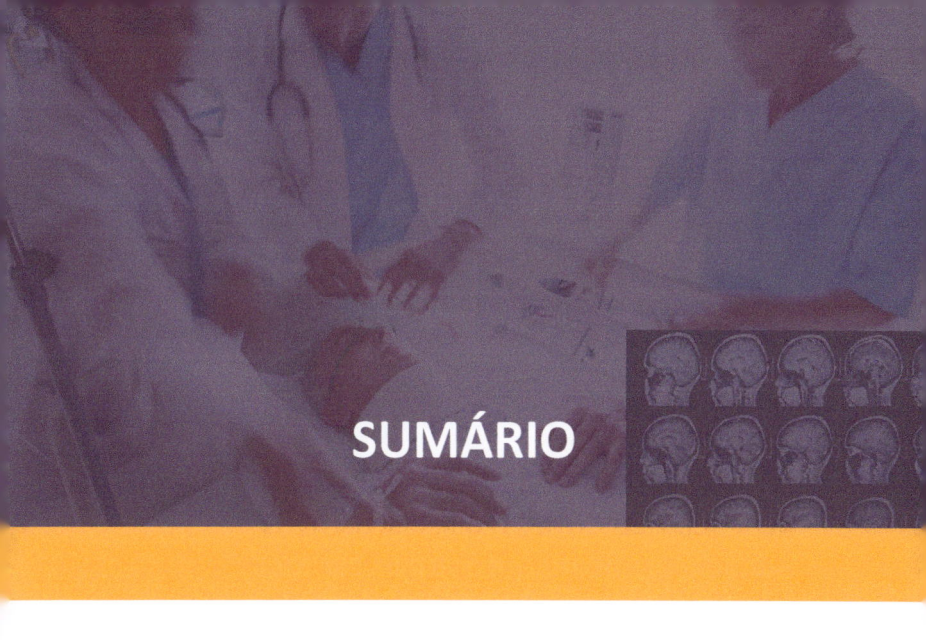

SUMÁRIO

COMA E ALTERAÇÕES DA CONSCIÊNCIA NO PACIENTE CRÍTICO: DO EXAME NEUROLÓGICO À INVESTIGAÇÃO DIAGNÓSTICA

Rene de Araújo Gleizer ■ Marcos Vinicius Tadao Fujino ■ Carolina Rodrigues Dal Bo

→ Coma e alterações da consciência

Aconsciência é definida como o estado de percepção total de si mesmo e do ambiente e possui dois componentes: o conteúdo e o nível de consciência. O conteúdo da consciência engloba funções mediadas pelo córtex cerebral, incluindo domínios cognitivos como atenção, memória, linguagem e respostas afetivas. O nível de consciência relaciona-se à vigília, isto é, ao quanto o paciente está alerta. Assim, alterações nos mecanismos do sistema nervoso central responsáveis pela manutenção da vigília podem prejudicar a consciência.

Entendem-se as alterações agudas do nível de consciência como um espectro, variando desde o grau mínimo de redução da consciência, o estado de sonolência, até o grau máximo, o estado de coma. A *sonolência* caracteriza-se por uma redução discreta da vigília e da perceptividade, sendo o paciente responsivo ao estímulo verbal. A redução moderada da vigília é conhecida como *obnubilação,* tendo respostas mais lentas aos estímulos. Uma redução ainda maior da vigília é o *estupor* em que o paciente é despertável apenas por estímulos táteis vigorosos. Por fim, o *coma* é o estado agudo de arresponsividade no qual o paciente não pode ser despertado nem responder apropriadamente aos estímulos.

Estados relacionados com alteração do conteúdo da consciência incluem confusão mental ou estado confusional agudo, *delirium* e demência. *Confusão mental* denota um estado em que o paciente pode apresentar desorientação têmporo-espacial e discurso desconexo, pode estar presente nos quadros de *delirium* e demência. *Delirium* é definido como um estado confusional de início agudo e curso flutuante associado a desatenção e pensamento desorganizado ou alteração do nível de consciência. *Demência* está relacionada com a perda das capacidades cognitivas adquiridas pelo indivíduo e que provoca prejuízo funcional em suas atividades da vida diária, sejam elas profissionais ou de relacionamento social, na ausência de distúrbios do nível de consciência.

Outras alterações subagudas e crônicas da consciência incluem os quadros de hipersonia, abulia, mutismo acinético, estado vegetativo persistente e morte encefálica. A *hipersonia* é um distúrbio do sono caracterizado pela incapacidade de se manter alerta durante os principais períodos de vigília do dia, sendo despertável. A *abulia* é um estado apático, que pode ser secundário ao acometimento dos lobos frontais bilateralmente, em que há redução ou ausência da volição, assim o paciente apresenta-se vigil, porém não tem motivação para iniciar ações, distinguido de um quadro depressivo em razão da ausência de comprometimento do humor. No *mutismo acinético*, o indivíduo aparenta estar com estado de vigília intacto, mas não responde aos estímulos externos, sendo a atividade motora espontânea ausente; pode ocorrer em lesões nas regiões pré-frontais, incluindo áreas motoras suplementares. No *estado vegetativo*, mantém-se a integridade de algumas funções do tronco encefálico, assim, o paciente pode ter períodos com os olhos abertos, porém há perda completa de contato com o meio. Se esse quadro permanecer por mais de 30 dias, configura-se um *estado vegetativo persistente*. A *morte encefálica* é um estado clínico irreversível em que há ausência completa das funções encefálicas, caracterizado por coma não perceptivo associado à ausência dos reflexos do tronco encefálico.

É importante lembrar de diagnósticos diferenciais de coma, no qual o paciente apresenta nível de consciência preservado, porém com perda da capacidade de responder aos estímulos externos por conta de um grave comprometimento de resposta motora e/ou sensitiva, como a síndrome de *locked-in*. Nessa síndrome, após sofrer um acidente vascular encefálico na base da ponte, o paciente evolui com comprometimento de todo o trato corticoespinhal responsável pela motricidade dos quatro membros e da face, restando apenas a movimentação ocular vertical por preservação mesencefálica.

→ Fisiopatologia e etiologia do coma

A formação reticular compreende uma rede de neurônios que ocupa o tronco encefálico com amplas conexões com cérebro, cerebelo e medula. Possui dentre suas principais funções o controle da atividade elétrica cerebral, incluindo ciclo sono-vigília e a integração de reflexos do centro respiratório e vasomotor.

A formação reticular possui ação ativadora sobre o córtex cerebral por meio de fibras noradrenérgicas do *locus ceruleus*, serotoninérgicas do núcleo da rafe e colinérgicas do núcleo pedúnculo-pontino que, em conjunto, compõe o sistema reticular ativador ascendente (SARA), o qual se projeta para o diencéfalo e para o córtex cerebral.

A conexão entre a formação reticular ativadora ascendente e o córtex cerebral é responsável pelo nível de consciência. Por outro lado, o conteúdo de consciência está relacionado com o córtex cerebral e regiões subcorticais, que constituem redes neuronais complexas responsáveis por domínios cognitivos específicos.

O grau de alteração da consciência depende da extensão e da localização da lesão. O comprometimento da vigília pode ocorrer por lesões infratentoriais, ou seja, no tronco encefálico e cerebelo, lesões supratentoriais, incluindo acometimento do diencéfalo e telencéfalo, ou lesões encefálicas difusas, multifocais e/ou metabólicas. Conforme ilustrado na Figura 1.1, os mecanismos de lesões encefálicas incluem:

1. No telencéfalo, disfunções metabólicas encefálicas difusas, como encefalopatia hepática e urêmica, ou lesões destrutivas multifocais ou difusas, como encefalopatia hipóxico-isquêmica.

2. No diencéfalo, lesões destrutivas estratégias no tálamo, como infarto da artéria de Percheron ou trombose da veia cerebral interna, ou compressão do tálamo/hipotálamo por lesões expansivas, como tumor de hipófise. Em nível infratentorial, o coma pode ocorrer por lesões destrutivas do SARA ou compressão do SARA por herniação de estruturas supratentoriais ou por lesões infratentoriais.

Há um amplo espectro de etiologias do coma, como distúrbios metabólicos, estado de mal epiléptico não convulsivo, trauma, doença cerebrovascular, intoxicações e infecções, que estão descritos no Quadro 1.1.

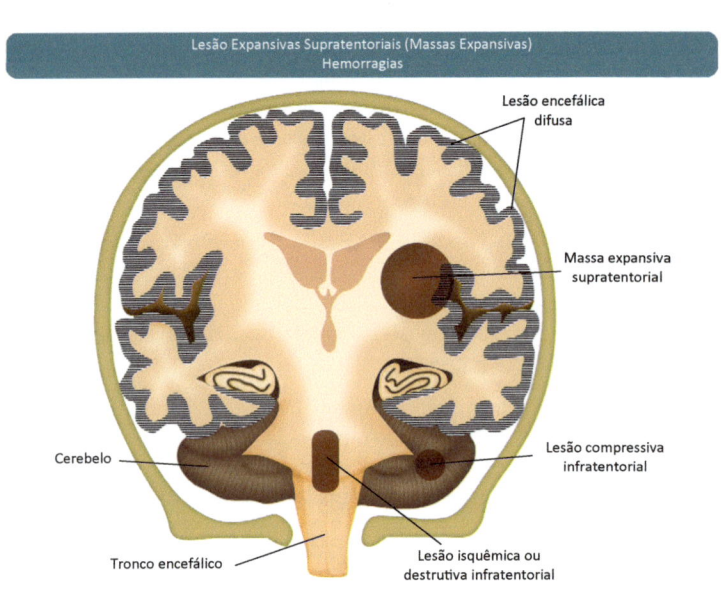

■ Figura 1.1 – Mecanismos de lesões encefálicas no coma.

Fonte: Adaptada de Nitrini e Bacheschi, 2008.

■ Quadro 1.1 – Etiologias comuns do coma.

Doença cerebrovascular
- Infarto hemisférico maciço ou hematoma
- Acidentes vascular isquêmico do tronco encefálico por oclusão da artéria basilar
- Hemorragia do tronco encefálico
- Infarto cerebelar ou hematoma com efeito de massa
- Hemorragia subaracnóidea aneurismática
- Trombose do seio venoso dural
- Encefalopatia anóxica-isquêmica

Trauma
- Lesão axonal difusa
- Edema cerebral e hipertensão intracraniana
- Hematoma epidural ou subdural
- Contusões cerebrais hemorrágicas com efeito de massa
- Embolia gordurosa

(Continua)

■ Quadro 1.1 – Etiologias comuns do coma. (*Continuação*)

Infecção
- Meningite bacteriana aguda
- Encefalite viral aguda
- Meningoencefalite fúngica ou micobacteriana
- Abscessos cerebrais
- Empiema

Inflamatório
- Encefalite autoimune
- Síndrome de encefalopatia posterior reversível (PRES)
- Vasculite
- Encefalomielite disseminada aguda (ADEM)

Neoplasias
- Grandes tumores hemisféricos com edema e efeito de massa
- Tumores do tronco encefálico
- Tumores cerebelares com efeito de massa
- Tumores infiltrativos
- Apoplexia hipofisária

Hidrocefalia aguda

Convulsões
- Estado de mal epiléptico não convulsivo
- Estado pós-ictal

Toxinas
- Overdose de medicamentos prescritos
- Overdose de drogas recreativas
- Interações medicamentosas
- Envenenamento

Alterações metabólicas e endócrinas
- Hiponatremia
- Hipercalcemia
- Acidose
- Insuficiência renal e uremia
- Insuficiência hepática e hiperamonemia
- Mixedema
- Insuficiência adrenal
- Encefalopatia de Wernicke
- Sepse

Hipotermia

Intoxicação por monóxido de carbono

Fonte: Adaptada de Rabinstein, 2018.

→ Avaliação do paciente crítico com alteração da consciência

Anamnese

Para obter informações sobre a cronologia do caso e direcionar a investigação, a história do paciente deve ser obtida por meio de familiares, amigos ou profissionais de saúde do departamento de emergência que trouxeram o paciente ao hospital.

Durante a anamnese, é importante identificar o curso temporal da alteração da consciência: agudo, levantando diagnósticos diferenciais como hemorragia subaracnóide, trauma cranioencefálico ou infarto cerebral. Temporalidade gradual, o qual pode sugerir lesões expansivas, como tumores intracranianos, ou curso flutuante, que poderia ocorrer em encefalopatias metabólicas ou crises epilépticas reentrantes.

Questionar sobre sinais ou sintomas que precederam a alteração da consciência, história de febre podre sugerir etiologia infecciosa, episódio agudo de cefaleia intensa corrobora com hemorragia intracraniana, quadro de confusão mental pode estar atrelado à etiologia tóxica, metabólica ou encefalites.

É importante determinar também o padrão de funcionalidade prévia do paciente e comorbidades pré-existentes, tendo em vista que pacientes com insuficiência hepática, renal, cardíaca ou diabetes estão mais predispostos a alterações metabólicas. Avaliar medicações de uso contínuo, sendo importante atentar-se ao uso prévio de corticoides antes da internação pelo risco de insuficiência adrenal na suspensão abrupta do uso, uso de hipoglicemiantes pelo risco de hipoglicemia grave com possibilidade de lesão cerebral irreversível. Indagar também sobre exposição à substância tóxicas, uso de psicotrópicos e abuso de álcool ou outras drogas.

Exame físico geral

Na avaliação inicial, é necessário realizar a estabilização do paciente seguindo o "ABC" (A: *airway*/via aérea, B: *breathing*/respiração, C: *circulation*/circulação). Primariamente, é preciso garantir a patência das vias aéreas. Os pacientes que não puderem garantir a proteção das vias aéreas devem ser intubados. Em seguida, deve-se avaliar o padrão respiratório e a saturação de oxigênio e, após, a circulação, avaliando perfusão periférica, pulsos periféricos e centrais, pressão arterial, frequência cardíaca e ritmo cardíaco. Na avaliação dos sinais vitais, uma pressão arterial significativamente elevada pode sugerir encefalopatia hipertensiva ou hemorragia intracraniana. Sinais associados como bradipneia, bradicardia e hipertensão compõe a "tríade de *cushing*" e sugerem complicação tardia de hipertensão intracraniana.

Na inspeção do paciente, sinais no exame físico podem sugerir a etiologia do coma. Achados como equimose periorbital bilateral, o sinal do guaxinim; equimose na mastoide, o sinal de Battle; e hemotímpano sugerem fratura na base de crânio. Sinais de lesão por agulha na fossa cubital sugerem abuso de drogas intravenosas. Febre e *rash* petequial sugerem meningococcemia. Hipotensão refratária a drogas vasoativas deve chamar atenção para a hipótese de insuficiência adrenal e edema mixedematoso sugere a alteração da consciência, sendo secundária a um quadro de hipotireoidismo grave.

Após a estabilização do paciente, o exame físico neurológico direcionado no coma pode auxiliar na diferenciação de uma causa estrutural ou metabólica para o coma.

Exame neurológico direcionado no coma

Antes de iniciar o exame neurológico, é importante atentar-se se o paciente está recebendo medicações sedativas, analgésicas e bloqueadores neuromusculares, que podem interferir na avaliação e são comumente usados no ambiente de terapia intensiva.

É importante avaliar:

→ nível de consciência;

→ avaliação pupilar;

→ fundo de olho;

→ movimentos oculares;

→ reflexos do tronco encefálico – reflexo fotomotor direto e consensual, reflexo corneopalpebral, reflexo oculocefálico, reflexo oculovestibular e reflexo de tosse;

→ padrão respiratório;

→ exame motor;

→ sinais meníngeos.

Nível de consciência

Para avaliação do nível de consciência, podem ser utilizadas duas ferramentas: a escala de coma de Glasgow ou a escala FOUR.

A escala de coma de Glasgow avalia 3 parâmetros: melhor resposta ocular, verbal e motora. A resposta é avaliada de forma espontânea, ao chamado e à dor. Os locais de estimulação física são: pressão no leito ungueal, pinça de trapézio e região supraorbital (traumatismo cranioencefálico [TCE]).

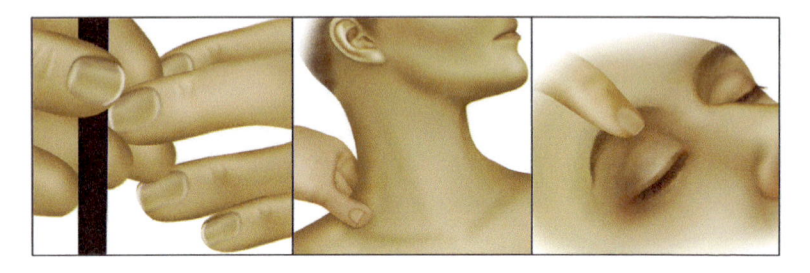

◼ Figura 1.2 – Locais de estimulação física na avaliação da escala de coma de Glasgow.

Fonte: Adaptada de Royal College, 2018.

A pontuação varia de 3 a 15, sendo utilizada para classificar a gravidade de TCE: 13 a 15 – TCE leve, 9 a 12 – TCE moderado, e pontuação menor ou igual a 8 – TCE grave (Tabela 1.1).

A escala *Full Outline of UnResponsiveness* (FOUR) também é uma escala validada para avaliação do coma, que possui quatro parâmetros: resposta ocular, resposta motora, reflexos do tronco cerebral e padrão respiratório (Figura 1.3). O espectro de resposta pode auxiliar na diferenciação de um estado vegetativo (pálpebras abertas, mas não acompanha com o olhar) e uma síndrome de *locked-in* (pálpebras abertas, acompanha com o olhar, ou pisca ao comando).

◼ Tabela 1.1 – Escala de coma de Glasgow

Parâmetro	Resposta	Pontuação
Melhor resposta ocular	Abertura ocular espontânea	4
	Abertura ocular ao chamado	3
	Abertura ocular em resposta a dor	2
	Sem abertura ocular	1
	Não testável	NT
Melhor resposta verbal	Orientada	5
	Confuso/desorientado	4
	Palavras inapropriadas	3
	Sons incompreensíveis	2
	Sem resposta verbal	1
	Não testável	NT
Melhor resposta motora	Obedece a comandos	6
	Localiza o estímulo doloroso	5
	Reação inespecífica em resposta a dor	4
	Flexão anormal em resposta à dor/decorticação	3
	Extensão em resposta à dor/descerebração	2
	Sem resposta motora	1
	Não testável	NT

Fonte: Adaptada de Royal College, 2018.

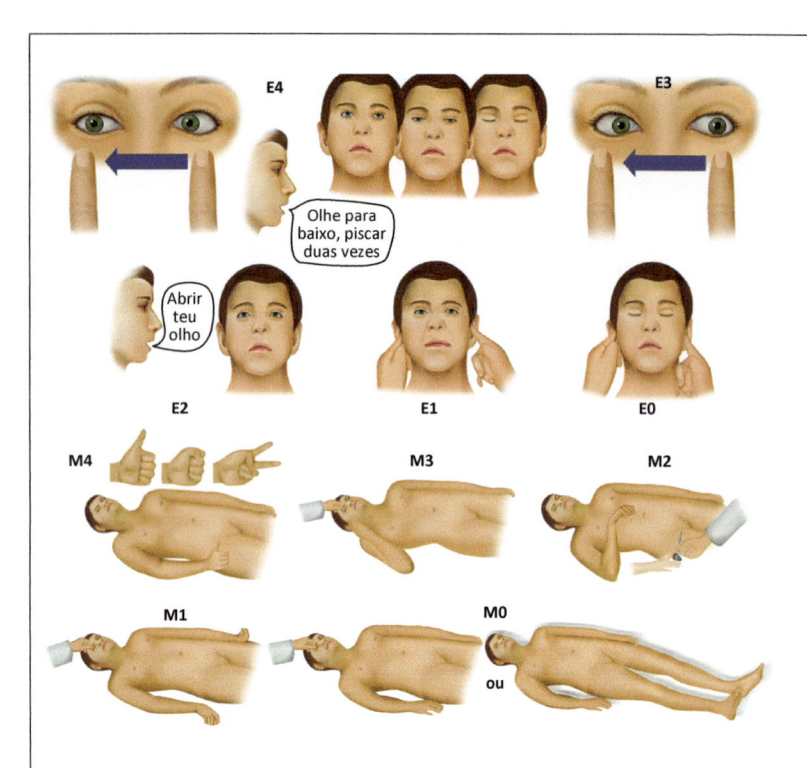

■ Figura 1.3 – Escala FOUR (E + M + B + R).

Resposta ocular (pontos): E4: pálpebras abertas, acompanha com o olhar, ou pisca ao comando (4 pontos); E3: pálpebras abertas, mas não acompanha com o olhar (3 pontos); E2: olhos fechados, mas abrem com estímulo auditivo forte (2 pontos); E1: olhos fechados, mas abrem apenas com dor (1 ponto); E0: não há abertura ocular, mesmo à dor (0 ponto).

Resposta motora: M4: faz sinal de OK com as mãos, fecha o punho, ou "sinal de paz" (4 pontos); M3: localiza a dor (3 pontos); M2: resposta em flexão à dor (2 pontos); M1: resposta em extensão à dor (1 ponto); M0: sem respostas à dor ou mioclonias generalizadas (0 ponto).

B: reflexos do tronco encefálico; *E*: resposta ocular; *M*: resposta motora; *R*: padrão respiratório.
Fonte: Adaptada de Rabinstein, 2018.

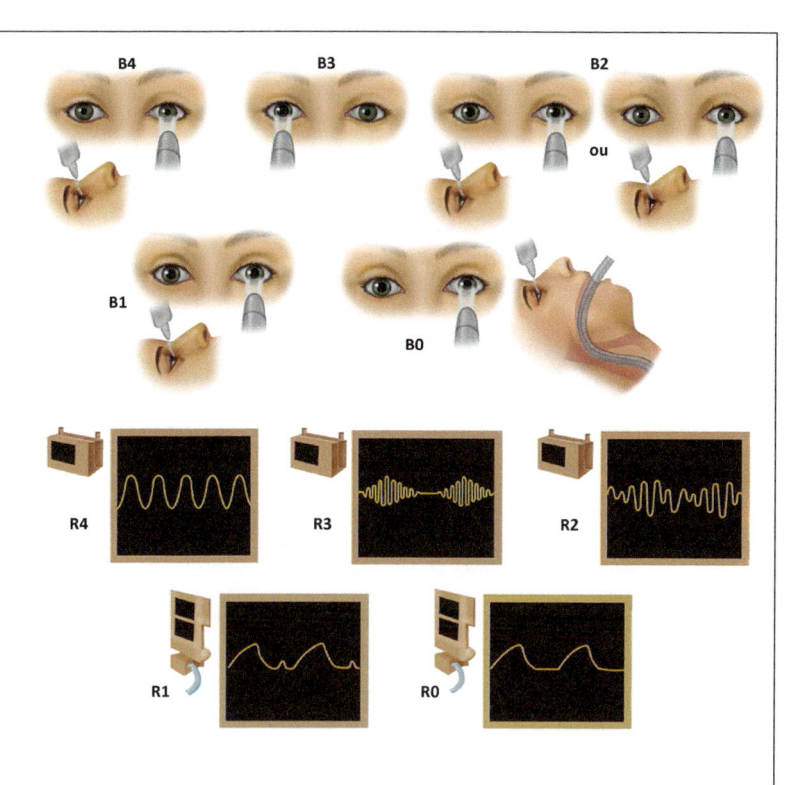

Tronco encefálico: B4: presentes reflexos pupilares e corneanos (4 pontos); B3: uma pupila fixa e midriática (3 pontos); B2: reflexos corneanos ou pupilares ausentes (2 pontos); B1: ambos os reflexos corneanos e pupilares ausentes (1 ponto); B0: ausência de reflexos corneanos, pupilares ou de tosse (0 ponto).

Respiração: R4: não-entubado, com padrão respiratório regular, normal (4 pontos); R3: não-entubado, com padrão respiratório Cheyne-Stokes (3 pontos); R2: não-entubado, com padrão respiratório irregular (2 pontos); R1: respira com frequência respiratória acima do ventilador (1 ponto); R0: respira com a frequência respiratória do ventilador, ou apneia (0 ponto).

Avaliação pupilar

No exame pupilar, é avaliado o diâmetro em milímetros, sendo o diâmetro normal em média de 3 a 4 mm, e realizada uma análise comparativa com o lado contralateral para averiguar se são isocóricas (simétricas) ou anisocóricas (assimétricas).

Avalia-se também o reflexo fotomotor a partir da emissão de um feixe de luz em cada olho, separadamente, e observa-se a contração pupilar unilateral (reflexo fotomotor direto) e também a miose simultânea da pupila contralateral (reflexo fotomotor consensual). Esses reflexos avaliam a integridade da via aferente composta de epitélio neurossensorial da retina, nervo óptico, quiasma óptico, trato óptico e mesencéfalo, e via eferente composta de núcleo de Edinger-Westphal no mesencéfalo, de onde saem as fibras do nervo oculomotor responsáveis pela contração pupilar bilateralmente por sua ação parassimpática.

No paciente crítico com alteração da consciência, o exame pupilar pode apresentar alterações patológicas que sugerem a etiologia do coma. A pupila pode ser classificada da seguinte forma (Figura 1.4):

→ **Pupila normal:** diâmetro normal, isocóricas, reflexos fotomotor direto e consensual preservados bilateralmente.

→ **Pupila de Claude Bernard Horner:** miose ipsilateral à lesão, reflexos fotomotor direto e consensual preservados bilateralmente. Ocorre em lesões da cadeia simpática.

→ **Pupila diencefálica:** pequenas com reflexos fotomotor direto e consensual preservados bilateralmente. Ocorre em lesões estruturais do diencéfalo e tálamo, mas pode ocorrer também em razão de causas metabólicas como altas doses de narcóticos, intoxicação por organofosforados e hiperglicemia não cetótica.

→ **Pupila mesencefálica (pré-tectal):** médio-fixas, com diâmetro cerca de 4 a 5 mm e reflexos fotomotor direto e consensual ausentes bilateralmente. Ocorre em lesões estruturais na porção pré-tectal do mesencefálico.

→ **Pupila tectal (pupila de Hippus):** possui 5 a 8 mm de diâmetro e reflexos fotomotor direto e consensual ausentes. Apresenta oscilação contínua do diâmetro pupilar na ausência de variações de luz (Hippus). Ocorre em lesões estruturais no tecto mesencefálico.

→ **Pupila uncal (pupila do III nervo):** anisocoria, midríase e reflexos fotomotor direto e consensual ausentes ipsilateralmente à lesão. Ocorre nos casos de herniação uncal do lobo temporal causando compressão do nervo oculomotor ou seu núcleo no mesencéfalo.

→ **Pupila pontina:** puntiforme, reflexos fotomotor direto e consensual preservados bilateralmente. Ocorre em lesões estruturais da ponte e também pode estar presente em intoxicação por opioides.

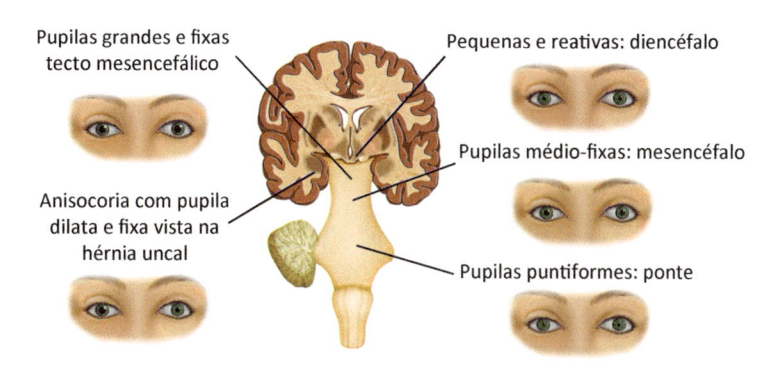

Pupilas grandes e fixas tecto mesencefálico

Pequenas e reativas: diencéfalo

Pupilas médio-fixas: mesencéfalo

Anisocoria com pupila dilata e fixa vista na hérnia uncal

Pupilas puntiformes: ponte

■ Figura 1.4 – Achados patológicos das pupilas no coma.

Fonte: Adaptada de Martins Jr et al., 2017.

Fundo de olho

O exame de fundo de olho pode ser realizado à beira leito a partir da oftalmoscopia direta para avaliação da mácula, do nervo óptico e dos vasos centrais da retina. Vale ressaltar que o uso de colírios para dilatação pupilar deve ser evitado nesse cenário, pois o diâmetro e os reflexos pupilares basais devem ser preservados, uma vez que são indicativos da gravidade do coma. Se for indispensável para avaliação adequada, registrar que foi realizado o uso do colírio no prontuário e no leito do paciente. Alterações encontradas na fundoscopia, como edema de papila, exsudatos, hemorragias e retinopatia hipertensiva, podem auxiliar no diagnóstico etiológico. O achado de nível líquido localizado abaixo da membrana limitante interna da retina, chamado sinal de Terson, sugere hemorragia subaracnóide, que pode causar aumento abrupto da pressão intracraniana, provocando ruptura de vasos retinianos.

Reflexos do tronco encefálico

A avaliação da integridade das vias do tronco encefálico pode ser realizada a partir da evocação de reflexos descritos a seguir. Esses reflexos devem ser realizados de forma sistemática e são cruciais principalmente para determinação de morte encefálica:

→ **Reflexo fotomotor direto e consensual:** avalia a integridade das vias do nervo óptico e oculomotor por meio da emissão de um feixe de luz em cada olho. Espera-se a contração pupilar do olho estimulado (reflexo fotomotor direto) e a contração pupilar simultânea do olho contralateral (reflexo fotomotor consensual), conforme já descrito no tópico "avaliação pupilar".

→ **Reflexo corneopalpebral:** avalia a via aferente composta pelo nervo trigêmeo e seu núcleo situado na ponte e a via eferente composta pelo nervo facial e seu núcleo situado na transição bulbo-pontina. O reflexo é evocado a partir da realização de um estímulo na córnea com o toque de uma gaze delicadamente ou instilando-se uma gota de água destilada. A resposta esperada é o fechamento ocular bilateralmente.

→ **Reflexo de tosse:** avalia a via aferente composta pelo nervo glossofaríngeo e seu núcleo no bulbo e a via eferente composta pelo nevo e seus núcleos também localizados no bulbo. O reflexo é evocado a partir da inserção de uma sonda de aspiração através do tubo endotraqueal ou com o posicionamento de uma espátula na faringe posterior bilateralmente.

→ **Reflexo oculocefálico:** avalia a via aferente composta pela porção vestibular do nervo vestibulococlear e seu núcleo no bulbo e a via eferente composta pelo nervo abducente e oculomotor. O reflexo pode ser obtido por meio da movimentação passiva da cabeça do paciente no sentido horizontal, para ambos os lados, mantendo os olhos abertos. É esperado que o paciente apresente desvio ocular no sentido oposto do movimento da cabeça. O reflexo alterado é chamado "olhos de boneca" e ocorre quando o paciente mantém os olhos na mesma diferença ao da rotação da cabeça. Essa alteração sugere lesão no tronco cerebral ou intoxicação barbitúrica.

→ **Reflexo oculovestibular:** esse reflexo é realizado a partir da prova calórica do labirinto com objetivo de avaliar a musculatura ocular extrínseca. Primeiramente, é necessária a realização de otoscopia bilateralmente para se certificar que não há presença de lesões timpânicas. Em seguida, a cabeça do paciente é posicionada com uma inclinação de 30°. Instila-se 50 mL a 100 mL de água ou soro fisiológico 0,9% em um conduto auditivo externo. A água pode estar à 0 °C (gelada) ou a 44 °C (quente). Habitualmente, o exame é realizado com água gelada. Após 5 minutos, realiza-se no lado oposto.

No paciente em coma, com as vias do tronco cerebral intactas, a resposta normal ao injetar água gelada é o desvio do olhar conjugado na direção do ouvido estimulado. Isso indica integridade da ponte e mesencéfalo. Em um paciente acordado, é esperado que o estímulo com água gelada provoque um nistagmo horizontal com a fase lenta na direção do ouvido estimulado, seguido de um movimento rápido corretivo para o lado oposto. Com o uso de água quente, a resposta é ao contrário, sendo o aparecimento do nistagmo com batimento da fase lenta para o lado oposto ao estimulado.

A ausência de resposta ou assimetria, em que há resposta à estimulação em apenas um ouvido ou olhar desconjugado com movimento de apenas um olho, são indicativas de lesão do tronco encefálico. Importante averiguar se na prescrição do paciente há medicações vestibulosupressoras que podem alterar essa manobra, como fenitoína, barbitúricos, benzodiazepínicos e bloqueadores neuromusculares.

Movimentos oculares

No paciente em coma, deve-se observar o olhar primário e o aparecimento de movimentos oculares espontâneos. O desvio conjugado horizontal do olhar primário em repouso pode sugerir uma lesão cortical ou uma lesão pontina. Em um acidente vascular cerebral, por exemplo, o acometimento do campo ocular no lobo frontal (*frontal eye field*) provoca um desvio do olhar conjugado contralateral à lesão. No caso de lesão na ponte, o desvio do olhar conjugado é ipsilateral à lesão pelo acometimento do centro do olhar conjugado horizontal. O desvio vertical desconjugado dos olhos (*skew deviation*) sugere lesão nas vias vestíbulo-oculares no tronco encefálico ou no cerebelo. O desvio conjugado do olhar verticalmente pode sugerir lesão no mesencéfalo ou coma metabólico.

Movimentos oculares espontâneos anormais também podem sugerir lesões estruturais. Em coma com lesões estruturais da ponte, o paciente pode apresentar "bobbing ocular", que se refere ao deslocamento ocular conjugado de forma rápida para baixo com retorno lento à posição primária do olhar, ou "dipping ocular", caracterizado por desvio lento do olhar conjugado para baixo seguido de retorno rápido para posição neutra. O "dipping reverso" também pode estar presente em lesões da ponte e é caracterizado por desvio lento do olhar conjugado para cima com retorno rápido para posição mediana. Por outro lado, o "bobbing reverso" sugere etiologia metabólica e se apresenta com movimentos rápidos dos olhos para cima com retorno lento à posição neutra e sugere etiologia metabólica. Outro movimento ocular anormal que sugere coma por causas metabólicas é o "olhar periódico alternante", no qual há deslocamento ocular horizontal de um extremo ao outro, permanecendo de forma sustentada em cada extremo. O "olhar de pingue-pongue" no paciente comatoso pode indicar lesão bi-hemiférica e refere-se ao olhar conjugado que se dirige para esquerda e, depois de alguns segundos, move-se rapidamente para direção oposta no outro extremo do olhar.

A musculatura ocular extrínseca também pode ser avaliada a partir das manobras dos olhos de boneca e manobra oculovestibular descritas no tópico "reflexos do tronco encefálico".

Padrão respiratório

No paciente em coma, a identificação de padrões respiratórios irregulares pode auxiliar na identificação da topografia ou etiologia da lesão causadora do coma (Figura 1.5). É possível identificar a deterioração das funções encefálicas conforme a mudança do padrão respiratório.

→ **Respiração de Cheyne-Stokes:** é um padrão respiratório periódico com ciclos de hiperpneia e hipopneia, em que há movimentos respiratórios com amplitude crescente e, em seguida, decrescente. Esses ciclos são alternados por períodos de apneia. Esse padrão pode indicar lesões hemisféricas bilaterais, lesões diencefálicas, mas também pode estar presente em pacientes em coma por alterações metabólicas, insuficiência cardíaca congestiva, e no sono de indivíduos saudáveis.

→ **Respiração apnêustica:** padrão respiratório em que há pausas respiratórias em inspiração profunda de duração de 2 a 3 segundos que se alternam com pausas respiratórias. Ocorre em lesões em nível potino baixo, geralmente por oclusão de artéria basilar. Raramente pode ser observado em encefalopatias metabólicas.

→ **Respiração atáxica (Biot):** padrão respiratório caracterizado por movimentos respiratórios irregulares em *gasping*, que se alternam com períodos de apneia. O paciente não apresenta volume corrente suficiente para manter oxigenação adequada nesses casos. Pode ser evidenciado em lesões bulbares.

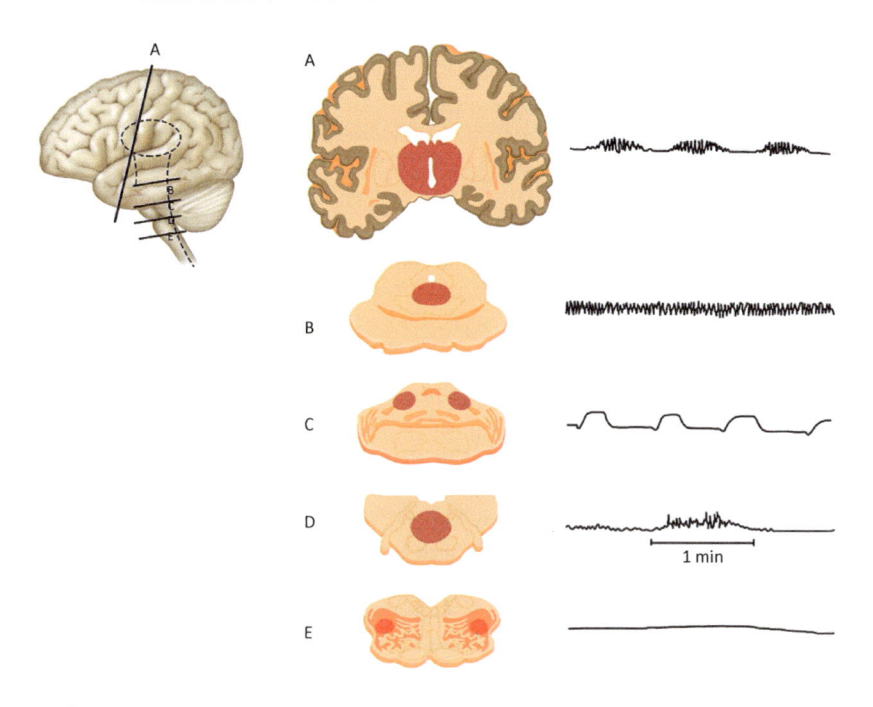

■ Figura 1.5 – Representação gráfica de padrões respiratórios anormais e associação com lesões patológicas (áreas sombreadas) em vários níveis do encéfalo. (A) Respiração de Cheyne-Stokes é observada em encefalopatias metabólicas e em lesões que prejudicam o diencéfalo. (B) Hiperventilação neurogênica central é mais comumente observada em encefalopatias metabólicas, mas raramente pode ser observada em casos de tumores altos do tronco cerebral. (C) Apnêustica, que consiste em pausas inspiratórias, pode ser observada em pacientes com lesões pontinas bilaterais. (D) Respiração em *cluster* e respiração atáxica são observadas em lesões na junção pontobulbar. (E) A apneia ocorre quando as lesões no bulbo ventrolateral bilateralmente.

Fonte: Adaptada de Posner *et al.*, 2019.

→ **Hiperventilação neurogênica central:** padrão respiratório regular em que há movimentos respiratórios rápidos e profundos. É evidenciada em lesões do tegumento potino e mesencéfalo, mas a hiperventilação também pode estar presente em casos de acidose, edema pulmonar, meningoencefalite, encefalopatia hepática, tireotoxicose e hipóxia. Na avaliação da gasometria arterial, o paciente evolui com pH alto, pCO_2 baixo e pO_2 elevada.

→ **Apneia:** ocorre em lesões graves no centro respiratório no bulbo, que provocam interrupção do drive respiratório.

Avaliação motora

A avaliação motora do paciente com alteração da consciência consiste na avaliação do tônus, resposta motora a estímulos sonoros, táteis e nociceptivos e também avaliação de reflexos. É crucial durante toda a avaliação a análise comparativa com o lado oposto.

Inicialmente, realiza-se a observação da postura de repouso e movimentação espontânea do paciente. Na postura de decorticação, o paciente apresenta flexão dos membros superiores, punhos cerrados e pernas estendidas, pode estar relacionada com lesões hemisféricas, no tálamo e acima do núcleo rubro localizado no mesencéfalo. Na postura de descerebração, o paciente apresenta extensão dos quatro membros, com extensão, adução e pronação dos membros superiores. Geralmente está associada com lesões abaixo do núcleo rubro e possui pior prognóstico que a postura de decorticação. Essas posturas podem ser observadas no repouso ou podem ser evocadas após estímulos nociceptivos (Figura 1.6).

No exame motor, é realizada também a palpação e movimentação passiva dos grupos musculares para avaliação do tônus.

A avaliação da resposta motora no paciente com alteração da consciência é realizada, inicialmente, solicitando ao paciente executar comandos. Caso o paciente não responda aos chamados, são realizados estímulos nociceptivos por meio de pressão no leito ungueal dos quatro membros, pinçamento do trapézio ou pressão na região supraorbital. O estímulo nociceptivo em região de crânio é indispensável, principalmente em pacientes com suspeita ou confirmação de lesão medular ou doença neuromuscular pela incapacidade de movimentação dos membros.

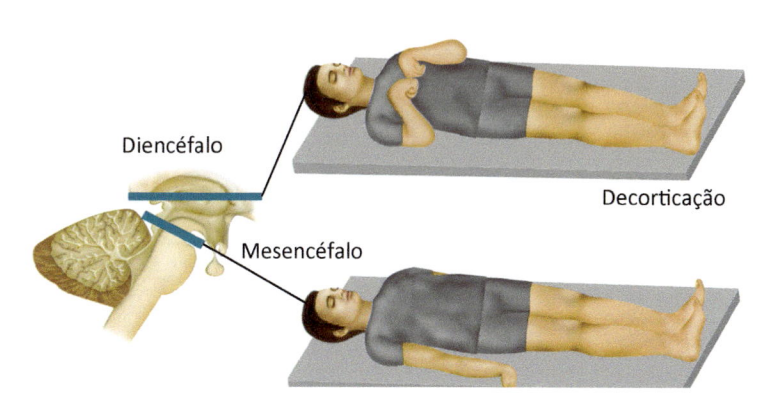

■ Figura 1.6 – Posturas de decorticação ou descerebração após estímulo nociceptivo.
Fonte: Adaptada de Martins Jr. e Silva, 2017.

Importante atentar-se à mímica facial e aos sinais vitais como resposta ao estímulo nociceptivo. É observado se o paciente localiza o estímulo e se a retirada ao estímulo é simétrica, se apresenta flexão normal dos membros, evolui com posturas de descorticipação ou descerebração ou não apresenta resposta.

A detecção de sinais motores focais, na maioria dos casos, sugere lesões estruturais. Para avaliação da força motora dos membros superiores, é realizada a manobra de Raimiste, na qual os braços são posicionados verticalmente, com os cotovelos apoiados no leito e, ao soltá-los, é avaliado se a queda foi simétrica, sendo que o braço hemiplégico cairá de forma mais rápida e brusca (Figura 1.7). Os membros inferiores podem ser avaliados a partir da manobra de Sanvito, em que as coxas e pernas são posicionados de forma fletida com a região plantar apoiada no leito e, após serem soltos, é esperado queda gradual e simétrica dos membros no paciente em coma (Figura 1.8). Se houver déficit, a queda é a assimétrica com o membro afetado apresentando abdução mais abrupta.

Utilizando como ferramenta um martelo neurológico. é importante avaliar a presença e simetria de reflexos osteotendinosos, como reflexo tricipital, bicipital, braquiorradial, patelar e aquileu. Deve-se também pesquisar reflexos patológicos, como resposta em extensão do hálux à estimulação cutâneo-plantar (sinal de Babinski) e reflexo de preensão palmar ao passar um objeto de ponta romba na palma do paciente.

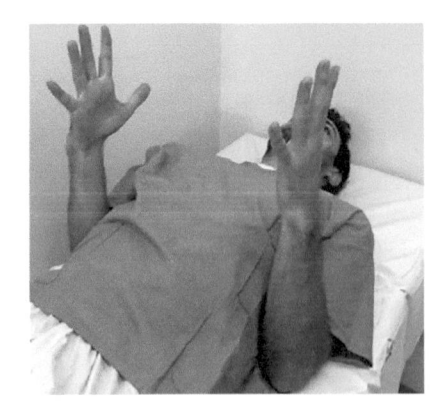

■ Figura 1.7 – Manobra de Raimiste.

Fonte: Adaptada de Martins Jr. e Silva, 2017.

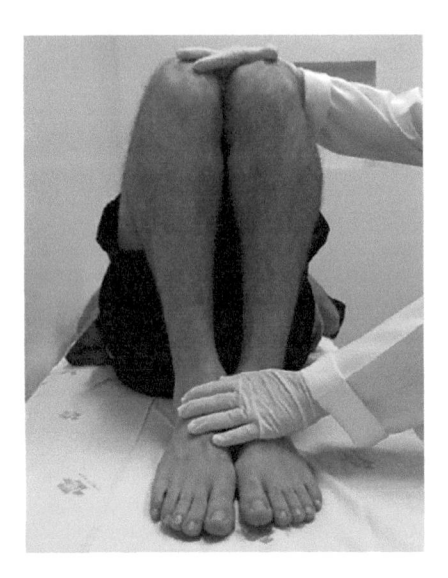

■ Figura 1.8 – Posição de prova para pesquisa da queda do membro inferior em abdução de Sanvito.

Fonte: Adaptada de Martins Jr. e Silva, 2017.

Sinais meníngeos

O acometimento meníngeo pode ocorrer por infecções e, em casos de hemorragia subaracnóidea, sendo uma parte importante no exame do paciente com alteração da consciência para o estabelecimento de tratamento precoce. Para avaliação de rigidez nucal, realiza-se a flexão cervical passiva. Outros sinais de irritação meníngea são o sinal de Brudzinski, o qual consiste na flexão espontânea dos membros inferiores do paciente ao realizar a flexão cervical passiva, e sinal de Kerning, que se refere à realização da extensão da perna do paciente com joelho à 90°, sendo positivo se houver dor ou resistência impedindo o movimento.

➡️ Exames complementares na investigação etiológica do coma

Após a realização da história clínica e do exame geral e neurológicos adequados, a solicitação de exames complementares são úteis na investigação etiológica e devem ser solicitados guiados pelas hipóteses diagnósticas sugestionadas pelos sinais e sintomas identificados.

Para investigação de etiologia tóxico-metabólica, a avaliação deve ser iniciada com a solicitação de exames laboratoriais como hemograma, função renal, função hepática, eletrólitos, glicose, gasometria arterial e lactato. Deve-se ponderar também a solicitação de exame toxicológico a depender da história e fatores de risco para abuso de drogas. Outros exames incluem função tireoidiana para exclusão de coma mixedematoso e, na suspeita de insuficiência adrenal, pode-se solicitar a dosagem do cortisol plasmático.

Para avaliação de lesões estruturais, a tomografia computadorizada de crânio é o exame de imagem de escolha inicial, sendo sensível para identificação de hemorragias intracranianas, hidrocefalia aguda, grandes acidentes vasculares encefálicos isquêmicos e identificação de sinais de hipertensão intracraniana. Na suspeita de acidente vascular encefálico, a angiotomografia de crânio (TC) também pode complementar a investigação com avaliação da circulação arterial e venosa.

Algumas patologias, como encefalite herpética e lesões de tronco encefálico, podem não ser evidenciadas na TC. Em casos que outros exames não explicam completamente o quadro clínico, a realização da ressonância magnética de crânio pode ser de grande auxílio para investigação de diagnósticos diferenciais.

A avaliação do líquido cefalorraquidiano (LCR) também pode ser útil na investigação de pacientes com alteração da consciência, principalmente em pacientes com suspeita de infecção do sistema nervoso central, mas também para investigações de condições inflamatórias, neoplásicas e para descartar hemorragia subaracnóide quando a TC de crânio é normal. Antes da realização da punção lombar, é importante a realização de uma neuroimagem para descartar sinais de hipertensão intracraniana e massas intracranianas com risco de herniação transtentorial. Vale pontuar que a coleta do LCR não deve atrasar o início do tratamento antimicrobiano ou antiviral.

Por fim, o eletroencefalograma (EEG) é um exame complementar não invasivo que avalia a atividade elétrica cerebral. É útil para avaliar o estado de consciência do paciente e provê informações importantes que auxiliam no diagnóstico e na avaliação do prognóstico em pacientes com alteração da consciência. Pode contribuir para identificação da etiologia do coma, podendo mostrar padrões sugestivos de encefalopatia metabólica, encefalites e confirmar o diagnóstico de estado de mal epiléptico não convulsivo. A monitorização contínua com EEG ainda é um recurso limitado nos centros de atendimento, mas tem mostrado um grande impacto na tomada de decisões. A Sociedade Americana de Neurofisiologia Clínica recomenda pelo menos 24 horas de monitorização com EEG para os pacientes com risco aumentado para crises eletrográficas.

BIBLIOGRAFIA

1. Campbell WW, Dejong R. DeJong, o exame neurológico. Rio de Janeiro: Guanabara Koogan; 2007.

2. Daroff RB, Jankovic J, Mazziotta JC, Pomeroy SL. Bradley's neurology in clinical practice. London: Elsevier; 2016.

3. Machado ABM, Haertel LM. Neuroanatomia funcional. 3. ed. São Paulo: Atheneu; 2014.

4. Martins Jr. CR, Silva D dos S. Semiologia neurológica. Rio de Janeiro: Thieme Revinter; 2017.

5. Nelson SE, Nyquist P. Neurointensive care unit: clinical practice and organization. Cham: Humana Press; 2020.

6. Nitrini R, Bacheschi LA. A neurologia que todo médico deve saber. São Paulo: Atheneu; 2008.

7. Posner JB, Saper CB, Schiff ND, Claassen J. Plum and Posner's diagnosis and treatment of stupor and coma. Oxford: Oxford University Press; 2019.

8. Rabinstein A. Neurocritical care: coma and brain death. Continuum American Academy of Neurology. 2018;1708-31.

9. Teasdale G, Maas A, Lecky F, Manley G, Stocchetti N, Murray G. The Glasgow Coma Scale at 40 years: standing the test of time. The Lancet Neurology. 2014;13(8):844-54. Disponível em: https://www.sciencedirect.com/science/article/pii/S1474442214701206. Acesso em: 2 nov. 2023.

10. Wijdicks EFM, Bamlet WR, Maramattom BV, Manno EM, McClelland RL. Validation of a new coma scale: The FOUR score. Annals of Neurology. 2005;58(4):585-93. Disponível em: https://www.scholars.northwestern.edu/en/publications/validation-of-a-new-coma-scale-the-four-score. Acesso em: 2 nov. 2023.2

2

CUIDADOS PÓS-RESSUSCITAÇÃO CARDIOPULMONAR: CONTROLE DE TEMPERATURA, HIPOTERMIA TERAPÊUTICA E ENCEFALOPATIA ANÓXICA

Rene de Araújo Gleizer ▪ Denison Pedrosa

→ Fisiopatologia da lesão hipóxico-isquêmica

Nas últimas décadas, grandes esforços foram dedicados a melhorar o prognóstico neurológico nos pacientes sobreviventes de parada cardiorrespiratória (PCR). Contudo, a PCR ainda é uma das principais causas de mortalidade e incapacidade em todo o mundo, com incidência anual de 0,8/100 mil pessoas. A despeito dos avanços na ressuscitação cardiopulmonar (RCP), os resultados ainda permanecem aquém do desejado, com apenas 10% dos pacientes sobrevivendo até a alta hospitalar e 5% apresentando recuperação neurológica completa.

O principal determinante de recuperação pós-PCR é a extensão da lesão cerebral hipóxico-isquêmica (LCHI), que está associada à incapacidade neurológica significativa, variando desde déficits cognitivos leves a estado vegetativo permanente. Desta forma, efeitos desfavoráveis na qualidade de vida e funcionalidade, ansiedade e depressão são altamente prevalentes. Apesar dos avanços, o prognóstico da LCHI não mudou significativamente nos últimos 20 anos, contrastando com a melhora do desfecho de outras doenças críticas.

O modelo da fisiopatologia da LCHI é caracterizado por duas fases, sendo uma lesão primária decorrente da cessação imediata da oferta de O_2 durante a PCR e por uma lesão secundária que ocorre após a ressuscitação, incluindo a lesão de reperfusão.

Na lesão primária, poucos minutos de interrupção da oferta cerebral de O_2 levam à isquemia neuronal e morte celular. Contribui para isso o fato de o cérebro consumir 25% do débito cardíaco para suprir seu metabolismo, além de ser desprovido de reservas nutricionais. À medida que a oferta de O_2 diminui, a produção de adenosina trifosfato (ATP) é prejudicada, levando à interrupção dos canais iônicos dependentes de energia. Isso desencadeia um processo de produção anaeróbica de energia, ocasionando o acúmulo de lactato, acidose metabólica e acúmulo intracelular de Na+, gerando edema citotóxico. Finalmente, a liberação de neurotransmissores excitatórios ativa lipases e proteases, o que leva à apoptose neuronal.

Clinicamente, a perda de função neuronal se manifesta com diminuição do nível de consciência após isquemia cerebral global, o que ocorre dentro de 20 segundos após ocorrência de ritmos chocáveis (p. ex., fibrilação ventricular). Embora a lesão primária cause perda neuronal substancial, um desequilíbrio entre demanda tecidual e a oferta de O_2 pós-ressuscitação também contribui para o processo de isquemia e morte celular. Essa lesão secundária inicia-se imediatamente após o retorno da circulação espontânea e afeta especialmente regiões mais ativas metabolicamente como hipocampo, tálamo, córtex cerebral, e verme cerebelar. A Tabela 2.1 resume os mecanismos de lesão secundária após isquemia cerebral global.

Microcirculação e lesão de reperfusão

Apesar da recuperação da circulação espontânea, as perturbações microcirculatórias relacionadas à reperfusão levam à disfunção neuronal. O endotélio vascular cerebral desempenha um papel essencial na manutenção da integridade da barreira hematoencefálica e na regulação do fluxo sanguíneo cerebral. O comprometimento dessas funções está intrinsicamente associado ao desfecho desfavorável na LCHI.

■ Tabela 2.1 – Mecanismos de injúria neuronal secundária após lesão hipóxico-isquêmica cerebral

Fisiopatologia	Mecanismo	Consequências
Disfunção microvascular	Microtromboses, vasoconstrição cerebral, lesão da barreira hematoencefálica	Aumento da resistência cerebrovascular, redução do FSC, redução da oferta cerebral de oxigênio, edema cerebral vasogênico
Edema cerebral	Edema vasogênico, edema citotóxico	Aumento da PIC e redução da PPC, redução do FSC, herniação, morte encefálica
Anemia	Redução do conteúdo arterial de oxigênio	Isquemia cerebral
Comprometimento da autorregulação	Curva de autorregulação desviada para a direita	Hiperemia encefálica, isquemia cerebral
CO_2	Vasoconstricção induzida pela hipocapnia, vasodilatação induzida pela hipercapnia	Redução do FSC, isquemia cerebral, aumento da PIC, redução da PPC
Hiperóxia	Aumento dos radicais livres de oxigênio	Disfunção neuronal e morte celular
Hipertermia	Aumento da $CMRO_2$, redução do limiar convulsivo, indução de apoptose celular	Crise metabólica neuronal, morte celular, crises não convulsivas

CMRO2: taxa de consumo de oxigênio cerebral; *FSC*: fluxo sanguíneo cerebral; *PIC*: pressão intracraniana; *PPC*: pressão de perfusão cerebral.
Fonte: Acervo pessoal dos autores.

A disfunção endotelial causa microtrombos difusos na vasculatura e a concomitante vasodilatação prejudicada causa aumento da resistência cerebrovascular, com redução do fluxo sanguíneo cerebral. A Tabela 2.2 resume os mecanismos envolvidos na lesão de reperfusão.

■ Tabela 2.2 – Mecanismos envolvidos na injúria de reperfusão após ressuscitação cardiopulmonar

Fisiopatologia	Mecanismo	Consequências
Disfunção endotelial	Déficit no controle vasomotor do FSC	Redução do fluxo na microcirculação e limitação da oferta do oxigênio; edema cerebral
Formação de radicais livres de oxigênio	Ativação de enzimas celulares líticas	Apoptose neuronal
Acúmulo de Ca^{+2} intracelular	Toxicidade mitocondrial, ativação de enzimas celulares líticas	Redução na produção de ATP, morte neuronal
Redução do óxido nítrico	Vasoconstricção, ausência de recuperação de fluxo	Redução do FSC, isquemia cerebral
Liberação de neurotransmissores excitatórios	Liberação de glutamato	Excitotoxicidade, crises convulsivas, apoptoses, morte celular

ATP: adenosina trifosfato; FSC: fluxo sanguíneo cerebral.
Fonte: Acervo pessoal dos autores.

➡ Avaliação clínica neurológica

Nos pacientes comatosos após uma PCR, a avaliação neurológica deve ser feita de forma minuciosa, idealmente sem sedação, uma vez que esses fatores estão envolvidos na definição prognóstica. A escala de coma de Glasgow (ECG) e a escala *Full Outline of UnResponsiveness* (FOUR) costumam ser utilizadas, sendo esta última mais completa por incluir avaliação de pares cranianos e parâmetros ventilatórios.

A ausência bilateral de reflexos pupilares à luz 72 horas após a parada cardíaca é um indicador acurado de mau prognóstico (morte), incluindo provavelmente um pior desfecho funcional (especificidade de 99%). A ausência de reflexos corneanos em 72 horas tem importância semelhante (especificidade de 95%). Entretanto, a ausência desses achados não significa necessariamente um melhor prognóstico.

Mioclonia e *status* mioclônico

A mioclonia consiste em espasmos súbitos, breves e involuntários causados por contrações ou inibições musculares. Sua distribuição pode ser focal, multifocal ou generalizada. A presença de mioclonia dentro de 96 horas da ressuscitação em pacientes em coma após parada cardíaca está associada a mau prognóstico neurológico na maioria dos casos. Em alguns pacientes com evolução favorável, a mioclonia pode persistir após a recuperação da consciência em uma forma crônica de mioclonia de ação (ou seja, desencadeada por movimentos espontâneos) conhecida como síndrome de Lance Adams.

A mioclonia pode ser associada a crises epilépticas, portanto, realizar um eletroencefalograma (EEG) pode ser útil. A presença de espasmos mioclônicos difusos e contínuos, que persiste por 30 minutos ou mais, é descrita como *status* mioclônico. A presença de *status* mioclônico nas primeiras 24 horas ou dentro de 7 dias da RCP está associado a um mau prognóstico neurológico (especificidade de 99% a 100%).

As vantagens dos preditores prognósticos baseados no exame clínico incluem equipamentos e custos mínimos, além de boa disponibilidade à beira do leito. Suas principais limitações incluem a interferência de sedativos, opioides e uso de relaxantes musculares. Além disso, a avaliação clínica pode estar sujeita à subjetividade e, por isso, a avaliação prognóstica de pacientes sobreviventes de PCR deve ser realizada de forma multimodal, aliando dados do exame físico e exames complementares.

➡ Controle de temperatura

Define-se febre como uma temperatura corporal acima de 37,7 °C, sendo comum durante os primeiros 2 a 3 dias após a PCR e está associada a pior prognóstico. Especula-se que a redução da temperatura central suprime vias metabólicas que levam à morte neuronal, reduzindo a liberação de aminoácidos excitatórios e a produção de radicais livres.

A melhora observada no desfecho neurológico dos sobreviventes de PCR na última década foi associada, em parte, à introdução e implementação de diferentes estratégias de gerenciamento de temperatura, incluindo a hipotermia terapêutica. Após a publicação de dois estudos no início dos anos 2000, demonstrando melhor desfecho neurológico em vítimas de PCR submetidas à redução da temperatura central até 33 °C, a hipotermia terapêutica foi recomendada como estratégia de neuroproteção. Entretanto, estudos subsequentes tiveram dificuldades para reproduzir aqueles resultados, e os achados do os achado do estudo TTM (*Targeted Temperature Management*), em 2013, sugeriram que o controle de temperatura a 36 °C seria equivalente aos 33 °C em termos de neuroproteção. Mais recentemente, estudos como o Hyperion novamente destacaram o papel neuroprotetor da hipotermia na lesão hipóxico-isquêmica, demonstrando melhor desfecho neurológico 90 dias após PCR em pacientes resfriados a 33 °C em comparação à normotermia (37 °C). Apesar de permanecerem dúvidas a respeito da melhor temperatura alvo e das estratégias de resfriamento, o controle térmico para neuroproteção é recomendado pela comunidade científica mundial nos dias atuais.

As medidas para controle da temperatura devem ser iniciadas tão cedo quando possível após o retorno da circulação espontânea (RCE), com o objetivo de minimizar a injúria de reperfusão. Embora o resfriamento precoce, iniciado no atendimento pré-hospitalar, possa ser alcançado rapidamente, nenhum benefício foi relatado em ensaios clínicos e parece estar associado com mais episódios de PCR e edema pulmonar.

Uma vez indicado o controle de temperatura, um termômetro central deve ser posicionado preferencialmente nas posições retal, vesical ou esofagiana, pois a temperatura cerebral pode ser 0,5 °C a 2 °C mais elevada do que a temperatura periférica. Os termômetros axilares devem ser evitados, por conta de inacurácia. A meta de temperatura deve ser escolhida entre os valores de 33 °C e 36 °C, podendo ser mantida em um valor intermediário. O alvo de 36 °C pode ser uma meta mais adequada para pacientes instáveis, com maior risco de efeitos adversos relacionados a temperaturas mais baixas, como sangramento, arritmias e piora hemodinâmica. A meta de 33 °C é aparentemente mais adequada para pacientes com maior risco de dano neurológico, sugerido por duração mais prolongada da RCP, ocorrência de crises convulsivas ou evidência de edema cerebral na tomografia de crânio.

O objetivo é atingir a temperatura-alvo o mais rápido possível, e as medidas de resfriamento devem ser instituídas rapidamente. Para isso, são importantes: sedação adequada e escolha do método de resfriamento. Os sedativos e analgésicos são importantes para prevenir tremores durante o controle térmico (*shivering*), que ocorrem em 64% dos pacientes, prolongam o tempo até a temperatura-alvo e dificultam a manutenção da meta. Nenhum sedativo se mostrou superior a outro para prevenir o *shivering*; as drogas mais utilizadas são sedativos endovenosos de curta duração, como propofol, remifentanil e dexmedetomidina. Em alguns casos, o uso de bloqueadores neuromusculares é necessário. Apesar de indicadas, as drogas antipiréticas e anti-inflamatórias, como dipirona e paracetamol, não são efetivas na prevenção dos tremores durante as fases de indução e manutenção da hipotermia, sendo mais úteis para prevenir febre na fase de reaquecimento. Durante a manutenção da temperatura-alvo, o uso de uma escala clínica para avaliar o *shivering*, como a escala BSAS (do inglês *Bedside Shivering Assessment Scale*), pode ser útil para detecção precoce e auxílio no manejo dos tremores, evitando oscilações da temperatura e do aumento do gasto energético basal associados (Tabela 2.3).

▣ Tabela 2.3 – Escala BSAS para diagnóstico e classificação dos tremores associados ao controle de temperatura

Escore	Definição
0	▪ Nenhum; ▪ Nenhum tremor observado à palpação do masseter, pescoço e parede torácica
1	▪ Leve; ▪ Tremor localizado no pescoço e/ou parede torácica apenas
2	▪ Moderado; ▪ Tremor envolve movimentos grosseiros de extremidades superiores, além de pescoço e tórax
3	▪ Severo; ▪ Tremor evidente em membros superiores e inferiores, além do pescoço e tórax

Fonte: Adaptada de Badjatia *et al.*, 2008.

Para a indução da temperatura-alvo, é possível o uso de fluidos frios endovenosos (4 °C – volume máximo: 30 mL/kg) ou dispositivos físicos de resfriamento, que podem ser invasivos (dispositivos de resfriamento intranasal ou esofágico) ou de superfície (pacotes de gelo ou placas transdérmicas). Os diferentes métodos de resfriamento foram comparados em diversos estudos, que concluíram que os dispositivos invasivos, que contenham *feedback* de temperatura e ajuste automático, são mais efetivos para rápida indução e manutenção da temperatura, e estão associados a desfecho neurológico mais favorável.

A temperatura-alvo deve ser mantida continuamente pelo menos pelas próximas 24 horas. Durante esse período, o paciente deve ser monitorado quanto a possíveis complicações como *shivering*, distúrbios eletrolíticos, arritmias e coagulopatias. No estudo TTM-2, de 2019, os pacientes eram mantidos na temperatura-alvo até a 28ª hora após indicação do controle térmico; após esse período, era iniciado o reaquecimento, que permitia o aumento lento e passivo da temperatura central em não mais que 0,3 °C por hora pelas próximas 12 horas, evitando que a temperatura ultrapassasse 37 °C (Figura 2.1).

Como no estudo TTM-2, a Sociedade Europeia de Medicina Intensiva recomenda a manutenção da temperatura abaixo de 37,7 °C pelo menos até 72 horas após o retorno da circulação espontânea, para os sobreviventes de PCR que permanecem em coma.

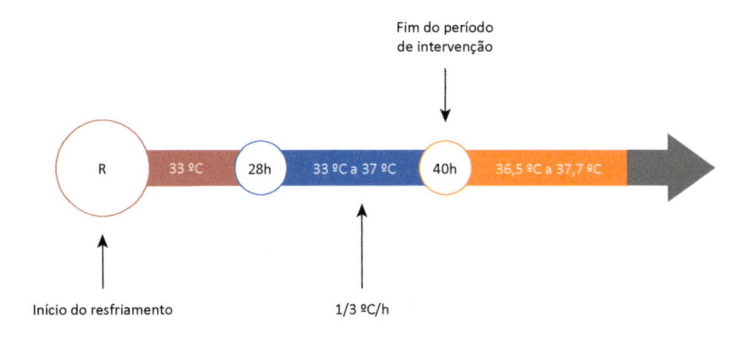

Figura 2.1 – Esquema para indução de hipotermia em paciente pós PCR, conforme estudo TTM-2.

Fonte: Adaptada de Dankiewicz J, Cronberg T, Lilja G, *et al.*, 2019.

Métodos para avaliação prognóstica em paciente pós PCR

Cerca de 80% dos pacientes ressuscitados de PCR ficam em coma por conta de injúria cerebral hipóxico-isquêmica, e a maioria deve falecer ou sobreviver com grave disfunção neurológica. A avaliação prognóstica nesse cenário é importante para informar adequadamente os familiares, e para evitar cuidados desproporcionais em pacientes sem chances significativas de sobrevida neurológica.

A avaliação prognóstica acurada envolve exame físico e neurológico em momento adequado, vencido o período de cuidados focados em neuroproteção, com sedação desligada e temperatura adequada. É importante afastar confundidores que possam justificar o coma, assim como utilizar recursos de imagem e neurofisiológicos em momento adequado. A avaliação prognóstica é multimodal, uma vez que não há um teste único (seja ele clínico, molecular ou de imagem) com especificidade suficiente para determinar sozinho o prognóstico. A Figura 2.2 traz um algoritmo de avaliação prognóstica pós-PCR, sugerido em 2021 pela Sociedade Europeia de Terapia Intensiva.

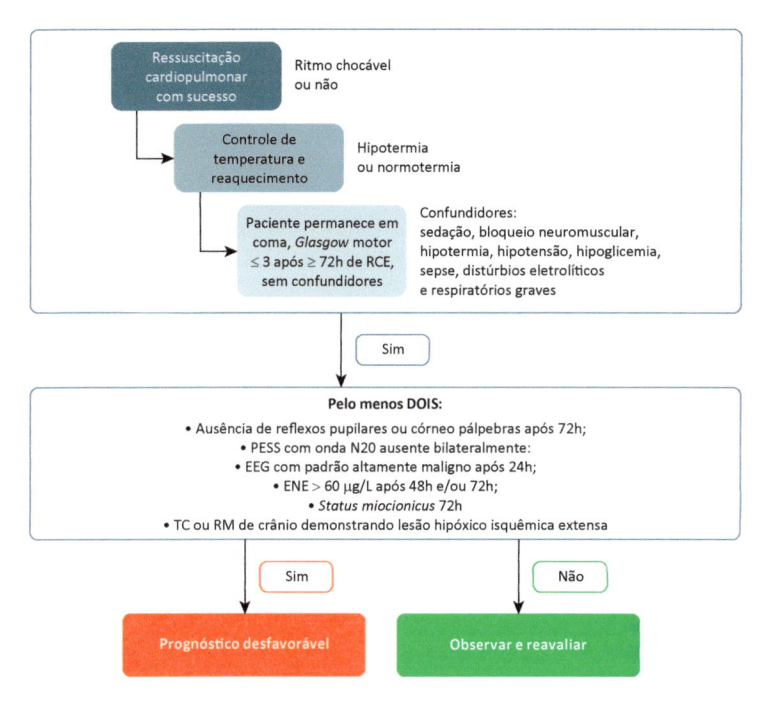

■ Figura 2.2 – Algoritmo para avaliação prognóstica pós PCR.

EEG maligno: supressão da atividade de base ± descargas periódicas ou surto-supressão; EEG: eletroencefalografia; ENE: enolase neurônio específica; PESS: potencial evocado somatossensorial; RCE: retorno da circulação espontânea; RM: ressonância magnética.

*TC: tomografia computadorizada.

**Status mioclonicus*: aquele que persiste por 30 minutos ou mais.
Fonte: Adaptada de Nolan *et al.* (2021).

Avaliação eletroneurofisiológica

→ **Eletroencefalograma:** é um dos métodos mais amplamente utilizados e estudados para avaliar a função cerebral e o prognóstico pós-PCR, sendo de fundamental importância também para diagnosticar e tratar crises epilépticas. Definem-se crises eletrográficas como descargas rítmicas generalizadas de ondas com picos em frequência ≥ 3 Hz. As crises no EEG, embora possuam baixa sensibilidade, possuem alta especificidade para um mau prognóstico, independentemente do tempo em que foram detectadas durante a internação do paciente. O termo "estado de mal epiléptico eletrográfico", por sua vez, é definido como uma crise eletrográfica por ≥ 10 minutos contínuos ou por uma duração total de ≥ 20% de qualquer período de registro de 60 minutos. Os traçados encontrados nesse contexto são extremamente variados, porém, aqueles que incluem um fundo suprimido (baixa voltagem) com ou sem descargas periódicas e padrão surto-supressão são classificados como "padrões altamente malignos", com especificidade para mau prognóstico acima de 90%. Dessa forma, sugere-se a avaliação com EEG para a detecção de atividades epileptiformes, em combinação com outros padrões, e para prever pior desfecho em pacientes adultos que permanecem em coma após PCR.

→ **Potencial evocado somatossensorial (PESS):** ao realizar uma avaliação de PESS, o nervo mediano é estimulado eletricamente e os sinais são registrados a partir da periferia (plexo braquial periférico) até o córtex sensorial (potencial N20). Esses potenciais elétricos podem ser deprimidos ou suprimidos pelo coma barbitúrico, porém são relativamente preservados com uso de outros sedativos (propofol, midazolam). Considera-se uma latência aumentada dos potenciais N20 sobre o córtex sensorial como um sinal com alta especificidade para mau prognóstico após uma PCR. Ressalta-se que durante essa avaliação a qualidade do registro é muito importante, sendo o ruído da atividade muscular um importante fator limitante e que pode ser eliminado por drogas bloqueadoras neuromusculares.

Exames de imagem

→ **Tomografia computadorizada (TC) e ressonância magnética (RM):** ao contrário do exame clínico e do EEG, os estudos de imagem não são propensos à interferência de drogas sedativas. Em pacientes saudáveis, a densidade da substância cinzenta é maior que a da substância branca, com um tom de cinza mais escuro correspondente ao córtex e a um tom mais claro na substância branca. Após a parada cardíaca, a lesão cerebral hipóxico-isquêmica causa edema citotóxico, que associado ao edema vasogênico, contribui para o apagamento dos sulcos corticais. Quanto menor for a densidade da substância cinzenta, maior será a gravidade do edema cerebral, sendo que essa redução ocorre precocemente em pacientes com lesão hipóxico-isquêmica grave. Assim, uma redução dessa densidade em até 72 horas é 100% específico para um mau prognóstico neurológico. A RM do encéfalo é um exame desafiador de ser realizado em pacientes internados em ambiente de terapia intensiva, não podendo ser realizados à beira do leito, o que limita sua aplicabilidade especialmente no período inicial pós-ressuscitação. Na RM, o edema citotóxico da lesão cerebral hipóxico-isquêmica aparece como um hipersinal nas sequências de difusão (DWI), avaliado de forma quantitativa pelo coeficiente de difusão aparente (ADC).

Biomarcadores

→ **Enolase neurônio específica (ENE):** algumas proteínas que são liberadas após lesão neuronal e de células gliais podem ser dosadas no sangue e provavelmente se correlacionam com a extensão da lesão cerebral e com o prognóstico neurológico. Biomarcadores específicos de neurônios como a ENE têm sido considerados nesse contexto, embora seu uso na prática clínica não seja bem conhecido. As limitações incluem disponibilidade, falta de referências laboratoriais robustas, populações dos estudos relativamente pequenas, com pouca validação externa. Sobre o tempo para sua dosagem, considera-se como ideal o intervalo de até 72 horas após uma PCR em pacientes que não conseguem despertar. Seu valor sérico diminui após 24 horas em pacientes que evoluem com menores déficits, e geralmente aumenta em pacientes com mau prognóstico. Uma dosagem alta em 48 ou 72 horas está relacionada com um pior desfecho clínico.

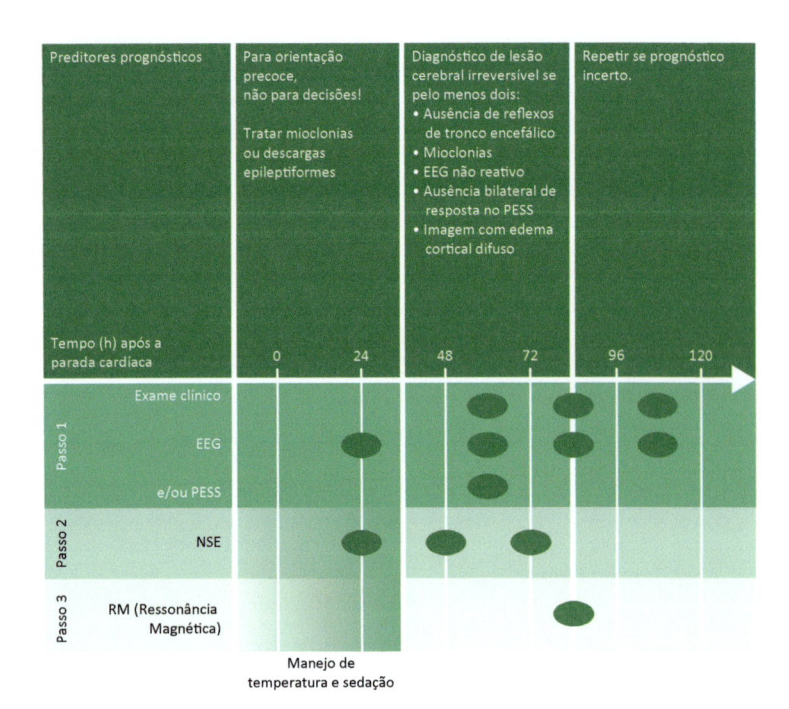

[■] Figura 2.3 – Algoritmo multimodal passo a passo para prognóstico de resultados em adultos em coma após parada cardíaca. A etapa 1 inclui investigações obrigatórias, enquanto as etapas 2 e 3 incluem testes confirmatórios opcionais.

EEG: eletroencefalograma; NSE: Enolase neurônio-específica; PESS: potencial evocado somatossensorial.
Fonte: Adaptada de Rossetti *et al.,* 2016.

BIBLIOGRAFIA

1. Badjatia N, Strongilis E, Gordon E, Prescutti M, Fernandez L, Fernandez A et al. Metabolic impact of shivering during therapeutic temperature modulation: the Bedside Shivering Assessment Scale. Stroke. 2008;39(12):3242-7.

2. Calabró L, Bougouin W, Cariou A, De Fazio C, Skrifvars M, Soreide E et al. Effect of different methods of cooling for targeted temperature management on outcome after cardiac arrest: a systematic review and meta-analysis. Crit Care. 2019;23(1):285.

3. Dankiewicz J, Cronberg T, Lilja G, Jakobsen JC, Bělohlávek J, Callaway C et al. Targeted hypothermia versus targeted Normothermia after out-of-hospital cardiac arrest (TTM2): a randomized clinical trial-Rationale and design. Am Heart J. 2019;217:23-31.

4. Endisch C, Westhall E, Kenda M, Streitberger KJ, Kirkegaard H, Stenzel W et al. Hypoxic-Ischemic Encephalopathy Evaluated by Brain Autopsy and Neuroprognostication After Cardiac Arrest. JAMA Neurol. 2020;77(11):1430-9.

5. Fugate JE. Anoxic-ischemic brain injury. Neurol Clin. 2017;35(4):601-11.

6. Lascarrou JB, Merdji H, Le Gouge A, Colin G, Grillet G, Girardie P et al. Targeted Temperature Management for Cardiac Arrest with Nonshockable Rhythm. N Engl J Med. 2019;381(24):2327-37.

7. Nielsen N, Wetterslev J, Cronberg T, Erlinge D, Gasche Y, Hassager C et al. Targeted temperature management at 33 °C versus 36 °C after cardiac arrest. N Engl J Med. 2013;369(23):2197-206.

8. Nolan JP, Sandroni C, Böttiger BW, Cariou A, Cronberg T, Friberg H et al. European Resuscitation Council and European Society of Intensive Care Medicine guidelines 2021: post-resuscitation care. Intensive Care Med. 2021;47(4):369-421.

9. Rossetti AO, Rabinstein AA, Oddo M. Neurological prognostication of outcome in patients in coma after cardiac arrest. Lancet Neurol. 2016;15(6):597-609.

10. Sandroni C, Cronberg T, Sekhon M. Brain injury after cardiac arrest: pathophysiology, treatment, and prognosis. Intensive Care Med. 2021;47(12):1393-414.

11. Sekhon MS, Ainslie PN, Griesdale DE. Clinical pathophysiology of hypoxic ischemic brain injury after cardiac arrest: a "two-hit" model. Crit Care. 2017;21(1):90.

12. Taccone FS, Picetti E, Vincent JL. High Quality Targeted Temperature Management (TTM) After Cardiac Arrest. Crit Care. 2020;24(1):6.

3

SEDAÇÃO, ANALGESIA E BLOQUEIO NEUROMUSCULAR EM PACIENTES CRÍTICOS

Fernanda Guimarães Aguiar

→ Introdução e definições

Garantir analgesia e conforto para o paciente é um dos pilares do cuidado intensivo, uma vez que a ansiedade e a dor estão entre os eventos mais estressantes, além de serem extremamente comuns entre os pacientes críticos (especialmente para aqueles que se encontram intubados ou com dificuldade de comunicação com seus cuidadores).

Para essa finalidade, podemos lançar mão de uma série de medicações analgésicas e sedativas. Todavia, faz-se necessária a adequada avaliação de indicação e manutenção dessas drogas, visto seu potencial de efeitos colaterais, objetivando-se assegurar melhor benefício com menor risco.

A dor pode ser definida como uma experiência sensorial ou emocional desagradável associada a um dano real ou potencial a um tecido. Cerca de 50% dos pacientes em regime de terapia intensiva referem dor em algum momento da internação; desses, 15% a 30% relatam dor de forte intensidade. Já a analgesia representa abolição da sensibilidade à dor sem supressão das outras propriedades sensitivas e sem perda de consciência, ao passo que a sedação envolve o alívio da ansiedade, agitação e indução de um estado de calma e tranquilidade e, eventualmente, com hipnose.

➡ Pré-iniciação

Angústia, dor e ansiedade geralmente se apresentam como agitação (Figura 3.1). Isso está relacionado ao aumento do tônus simpático, o que adiciona efeitos fisiológicos adversos ao paciente já em estado crítico. Contudo, salvo em algumas exceções (como procedimentos ou paralisia neuromuscular), a administração de medicamentos sedativo-analgésicos não deve ser baseada na angústia prevista, mas, sim, na que é observada; pelo risco aumentado de sedação excessiva, o que já demonstrou piorar os resultados clínicos.

Logo, a dor e as causas de sofrimento devem ser avaliadas de forma rotineira, prevenidas e prontamente tratadas quando ocorrerem.

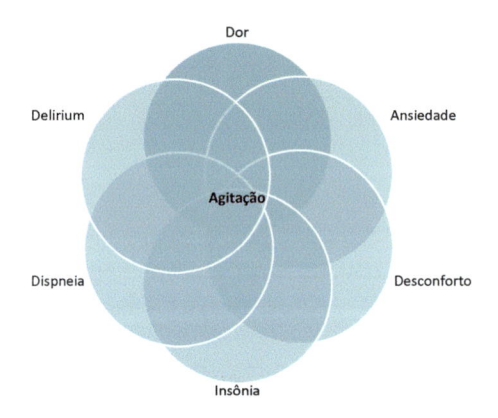

■ Figura 3.1 – Causas comuns de angústia em pacientes críticos: ansiedade, dor, *delirum* e dispneia podem ocorrer isoladamente ou em combinação.

Fonte: Acervo pessoal dos autores.

Fisiologia da dor

A dor é sentida por meio da via aferente da dor e inúmeras estruturas corticais e subcorticais estão envolvidas. Danos teciduais recentes por conta da doença, lesão ou cirurgia iniciam a liberação de uma série de mediadores inflamatórios locais (como bradicinina, substância P, prostaglandinas, potássio, histamina e serotonina). Esses mediadores podem causar **hiperalgesia primária** (aumento da sensibilidade a estímulos dolorosos) ou **alodinia** (percepção errônea da dor com estímulos que não são nocivos). O aumento da excitabilidade dos neurônios no sistema nervoso central (SNC) em razão da ativação do glutamato dos receptores espinais N-metil-D-aspartato (NMDA) pode exacerbar a percepção da dor (**hiperalgesia secundária**). Os agentes e as técnicas analgésicas podem reduzir a dor por mecanismos diversos (Tabela 3.1).

Tabela 3.1 – Formas de redução da dor de acordo com o mecanismo de ação dos fármacos

Mecanismo de ação	Exemplo de fármaco
Alteração da percepção da dor no sistema nervoso central	Analgésicos opioides, acetaminofeno
Inibição da produção local de mediadores da dor	Bloqueio da síntese de prostaglandinas por anti-inflamatórios não esteroidais
Interrupção de impulsos neurais na medula espinhal	Agentes anestésicos locais usados para um bloqueio neuroaxial

Fonte: Elaborada pelos autores.

Identificando a causa do desconforto

A melhor forma de definir a estratégia de analgesia deve ser avaliando periodicamente o nível da dor do paciente. Muitos pacientes críticos experimentam dor em razão de doença ou lesão subjacente, um procedimento cirúrgico recente ou outro procedimento invasivo, ou estímulos nocivos causados por intervenções na unidade de terapia intensiva (p. ex., intubação traqueal, sondas, ventilação mecânica, banho e reposicionamento no leito) (Tabelas 3.2 e 3.3).

Tabela 3.2 – Determinantes de desconforto relacionado à dor no ambiente de terapia intensiva.

Determinantes de desconforto relacionado à dor	
Admissão clínica × cirúrgica	Uso de sonda vesical
Duração da internação na UTI	Inserção de cateter venoso central
Ventilação mecânica	Troca de curativos
Inserção de dreno torácico	Transporte intra-hospitalar
Retirada de dreno torácico	

Fonte: Adaptada de Crit Care. 2020;24:685.

◼ Tabela 3.3 – Procedimentos comuns realizados no ambiente de terapia intensiva e suas respectivas intensidades de dor pré e durante o procedimento relatadas pelos pacientes.

Procedimento	Dor pré-procedimento	Dor durante o procedimento
Retirada de dreno torácico	2 (0–4)	5 (3–7)
Retirada de dreno de ferida	2 (0–4)	4,5 (2–7)
Inserção de cateter arterial	1 (0–2,5)	4 (2–6)
Aspiração traqueal	1 (0–3,5)	4 (1–6)
Inserção de cateter periférico	1 (0–3)	3 (1–5,5)
Cuidado de feridas	2 (0–4)	3 (1–6)
Mobilização	1 (0–3)	2 (0–5)

Fonte: Adaptada de AM J Respir Crit Care Med, 2014 e Intensive Care Med, 2018.

A subestimação e o subtratamento da dor são frequentes no ambiente de Unidade de Terapia Intensiva (UTI), embora nem todos os pacientes críticos tenham dor. Pacientes semiconscientes intubados podem ser incapazes de comunicar que estão com dor. Mesmo os pacientes conscientes e interativos têm habilidades variáveis para expressar sua necessidade de controle da dor. Além disso, a monitorização de variáveis hemodinâmicas como taquicardia ou hipertensão para avaliação da dor é inconstante e pouco confiável.

Assim, no caso de pacientes acordados, podemos lançar mão de ferramentas de avaliação da dor, como a escala numérica da dor (Figura 3.2), a escala analógica visual (Figura 3.3) ou a escala verbal (Figura 3.4). Cada uma dessas escalas é válida e geralmente confiável.

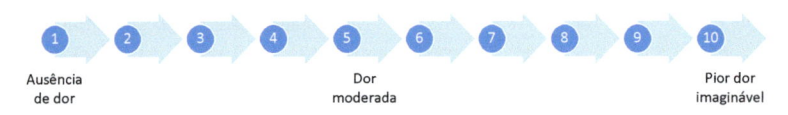

| Ausência de dor | Dor moderada | Pior dor imaginável |

◼ Figura 3.2 – Escala numérica da dor consiste na atribuição de valores numéricos para avaliação da dor, sendo 0 ausência de dor e 10 a pior dor possível.

Fonte: Acervo pessoal dos autores.

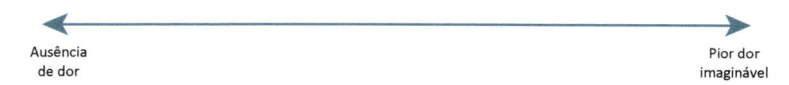

Ausência
de dor

Pior dor
imaginável

■ Figura 3.3 – Escala analógica visual contínua, na qual o paciente faz uma marca em qualquer lugar ao longo de uma linha de nenhuma dor até o máximo que representa a pior dor possível.

Fonte: Acervo pessoal dos autores.

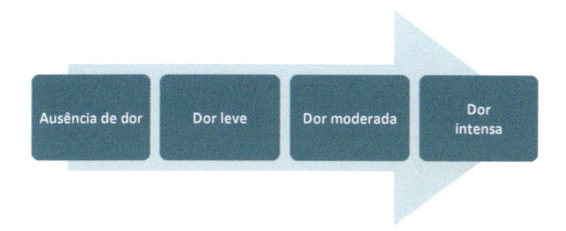

Ausência de dor | Dor leve | Dor moderada | Dor intensa

■ Figura 3.4 – Escala de avaliação verbal da dor quantifica a dor em quatro categorias: ausência de dor, dor leve, dor moderada e dor intensa. Nela, o paciente também pode escolher uma palavra ou frase que descreva o aumento da intensidade da dor.

Fonte: Acervo pessoal dos autores.

Já no caso de pacientes profundamente sedados ou em uso de bloqueadores neuromusculares, ferramentas validadas incluem a escala comportamental da dor *Behavioral Pain Scale* (BPS) (Tabela 3.4) e a Ferramenta de Observação da Dor em Cuidados Críticos (CPOT, do inglês *Critical Care Pain Observation Tool*) (Tabela 3.5), que consistem na avaliação de alguns domínios como expressão facial, movimentos dos membros e sincronia com o ventilador. Uma somatória maior do que 5 pontos é considerada inaceitável e a dor deve ser tratada.

A prática da avaliação sistemática da dor tem benefício em desfechos clínicos significativos, correlacionando-se a um menor tempo de ventilação mecânica e menor número de infecções nosocomiais.

■ Tabela 3.4 – *Behavioral Pain Scale* (BPS). Usada para avaliar a dor em pacientes sedados e inconscientes sob ventilação mecânica. Engloba a avaliação de três aspectos: expressão facial, movimentos corporais e tolerância à ventilação mecânica. Permite definir a intensidade da dor, variando de 3 (nenhuma dor) à 12 (a maior intensidade de dor) pontos. Uma pontuação acima de 5 indica dor significativa que requer tratamento

Item	Descrição	Pontuação
Expressão facial	• Relaxada	1
	• Parcialmente contraída (p. ex., abaixamento palpebral)	2
	• Completamente contraída (olhos fechados)	3
	• Contorção facial	4
Movimento dos membros superiores	• Sem movimento	1
	• Movimento parcial	2
	• Movimentação completa com flexão dos dedos	3
	• Permanentemente contraídos	4
Conforto com o ventilador mecânico	• Tolerante	1
	• Tosse, mas tolerante à ventilação mecânica a maior parte do tempo	2
	• Brigando com o ventilador	3
	• Sem controle da ventilação	4

Fonte: Adaptada de Azevedo-Santos *et al.*, 2016.

■ Tabela 3.5 – *Critical Care Pain Observation Tool* (CPOT). Escala alternativa ao BPS, que varia de 0 a 8 pontos. Uma classificação acima de 2 a 3 pontos indica dor significativa que requer tratamento.

Indicador	Descrição	Escore
Expressão facial	• Sem tensão muscular	Relaxado: 0
	• Contração facial, rebaixamento de sobrancelhas, olhos cerrados, contração do elevador	
	• Todos os movimentos faciais acima e fechamento	Tenso: 1
	• Intenso das pálpebras	Caretas: 2

(Continua)

■ Tabela 3.5 – *Critical Care Pain Observation Tool* (CPOT). Escala alternativa ao BPS, que varia de 0 a 8 pontos. Uma classificação acima de 2 a 3 pontos indica dor significativa que requer tratamento. (*Continuação*)

Indicador	Descrição	Escore
Movimentos corporais	▪ Não se mexe ▪ Movimentos lentos, cuidadosos, tocando a área de dor, buscando atenção pelos movimentos ▪ Puxando o tubo, tentando se sentar, movimentando os membros, tentando agredir, tentando descer da cama	Ausência: 0 Proteção: 1 Inquietação: 2
Tensão muscular (flexão passiva e extensão de MMII)	▪ Sem resistência ▪ Resistência ▪ Resistência importante, impossibilitando movimentação	Relaxado: 0 Tenso, rígido: 1 Muito tenso, rígido: 2
Sincronia com o ventilador OU Vocalização	▪ Alarmes sem tocar, VM sincrônica ▪ Alarmes param espontaneamente ▪ Assincronia ▪ Falando no tom normal, silêncio ▪ Suspirando, gemendo ▪ Chorando, soluçando	Tolerando: 0 Tosse: Brigando: 21 Falando no tom normal, silêncio: 0 Suspirando, gemendo: 1 Chorando, soluçando: 2
Total		0 a 8

Fonte: Adaptada de Am J Crit Care, 2006.

Estratégias não farmacológicas

Estratégias não farmacológicas são preferidas e devem ser implementadas antes do uso do tratamento farmacológico e simultaneamente com ele. Exemplos incluem a comunicação frequente com o paciente e sua tranquilização; o estabelecimento de ciclos normais de sono e a retirada de estímulos físicos; visitas regulares de familiares e cuidadores; posicionamento adequado, evitando dobras de lençóis e a tração de sondas ou drenos; terapias cognitivo-comportamentais, como musicoterapia e terapia de relaxamento.

O simples ato de explicar ao paciente sobre um procedimento potencialmente doloroso a ser realizado é suficiente para reduzir em um ponto a intensidade da dor na escala numérica. Isso é suportado por estudos randomizados comparando estratégia de não sedação acompanhada de reconforto verbal contínuo e tranquilização *versus* sedação contínua com interrupção diária. Os pacientes tratados com uma estratégia de não sedação tiveram mais dias livres de ventilação mecânica, redução no tempo de permanência na UTI, tempo de internação hospitalar e incidência de *delirium*. Não houve diferença no transtorno de estresse pós-traumático, qualidade de vida, depressão ou recordação da experiência na UTI em sobreviventes aproximadamente dois anos após a randomização.

→ Iniciação

Quando as intervenções não farmacológicas não conseguem aliviar a causa do desconforto ou da agitação, a medicação sedativo-analgésica é indicada. Ao utilizarmos a terapia farmacológica para o tratamento da dor, devemos preferencialmente lançar mão da via endovenosa, com a medicação sendo administrada com horários programados e não apenas "se necessário".

A escolha de um agente ideal deve levar em consideração drogas que tenham um início de ação rápido e duração curta, manutenção de estabilidade hemodinâmica e o mínimo de efeitos colaterais significativos.

Não existe nenhuma contraindicação absoluta. Mas cabe salientar perfis de risco, como idosos e pessoas com comorbidades médicas significantes. Esse grupo de pacientes tem aumento de sensibilidade às drogas sedativas, maior potencial de interações medicamentosas, aumento da suscetibilidade ao efeito depressor cardiorrespiratório e níveis séricos de pico mais elevados.

Nesses casos, cabe uma abordagem mais conservadora, com o objetivo de reduzir eventos adversos, como o uso de uma dose inicial menor, menor velocidade de infusão e intervalo de administração menos frequente, além de manter o paciente sedado pelo menor tempo necessário.

Níveis de sedação

A sedação possui diversos níveis, que variam desde apenas ansiólise ou sedação mínima, analgesia e sedação moderadas, analgesia e sedação profunda até o nível de anestesia geral. Há também a sedação dissociativa, representada por um estado semelhante à transe, com analgesia profunda e amnésia, mas onde o paciente retém reflexos de proteção das vias aéreas, respiração espontânea e estabilidade cardiopulmonar.

Importante lembrar que nem sempre é possível prever como cada indivíduo responderá a determinado agente farmacológico. Logo, devemos sempre ter a capacidade de resgatar pacientes cujo nível de sedação se torna mais profundo do que o inicialmente pretendido, garantindo sua proteção de vias aéreas e estabilidade cardiovascular.

Agentes disponíveis

As principais drogas utilizadas na UTI incluem: analgésicos simples, analgésicos opioides, benzodiazepínicos, propofol, alfa-2-agonistas centrais (como a dexmedetomidina), cetamina e antipsicóticos (p. ex., haloperidol, quetiapina, risperidona) (Tabela 3.6). Todos esses agentes diferem na quantidade de ansiólise, analgesia, amnésia e hipnose (Tabela 3.7). Seus mecanismos, propriedades, regimes de dosagem e potenciais efeitos adversos são detalhados na sequência.

■ Tabela 3.6 – Regimes de dosagem de sedativos e analgésicos para controle da dor, agitação e delírio na unidade de terapia intensiva.

Medicamento	Dose de ataque	Dose de manutenção	Início de ação (min)	Duração da dose intermitente (min)	Características e papel
Analgésicos opioides					
Fentanil	1 a 2 mcg/kg	0,35 a 0,5 mcg/kg a cada 0,5 a 1 h intermitente (25 a 50 mcg)	< 1 a 2	30 a 60	**Vantagens:** analgésico-sedativo potente com início imediato e menos hipotensão do que outras opções de analgésicos opioides em razão de relativa falta de liberação de histamina. Metabolizado hepáticamente pelo citocromo P450-3A4 (CYP3A4) em metabólitos inativos.
	(25 a 100 mcg)	E/OU			**Desvantagens:** a droga original altamente lipofílica se acumula no tecido adiposo e em outros tecidos com administração repetida ou prolongada. A rigidez da parede torácica pode ocorrer com doses mais altas.
		0,7 a 10 mcg/kg/h de infusão (50 a 700 mcg/h)			**Papel:** uma boa escolha para analgesia para a maioria dos pacientes críticos.
		Para a maioria dos pacientes, uma infusão de 1 a 3 mcg/kg/h (50 a 200 mcg/h) com doses em bólus intermitentes conforme necessário é suficiente			

	2 a 10 mg	2 a 4 mg a cada 1 a 2 h intermitente	5 a 10	240 a 300	**Vantagem:** o metabolismo não-CYP (glucuronidação) pode ser uma vantagem para pacientes selecionados que recebem medicamentos que alteram significativa-mente o metabolismo do CYP3A4 e, portanto, intera-gem com o fentanil.
Morfina		E/OU			**Desvantagens:** pode acumular-se na disfunção he-pática ou renal e prolongar os efeitos. A liberação de histamina e a venodilatação mediada pelo vago, hipotensão e bradicardia podem ser significativas.
		Infusão de 2 a 30 mg/h			**Papel:** alternativa analgésica ao fentanil em, que a redução da pré-carga e os efeitos depressivos mio-cárdicos são desejáveis ou toleráveis. Ajuste de dose e titulação gradual necessários para pacientes com insuficiência renal e/ou hepática. Evitar em pacientes com doença hepática avançada ou descompensada com insuficiência renal em razão do risco de acúmulo de metabólito neurotóxico. As infusões geralmente não são usadas para sedação ou analgesia na UTI, mas são mais comumente usadas para fins paliativos.
Remifentanil	Opcional:	0,5 a 15 mcg/kg/h de infusão	1 a 3	5 a 10 (após a interrupção da infusão)	**Vantagens:** ação ultracurta. Eliminado por esterases plasmáticas inespecíficas em metabólitos inativos. Não se acumula em insuficiência renal ou hepática. Reversão imediata da analgesia e sedação após a descontinuação.
	1,5 mcg/kg	Use o peso corporal ideal para determinar a dose para pacientes obeso			**Desvantagens:** antecipar dor e desconforto após a interrupção abrupta.

(*Continua*)

■ Tabela 3.6 – Regimes de dosagem de sedativos e analgésicos para controle da dor, agitação e delírio na unidade de terapia intensiva. (*Continuação*)

Medicamento	Dose de ataque	Dose de manutenção	Início de ação (min)	Duração da dose intermitente (min)	Características e papel
Analgésicos opioides					
Remifentanil					**Papel:** uma alternativa ao fentanil para pacientes que necessitam de avaliações neurológicas frequentes ou aqueles com falência de múltiplos órgãos.
Tramadol		50 a 100 mg 6/6 h; dose máxima: 400 mg/dia (300 mg em > 75 anos / 200 se disf. renal)	1 h	6 h	Metabolismo hepático – excreção renal; **papel**: analgesia pós-operatória
Metadona	Dose inicial: 2,5 a 10 mg a cada 8 a 12 h		Início de ação: 10 a 20 min (IV) / 30 a 60 min (VO)	Meia-vida média: 24 h (entre 15 e 40 h)	Metabolismo hepático- excreção renal e biliar; altamente lipofílica (cuidado no paciente obeso); analgesia prolongada com uso contínuo; **papel**: boa medicação no paciente crítico com uso prolongado de opioides
Analgésicos não opioides (adjuvantes ou poupadores de opioides)					
Dipirona	Nenhuma	Oral: 500 mg a 1 g até 4 vezes ao dia; máximo: 4 g/dia	30 a 60	~240	**Vantagens:** derivados da pirazolona (metamizol), caracteriza-se por ser um fármaco de baixo custo, que apresenta eficácia muito boa como analgésico, quando utilizada em doses venosas de 1 a 2 g em pacientes adultos. Falta de dependência e tolerância de opioides. Apresenta também ampla margem de segurança e efeito antipirético eficaz.

Fármaco	Dose			Observações
	IM, IV: 1 a 2,5 g até 4 vezes ao dia; máximo: 8 g/dia			**Desvantagens:** efeitos adversos geralmente em razão de raras reações pseudoalérgicas ou alérgicas. A dipirona, em contraste com os AINH, é bem tolerada pela mucosa do trato gastrintestinal. Os principais efeitos colaterais são hipotensão arterial e choque (diretamente relacionados às reações anafiláticas), além da agranulocitose e anemia aplástica, cuja incidência após dose única do fármaco é de cerca de 1 em 1 milhão por ano. Os riscos de intoxicação por sobredosagem são pequenos, havendo relatos de adultos que sobreviveram a doses de quase 50 g sem nenhuma consequência significativa, aguda ou crônica.
	Retal (supositório): 300 mg até 4 vezes ao dia; máximo: 1,2 g/dia			**Papel:** primeira escolha para tratamento de dor aguda leve a moderada e condições febris. Analgésico adjuvante que pode reduzir as necessidades de opioides.
Paracetamol	Nenhuma	Oral, retal: 325 a 1.000 mg a cada 4 a 5 h	Oral: 30 a 60 240 a 360	**Vantagens:** falta de dependência e tolerância de opioides. Falta efeito antiplaquetário e toxicidade gastrointestinal dos AINEs.
		Máximo ≤ 4 g/dia	Retal: variável	**Desvantagens:** falta de efeito anti-inflamatório significativo. Pode causar hepatotoxicidade em superdosagem crônica ou aguda. Evite ou use uma dose diária mais baixa em idosos e pacientes com risco de hepatotoxicidade (p. ex., uso pesado de álcool ou desnutrição). Interage com varfarina (pode prolongar o INR) e medicamentos indutores do CYP450 (risco elevado de inflamação hepática).

(Continua)

▣ Tabela 3.6 – Regimes de dosagem de sedativos e analgésicos para controle da dor, agitação e delírio na unidade de terapia intensiva. (*Continuação*)

Medicamento	Dose de ataque	Dose de manutenção	Início de ação (min)	Duração da dose intermitente (min)	Características e papel
Analgésicos não opioides (adjuvantes ou poupadores de opioides)					
Paracetamol					**Papel:** primeira escolha para tratamento de dor aguda leve a moderada e condições febris. Analgésico adjuvante que pode reduzir as necessidades de opioides. Quando a disfunção hepática for significativa, considere evitar ou reduzir a dose (p. ex., total ≤ 2 g/dia).
Cetorolaco	Opcional:	Idade < 65 anos e peso ≥ 50 kg: 15 a 30 mg a cada 6 h; máximo de 120 mg/dia por até 5 dias	~30	360 a 480	**Vantagens:** falta de dependência e tolerância de opioides. Anti-inflamatório eficaz.
	30 mg uma vez	Idade ≥ 65 anos ou peso < 50 kg: 15 mg a cada 6 h; máximo de 60 mg/dia por até 5 dias			**Desvantagens:** pode causar ou agravar a insuficiência renal. Risco de gastropatia relacionado à dose. Inibe reversivelmente o funcionamento das plaquetas. Pode alterar o efeito cardioprotetor da aspirina.
					Papel: analgésico adjuvante que pode reduzir as necessidades de opioides. Evitar em insuficiência renal, sangramento gastrointestinal, disfunção plaquetária, doença isquêmica do coração, insuficiência cardíaca, redução do débito cardíaco, estado hipovolêmico, asma ou cirrose. Contraindicado no tratamento da dor perioperatória em cirurgia de revascularização do miocárdio. Os pacientes devem estar bem hidratados.

Ibuprofeno	Nenhuma	Oral: 400 mg por via oral a cada 4 h (máximo de 2,4 g/dia)	Oral: 30	240 a 360	**Vantagens:** falta de dependência e tolerância de opioides. Anti-inflamatório eficaz.
		IV: 400 a 800 mg IV a cada 6 h (máximo de 3,2 g/dia)	IV: ~30		**Desvantagens:** pode causar ou agravar a insuficiência renal. Risco de gastropatia relacionado à dose. Inibe reversivelmente o funcionamento das plaquetas. Pode alterar o efeito cardioprotetor da aspirina.
					Papel: tratamento a curto prazo da dor aguda moderada e condições febris. Analgésico adjuvante que pode reduzir as necessidades de opioides. Evitar em insuficiência renal, sangramento gastrointestinal, disfunção plaquetária, doença isquêmica do coração, insuficiência cardíaca, redução do débito cardíaco, estado hipovolêmico, asma ou cirrose. Contraindicado no tratamento da dor perioperatória em cirurgia de revascularização do miocárdio. Os pacientes devem estar bem hidratados.
Gabapentina	Nenhuma	Oral: Inicialmente 100 mg 3x/dia	xx		**Vantagens:** eficaz para o tratamento da dor neuropática. Baixo risco de interações medicamentosas.
		Oral: manutenção 900 a 3.600 mg/dia em três doses divididas			**Desvantagens:** requer administração enteral, dosagem programada e titulação individualizada ao longo de dias a semanas. A biodisponibilidade oral é variável (27% a 60%) e inversamente proporcional à dose. Os efeitos adversos incluem sedação, tontura e ataxia, que podem ser intensificados na insuficiência renal, exigindo ajuste de dose. Não deve ser interrompido abruptamente, devido ao risco de sintomas de descontinuação.

(Continua)

▣ Tabela 3.6 – Regimes de dosagem de sedativos e analgésicos para controle da dor, agitação e delírio na unidade de terapia intensiva. (*Continuação*)

Medicamento	Dose de ataque	Dose de manutenção	Início de ação (min)	Duração da dose intermitente (min)	Características e papel
Analgésicos não opioides (adjuvantes ou poupadores de opioides)					
Gabapentina					**Papel:** adjuvante útil a outros analgésicos para tratamento de dor neuropática e pós-operatória ou disestesias em pacientes que podem ser tratados com medicação enteral. Ajuste de dose necessário para insuficiência renal.
Pregabalina	Nenhuma	Oral: Inicialmente 75 mg 1 ou 2x/dia	Variável	xx	**Vantagens:** eficaz para o tratamento da dor neuropática. A biodisponibilidade oral (> 90%) é mais confiável do que a gabapentina e pode proporcionar um início mais rápido da analgesia com um menor tempo necessário para titular a dose completa. Baixo risco de interações medicamentosas.
		Oral: manutenção 150 a 300 mg 2x/dia			**Desvantagens:** requer administração enteral, dosagem programada e titulação ao longo de dias a semanas. Os efeitos adversos incluem sedação, visão turva, boca seca, tontura e ataxia, que podem ser intensificados na insuficiência renal, exigindo ajuste de dose. Não deve ser interrompido abruptamente, devido ao risco de sintomas de descontinuação.
					Papel: adjuvante útil a outros analgésicos para tratamento de dor neuropática e pós-operatória ou disestesias em pacientes que podem ser tratados com medicação enteral. Ajuste de dose necessário para insuficiência renal.

Anestésico-sedativos					
Propofol	1,5 a 3 mg/kg	5 a 50 mcg/kg/min	< 1 a 2	3 a 10	**Vantagens:** Sedativo-hipnótico potente associado a um início imediato e despertar rápido após a descontinuação quando administrado para uso de curto prazo. O metabolismo é inalterado na insuficiência hepática ou renal e sujeito a poucas interações medicamentosas significativas. A infusão é facilmente titulável até a profundidade desejada de sedação, minimizando o risco de sedação excessiva. O propofol diminui efetivamente a pressão intracraniana, diminui o metabolismo cerebral, controla as convulsões intratáveis e pode reduzir os tremores na fase de reaquecimento da hipotermia induzida após a ressuscitação da parada cardíaca.
		Titule a cada 5 a 10 min em incrementos de 5 a 10 mcg/kg/min			**Desvantagens:** os efeitos adversos incluem hipotensão, bradicardia, depressão respiratória, diminuição da contratilidade miocárdica, triglicerídeos elevados, dor periférica no local da injeção e raramente síndrome de infusão de propofol. As apresentações de produtos específicos podem incluir potenciais alérgenos (ovo, soja, amendoim, outros). Sem efeitos analgésicos.
		Alguns pacientes requerem até 70-80 mcg/kg/min			**Papel:** uma boa escolha em conjunto com analgesia apropriada para sedação de curto prazo de pacientes nos quais o despertar rápido é vantajoso. Também é uma boa opção para diminuir a pressão intracraniana elevada ou para sedação de curto prazo em uma população geral de cuidados intensivos que provavelmente estará pronta em breve para testes de desmame do ventilador.

(Continua)

◼ Tabela 3.6 – Regimes de dosagem de sedativos e analgésicos para controle da dor, agitação e delírio na unidade de terapia intensiva. (*Continuação*)

Medicamento	Dose de ataque	Dose de manutenção	Início de ação (min)	Duração da dose intermitente (min)	Características e papel
Anestésico-sedativos					
Cetamina	0,25 a 0,5 mg/kg bólus IV	0,05 a 0,4 mg/kg/h	≤1	10 a 15 (dose única)	**Vantagens:** potente sedativo-anestésico dissociativo com analgesia acentuada, que mantém o débito cardíaco e a pressão arterial média sem inibição do impulso respiratório. Não inibe os reflexos protetores. Pode reduzir a tolerância aguda aos opioides.
	As doses em bólus podem ser administradas antes da sedação com uma infusão de cetamina ou como bólus único (p. ex., pacientes com queimaduras antes da troca de curativos ou para sedação durante o procedimento)				**Desvantagens:** a estimulação simpática (isto é, aumento da frequência cardíaca e demanda miocárdica de oxigênio, pressão intracraniana e pressão sanguínea sistêmica elevadas) pode ser intolerável dependendo do quadro clínico. Raramente, depressão cardiorrespiratória associada à administração rápida ou doses mais altas. Os efeitos adversos podem incluir alucinações, delírio na retirada, movimentos tônico-clônicos, experiências dissociativas, recordação desagradável, hipersalivação, náusea e vômito. O metabolismo complexo inclui transformações hepáticas CYP3A4, 2C9, 2B6 e não CYP e um metabólito ativo (norcetamina), que pode se acumular em insuficiência renal e/ou hepática ou devido a interações medicamentosas.

Cetamina	A dosagem em bólus pode ser repetida se necessário durante o procedimento (dose máxima de 2 mg/kg em um período de 30 min)			**Papel:** uma escolha alternativa para o tratamento da dor pós-cirúrgica, agitação grave ou como analgésico adjuvante em pacientes com dor refratária grave em ambientes clínicos onde o aumento da demanda de oxigênio do miocárdio e do tônus simpático são toleráveis.

Agonista alfa-2 central

Dexmedetomi- dina	Normalmente não é dada	0,2 a 1,4 mcg/kg/h	15	60 a 120	**Vantagens:** simpaticolítico sedativo eficaz (agonista alfa-2 central) com ansiólise e analgesia moderadas. O caráter e a profundidade da sedação podem permitir que pacientes criticamente enfermos, ventilados mecanicamente, sejam interativos ou facilmente despertos, mas confortáveis. Pode ser usado em pacientes de UTI não ventilados mecanicamente e continuado conforme necessário após a extubação. Reduz o tremor na fase de reaquecimento da hipotermia induzida após a ressuscitação de uma parada cardíaca. Pode ser menos provável de causar delirium do que outras opções sedativas.
		Iniciar com 0,2 mcg/kg/h e titular a cada 15 a 30 min			**Desvantagens:** hipotensão potencialmente significativa e bradicardia ou hipertensão que não se resolvem rapidamente com a descontinuação abrupta. Metabolizado no fígado por glucuronidação e CYP2A6. Recomenda-se redução da dose com insuficiência renal e/ou hepática. Não induz a sedação profunda necessária para o bloqueio neuromuscular.

(Continua)

▣ Tabela 3.6 – Regimes de dosagem de sedativos e analgésicos para controle da dor, agitação e delírio na unidade de terapia intensiva. (*Continuação*)

Medicamento	Dose de ataque	Dose de manutenção	Início de ação (min)	Duração da dose intermitente (min)	Características e papel
Agonista alfa-2 central					
Dexmedetomidina		A dosagem em pacientes obesos é tipicamente realizada de acordo com o peso corporal ideal.			**Papel:** uma boa escolha para sedação de curto e longo prazo em pacientes críticos sem condições cardíacas relevantes. Pode ser útil para sedação de pacientes com ou com alto risco de desenvolver delirium, embora isso não tenha sido bem estabelecido.
Benzodiazepínicos					
Midazolam	0,01 a 0,05 mg/kg	0,02 a 0,1 mg/kg/h	2 a 5	30	**Vantagens:** um potente agente amnésico e ansiolítico com um início de ação imediato e uma curta duração de efeito quando administrado a curto prazo (< 48 h). É o único benzodiazepínico IV que não é administrado em propilenoglicol.
	(0,5 a 4 mg)	(2 a 8 mg/h) com doses em bólus intermitentes, se necessário		A duração da ação mostrada é para a dosagem inicial. A duração torna-se significativamente prolongada após doses repetidas ou com	**Desvantagens:** metabolizado hepaticamente pelo CYP3A4 em metabólitos ativos que podem se acumular e causar sedação prolongada se administrados a longo prazo. A meia-vida pode ser prolongada em pacientes criticamente enfermos com insuficiência hepática ou renal. Risco de *delirium*. Além disso, interage com medicamentos usados na UTI (p. ex., alguns antirretrovirais, antifúngicos azólicos) que alteram o metabolismo do CYP, de modo que pode ocorrer sedação excessiva com o uso concomitante de midazolam e medicamentos metabolizados pelo CYP3A4.

administração como infusão contínua em razão do acúmulo do fármaco no tecido adiposo.

Uma ou mais doses de ataque podem ser necessárias. A dose de ataque deve ser reduzida ou omitida em pacientes idosos, hipovolêmicos, com necessidade crescente de vasopressores ou em risco de comprometimento hemodinâmico.

Enquanto o paciente estiver em infusão contínua, pode ser necessário re-bólus periódico para manter a meta de sedação. Essa abordagem pode ajudar a evitar o aumento desnecessário da dose da infusão.

Papel: uma boa escolha para ansiólise de curto prazo e tratamento de agitação aguda. O ajuste da dose e a titulação gradual são necessários para pacientes com insuficiência renal e/ou hepática.

(*Continua*)

■ Tabela 3.6 – Regimes de dosagem de sedativos e analgésicos para controle da dor, agitação e delírio na unidade de terapia intensiva. (*Continuação*)

Medicamento	Dose de ataque	Dose de manutenção	Início de ação (min)	Duração da dose intermitente (min)	Características e papel
Benzodiazepínicos					
Diazepam	0,05 a 0,2 mg/kg	0,03 a 0,1 mg/kg cada 0,5 a 6 h intermitente	2 a 5	20 a 60	**Vantagens:** início rápido com potentes efeitos sedativos e relaxantes musculares.
	(5 a 10 mg)	(1 a 7 mg)			**Desvantagens:** metabolizado hepaticamente por CYP2C19 e 3A4 em metabólitos ativos que podem se acumular e causar sedação prolongada se administrados a longo prazo. A meia-vida pode ser prolongada em pacientes criticamente enfermos com insuficiência hepática e/ou renal. Risco de delírio. Além disso, interage com medicamentos usados na UTI que alteram o metabolismo do CYP. A solução injetável contém solvente de propilenoglicol e não pode ser administrada como infusão contínua. A dor no local da injeção e o risco de flebite limitam a utilidade das injeções intravenosas.
		A infusão contínua não é recomendada			**Papel:** raramente usado para sedação de pacientes críticos. Pode ser útil para pacientes criticamente doentes com risco de abstinência de álcool ou convulsões por conta de overdose de drogas ou envenenamento.

Antipsicóticos					
	0,03 a 0,15 mg/kg	0,03 a 0,15 mg/kg a cada 30 min a 6 h	5 a 20 min (IV)	30 a 360	**Vantagens:** antagonista de dopamina2 moderadamente sedativo para controle de sintomas positivos de delírio e psicoses de UTI. Efeitos cardiorrespiratórios mínimos em pacientes euvolêmicos hemodinamicamente estáveis.
Haloperidol				A duração da ação mostrada é para a dosagem inicial. A duração torna-se significativamente prolongada após doses repetidas em razão doo acúmulo de fármaco no tecido adiposo.	**Desvantagens:** o metabolismo hepático complexo inclui transformações CYP3A4 e 2D6. Alguns especialistas consideram certos metabólitos ativos ou potencialmente neurotóxicos. A meia-vida torna-se prolongada com a administração repetida. Os efeitos adversos incluem prolongamento do intervalo QT dependente da dose e hipotensão. Interage com alguns medicamentos comuns da UTI por interferência no metabolismo e/ou por ter efeito aditivo, prolongando o intervalo QT. Sintomas extrapiramidais e síndrome neuroléptica maligna são raros no uso de cuidados intensivos.
					Papel: tratamento potencial para agitação e/ou delírio em pacientes críticos.

■ Tabela 3.6 – Regimes de dosagem de sedativos e analgésicos para controle da dor, agitação e delírio na unidade de terapia intensiva. (*Continuação*)

Medicamento	Dose de ataque	Dose de manutenção	Início de ação (min)	Duração da dose intermitente (min)	Características e papel
Antipsicóticos					
Olanzapina	Opcional:	Oral: inicialmente 5 a 10 mg 1x/dia	IM: 15 a 45	IM: ≥ 120	**Vantagens:** disponibilidade de formulação IM de ação curta; menor risco de sintomas extrapiramidais e prolongamento do intervalo QT do que o haloperidol.
	5 a 10 mg IM	Aumentar a cada 24 h conforme necessário em incrementos de 5 mg até 20 mg/dia			**Desvantagens:** os efeitos adversos incluem hipotensão ortostática, hiperglicemia, sonolência, prolongamento do intervalo QT e efeitos anticolinérgicos. Sofre extenso metabolismo hepático, incluindo transformações não CYP (ou seja, glucuronidação) e CYP1A2. A meia-vida pode ser prolongada (ou seja, ≥ 50 h) com risco aumentado de acúmulo em pacientes idoso, do sexo feminino, não fumantes e/ou com insuficiência hepática ou renal.
	Pode repetir a cada 2 a 4 h, se necessário (máximo total de 30 mg)				**Papel:** potencial alternativa ou complemento ao haloperidol IV conforme necessário para tratamento de agitação aguda e/ou *delirium* na UTI. Use a dose inicial mais baixa e titule mais gradualmente em pacientes com insuficiência renal e/ou hepática e/ou outros fatores que predispõem ao metabolismo lento.

	Nenhuma	Oral: inicialmente 50 mg a cada 12 h	Oral: 60 (efeito inicial)	Oral: 6 a 12 h	**Vantagens:** menor risco de sintomas extrapiramidais e possivelmente menor risco de prolongamento do intervalo QT do que o haloperidol.
Quetiapina		Aumentar a cada 24 h conforme necessário até 400 mg/dia	≥ 24 h (efeito total)		**Desvantagens:** requer via de administração enteral e dosagem programada por conta do início de ação lento e ao esquema de titulação relativamente gradual. Os efeitos adversos podem incluir sedação ou hipotensão ortostática, e o risco de prolongamento do intervalo QT permanece. Metabolizado hepaticamente pelo CYP3A4 em metabólitos ativos e inativos.
					Papel: uma escolha potencial como adjuvante do haloperidol IV conforme necessário para o tratamento da agitação e/ou delírio. Na insuficiência hepática avançada, inicie com dose reduzida e titule em incrementos menores.

Fonte: Acervo dos autores

■ Tabela 3.7 – Efeitos das drogas sedativas

Droga	Analgesia	Ansiólise	Amnésia	Hipnose	Depressão CVS	Depressão RESP
Opioides	++	+	-	-	-	++
Propofol	-	+*	+*	++	++	++
Benzodiazepínicos	-	++	+	++	+	+
Dexmedetomidina	+	+	+	-	++	-
Cetamina	+	-	++	++	-	-
Haloperidol	-	+	+*	+	-	-

* Efeito mínimo. CVS: Cardiovascular; RESP: Respiratória.

Fonte: Acervo pessoal dos autores.

→ **Agentes analgésicos não opioides:** dipirona e paracetamol, cujo mecanismo de ação envolve o bloqueio da ciclo-oxigenase, são os mais utilizados em UTI. Têm efeito satisfatório no contexto de dores leves, além de apresentarem potencial sinérgico quando associados a opioides em dores mais intensas. Nas doses recomendadas, não apresentam efeitos adversos significativos e estão disponíveis em apresentação oral e endovenosa. Apesar de eficazes, devemos evitar o uso dos anti-inflamatórios não esteroidais nos pacientes críticos, dado seus efeitos colaterais, como insuficiência renal e sangramento digestivo, já potencializados no ambiente de terapia intensiva. Podemos lançar mão dessas drogas em situações pontuais e de exceção, como em pacientes jovens sem comorbidades, num intervalo de tempo curto autolimitado.

→ **Opioides:** são as principais drogas no manejo da dor aguda, particularmente a pós-operatória. São drogas lipossolúveis e se ligam a neurorreceptores *mu* centrais e periféricos. Os opioides não causam amnésia, induzem tolerância e possuem propriedades analgésicas e sedativas semelhantes quando administrados em doses equipotentes. Agentes específicos diferem em seu início, duração de ação, efeitos colaterais relacionados à histamina e risco de acúmulo na falência de órgãos. Além disso, aliviam a sensação de dispneia, sendo especialmente úteis nos cuidados de fim de vida. Apesar de efetivos para controle da dor, os opioides têm efeitos colaterais importantes e muito prevalentes, a saber: depressão respiratória, hipotensão, náuseas, vômitos, prurido, obstipação, retenção urinária, sedação, mioclonia e *delirium*.

→ **Benzodiazepínicos:** ligam-se a receptores específicos no complexo receptor do ácido gama aminobutírico (GABA), o que aumenta a ligação desse neurotransmissor inibitório. Com doses mais baixas, alcançamos efeitos ansiolíticos. Já doses mais altas causam sedação, relaxamento muscular, amnésia anterógrada, depressão respiratória e cardiovascular. A coadministração com um analgésico opioide pode potencializar a depressão respiratória e cardiovascular. Essa classe incorpora uma série de vantagens, sendo o midazolam, seu principal representante, pois pode ser administrado por infusão intermitente ou contínua, tem boa tolerância hemodinâmica em comparação ao propofol e suas propriedades anticonvulsivantes o tornam uma escolha bastante eficaz para tratamento do estado de mal epiléptico. Apesar da meia-vida relativamente curta (1 hora), o midazolan é especialmente susceptível a acúmulo no tecido adiposo em razão de sua alta lipossolubilidade, o que pode prolongar o tempo para despertar e levar ao uso de doses progressivamente mais elevadas, dificultando o desmame devido taquifilaxia. Além disso, o uso de benzodiazepínicos aumenta o risco de delirium em pacientes críticos.

→ **Propofol:** derivado de alquilfenol que causa sedação e amnésia. Tem mecanismo de ação complexo no SNC, exercendo agonismo dos receptores GABA-A e antagonismo dos receptores glutamatérgicos do tipo NMDA. É altamente lipossolúvel, atravessando rapidamente barreira hematoencefálica e não fornece analgesia. Não sofre alteração da farmacocinética em pacientes com disfunção renal e hepática. Além de seu uso para a intubação, o propofol pode ser usado para sedação de longa duração em pacientes críticos, sedação para procedimentos breves e indução anestésica. Suas propriedades neuroinibitórias fazem do propofol um bom agente de indução para pacientes com patologia intracraniana aguda, desde que sejam hemodinamicamente estáveis. Entretanto, suprime a atividade simpática, causando vasodilatação periférica, depressão miocárdica e hipotensão. É particularmente útil quando a sedação e o despertar rápidos são desejáveis. Quando comparado aos benzodiazepínicos, a sedação com propofol foi associada a menos dias de ventilação mecânica e a menor mortalidade.

→ **Agonistas alfa-2 centrais:** a dexmedetomidina é um agonista seletivo de adrenoreceptores alfa-2 pós-sinápticos nos SNC, com efeito sedativo e de ansiólise. Também gera analgesia pela inibição de liberação de noradrenalina na fenda pré-sináptica. Esse fármaco costuma ser mais utilizado para a sedação contínua no ambiente de terapia intensiva, sendo útil para procedimentos que requerem sedação leve, para intubação acordado e sedação de pacientes em ventilação mecânica. A dexmedetomidina deve ser utilizada sob a forma de infusão contínua intravenosa (sendo contraindicado seu bólus), apresenta uma distribuição rápida e meia-vida curta, o que permite rápida titulação para que se alcancem os objetivos da sedação. Possui efeitos simpaticolíticos, o que pode resultar em hipotensão e bradicardia, seus principais efeitos colaterais. Não confere efeitos anticonvulsivantes, mas tem a vantagem de não causar depressão respiratória. A dexmedetomidina parece reduzir a duração da ventilação mecânica e da permanência na UTI quando comparada com outros sedativos, além de ser útil no manejo do *delirium*. Essa droga pode ainda minimizar a necessidade de sedativos alternativos, especialmente em pacientes em abstinência alcoólica. A transição para clonidina oral pode ser uma maneira segura e econômica de continuar a sedação com um alfa-2-agonista de ação central em pacientes hemodinamicamente estáveis e com trato gastrointestinal funcional. As doses de manutenção de clonidina variaram de 0,2 mg a 0,5 mg a cada seis horas, visando atingir o nível de sedação almejado.

→ **Cetamina:** proporciona a chamada anestesia dissociativa: estado semelhante a um transe, com amnésia e analgesia profunda, enquanto o paciente permanece de certa forma conectado ao ambiente, mantendo o tônus muscular e os reflexos de proteção das vias aéreas e a respiração espontânea. O antagonismo não competitivo do glutamato no complexo receptor NMDA representa seu principal mecanismo de ação, gerando neuroinibição e anestesia. Além disso, estimula os receptores opioides no córtex insular, putâmen e tálamo, conferindo analgesia. Uma particularidade da cetamina é o estímulo de receptores catecolaminérgicos, causando liberação de catecolaminas. Isso proporciona aumentos na frequência cardíaca, contratilidade miocárdica, pressão arterial e fluxo sanguíneo cerebral, sendo uma excelente alternativa para pacientes hipotensos. Também causa broncodilatação, sendo uma opção de agente de indução em asmáticos graves. Ela ainda proporciona inibição dos receptores GABA, redução da produção de óxido nítrico vascular com diminuição do seu efeito vasodilatador, além de propriedades anticolinérgicas pela inibição dos receptores nicotínicos de acetilcolina. Seus usos incluem sedação/analgesia, tratamento de agitação extrema e como adjuvante da analgesia opioide. Seu início de ação rápido, propriedades analgésicas e a preservação do *drive* respiratório tornam a cetamina uma boa escolha para a intubação acordado, quando há preocupação com uma via aérea difícil. Apesar do seu efeito simpaticomimético único e consequente estabilidade hemodinâmica ser algo muito proveitoso em diversos cenários, em outras condições pode ter consequências deletérias. Feocromocitoma (conhecido ou suspeito) e uso de cocaína representam contraindicações ao seu uso, pela capacidade de potencializar a toxicidade cardiovascular adrenérgica, levando a isquemia miocárdica e arritmias graves. Efeitos psicoticomiméticos incluem alucinações, pesadelos e sonhos vívidos e ocorrem durante e logo após o despertar da anestesia. A administração prévia de um benzodiazepínico pode minimizar esses efeitos, mas seu uso deve ser evitado em paciente com doença psiquiátrica de base, como a esquizofrenia.

→ **Etomidato:** representa um agente sedativo-hipnótico derivado de imidazol que é frequentemente usado no contexto da intubação (Tabela 3.8). Esse fármaco atua diretamente no complexo receptor do GABA, bloqueando a neuroexcitação e assim produzindo anestesia. A estabilidade hemodinâmica correlacionada ao etomidato o torna um medicamento particularmente útil para a intubação de pacientes hipotensos, bem como para pacientes com patologia intracraniana, quando a hipotensão deve ser evitada. Não tem efeito analgésico e não previne a estimulação simpática das vias aéreas superiores durante a laringoscopia, tornando os opioides adjuvantes ideais para intubação orotraqueal. Está associado a um discreto aumento na resistência das vias aéreas, que não chega a representar uma contraindicação do seu uso em pacientes com broncoespasmo. É um inibidor reversível da 11-beta-hidroxilase, que converte 11-desoxicortisol em cortisol, interferindo assim na biossíntese adrenal de esteroides. Essa consequente supressão adrenocortical reversível representa uma das grandes preocupações associadas ao seu uso. Evidências demonstram que uma única dose de etomidato resulta em uma diminuição transitória, mas mensurável, no nível de cortisol circulante. Entretanto, os níveis de cortisol não parecem cair abaixo da faixa fisiológica normal, e esse efeito não persiste além de 12 a 24 horas. Não deve ser usado como infusão ou em doses repetidas em bólus para manutenção da sedação após a intubação.

■ Tabela 3.8 – Farmacocinética, metabolismo e efeitos principais da sedação com etomidato

Dose	Bólus IV 0,3 mg/kg de peso Presença de hipotensão profunda: 0,1 a 0,15 mg/kg
Início de ação	30 a 60 segundos Efeito de pico: 1 minuto
Duração	3 a 12 minutos
Metabolismo	Hepático e esterases plasmáticas
Excreção	Urina ~ 75% (80% como metabólito; 2% como droga inalterada)
Efeitos benéficos e adversos	▪ Estabilidade hemodinâmica sem vasodilatação, depressão miocárdica ou diminuição do tônus simpático ▪ Rápido início de ação e tempo de recuperação, semelhante ao propofol ▪ O índice terapêutico mais favorável (razão da dose letal mediana para a dose efetiva mediana) em comparação com outros agentes de indução anestésica ▪ Não estimula a liberação de histamina ▪ Diminui o fluxo sanguíneo cerebral e a demanda metabólica cerebral de oxigênio, preservando a pressão de perfusão cerebral ▪ Aumentos leves na resistência das vias aéreas ▪ Insuficiência adrenal aguda transitória ▪ Alta incidência (aproximadamente 30%) de náuseas e vômitos pós-operatórios ▪ Mioclonias ▪ Evidência de excitação cerebral regional (determinada por eletroencefalograma) após a intubação

Fonte: Elaborada pelos autores.

→ **Antipsicóticos:** o *delirium* representa uma condição bastante frequente nos pacientes em ambiente de terapia intensiva, momento em que podemos lançar mão dos antipsicóticos para manejo clínico. O haloperidol pode ser administrado por via intravenosa, tem efeito sedativo leve e tem efeitos depressivos cardiorrespiratórios relativamente baixos. Antipsicóticos atípicos (quetiapina, olanzapina, risperidona) também podem ser utilizados. Haloperidol e outros neurolépticos antagonizam a dopamina e outros neurotransmissores. No entanto, seu mecanismo preciso de ação permanece desconhecido. Apesar de seu uso generalizado para o tratamento do *delirium* na UTI, não há evidências publicadas que apoiem uma redução na duração da ventilação mecânica ou duração do delirium pelos antipisicóticos. Há ainda uma escassez de estudos que examinam o resultado ou comparam a eficácia e a segurança dos antipsicóticos atípicos orais ao haloperidol e entre si. Em relação aos efeitos colaterais, a taquicardia ventricular polimórfica associada ao haloperidol (incluindo torsades de pointes) é uma reação adversa infrequente, mas grave. Está especialmente associada à administração intravenosa de altas doses intermitentes e intervalo QT prolongado. Quando infusões intermitentes de haloperidol são usadas, o intervalo QT deve ser monitorado a cada turno (ou seja, a cada 8 a 12 horas) e o haloperidol não deve ser administrado se o intervalo QT corrigido exceder 500 m/seg. Outros efeitos colaterais potenciais dos antipsicóticos incluem distonias agudas, parkinsonismo, discinesia tardia, acatisia e síndrome neuroléptica maligna.

Manutenção

A sedação de qualidade é acompanhada de estratégias para prevenir sedação subótima ou uso excessivo de anestésicos com efeitos adversos associados. A monitorização da sedação permite individualização de alvos terapêuticos, otimiza uso de anestésicos e padroniza a comunicação entre as equipes responsáveis pelo cuidado.

Monitorização e alvos de sedação

Alvos de sedação devem ser estabelecidos e individualizados, uma vez que o nível de sedação almejado é dependente do estado clínico e das metas terapêuticas. Para auxiliar na monitorização do nível de sedação e na titulação dos anestésicos, escalas de sedação e dispositivos de monitorização estão disponíveis, a saber:

→ **Escalas de sedação:** existem diversas escalas, confiáveis e válidas, para avaliar a profundidade da sedação em pacientes críticos em ventilação mecânica. Duas escalas são especialmente recomendadas em razão da praticidade, experiência e validação em inúmeros estudos clínicos: Escala de Agitação e Sedação de Richmond (RASS, do inglês *Richmond Agitation-Sedation Scale*) (Tabela 3.9) e a Escala de Sedação e Agitação Riker (SAS, do inglês *Riker Sedation-Agitation Scale*) (Tabela 3.10). Ambas classificam os pacientes de acordo com as variações entre os dois extremos, desde um indivíduo combativo e agitado, até aqueles sem nenhuma resposta ao estímulo.

▣ Tabela 3.9 – Escala de Agitação e Sedação de Richmond (RASS – *Richmond Agitation-Sedation Scale*)

Pontuação	Classificação	Descrição
4	Combativo	Combativo, violento, risco para a equipa
3	Muito agitado	Conduta agressiva, puxa ou remove tubos ou cateteres, agressivo verbalmente
2	Agitado	Movimentos despropositados frequentes, briga com o ventilador
1	Inquieto	Intranquilo, ansioso, sem movimentos vigorosos ou agressivos
0	Alerta e calmo	Alerta, calmo
-1	Sonolento	Adormecido, facilmente despertável, mantém contato visual por mais de 10 segundos
-2	Sedação leve	Despertar precoce ao estímulo verbal, mantém contato visual por menos de 10 segundos
-3	Sedação moderada	Movimentos e abertura ocular ao estímulo verbal, mas sem contato visual
-4	Sedação intensa	Sem resposta ao estímulo verbal, mas apresenta movimentos ou abertura ocular ao toque (estímulo físico)
-5	Não desperta	Sem resposta a estímulo verbal ou físico

Fonte: Adaptada de Am J Respir Crit Care Med. 2002 Nov 15;166(10):1338-44.

■ Tabela 3.10 – Escala de Sedação e Agitação Riker (*SAS – Riker Sedation-Agitation Scale*).

1	Ansioso e/ou agitado
2	Cooperativo, orientador e tranquilo
3	Obedece a comandos
4	Tranquilo, pronta resposta à percussão glabelar ou estímulo sonoro
5	Resposta lentificada à percussão glabelar ou estímulo sonoro
6	Sem resposta

Fonte: Adaptada de Crit Care Med. 1999 Jul;27(7):1325-9.

→ **Monitores de sedação – Índice Bispectral (BIS):** nos pacientes profundamente sedados e/ou paralisados, o monitoramento é desafiador porque os sistemas de pontuação não podem determinar o nível de dor, a profundidade da sedação ou a presença de *delirium*. Nesse contexto, podemos lançar mão do BIS, potenciais evocados auditivos ou outros sistemas de monitoramento objetivo como adjuvantes da avaliação clínica. O monitoramento do BIS analisa as ondas eletroencefalográficas a partir da decomposição de Fourier para estimar a profundidade da sedação. Um sensor fixado à região frontotemporal realiza a tradução da atividade elétrica cerebral em um número que varia de 0 (ausência de atividade elétrica cerebral) a 100 (acordado). Correlacionando o BIS a dados clínicos, é possível customizar a sedação para um dado paciente. É usado principalmente durante a anestesia operatória, mas também no ambiente de terapia intensiva, particularmente em pacientes sem doença neurológica subjacente.

Prevenindo a sedação excessiva

Para evitar o uso excessivo de sedativos e analgésicos em pacientes críticos, duas estratégias foram validadas em estudos clínicos para reduzir a duração da ventilação mecânica e as complicações relacionadas à sedação excessiva: sedação com bólus intermitentes (incluindo analgesia sem sedativos, às vezes referida como "sem" sedação) e a interrupção diária da sedação.

Essas estratégias podem ser usadas isoladamente ou em conjunto como base dos protocolos de sedação, que representam algoritmos desenhados para o ajuste de sedativos. Geralmente focados na atuação na equipe de enfermagem, estabelece-se um alvo específico, normalmente para deixar o paciente desperto ou com um nível de sedação leve (isso é SAS 3 ou 4, RASS–2 a +1), que deixe o paciente calmo, cooperativo e em condições de informar sobre dor ou desconforto.

→ **Bólus intermitente:** manter o paciente somente com analgésicos e realizar o uso de sedativos apenas em casos de agitação e por curtos períodos representa a chamada "não sedação". Essa estratégia está associada a menor tempo de ventilação mecânica, internação em terapia intensiva e hospitalar. Ela também parece ser segura em termos de complicações como extubação acidental e perdas de cateteres e sondas. Ainda, a sobrecarga de trabalho da enfermagem não parece ser maior em comparação com a estratégia do despertar diário.

→ **Interrupção diária da sedação:** refere-se à descontinuação da infusão contínua do anestésico até que o paciente esteja acordado e seguindo as instruções, ou até que o paciente esteja desconfortável ou agitado, e seja considerado necessário a retomada da sedação. Caso essa retomada seja necessária, a infusão contínua é então religada em metade da dose anterior, e titulada para atingir conforto do paciente. O racional por trás dessa técnica é permitir a reavaliação clínica neurológica, bem como a necessidade de manter sedação contínua. Preocupações relacionadas à segurança do paciente têm sido um obstáculo significativo para a implementação da interrupção diária da sedação. Essas preocupações incluem a possibilidade de sequelas psicológicas de longo prazo (p. ex., transtorno de estresse pós-traumático) e isquemia miocárdica. Entretanto, a interrupção diária da sedação já foi associada em diversos estudos em UTI. Existe também a correlação do "despertar diário" com a mobilização precoce do paciente, mesmo que ainda em ventilação mecânica, o que foi relacionada à menor incidência de *delirium* durante a internação e maior funcionalidade na alta hospitalar.

Bloqueio neuromuscular

Indicações

Diferentemente da sedoanalgesia, o uso dos bloqueadores neuromusculares (BNM) tem se mostrado mais restrito após o advento de melhores estratégias de ventilação mecânica. Há também grande preocupação com os efeitos adversos desses agentes, potencializados pela condição clínica do paciente crítico.

Atualmente, suas indicações incluem bloqueio neuromuscular na sequência rápida de intubação orotraqueal, bem como facilitação da ventilação mecânica em situações dramáticas (como em pacientes com síndrome do desconforto respiratório agudo grave [SDRA], doenças obstrutivas graves, necessidade de manobras de recrutamento alveolar) ou controle de hipertensão intracraniana refratária.

A administração de um BNM deve necessariamente estar associada ao uso de um agente anestésico. Pacientes inadequadamente sedados podem permanecer conscientes e perceber estímulos álgicos, estando suscetíveis às respostas fisiológicas potencialmente deletérias associadas, como taquicardia, hipertensão e elevação da pressão intracraniana (PIC).

A fraqueza muscular secundária à miopatia é o principal efeito colateral do uso dos BNM. Essa condição pode ainda ser potencializada por uma série de condições comuns no ambiente de terapia intensiva, como o uso de corticosteroides, hiperglicemia e imobilização prolongada. Outra complicação descrita é a síndrome da miopatia quadriplégica, que persiste mesmo após a suspensão dos BNM.

Dados os riscos associados, devemos priorizar o uso dos BNM inicialmente na forma de bólus intermitente e, quando necessária a infusão contínua, esta deve ser restrita ao menor tempo possível. Os pacientes expostos a bloqueio neuromuscular devem sempre receber lubrificantes oculares para impedir o ressecamento e lesões de córnea, além de profilaxia para trombose venosa profunda e sessões regulares de fisioterapia motora visando minimizar a perda da mobilidade.

Mecanismo de ação

Podemos classificar os BNM por meio do seu mecanismo de ação em dois grandes grupos: despolarizantes ou não despolarizantes. As propriedades dos BNM são resumidas na Tabela 3.11.

Tabela 3.11 – Propriedades dos bloqueadores neuromusculares.

Agente	Succinilcolina	Cisatracúrio	Rocurônio	Pancurônio	Vecurônio
Mecanismo de ação	Despolarizante	Não desolarizante	Não desolarizante	Não desolarizante	Não desolarizante
Duração	Ultracurta	Intermediário	Intermediário	Longa	Intermediário
Dose de intubação (mg/kg)	0,60-1,50	0,15-0,20	0,6-1,5	0,08-0,12	0,10-0,20
Tempo de início (min)	1	4-6	1-2	2-3	3-4
Meia-vida de eliminação (min):	–	–	–	–	–
Função orgânica normal	<1	23-30	60-100	100-130	50-60
Insuficiência renal	<1	Aumento leve	100-300	Aumentada ×2	Aumento leve
Insuficiência hepática	<1	23-30	120-400	Aumentada ×2	Aumento significante
Dose de manutenção (mg/kg)	N/A	0,01	0,1	0,02	0,01
Dose de infusão (mcg/kg/min)	N/A	1-3	5-12	Não recomendado	1-2
Metabolismo	Butirilcolinesterase (colinesterase plasmática, pseudocolinesterase)	Hoffman 30%; hidrólise de éster 60%	Renal 30%; hepático 70%	Renal 40-70%; hepático 20%	Renal 10-50%; hepático 30-50%

			17-desacetil-rocurônio (mínimo)	3-OH-pancurônio; 17-OH-pancurônio	3-desacetil-vecurônio
Metabólitos ativos	Sem metabólitos ativos	Sem metabólitos ativos	17-desacetil-rocurônio (mínimo)	3-OH-pancurônio; 17-OH-pancurônio	3-desacetil-vecurônio
Efeitos colaterais	Mialgia; bradicardia/assistolia em crianças ou com doses repetidas; anafilaxia	Nenhum; liberação de histamina em altas doses	Mínimos	Bloqueio vagal (taquicardia), liberação de catecolaminas	Bloqueio vagal com grandes doses
Contraindicações (além de alergia específica)	Alto K+; HM; distrofia muscular; crianças; configurações de regulação positiva do receptor; deficiência de pseudocolinesterase	Nenhuma	Nenhuma	Não recomendado para infusão contínua	Nenhuma
Comentários	BNM de início mais rápido e mais confiável para intubação traqueal rápida	Liberação de histamina trivial; níveis plasmáticos mínimos de laudanosina e acrilato	Dor na injeção; facilmente reversível por sugamadex; meia-vida de eliminação prolongada em paciente de UTI; O metabólito 17-desacetil tem 20% de atividade	Acúmulo significativo, propenso a bloqueio residual (metabólito 3-OH tem 50% de atividade de pancurônio)	Não para administração prolongada na UTI (miopatia); reversível por sugamadex; meia-vida de eliminação reduzida pela metade no final da gravidez; O metabólito 3-desacetil tem 60% da potência do composto original

BNM: bloqueador neuromuscular; HM: hipertermia maligna; K+: potássio; N/A: dados não disponíveis.

Fonte: Elaborada pelos autores.

→ **Despolarizantes:** a succinilcolina representa único agente despolarizante de uso clínico habitual. Ela é uma análogo da acetilcolina que estimula todos os receptores do sistema nervoso simpático e parassimpático. Seu mecanismo de ação possui duas fases. Em um momento inicial, a succinilcolina liga-se diretamente a receptores pós-sinápticos colinérgicos na placa motora, causando despolarização na membrana da placa terminal e levando a fasciculações transitórias. Na sequência, a membrana repolariza, mas o receptor é dessensibilizado aos efeitos da acetilcolina com consequente bloqueio da transmissão neuromuscular. Apenas uma porcentagem reduzida da succinilcolina atinge de fato a placa motora terminal, uma vez que a droga é rapidamente hidrolisada na corrente sanguínea pela enzima pseudocolinesterase. Mas a paralisia perdura até que uma quantidade suficiente de succinilcolina de dissocie do receptor colinesterásico e seja hidrolisada pela pseudocolinesterase, possibilitando o retorno do funcionamento normal do receptor e da placa motora.

Com início e término de ação rápidos associados ao baixo custo e alta disponibilidade, a succinilcolina é amplamente utilizada no cenário de emergência e terapia intensiva. Ao ser administrada por via endovenosa em uma dose de 1,5 g/kg, a paralisia ocorre após 45 a 60 segundos, com duração de aproximadamente 5 a 10 minutos. A posologia é baseada no peso corporal total, e vale tanto para gestantes como para obesos mórbidos. É preferível superestimar a dose calculada a subdosar, uma vez que doses maiores proporcionam o mesmo nível de paralisia sem aumentar significativamente o risco. Os pacientes com miastenia *gravis* são relativamente resistentes aos efeitos da succinilcolina, devendo receber doses em torno de 2 mg/kg com o objetivo de estimular adequadamente o restante dos receptores de acetilcolina não afetados pela doença. A succinilcolina é contraindicada em indivíduos com história familiar ou pessoal de hipertermia maligna, bem como em condições consideradas de risco elevado para o desenvolvimento de hipercalemia grave. Outro efeito adverso possível é a bradicardia, dado que a succinilmonocolina (o metabólito inicial da succinilcolina) sensibiliza os receptores muscarínicos cardíacos no nó sinusal, e doses repetidas de succinilcolina podem causar redução significativa da frequência cardíaca.

→ **Não despolarizantes:** os agentes não despolarizantes inibem competitivamente os receptores pós-sinápticos de acetilcolina da placa motora neuromuscular. Essa ação impede a despolarização e inibe toda a função muscular. Como essa classe de BNM não causam a despolarização da membrana, os efeitos colaterais experimentados com a succinilcolina não ocorrem. O tempo para o efeito clínico e a duração da ação são uniformemente mais longos do que a succinilcolina.

Existem duas categorias de BNM não despolarizantes: os agentes benzilisoquinolínio (p. ex., cisatracúrio e atracúrio) e os agentes aminoesteróides (p. ex., rocurônio, vecurônio e pancurônio). Os agentes benzilisoquinolínicos não são a escolha habitual no cenário de emergência, uma vez que têm maior potencial de causar liberação de histamina, com reações colaterais associadas.

O rocurônio representa a droga de escolha para intubação em sequência rápida quando a succinilcolina é contraindicada ou quando o bloqueio neuromuscular prolongado é necessário. Esse fármaco tem um tempo de início de ação (1 a 2 minutos) e uma duração (aproximadamente 45 minutos) mais curtos em comparação com outros agentes de sua classe. Também devemos usar o peso corporal total do paciente para calcular sua dose, dando-se preferência para doses maiores próximas de 1,5 mg/kg dada sua associação com uma taxa mais alta de sucesso de intubação na primeira tentativa do que estratégias de dosagem mais baixas.

BIBLIOGRAFIA

1. Argoff C. Mechanisms of pain transmission and pharmacologic management. Curr Med Res Opin. 2011 Oct;27(10):2019-31.

2. Azevedo-Santos IF, Alves IG, Badauê-Passos D, Santana-Filho VJ, DeSantana JM. Psychometric Analysis of Behavioral Pain Scale Brazilian Version in Sedated and Mechanically Ventilated Adult Patients: A Preliminary Study. Pain Pract. 2016 Apr;16(4):451-8.

3. Barr J, Fraser GL, Puntillo K, Ely EW, Gélinas C, Dasta JF, et al. Clinical practice guidelines for the management of pain, agitation, and delirium in adult patients in the intensive care unit. Crit Care Med. 2013 Jan;41(1):263-306.

4. Chen K, Lu Z, Xin YC, Cai Y, Chen Y, Pan SM. Alpha-2 agonists for long-term sedation during mechanical ventilation in critically ill patients. Cochrane Database Syst Rev. 2015 Jan 6;1(1):CD010269.

5. deBacker J, Hart N, Fan E. Neuromuscular Blockade in the 21st Century Management of the Critically Ill Patient. Chest. 2017 Mar;151(3):697-706.

6. Devlin JW, Skrobik Y, Gélinas C, Needham DM, Slooter AJC, Pandharipande PP, et al. Clinical Practice Guidelines for the Prevention and Management of Pain, Agitation/Se-

dation, Delirium, Immobility, and Sleep Disruption in Adult Patients in the ICU. Crit Care Med. 2018 Sep;46(9):e825-e873.

7.   Hemphill S, McMenamin L, Bellamy MC, Hopkins PM. Propofol infusion syndrome: a structured literature review and analysis of published case reports. Br J Anaesth. 2019 Apr;122(4):448-459.

8.   Krewulak KD, Rosgen BK, Ely EW, Stelfox HT, Fiest KM. The CAM-ICU-7 and ICDSC as measures of delirium severity in critically ill adult patients. PLoS One. 2020 Nov 16;15(11):e0242378.

9.   Nassar Junior AP, Park M. Daily sedative interruption versus intermittent sedation in mechanically ventilated critically ill patients: a randomized trial. Ann Intensive Care. 2014 May 6;4:14.

10. Olsen HT, Nedergaard HK, Strøm T, Oxlund J, Wian KA, Ytrebø LM, et al. Nonsedation or Light Sedation in Critically Ill, Mechanically Ventilated Patients. N Engl J Med. 2020 Mar 19;382(12):1103-1111.

11. Shehabi Y, Chan L, Kadiman S, Alias A, Ismail WN, Tan MA, et al. Sedation Practice in Intensive Care Evaluation (SPICE) Study Group investigators. Sedation depth and long--term mortality in mechanically ventilated critically ill adults: a prospective longitudinal multicentre cohort study. Intensive Care Med. 2013 May;39(5):910-8.

12. Strøm T, Stylsvig M, Toft P. Long-term psychological effects of a no-sedation protocol in critically ill patients. Crit Care. 2011;15(6):R293.

13. Sessler CN, Gosnell MS, Grap MJ, Brophy GM, O'Neal PV, Keane KA, Tesoro EP, Elswick RK. The Richmond Agitation-Sedation Scale: validity and reliability in adult intensive care unit patients. Am J Respir Crit Care Med. 2002 Nov 15;166(10):1338-44.

14. Riker RR, Picard JT, Fraser GL. Prospective evaluation of the Sedation-Agitation Scale for adult critically ill patients. Crit Care Med. 1999 Jul;27(7):1325-9.

DELIRIUM EM PACIENTES CRÍTICOS: DIAGNÓSTICO E MANEJO CLÍNICO

Lubia Caus de Moraes

→ Diagnóstico de *delirium*

O *delirium* se caracteriza por um quadro confusional de início súbito, marcado por inatenção e pensamento desorganizado e com uma causa orgânica definida. Há dificuldade em receber, entender e assimilar novas informações e situações. O início agudo, em horas ou dias, com curso flutuante é o que diferencia o *delirium* dos quadros demenciais, nos quais as manifestações clínicas se arrastam por anos e quase não há intervalo lucido, de modo que conhecer o estado funcional e cognitivo prévio é importante na hora de caracterizar um quadro confusional como *delirium*.

Há três diferentes apresentações clínicas de *delirium*:

- → *Delirium* hiperativo: marcado por agitação, ansiedade, agressividade com risco de retirada de dispositivos invasivos, queda do leito e outros eventos adversos;

- → *Delirium* hipoativo: predomina sonolência, embotamento, diminuição de resposta a estímulos e, por vezes, incapacidade de proteger via aérea;

- → *Delirium* misto: o paciente flutua entre os estados hipo e hiperativo.

Apesar do *delirium* hiperativo ser o mais chamativo dos subtipos, predominam nas populações de doentes críticos os quadros hipoativo (44%) e misto (54%). O *delirium* hiperativo acomete apenas 1,6% dos pacientes de terapia intensiva.

➡️ Causas de *delirium*

As causas de *delirium* são variadas e relacionadas à doença atual e à sua gravidade, à presença de dor e ansiedade durante o tempo de permanência na Unidade de Terapia Intensiva (UTI), às medicações utilizadas ao longo da internação e condições pré-existentes, que se tornam fatores de risco para o surgimento de *delirium*. (Figura 4.1)

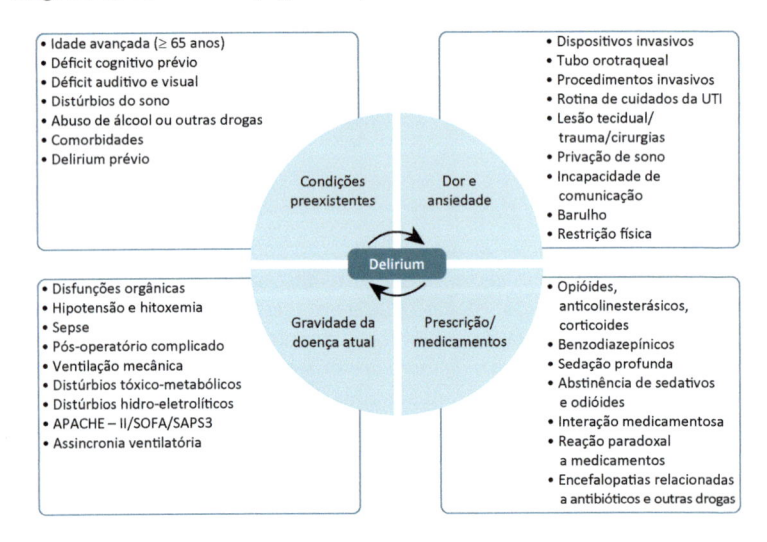

▣ Figura 4.1 – Fatores de risco e desencadeadores de *delirium* em pacientes críticos.

Fonte: Elaborada pelos autores.

Pacientes idosos, com déficits cognitivos prévios, dificuldade de se comunicar e com transtornos auditivos e visuais estão mais sujeitos a apresentar episódios de *delirium* na internação. Os quadros demenciais, apesar de serem um diagnóstico diferencial importante dos quadros confusionais agudos, são fatores de risco importantes e altamente associados ao *delirium*.

Doenças neurocríticas como traumatismo craniano, crises convulsivas e meningoencefalites podem ter como primeira manifestação clínica um quadro confusional agudo. Além disso, doenças graves que cursam com disfunções orgânicas cursam com um ou mais episódios de *delirium* durante seu curso. Identificar um transtorno metabólico, como um coma mixedematoso, e tratá-lo muda drasticamente a evolução de um quadro de *delirium* hipoativo.

A presença de dor e ansiedade durante a passagem pela UTI são causas muito comuns de PICS (síndrome pós-UTI), PICS-F (síndrome pós-UTI que acomete a família) e PTSD (síndrome de estresse pós-traumático) (Figura 4.2). Elas retroalimentam os quadros de *delirium*, tornando-o um ciclo vicioso que gera desconforto ao paciente, estresse para os familiares e equipe multiprofissional que acompanham o caso, aumenta o risco de eventos adversos na internação e piora desfechos, como tempo de permanência em UTI e hospitalar, incidência de polineuropatia de doente crítico e tempo de ventilação mecânica.

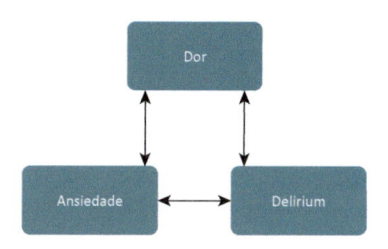

■ Figura 4.2 – Tríade dor-ansiedade-*delirium*.
Fonte: Elaborada pelos autores.

→ Epidemiologia e prognóstico

Delirium é uma desordem comum em pacientes admitidos em UTI e está associado a maior mortalidade, tempo de internação, ventilação mecânica prolongada, custos elevados e perdas cognitivas após a alta. A prevalência de *delirium* varia de 16% a 89% dependendo da população estudada e dos critérios diagnósticos utilizados. Em pacientes idosos sob ventilação mecânica, o *delirium* pode chegar a 80% de incidência.

Os quadros confusionais agudos em pacientes críticos estão relacionados à gravidade clínica. O estudo DECCA mostrou que os episódios de *delirium* estão associados a escores SOFA e SAPS3 mais altos, bem como a revisão sistemática de Krewulak *et al.*, identificou escore Apache II elevado como fator de risco para *delirium*.

A presença de dispositivos invasivos, ventilação mecânica e uso de vasopressores também estão associados à maior incidência de *delirium*, bem como a sedação profunda por tempo prolongado. Diversos medicamentos foram associados à síndrome, como é o caso dos benzodiazepínicos, relacionados à maior incidência de *delirium* em diversos estudos como Pandharipande *et al.*, SEDCOM, MENDS TRIAL e MIDEX TRIAL.

O *delirium* é preditor independente de mortalidade em UTI e mortalidade geral em curto prazo. Aumenta o tempo de internação em UTI em 1 dia e hospitalar em 2 dias, quando ajustadas as outras variáveis implicadas (idade, comorbidades, índices de gravidade etc.). A chance de não receber alta da UTI é 29% maior em pacientes que apresentaram *delirium*. Além disso, o *delirium* aumenta os custos da internação. Segundo Vasilevskis *et al.*, a presença de *delirium* aumenta os custos cumulativos de uma internação de 30 dias em R$ 17.838,00 em razão da utilização de recursos para manejo dessa complicação. Os pacientes sobreviventes de *delirium* apresentam perdas cognitivas a longo prazo. No estudo de van den Boogaard *et al.*, os pacientes que apresentaram *delirium* demonstraram mais erros sociais e *score* mais alto no questionário de falência cognitiva autorrelatado (CFQ). Perdas de memória e déficit de concentração foram relatados.

→ Fisiopatologia

A fisiopatologia do *delirium* não está completamente elucidada, existindo várias teorias. O modelo mais atual envolve inflamação sistêmica, perda de neuroproteção, ativação de astrócitos e micróglia. Alterações em diferentes vias de neurotransmissores podem estar associadas, sendo os mais importantes a dopamina e a acetilcolina. Golinger demonstrou aumento de substâncias anticolinesterásicas endógenas no plasma de pacientes com *delirium*. Glutamato, ácido gama aminobutírico, serotonina e endorfinas também têm sido estudados.

Marcadores inflamatórios provenientes da sepse e das disfunções orgânicas, como citocinas, IL e TNFα, levam a comprometimento microvascular, dano endotelial e inflamação que, no cérebro, geram quebra de barreira hematoencefálica, diminuição de fluxo sanguíneo e disfunção cerebral. Essa neuroinflamação leva à falência colinérgica e à ativação de astrócitos e micróglia, que pode resultar em aumento nos níveis de S100β e manifestações clínicas de *delirium*. Estudos mostram que níveis elevados de S100β, IL-8 e outras citocinas estão associadas à maior gravidade e duração de *delirium*. Na prática, a dosagem desses marcadores ainda não é factível, carecendo de mais estudos.

O mais provável é que diferentes mecanismos de lesão se *sobreponham* em diferentes combinações, levando às apresentações clínicas do *delirium* (hipoativo, hiperativo e misto).

→ Diagnóstico

O diagnóstico de *delirium* é feito por meio de uma avaliação clínica com base em escalas sistematizadas. As mais conhecidas e validadas em múltiplos ensaios clínicos são CAM-ICU (Figura 4.3) e ICDSC (Tabela 4.1**).**

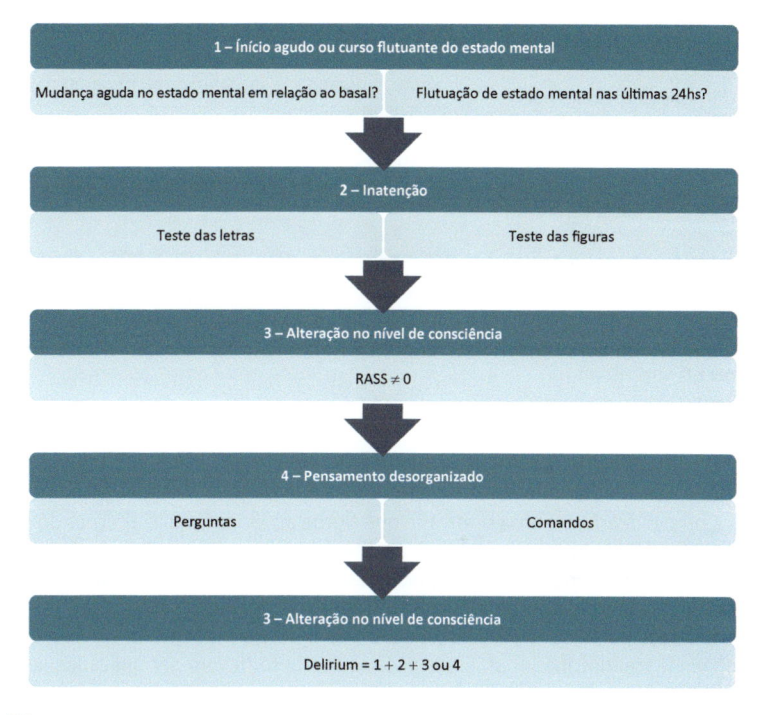

■ Figura 4.3 – CAM-ICU.

Fonte: Adaptada de JAMA 2001; 286 (21): 2703-2710.

■ Tabela 4.1 – *Intensive Care Delirium Screening Checklist* (ICDSC).

1 – Alteração do nível de consciência	RASS-5 a-4 – teste inaplicável pela sedação RASS-3 a-1 – 1 ponto RASS 0 – 0 ponto RASS +1 a +4 – 1 ponto
2 – Inatenção	Dificuldade em seguir instruções ou conversas Facilmente distraído Dificuldade em mudar de foco
3 – Desorientação	Erros óbvios de tempo, espaço ou pessoas
4 – Alucinação, ilusão, psicose	Manifestações clínicas ou comportamentos derivados provavelmente de alucinações
5 – Agitação psicomotora ou lentificação	Hiperativo, hipoativo ou lentificado do ponto de vista psicomotor
6 – Discurso ou humor inadequado	Discurso desorganizado, inadequado ou incoerente Exibição inadequada de emoções em eventos ou situações
7 – Alteração de ciclo sono/ vigília	< 4 horas de sono, despertar frequente à noite, sonolência diurna
8 – Flutuação dos sintomas	Flutuação nas manifestações dos itens 1 ao 7 nas 24 horas

Escore 1: ponto para cada item presente

Escore 0: para cada item ausente

Escore = 0: Sem *delirium*

Escore 1 a 3: *Delirium* subsindrômico

Escore ≥ 4: *Delirium*

Fonte: Adaptada de Intensive Care Med. 2001 May;27(5):859-64.

Como o *delirium* é uma síndrome que flutua ao longo do dia, alternando-se com períodos de lucidez, a busca ativa deve ser feita em mais de uma ocasião nas 24 horas e conduzida não só pelos médicos, mas por toda a equipe multi-profissional responsável pelo cuidado. O ideal é que a aplicação dessas ferra-mentas faça parte da avaliação clínica diária e esteja presente nas evoluções e na visita multiprofissional. Essas escalas também devem ser aplicadas se o profissional perceber uma mudança abrupta no estado mental do paciente.

A triagem de *delirium* com os instrumentos CAM-ICU e ICDSC depen-dem do nível de consciência do paciente, conforme avaliação pela Escala de

Agitação e Sedação de Richmond (RASS) (Tabela 4.2). Para serem aplicadas quaisquer ferramentas para diagnóstico de *delirium*, o paciente precisa estabelecer contato com o examinador, ou seja, não estar profundamente sedado (RASS entre-5 e-4). Se o paciente está nesse grau de sedação, deve-se reavaliar a necessidade da sedação profunda, e se ela não estiver mais indicada, trazer o paciente para graus de sedação mais leve de modo que, não só a presença de *delirium*, mas também o estado neurológico possa ser avaliado.

■ Tabela 4.2 – Richmond Agitation-Sedation Scale (RASS)

Pontos	Termos	Descrição
+4	Combativo	Claramente combativo, violento, representando risco para sua segurança e da equipe técnica
+3	Muito agitado	Puxa e remove tubos ou cateteres, agressivo
+2	Agitado	Movimentos frequentes sem propósito, assincronia com o ventilador mecânico
+1	Inquieto	Ansioso, porém sem movimentos agressivos ou vigorosos
0	Alerta e calmo	
-1	Sonolento	Adormecido, mas acorda ao ser chamado, mantém olhos abertos (> 10 segundos)
-2	Sedação leve	Acorda brevemente ao estímulo verbal e mantém contato visual (< 10 segundos)
-3	Sedação moderada	Movimenta- se ou abre os olhos ao chamado (mas sem contato visual)
-4	Sedação intensa	Sem resposta ao chamado, mas movimenta-se ou abre os olhos à estimulação física
-5	Não desperta	Sem resposta a voz ou estímulo físico

Fonte: Adaptada de Am J Respir Crit Care Med. 2002 Nov 15;166(10):1338-44.

O CAM-ICU foi validado para uso em pacientes em ventilação mecânica e se baseia em 4 itens:

1. Alteração aguda de estado mental;
2. Inatenção;
3. Alteração no nível de consciência;
4. Pensamento desorganizado.

Para o diagnóstico de *delirium* ser feito, é necessário que o paciente apresente alteração no estado mental, inatenção e alteração de nível de consciência ou pensamento desorganizado (1 + 2 + 3 ou 4).

Para avaliar inatenção, podemos utilizar dois testes: teste das figuras (Quadro 4.1 e Figura 4.4) e teste das letras (Quadro 4.2).

Durante a aplicação dos testes, o examinador deve tomar cuidado de não induzir as respostas nos pacientes, sinalizando com o olhar ou apertando a mão do doente por reflexo. Da mesma forma, perguntas, figuras e comandos devem ser seguidos como descrito no trabalho original, pois isso garante a sensibilidade e a especificidade dos testes.

◼ Quadro 4.1 – Teste das figuras para avaliar intenção.

Apresente ao paciente 5 figuras das cartelas de figuras (Figura 4.3) dando um tempo para que ele as memorize.
Após isso, mostre novamente as figuras anteriores misturadas às demais figuras das cartelas.
O paciente precisa reconhecer as primeiras figuras apresentadas a ele.

Erros:
– Não lembrar as figuras.
– Reconhecer figuras não apresentadas a ele.

Interpretação: ≥ 3 erros = INATENÇÃO

Fonte: Elaborado pelos autores.

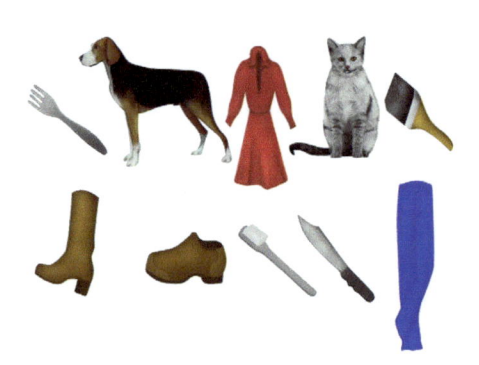

◼ Figura 4.4 – Cartelas de figuras para o teste de inatenção.

Fonte: Acervo pessoal dos autores.

■ Quadro 4.2 – Teste das letras para avaliar inatenção

Leia em voz alta as seguintes letras:

SAVEAHAART

E peça ao paciente para apertar a mão do examinador quando ouvir a letra A.

ERROS:
– Não apertar a mão.
– Apertar a mão quando ouvir outra letra.

INTERPRETAÇÃO: ≥ 3 erros = INATENÇÃO

Fonte: Elaborado pelos autores.

Avaliada a inatenção, também devemos acessar com a escala de RASS, o nível de consciência. Se RASS ≠ 0, o paciente preenche os critérios para diagnóstico de *delirium*. Se ele está calmo e colaborativo (RASS = 0), devemos testar a presença de pensamento desorganizado a partir da avaliação de perguntas e comandos, traduzidos e validados para o português (Quadro 4.3).

■ Quadro 4.3 – Avaliação de pensamento desorganizado

Perguntas	Comandos
1. Uma pedra flutua na água?/Uma folha flutua na água?	**1.** Diga ao paciente "levante estes dedos". (O examinador levanta dois dedos)
2. Existem peixes no mar?/Existem elefantes no mar?	**2.** "Agora faça o mesmo com a outra mão". (o examinador não repete o movimento)
3. Um quilo pesa mais que dois quilos?/Dois quilos pesam mais que um quilo?	Obs.: se o paciente é incapaz de levantar a outra mão, peça para levantar um dedo a mais.
4. Podemos usar um martelo para bater um prego?/Podemos usar um martelo para cortar madeira?	

Fonte: Elaborado pelos autores.

O ICDSC é uma escala desenvolvida por Bergeron *et al.,* em 2001, e consiste na avaliação de 8 itens e comparação com dias anteriores. Ao atribuir pontuação aos itens, a escala permite avaliar a gravidade do *delirium* e sua evolução. O *delirium* subsindrômico que aparece na gradação dessa escala permite identificar pacientes que se beneficiariam de intervenções não-farmacológicas para manejo do quadro e impedir a progressão para um quadro mais grave.

As vantagens das escalas para o diagnóstico de *delirium* é a fácil e rápida aplicação por diferentes membros da equipe multiprofissional. A sensibilidade dos métodos varia em alguns estudos de acordo com o treinamento de quem está aplicando a escala de modo que os profissionais devem receber treinamentos periódicos.

Além das escalas diagnósticas, modelos preditores de *delirium* podem serem aplicados nos pacientes críticos na admissão e nas primeiras 24 horas de UTI. O PRE-DELIRIC realizado nas primeiras 24 horas (Tabela 4.3) e o E-PRE-DELIRIC feito na admissão (Tabela 4.4) são dois modelos acurados capazes de predizer precocemente o risco de *delirium* em um paciente recém-admitido na UTI. A utilização de preditores permite uma melhor alocação do paciente e de recursos para a monitorização e busca ativa, manejo não-farmacológico/controle ambiental adequados e estimula a presença da família como estratégia de prevenção.

A busca ativa do *delirium* na UTI por meio das escalas diagnósticas permite a detecção precoce, tratamento imediato (farmacológico ou não), agiliza o controle de sintomas angustiantes e auxilia na avaliação da resposta ao tratamento.

◼ Tabela 4.3 – Modelo preditor pre-deliric

Variável	Categoria	Descrição
Idade	Variável contínua	
APACHE II	Variável contínua	Calculado nas primeiras 24 h de admissão
Coma	Variável categórica	Sem coma: RASS-4/-5 por, no máximo, 8 h Coma: RASS-4/-5 por mais de 8 h: **1.** com uso de medicação **2.** miscelânea (pós-ressuscitação, hematoma intracraniano **3.** mbos (1 + 2)
Admissão	Variável categórica	**1.** Cirúrgica **2.** Clínica **3.** Trauma **4.** Neurológica ou neurocirúrgica
Infecção	Variável dicotômica	Presença/forte suspeita com início de antibióticos

(Continua)

■ Tabela 4.3 – Modelo preditor pre-deliric (*Continuação*)

Variável	Categoria	Descrição
Acidose metabólica	Variável dicotômica	pH < 7,35 com bicarbonato < 24 mmol/L
Uso de morfina	Variável categórica	Sem uso de morfina Uso cumulativo de morfina: **1.** 0,01–7,1 mg **2.** 7,2–18,6 mg **3.** 18,7 mg ou mais
Uso de sedativos	Variável dicotômica	Uso de propofol, midazolam, lorazepam ou combinação em quaisquer doses
Admissão de urgência	Variável dicotômica	Admissão não-planejada na UTI
Ureia mmol/L	Variável contínua	Ureia mais alta dosada nas primeiras 24 h

Fonte: Adaptada de Intensive Care Med 2014; 40:361–369.

■ Tabela 4.4 – E-pre-deliric

Variável
Idade
História de déficit cognitivo
Abuso de álcool
Admissão **1.** Cirúrgica **2.** Clínica **3.** Trauma **4.** Neurológica ou neurocirúrgica
Admissão de urgência
PAM no momento da admissão
Uso de corticoides
Insuficiência respiratória
Ureia nitrogenada no sangue na admissão

Fonte: Adaptada de Intensive Care Med. 2015 Jun;41(6):1048-56.

⟶ Tratamento

O tratamento de *delirium* é multiprofissional e multidisciplinar e se baseia em dois pilares:

→ Manejo não-farmacológico/ambiental

→ Tratamento medicamentoso

A abordagem do *delirium* em UTI deve ser entendida não só como o tratamento dessa condição, mas um momento de repensar o cuidado dispensado aos pacientes e a qualidade da assistência prestada naquela unidade. O manejo multidisciplinar estimula a equipe a participar ativamente não só dos cuidados, mas das decisões tomadas nas visitas horizontais que interferem diretamente na rotina de trabalho desses profissionais e aumenta seu engajamento. Ao mesmo tempo, encontra barreiras no desconhecimento do tema, na sobrecarga de trabalho, nas barreiras de comunicação com as diferentes lideranças. Cabe aos gestores das unidades atuar em conjunto com suas equipes para desenvolver um grupo de trabalho, a melhor estratégia e o tempo para implementação dessas ações.

A prevenção de *delirium* se baseia em medidas não-farmacológicas, ou seja, evitar fatores desencadeadores, tratar disfunções orgânicas, reconciliar medicações de uso crônico e próteses, controlar a dor, a luminosidade e o excesso de ruídos na UTI. Não há evidência robusta na literatura para indicar o uso de quaisquer medicações profiláticas. Os estudos com haloperidol, dexmedetomidina, risperidona e estatinas são de baixa qualidade ou se destinam a populações muito específicas, como cirurgia cardíaca, o que não permite extrapolar os resultados para a população geral.

Manejo não-farmacológico

Baseia-se na abordagem de fatores de risco modificáveis, melhoria da cognição e autocuidado, retorno de próteses auditivas e visuais, redução do imobilismo, otimização do sono e medidas ambientais. Um dos pacotes de medidas mais difundidos é o ABCDE, que demonstrou ser efetivo em reduzir a incidência de *delirium*. Esse *bundle* foi depois revisto e ampliado, aumentando o engajamento das famílias no cuidado do paciente (F), e mostrou redução de mortalidade e aumento nos dias livre de coma ou delirium na UTI (Figura 4.5).

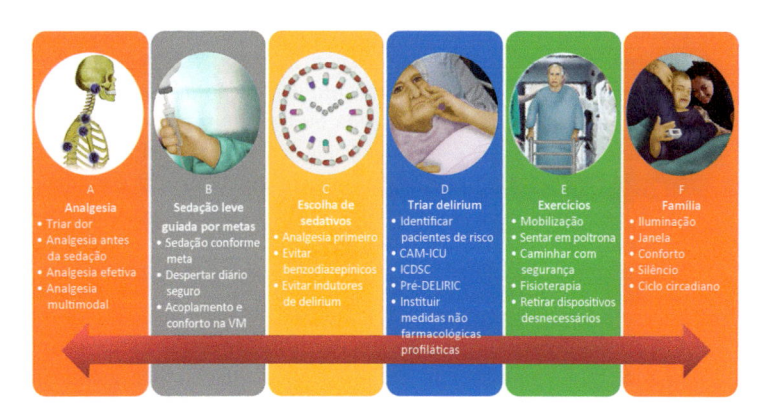

◼ Figura 4.5 – Pacote ABCDEF de intervenções não-farmacológicas para delirium.

Fonte: Acervo pessoal dos autores.

→ **A – Analgesia:** dor é uma das principais lembranças negativas de pacientes internados em UTI e é um fator de risco modificável relevante no manejo de *delirium*. Diferentes procedimentos da rotina de cuidados em UTI, como aspiração, troca de curativos, passagens de dispositivos invasivos, cuidados com lesões de pele e o próprio imobilismo no leito levam à dor. Desse modo, a equipe multiprofissional deve sempre avaliar a presença de dor, valorizar o relato feito pelos pacientes e checar se as medidas implementadas foram suficientes para mitigar a dor. Para avaliar a presença de dor, existem diferentes escalas que devem fazer parte da avaliação diária. As mais validadas são *Behavioral Pain Scale* (BPS) e *Critical Care Pain Observation Tool* (CPOT). Além de diagnosticar a dor, deve-se antecipar a dor. Pacientes submetidos a cirurgias, procedimentos sabidamente dolorosos que fazem parte dos cuidados de UTI, que apresentam lesões ou queimaduras extensas devem ter seu esquema analgésico adaptado a essas situações. Incluir um anestesista/grupo de dor institucional no manejo da dor pós-operatória permite a realização de bloqueios de plexos neurais em sala, a utilização de bombas de PCA (*Patient-Controlled Analgesia*), o que pode mudar o desfecho do paciente nesse quesito. A utilização de fisioterapia analgésica também pode ser útil nessas situações. O tratamento deve ser feito de forma balanceada e baseada no princípio da escada analgésica, em que a combinação de analgésicos não-opioides e opioides fracos ou fortes tem melhor resultado. O uso de potencializadores analgésicos, como a dexmedetomidina em pacientes em ventilação mecânica e a prescrição de gabapentina, pregabalina ou carbamazepina em casos de dor neuropática pode ser útil. A analgesia deve ser otimizada antes de sedarmos o paciente. Por vezes, a analgesia bem-feita é o suficiente para um paciente tolerar o tubo orotraqueal e demais dispositivos e procedimentos. Essa hipótese pode ser testada, por exemplo, nas fases de desmame ventilatório, em que poupar sedativos e manter o paciente acordado é fundamental.

→ **B – Sedação leve guiada por metas/teste de respiração espontânea:** a implementação de protocolos de sedação leve guiada por metas e manejado pela equipe de enfermagem tem surgido em diferentes estudos e mostrado-se seguro e eficaz, diminuindo o tempo de ventilação mecânica, o uso de sedativos e o tempo de internação em UTI. No *ABC Study*, essa estratégia foi atrelada a um teste de respiração espontânea e demonstrou reduzir tempo de ventilação mecânica, tempo de permanência hospitalar e na UTI, e melhora a sobrevida em um ano. A utilização de sedação profunda por conta de seus efeitos colaterais e desfechos negativos deve ficar restrita a situações como síndrome do desconforto respiratório do adulto, hipertensão intracraniana, *status* de mal convulsivo e não convulsivo, hipotermia terapêutica, assincronia ventilatória grave e uso de bloqueio neuromuscular. Assim que esses quadros se reverterem, uma nova meta deve ser instituída e os pacientes acordados e extubados o mais precocemente possível.

→ **C – Escolha do sedativo:** o objetivo principal da sedação e analgesia é garantir que o paciente permaneça calmo, confortável e colaborativo, minimizando a dor e ansiedade, permitindo a avaliação neurológica com pesquisa de déficits focais ou sequelas e levando a uma extubação em curto período. Para tanto, devemos utilizar drogas de meia-vida curta, em doses tituladas, com metas baseadas em escalas de sedação reavaliadas a cada 8 horas, combinadas de modo a garantir analgesia primeiro e sedação leve após. Recomenda-se evitar o uso de benzodiazepínicos, principalmente em doses altas e cumulativas por conta da relação direta com incidência de *delirium*. Com relação ao propofol e a dexmedetomidina, o estudo MENDS-2, publicado em 2021, analisando pacientes sépticos em ventilação mecânica, não mostrou diferença entre as duas drogas nos desfechos dias livres de *delirium* ou coma, dias livres de ventilação mecânica, mortalidade em 90 dias e questionário TICS-T (*Telephone Interview for Cognitive Status* – Total) aplicado em seis meses. Desse modo, a escolha da droga deve se basear na *expertise* da equipe, respeitando as doses e os efeitos colaterais de cada droga e a variabilidade de resposta ao sedativo de cada paciente.

→ **D – Busca ativa, prevenção e tratamento de *delirium*:** além da busca ativa com as ferramentas já descritas, CAM-ICU e ICDSC, a identificação de pacientes em risco com o PRE-DELIRIC e o E-PRE-DELIRIC, instituir medidas farmacológicas e não-farmacológicas de manejo, devemos treinar a equipe multiprofissional para reconhecer o *delirium*, buscar suas causas e reavaliar a prescrição e o ambiente em torno do paciente para prevenir sua ocorrência. Os *rounds* de *delirium*, no qual o *staff* acompanha a evolução de pacientes em *delirium* ou em risco de desenvolvê-lo e orienta a equipe multiprofissional também podem ser úteis nesse treinamento. O *site* <www.icudelirium.org> traz vários vídeos e materiais para treinamento de equipe e uso no dia a dia das unidades, além de constante atualização sobre o tema, sendo uma importante ferramenta no estudo deste tema.

→ **E – Exercício e mobilização precoce:** a mobilização precoce é parte fundamental das medidas não-farmacológicas. Ela diminui os dias com *delirium* e ainda reduz dias de ventilação mecânica, tempo de permanência hospitalar e de UTI. Ela melhora desfechos funcionais em longo prazo dos pacientes. A mobilização precoce é segura e eficaz e sua intensidade depende do RASS do paciente e da sua gravidade, indo desde a mobilização passiva no leito até a deambulação, exercícios contra resistência e ciclo-ergômetro. Existem na literatura diferentes protocolos para auxiliar os serviços a montar seus próprios protocolos.

→ **F – Família:** a humanização do cuidado é uma meta buscada por todas as UTIs e a participação da família faz parte dessa estratégia. Ao elencar familiares parceiros no cuidado, a equipe facilita a comunicação tanto com paciente quanto com demais familiares, evita desinformação, gera estímulos positivos à recuperação e acolhe melhor as demandas de familiares e pacientes no que tange a necessidades individuais, culturais e religiosas, e ainda reduz o tempo de permanência em UTI. O acolhimento deve começar já na admissão do paciente à unidade e identificar desejos, diretrizes, barreiras, traumas e situações ruins ocorridas em outras internações podem ajudar a prevenir novos eventos e dar gerar um cuidado baseado nas expectativas do paciente. Para tanto, as equipes devem desenvolver manuais e vídeos institucionais para orientar as famílias sobre regras e comportamentos esperados, bem como sobre os cuidados rotineiros da unidade. Essa equipe também precisa ser treinada para acolher as demandas, lidar com as mudanças na rotina que a presença de familiares na unidade implica. Identificar famílias que apresentam transtornos psicológicos, sociais, econômicos e encaminhá-los ao profissional que pode ajudá--los também faz parte desse treinamento. Hoje, sabe-se que a síndrome pós-cuidados intensivos (PICS – transtornos psiquiátricos, neuromusculares, alteração de cognição que acomete os pacientes que tiveram passagem em UTIs com perda de qualidade de vida e demora ao retorno ao trabalho) leva a alterações nas dinâmicas familiares. E identificar como essas mudanças estão afetando a rotina familiar ajuda a prevenir transtornos na própria família ao longo prazo (PISC-F).

e-CASH – *Early comfort using analgesia minimal sedatives and maximal human care*

O conceito e-CASH (conforto utilizando analgesia, sedação mínima e máximo cuidados humano de forma precoce) surgiu da necessidade de adequar o conhecimento das medidas não-farmacológicas à prática diária melhorando os desfechos.

→ **C – *Early comfort*:** priorizar as experiências do paciente, reduzindo o sofrimento de forma precoce.

→ **A – *Analgesia*:** tratamento efetivo da dor, com abordagem multimodal, sempre que possível poupando o uso de opioides.

→ **S – *Minimal sedatives*:** sedação objetivando metas, instituída após analgesia, nas menores doses e poupando o uso de benzodiazepínicos, facilitando a comunicação, mobilização e sono do paciente.

→ **H – *Maximal Human Care*:** e assim, garantir um cuidado centrado no paciente, valorizando a abordagem multidisciplinar e multiprofissional, visando à reabilitação, evitando o isolamento, tratando e prevenindo quadros confusionais e demais complicações psicológicas de longo prazo após a alta da UTI.

Medidas farmacológicas

A evidência sobre medidas farmacológicas na literatura médica é pequena. O *guideline* de 2018 para manejo sedação, analgesia, *delirium*, imobilismo e sono recomenda que o uso de medicamentos seja voltado para o controle de agitação e manejo de sintomas que levem a sofrimento dos pacientes. Diante disso, nos protocolos de diferentes instituições aparecem opiniões de seus especialistas e há necessidade trabalhos com maior poder estatístico e fóruns de discussão.

→ **Antipsicóticos:** apesar da pouca evidência, os antipsicóticos têm sido usados frequentemente na prática clínica. Neufeld *et al.,* em 2016, realizaram uma metanálise envolvendo 19 estudos e não encontraram benefícios na duração ou gravidade de *delirium*, tempo de permanência em UTI ou hospitalar. Seu uso é restrito para sintomas de ansiedade ou agitação grave. A escolha do medicamento se baseia em efeitos colaterais e na experiência da equipe com as diferentes drogas. O haloperidol é uma das principais drogas antipsicóticas estudadas no manejo de *delirium*. O *Hope-ICU*, avaliando haloperidol *versus* placebo, não mostrou diferença entre os grupos na duração do *delirium*, mas se mostrou seguro para controle de agitação se utilizado por curtos períodos. O estudo *Minds-USA*, de 2018, comparando haloperidol, ziprasidone e placebo, também não mostrou diferença entre os grupos, e no *Reduce*, utilizando haloperidol como profilaxia para *delirium*, não houve diferença quando comparado ao placebo. Seu uso se volta para o manejo da agitação psicomotora principalmente. A risperidona é um antipsicótico atípico com ação antidopaminérgica semelhante à do haloperidol, mas com menos efeitos extrapiramidais. Vários estudos aparecem comparando a risperidona com o haloperidol e outros antipsicóticos atípicos e mostram que ela é semelhante a outras drogas e igualmente segura em pacientes com *delirium*. Assim como os demais antipsicóticos típicos e atípicos, seu uso deve ser em baixas doses, por curto período, visando controle de ansiedade e sintomas psicóticos associado ao *delirium*. A olanzapina é outro antipsicótico atípicos usado no manejo de *delirium*. Seus efeitos sedativo e anticolinérgicos são maiores do que com outras drogas. Isso associado à sua meia-vida longa faz com que seu uso se torne cada vez mais restrito. A quetiapina tem poucos efeitos-extrapiramidais e meia vida curta, facilitando seu manejo intra-hospitalar. O estudo piloto de Devlin *et al.* mostrou benefícios da droga quando comparada ao placebo. Quando comparada ao haloperidol, mostrou mesma eficácia e segurança. A Tabela 4.5 mostras as dosagens e os dados farmacológicos das drogas.

→ **Dexmedetomidina:** é um agonista seletivo do receptor alfa-2 adrenérgico que possui propriedades sedativas, ansiolíticas e analgésicas. Possui menos efeito depressor sobre o centro respiratório, podendo ser utilizado em pacientes extubados. No entanto, a dexmedetomidina não deve ser utilizada em ambientes sem monitorização pelo risco de sedação excessiva, hipotensão e bradicardia. Vários estudos mostraram a superioridade da dexmedetomidina no controle de *delirium* quando comparado aos benzodiazepínicos mostrando mais dias livres de *delirium* ou coma e menor duração. Nos estudos em que foi comparado ao propofol, não houve diferenças significativas no controle de *delirium*. Quando comparado ao haloperidol, mostrou melhor controle de agitação nos pacientes com *delirium* hiperativo.

■ Tabela 4.5 – Drogas antipsicóticas

Droga	Dose	Via	Meia--vida	Sedação	Efeitos extra-piramidais	Efeitos antico-linérgicos
Haloperidol	Inicial: 1 mg a 2,5 mg Máx.: 5 mg/dia	VO/ IM/ EV	14 h	+	+++	+
Risperidona	Inicial: 0,5 mg Máx.: 8 mg/dia	VO	20 h	+	++	+
Olanzapina	Inicial 5 mg Máx.: 20 mg/dia	VO	30 h	++	++	+++
Quetiapina	Inicial: 25 mg Máx.: 200 mg/dia	VO	6 h	++	+	+++

Fonte: Elaborada pelos autores.

A dexmedetomidina aparece como opção terapêutica em pacientes intubados e agitados no *guideline* PADIS de 2018. A dose varia de 0,2 a 1,5 mcg/kg/h, sendo contraindicada a utilização de bólus da droga.

→ **Outras drogas:** alguns estudos têm pesquisado o uso de clonidina como alternativa ao tratamento de *delirium*, dentre eles o *Clodex*, que compara a droga com dexmedetomidina e está em fase de inclusão. Apesar do racional farmacológico, ainda não existem evidências que sustentem seu uso na prática diária. Com relação à melatonina, estudos pequenos com resultados promissores têm surgido principalmente em pacientes cuja causa do *delirium* são os distúrbios de ciclo sono-vigília. Um análogo da melatonina, o ramelteon, também tem sido pesquisado, mas não está disponível no Brasil. Outras drogas que foram estudadas o manejo de *delirium* são as estatinas, mas os resultados até agora são negativos, estando estas contraindicadas tanto no tratamento quanto na prevenção de *delirium*.

⊞ Algoritmo de tratamento

Para embasar o manejo diário dos pacientes com *delirium*, é necessário que as UTIs desenvolvam algoritmos de tratamento que combinem analgesia, metas de sedação, busca ativa e tratamento de *delirium* e, nos casos de pacientes em ventilação mecânica, testes de ventilação espontânea (TRE). A maioria dos estudos sinaliza que esse tratamento estruturado atinge melhores desfechos no cuidado dessa população. O algoritmo proposto por Koftis *et al.,* e indicado pelo *site* <www.icudelirium.org> é completo e factível em diferentes realidades. Uma versão adaptada desse organograma encontra-se na Figura 4.6.

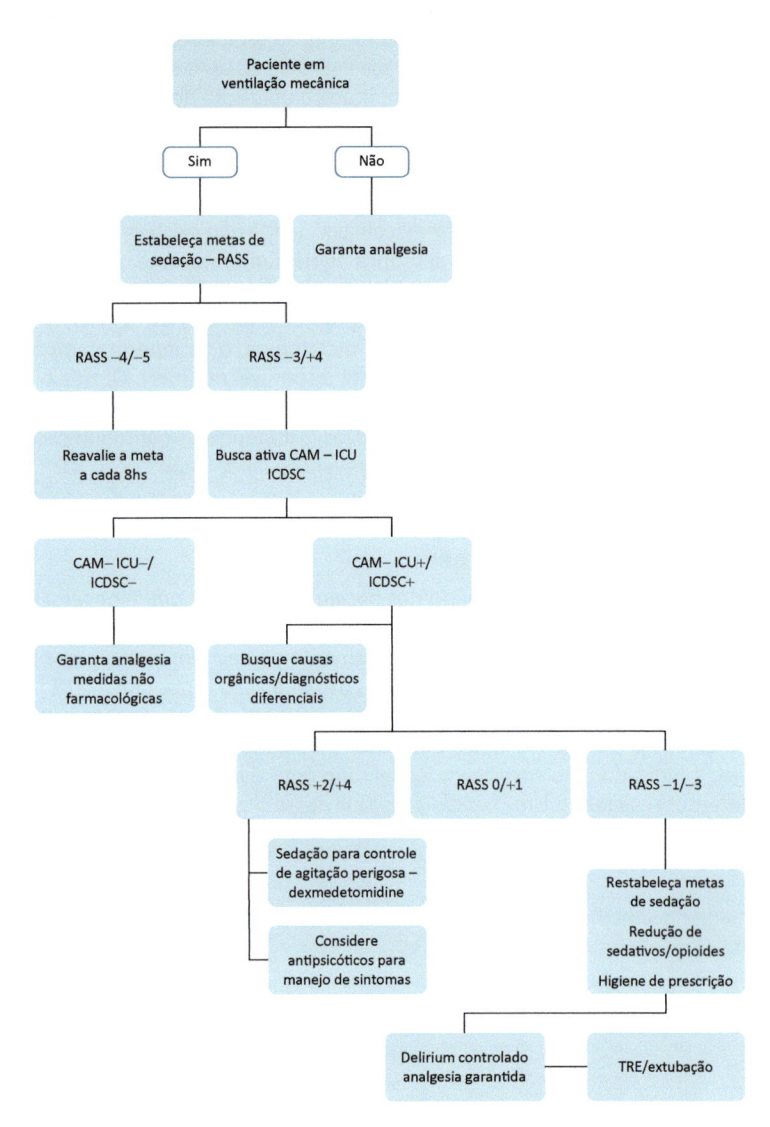

Figura 4.6 – Algoritmo de manejo de *delirium*.

Fonte: Elaborada pelos autores.

BIBLIOGRAFIA

5. Bergeron N, Dubois MJ, Dumont M, Dial S, Skrobik Y. Intensive Care Delirium screening checklist: evaluation of a new screening tool. Intensive Care Med. 2001;27(5):859-64.

6. Burry L, Mehta S, Perreault MM, Luxenberg JS, Siddigi N, Fergusson DA et al. Antipsychotics for treatment of delirium in hospitalised non- ICU pacients. Cochrane Database Syst Rer. 2018;6(6):CD 005594.

7. Ely EW, Inouye SK, Bernard GR, Gordon S, Francis J, May L et al. Delirium in mechanically ventilated patients: validity and reliability of the confusion assessment method for the intensive care unit (CAM-ICU). JAMA. 2001;286(21):2703-10.

8. Ely EW, Shintani A, Truman B, Speroff T, Gordon SM, Harrell FE Jr et al. Delirium as a predictor of mortality in mechanically ventilated patients in the intensive care unit. JAMA. 2004,291(14):1753-62.

9. Jakob SM, Ruokonen E, Grounds RM, Sarapohja T, Garratt C, Pocock SJ et al. Dexmedetomidine vs midazolam or propofol for sedation during prolonged mechanical ventilation Two randomized controlled trials. JAMA. 2012;307(11):1151-60.

10. Page VJ, Ely EW, Gates S, Zhao XB, Alce T, Shintani A et al. Effect of intravenous haloperidol on the duration of delirium and coma in critically ill patients (Hope--ICU: a randomised, double- blind, placebo- controlled trial. Lancet Respir Med. 2013;1(7):515-23.

11. Pandharipande P, Shintani A, Peterson J, Truman B, Wilkinson GR, Dittus RS et al. Lorazepam is an independent risk factor for transitioning to delirium in intensive care unit patients. Anesthesiology. 2006;104(1):21-6.

12. Reade MC, O'Sullivan K, Bates S, Goldsmith D, Ainslie WRSTJ et al. Dexmedetomidine vs. haloperidol in delirious, agitated, intubated patients: a randomised open-label trial. Crit Care. 2009;13(3):R75.

13. Reade MC, Phil D, Finfer S. Sedation and delirium in the intensive care unit. N Engl J Med. 2014;370(5):444-54.

14. Salluh JI, Soares M, Teles JM, Ceraso D, Raimondi N, Nava VS et al. Delirium epidemiology in critical care (DECCA): an international study. Crit Care. 2010;14(6):R210.

15. Sessler CN, Gosnell MS, Grap MJ, Brophy GM, O'Neal PV, Keane KA, Tesoro EP, Elswick RK. The Richmond Agitation-Sedation Scale: validity and reliability in adult intensive care unit patients. Am J Respir Crit Care Med. 2002 Nov 15;166(10):1338-44.

16. van den Boogaard M, Schoonhoven L, Maseda E, Plowright C, Jones C, Luetz A et al. Recalibration of the delirium prediction model for ICU patients (PRE-DELIRIC): a multinational observational study. Intensive Care Med. 2014;40(3):361-9.

17. van den Boogaard M, Slooter AJC, Brüggermann RJM, Schoonhover L, Beishuizen A, REDUCE Study Investigators et al. Effect of haloperidol on survival among critically ill adults with a high risk of delirium: the REDUCE Randomized Clinical Trial. JAMA. 2018;319(7):680-90.

18. Vasilevskis EE, Chandrasekhar R, Holtze CH, Graves J, Speroff T, Girard TD et al. The cost of ICU delirium and coma in the intensive care unit patients. Med Care. 2018;56(10):890-7.

19. Vincent JL, Shehabi Y, Walsh TS, Pandharipande PP, Ball JÁ, Spronk P et al. Comfort and patient-centred care without excessive sedation: the eCASH concept. Intensive Care Med. 2016;42(6):962-71.

20. Wassenaar A, van den Boogaard M, van Achterberg T, Slooter AJ, Kuiper MA, Hoogendoorn ME et al. Multinational development and validation of an early prediction model for delirium in ICU patients. Intensive Care Med. 2015 Jun;41(6):1048-56.

5

INTUBAÇÃO OROTRAQUEAL EM PACIENTES NEUROCRÍTICOS: ESTRATÉGIA, DISPOSITIVOS E INDICAÇÕES DE TRAQUEOSTOMIA PRECOCE

Fábio Tanzillo Moreira ▪ Felipe Souza Lima Vianna ▪ Roseny dos Reis Rodrigues

→ Introdução

Pacientes neurocríticos apresentam condições que frequentemente comprometem os mecanismos fisiológicos responsáveis pela manutenção da perviedade das vias aéreas e da ventilação. Essas alterações podem levar à hipoxemia, hipercapnia e acidose, que agravarão a lesão neurológica caso não sejam prontamente corrigidas. O manejo adequado desses pacientes exige a coordenação de diversas medidas que visam avaliar os diagnósticos sindrômico, topográfico e etiológico da lesão, enquanto se estabiliza o paciente de modo a evitar a ocorrência de insultos secundários.

Nesse contexto, a intubação orotraqueal tem um papel fundamental. A falta da via aérea devidamente assegurada, com garantia de ventilação e oxigenação adequadas, pode levar a rápido declínio clínico, parada cardiorrespiratória, lesão neurológica secundária por hipóxia e hipofluxo cerebral, além de broncoaspiração e síndrome de desconforto respiratório agudo.

Entretanto, o emprego de sedação e o manuseio das vias aéreas podem causar repercussões fisiológicas desfavoráveis, como aumento da pressão intracraniana (PIC), hipotensão arterial, agravamento da hipoxia e hipercapnia, fatores que também poderão gerar ou agravar lesão neurológica secundária.

Portanto, os profissionais envolvidos na abordagem das vias aéreas de pacientes neurocríticos devem conhecer as particularidades fisiopatológicas presentes e aplicar condutas tecnicamente embasadas, visando minimizar as alterações da oxigenação, ventilação e pressão de perfusão cerebral.

➡ Fisiopatologia

Os pacientes neurocríticos caracterizam-se por apresentar lesões primárias já instaladas no momento do primeiro contato com o sistema de saúde. A essas lesões vão se sobrepor lesões secundárias, agravando o comprometimento neurológico do paciente.

Tomemos por exemplo as vítimas de traumatismo cranioencefálico (TCE). A lesão primária ocasiona dano imediato no parênquima cerebral e nos vasos sanguíneos causada pelo fator mecânico. Por ocorrer no momento do trauma, essa lesão não é passível de tratamento. As lesões secundárias decorrem de cascatas fisiopatológicas que se desenvolvem ao longo de um tempo variável e agravarão o dano neurológico primário. Entre os mecanismos mediadores da lesão secundária estão: excitotoxicidade do glutamato, quebra de membrana celular, geração de radiais livres, neuroinflamação e alteração da homeostase intracelular de cálcio. Os eventos finais da lesão secundária são necrose e apoptose. As lesões secundárias podem ser agravadas ou iniciadas por insultos secundários. Até o momento, não existe tratamento que impeça o desenvolvimento das lesões.

Os insultos secundários são todos os eventos que geram um novo estresse patológico sobre o cérebro já lesionado. Esses eventos podem ser intracranianos (aumento da PIC, hipoperfusão cerebral, crise epilética, vasoespasmo) ou sistêmicos (hipotensão arterial, hipoxemia, hipertermia, hiperglicemia). Os insultos secundários são comuns e têm grande impacto no prognóstico dos pacientes neurocríticos. Dessa forma, o manejo de pacientes com TCE e de outros pacientes neurocríticos é focado na prevenção de insultos secundários. Pacientes neurológicos graves apresentam alta incidência de insultos secundários. Em um estudo da década de 1990 envolvendo 124 pacientes com TCE, Jones *et al.* verificaram uma incidência de insultos secundários em 91% dos pacientes. Uma regressão logística dessa mesma série de pacientes mostrou que hipotensão, febre e hipoxemia são associadas à maior mortalidade. Esses insultos secundários seriam lesivos, a princípio, até para cérebros normais. O que ocorre em pacientes neurocríticos é que o cérebro já lesionado é mais vulnerável aos efeitos deletérios dessas alterações. Os mecanismos responsáveis por essa vulnerabilidade não são completamente compreendidos.

Um dos fatores envolvidos na fisiopatologia da lesão secundária é a perda da autorregulação vascular cerebral. Os mecanismos vasculares compensatórios desencadeados por alterações de fluxo ou oxigenação estão comprometidos nesses pacientes, e isso faz com que a circulação cerebral não consiga reagir de forma adequada a estados de hipoxemia ou hipotensão arterial, ocasionando isquemia. Outros mecanismos que implicam maior vulnerabilidade seriam: alteração na concentração de metabólitos no meio extracelular, disfunção mitocondrial e alterações do perfil de expressão gênica.

→ Indicações de intubação orotraqueal em pacientes neurocríticos

Uma questão frequente no cuidado de pacientes críticos é: "Devo intubar esse paciente agora? Embora, em alguns casos, essa decisão seja mais fácil de tomar, quando, por exemplo, a capacidade de manter a patência e segurança da via aérea e/ou a capacidade de ventilação e oxigenação estejam evidentemente comprometidas, existem situações clínicas nas quais até profissionais experientes apresentam incerteza da indicação de intubação imediata e, muitas vezes, há divergência de opinião entre colegas.

Considerando os possíveis impactos negativos, tanto do atraso da intubação, quanto do próprio procedimento é necessário que a decisão de intubar seja feita com base em um processo decisório que avalie criteriosamente a relação risco × benefício e o curso clínico esperado.

Como forma de ajudar a tomar essa decisão, podemos utilizar o protocolo de manejo de via aérea, sedação e ventilação mecânica do programa *Emergency Neurological Life Support*, da Neurocritical Care Society. Neste, as indicações de intubação para o doente neurocrítico são divididas em quatro categorias:

1. Falência de manter oxigenação adequada: essa avaliação pode ser feita com base apenas em parâmetros do exame clínico, como cianose e/ou queda da saturação; gasometria arterial pode ajudar no diagnóstico de hipoxemia em cenários nos quais a avaliação clínica estiver prejudicada. e pode também demonstrar o grau de hipoxemia presente, porém não devemos postergar a decisão de intubar em um paciente evidentemente hipoxêmico caso a gasometria não esteja prontamente disponível.

2. Falência de ventilação adequada: novamente, a avaliação clínica é muito importante para detectar padrões ventilatórios inadequados

e/ou insuficientes, usando como parâmetros a expansão torácica e sinais de esforço ventilatório, como uso de musculatura acessória e batimento de asa de nariz.

3. Falência na proteção da via aérea: a proteção da via aérea é feita com base na soma de interações entre a função bulbar, a anatomia da via aérea superior e da glote, reflexo de tosse e de deglutição íntegros e a quantidade de secreção acumulada na via aérea. O reflexo de vômito após estimulação das estruturas da orofaringe já foi bastante utilizado, mas esse reflexo não apresenta boa correlação com proteção de via aérea, não devendo ser utilizado de rotina para essa decisão.

4. Antecipação de piora neurológica ou cardiovascular, com necessidade de intervenção terapêutica ou transporte: a antecipação de uma piora clínica provável é fundamental para manter a garantia do paciente, pois, dessa forma, evitamos precisar fazer procedimentos de emergência, sem o preparo adequado da estratégia e dos materiais necessários, com maior risco de falha e em ambientes desfavoráveis.

Após ser constatada a indicação de estabelecimento de via aérea avançada. deverá ser realizada uma avaliação neurológica rápida do paciente objetivando caracterizar seu estado neurológico de base para direcionamento de investigação complementar e acompanhamento durante a internação. Devem ser documentados: nível de consciência, fluência e compreensão verbal, atenção, nervos cranianos (campos visuais, movimentação ocular, pupilas, mímica facial), força muscular nos quatro membros, tônus, reflexos, presença de nível sensitivo e presença de dor à palpação da coluna cervical.

➡ Avaliação da via aérea

A avaliação adequada da via aérea, embora possa oferecer informações importantíssimas para guiar o planejamento da intubação, pode ser muito limitada no paciente neurocrítico, tanto pela falta de colaboração do paciente para realizar uma avaliação detalhada, quanto pela escassez de tempo viável, dependendo do caso.

A via aérea anatomicamente difícil pode estar presente em até 30% das intubações na sala de emergência. Nos pacientes neurocríticos, a suspeita de lesão da coluna cervical é frequente, pois, muitas vezes, há suspeita ou confirmação de trauma, bem como rebaixamento do nível de consciência que compromete a avaliação clínica da coluna cervical. Dessa forma, muitas vezes, os pacientes precisarão ser intubados com estabilização manual da coluna cervical, o que potencialmente compromete a visualização das estruturas da glote durante a laringoscopia direta.

A não identificação de uma via aérea potencialmente difícil anteriormente à indução é um importante determinante de falha de intubação, por isso, deve ser empreendido todo esforço para uma avaliação acurada da presença de fatores de risco para dificuldade de intubação ou ventilação nesses pacientes.

Embora existam mnemônicos (Quadros 5.1 a 5.4) que ajudem a predizer as possíveis dificuldades que possamos encontrar nas quatro dimensões do manejo da via aérea (ventilação manual, laringoscopia, uso de dispositivos de resgate e cricotireoidostomia) (Figura 5.1), elas exigem colaboração do paciente e tempo adequado.

■ Quadro 5.1 – LEMON – mnemônico para avaliar dificuldade na laringoscopia direta

L	Look externally	Olhar externamente: avaliar de forma subjetiva se há sinais facilmente identificáveis na ectoscopia
E	Evaluate	Avaliar, principalmente, se há espaço para deslocar anteriormente a língua e criar espaço para a passagem do tubo. Utilizar a regra 3-3-2 como guia: abertura bucal < 3 cm, distância mento-hioide < 3 cm e distância tireo-hioide < 2 cm são marcadores de laringoscopia difícil
M	Mallampati	Escala de Mallampati. Graus 3 e 4 nessa escala estão associados à maior dificuldade. A avaliação deve ser feita com o paciente sentado no leito com o tronco a 90º em relação ao chão, e o examinador deve ficar na mesma linha de visão da abertura bucal do paciente
O	Obstrução/obesidade	Alterações da voz, inabilidade de deglutir secreções, estridor e dispneia podem ser sinais de via aérea obstruída
N	Neck extension	Mobilidade cervical reduzida; pode ser ou por fatores associados a patologias do paciente ou por necessidade de estabilização da coluna cervical em casos de trauma

Fonte: Adaptada de Walls RM, Murphy MF, editors. Manual of emergency airway management. Lippincott Williams & Wilkins; 2008.

▣ Quadro 5.2 – ROMAN – mnemônico para avaliar dificuldade na ventilação com bolsa-válvula-máscara fácil (VBVM)

R	Radiação/restrição	Histórico de radiação cervical. Restrição – doenças pulmonares restritivas
O	Obstrução/obesidade	Descrito acima
M	Mask seal/Mallampati/Male	Vedamento da máscara pode ser prejudicado por alterações anatômicas faciais, dentição incompleta ou barba. Mallampati e sexo masculino são fatores independentes para maior dificuldade para ventilação com máscara
A	Age	Idade > 55 anos. Fator independente de dificuldade, possivelmente por alterações anatômicas decorrentes do envelhecimento em relação ao tônus muscular
N	No teeth	Pacientes desdentados oferecem maior dificuldade no acoplamento correto da máscara à face

Fonte: Adaptada de de Anesthesiology. 2009 Apr;110(4):891-7.

▣ Quadro 5.3 – RODS – mnemônico para avaliar dificuldade no uso de dispositivos extraglóticos

R	Restrição	Semelhante ao item "restrição" do mnemônico ROMAN, refere-se à dificuldade de ventilação por presença de doenças pulmonares restritivas
O	Obstrução/obesidade	Descrito acima
D	Distorção da via aérea	Atentar para a patologia principal do paciente e se esta pode causar alteração no funcionamento do dispositivo (p. ex., abscesso faríngeo, trauma cervical penetrante etc.)
S	Short	Distância tireo-mentoniana curta (< 12 cm)

Fonte: Adaptada de Walls RM, Murphy MF, editors. Manual of emergency airway management. Lippincott Williams & Wilkins; 2008.

◼ Quadro 5.4 – SMART – mnemônico para avaliar dificuldade na cricotireoidostomia

S	*Surgery*	Cirurgia prévia na região cervical, recente ou antiga, podem distorcer significativamente a anatomia
M	Massa	Abcessos, hematomas ou tumores na região cervical dificultam encontrar os pontos anatômicos de referência
A	Acesso/ anatomia	Obesidade, pescoço curto ou com impossibilidade de extensão
R	Radiação	Descrito acima
T	Tumor	Podem causar distorção tanto de forma intrínseca quanto extrínseca à via aérea

Fonte: Adaptada de Walls RM, Murphy MF, editors. Manual of emergency airway management. Lippincott Williams & Wilkins; 2008.

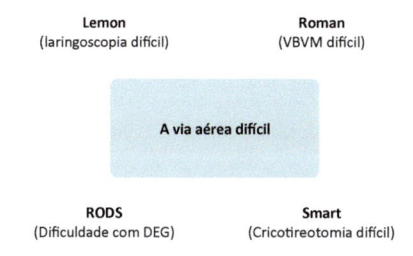

◼ Figura 5.1 – As quatro dimensões de dificuldade no manejo da via aérea.

Fonte: Adaptada de Manual de Walls de manejo de vias aéreas na emergência.

Contudo, a eventual urgência da intubação no paciente neurocrítico não deve eximir que se faça uma avaliação objetiva antes de começar o procedimento. Desta forma, o *score* Macocha (Tabela 5.1) é uma ferramenta validada, rápida e fácil de aplicar para prever dificuldade no manejo da via aérea, mais recomendada para a avaliação de via aérea no paciente crítico.

■ Tabela 5.1 – *Score* de Macocha

Fatores	Pontos
Fatores relacionados ao paciente	
Mallampati III ou IV	5
Síndrome de apneia obstrutiva do sono	2
Mobilidade cervical reduzida	1
Abertura bucal limitada (< 3 cm)	1
Fatores relacionados à patologia	
Coma	1
Hipoxemia grave	1
Fatores relacionados ao operador	
Intubação não será feita por um anestesista	1
Total	12
Pontuação 0: fácil; pontuação 12: muito difícil.	

Fonte: Adaptada de Am J Respir Crit Care Med. 2013 Apr 15;187(8):832-9.

Caso o paciente apresente rebaixamento do nível de consciência e não permita uma avalição focada, é de suma importância checar se há documentação em prontuário de dificuldades de intubação em ocasiões anteriores e, caso haja algum familiar presente, perguntar para este se o paciente já foi intubado em alguma ocasião prévia e se houve alguma intercorrência.

Da mesma forma, também é importante ressaltar que a ausência de dificuldade em intubações anteriores não exclui a necessidade de reavaliação antes da intubação atual, pois tanto mudanças anatômicas quanto fisiológicas podem interferir de forma dinâmica no grau de dificuldade para cada momento, ou seja, intubação fácil no passado não é garantia de intubação fácil no presente.

Uma observação importante que deve ser feita em relação à realidade pós-pandemia do Covid-19 é que, por conta da prevalência maior de pacientes que foram submetidos à ventilação mecânica prolongada nesse período, devemos nos atentar sempre à região cervical de todos os pacientes para procurar cicatriz de traqueostomia. Pacientes que foram traqueostomizados podem apresentar alterações anatômicas subglóticas que impossibilitem a intubação orotraqueal e, dessa forma, o planejamento de abordagem da via aérea deve ser reajustado.

Sempre que houver a presença de fatores de risco para via aérea difícil, o profissional mais experiente deverá estar presente durante a intubação. É importante salientar que os métodos preditores de via aérea difícil são imperfeitos e há sempre a possibilidade da ocorrência de via aérea difícil não antecipada.

→ Intubação orotraqueal no paciente neurocrítico

Os pacientes em estado crítico comumente apresentam complicações clínicas durante a intubação orotraqueal: hipoxemia grave (20% a 25%), hipotensão grave (10% a 25%) e parada cardiorrespiratória (2%). Os pacientes com lesão cerebral aguda apresentarão piora secundária caso desenvolvam essas complicações, sendo indicada a adoção de condutas para a manutenção da oxigenação e da pressão de perfusão cerebral adequadas durante a intubação orotraqueal. É também importante que sejam tomadas todas as medidas que aumentem a probabilidade de sucesso da intubação orotraqueal na primeira tentativa. Estudos revelam que a presença de dois profissionais durante a intubação reduz complicações relacionadas ao procedimento, sendo fortemente recomendada.

A administração de pré-oxigenação é uma etapa fundamental em qualquer abordagem de via aérea e deve ser realizada com a cabeceira a 30º, objetivando limitar a redução da capacidade residual funcional que ocorre na posição supina. Existem evidências que apontam que o uso de ventilação não invasiva (VNI) por pelo menos 3 minutos no período pré-intubação ou de cateter nasal de alto fluxo (CNAF) pré e durante a intubação se associam à menor incidência de hipoxemia durante o procedimento. Outra conduta que pode reduzir a incidência de hipoxemia durante a intubação é o uso de oxigenação apneica. Isso pode ser realizado com o CNAF ou com um cateter convencional de oxigênio a 15 L/min.

Em pacientes neurocríticos, a intubação orotraqueal acordado com utilização de broncofibroscópio é o procedimento de escolha para garantir uma via aérea definitiva em pacientes com suspeita de lesão cervical.

A intubação acordada é ainda indicada em casos de preditores de intubação difícil quando associados a preditores de ventilação difícil ou a estômago cheio.

A técnica de intubação traqueal acordada utiliza mais comumente sedação leve e anestesia tópica. Para ser empregada, o paciente deve apresentar *drive* respiratório espontâneo e deve conseguir manter uma saturação de oxigênio satisfatória com administração de oxigênio suplementar. Além disso, é preciso que haja um grau mínimo de cooperação por parte do paciente, e essa particularidade pode ser o maior limitador do emprego dessa técnica nos pacientes neurocríticos. Em casos de hipertensão intracraniana, a intubação acordada está contraindicada. Outro grande fator que limita seu uso é a pouca disponibilidade geral de profissionais experientes com a técnica.

A sequência rápida de intubação (SRI) consiste na utilização de um hipnótico e um bloqueador neuromuscular com rápido início de ação, com a finalidade de obter via aérea definitiva de forma rápida sem utilização de ventilação com máscara antes da tentativa de intubação. Comumente, são utilizadas medicações pré-anestésicas em associação com a finalidade obter analgesia e outros efeitos. A indicação clássica da SRI são cenários com risco aumentado de broncoaspiração. Em pacientes com hipertensão intracraniana, a SRI é a técnica de escolha para intubação orotraqueal. A resposta fisiológica normal da laringoscopia é o aumento da PIC. A SRI limita essa elevação. Por isso, a utilização da SRI é recomendada, inclusive, nos pacientes neurocríticos em coma.

A estabilização de pacientes com complicações intracranianas agudas graves requer a manutenção de PIC próxima a limites fisiológicos (< 20 mmHg) e da pressão arterial média (PAM) suficiente para obter uma pressão de perfusão cerebral (diferença entre PAM e PIC) de, no mínimo, 60 mmHg. A elevação da PIC durante a laringoscopia ocorre tanto por um mecanismo direto de reflexo laríngeo quanto por ocorrência de resposta simpática reflexa. A resposta simpática eleva a PAM e a frequência cardíaca, o que eleva o volume sanguíneo intracraniano, sendo este último um dos determinantes diretos da PIC. Esse aumento do volume sanguíneo secundário ao aumento do fluxo é exacerbado em pacientes com perda da autorregulação vascular cerebral, como os pacientes neurocríticos.

As principais formas de limitarmos elevações da PIC durante a intubação orotraqueal são: manipulação laríngea mínima durante a intubação e emprego de medicações adequadas. Duas pré-medicações que podem ser usadas para limitar elevações da PIC são: lidocaína e fentanil. Outros dois fatores que se associam à elevação da PIC durante a intubação são cabeceira baixa e retenção de gás carbônico (CO_2). O CO_2 atua como um potente vasodilatador cerebral, o que também eleva o volume sanguíneo cerebral e, consequentemente, a PIC. Portanto, também deve haver um esforço para limitar o tempo de cabeceira baixa e o tempo de apneia nesses pacientes.

Grande parte dos pacientes com doenças intracranianas agudas graves (trauma, acidente vascular cerebral [AVC], encefalopatia hipóxico-isquêmica, hemorragia subaraquinoidea) apresentam como substrato fisiopatológico a isquemia. O uso de algumas medicações ou a ocorrência de hipotensão podem exaurir mecanismos compensatórios nesses casos, agravando a lesão neurológica. O cérebro de pacientes com AVC isquêmico, por exemplo, apresenta áreas já infartadas (*core*) e áreas isquêmicas potencialmente salváveis (penumbra). A área de penumbra se mantém temporariamente viável por conta da resposta compensatória cardiovascular sistêmica com taquicardia e hipertensão arterial e alterações vasculares locais com desvio de fluxo sanguíneo de áreas normais para áreas hipoperfundidas.

Algumas medicações podem alterar essas respostas levando a um aumento da área de infarto e redução da área de penumbra. É fundamental que se evite hipotensão arterial (ainda que relativa) nesses pacientes. Medidas que podem contribuir para a manutenção da hemodinâmica cerebral durante a intubação orotraqueal nesses casos são: administração de fluidos para correção de hipovolemia, emprego de vasopressores durante a intubação orotraqueal e uso de hipnóticos com perfil cardiovascular neutros, como o etomidato e a cetamina.

Os pacientes com suspeita de lesão da coluna vertebral cervical devem receber cuidados para proteger a medula durante a mobilização e a realização de procedimentos. Na intubação orotraqueal ocorrem diversas situações que podem gerar lesão medular caso instabilidade cervical esteja presente: *sniffing position*, elevação da lâmina do laringoscópio durante a laringoscopia, manobra de pressão cricoide. Desta forma, caso as condições clínicas do paciente permitam (paciente contactuante, com ventilação espontânea, sem hipoxemia), o procedimento de escolha para intubação orotraqueal é a intubação acordada com broncofibroscópio. Entretanto, muitos pacientes com suspeita de lesão de coluna cervical se apresentarão em insuficiência respiratória franca ou com rebaixamento do nível de consciência, não sendo candidatos à intubação acordado.

Nesses casos, está indicado SRI com estabilização manual em linha da coluna vertebral cervical. Para a intubação com estabilização manual, o colar cervical tem sua parte anterior retirada para facilitar a abertura da boca e um auxiliar se posiciona ao lado do paciente e segura a cabeça com uma mão de cada lado (em geral, o polegar se posiciona na região do tragus e os demais dedos próximos ao processo mastoideo) mantendo a cabeça na posição neutra. Essa manobra limitará a movimentação cervical durante a laringoscopia, o que vai liminar a visualização das estruturas da glote. Nessa situação, a incidência de laringoscopia Cormack III ou IV é de cerca de 22%, sendo, por isso, recomendada a utilização de videolaringoscopia e, se disponível, com lâmina hiperangulada.

Na laringoscopia convencional, o desafio maior é realizar a laringoscopia otimizada, de forma suave, para alinhar o eixo da glote com nossa linha de visão; a partir desse ponto, a passagem do tubo por esse caminho encontrado se torna fácil. Na videolaringoscopia, acontece o oposto; o uso do videolaringoscopia facilita bastante encontrar a glote, porém, o que está sendo visto na tela nem sempre está alinhado com o eixo da nossa linha de visão e pode acontecer maior dificuldade na passagem do tubo para o caminho correto por esse motivo.

Essa dificuldade é criada por falta de prática na utilização desse dispositivo e a tendência de o operador querer posicionar a glote no centro da tela. No entanto, para que se forme um caminho mais fácil de progressão do tubo pela boca, o videolaringoscópio deve ser introduzido lentamente, com reconhecimento das estruturas anatômicas à medida que o dispositivo avança. Ao encontrar a epiglote, o dispositivo deve ser manipulado de modo que a epiglote apareça no topo e a glote ocupe apenas a metade superior da tela.

Todos os cuidados citados, como pré-oxigenação, posicionamento adequado, escolha correta do dispositivo a ser utilizado (laringoscopia direta, videolaringoscopia ou broncofibroscopia), são essenciais para fazer com que nossa primeira tentativa de intubação seja otimizada, tenha sucesso e com mínima repercussão fisiológica.

Mesmo assim, é possível que a primeira tentativa não seja bem-sucedida. Portanto, é fundamental fazer um *briefing* com a equipe para estabelecer quais serão as estratégias de resgate, quais serão os materiais necessários e deixá-los à disposição antes de iniciar a intubação, para que o estresse da situação não prejudique a tomada de decisão nesse momento de falha do plano A (Figuras 5.2 e 5.3).

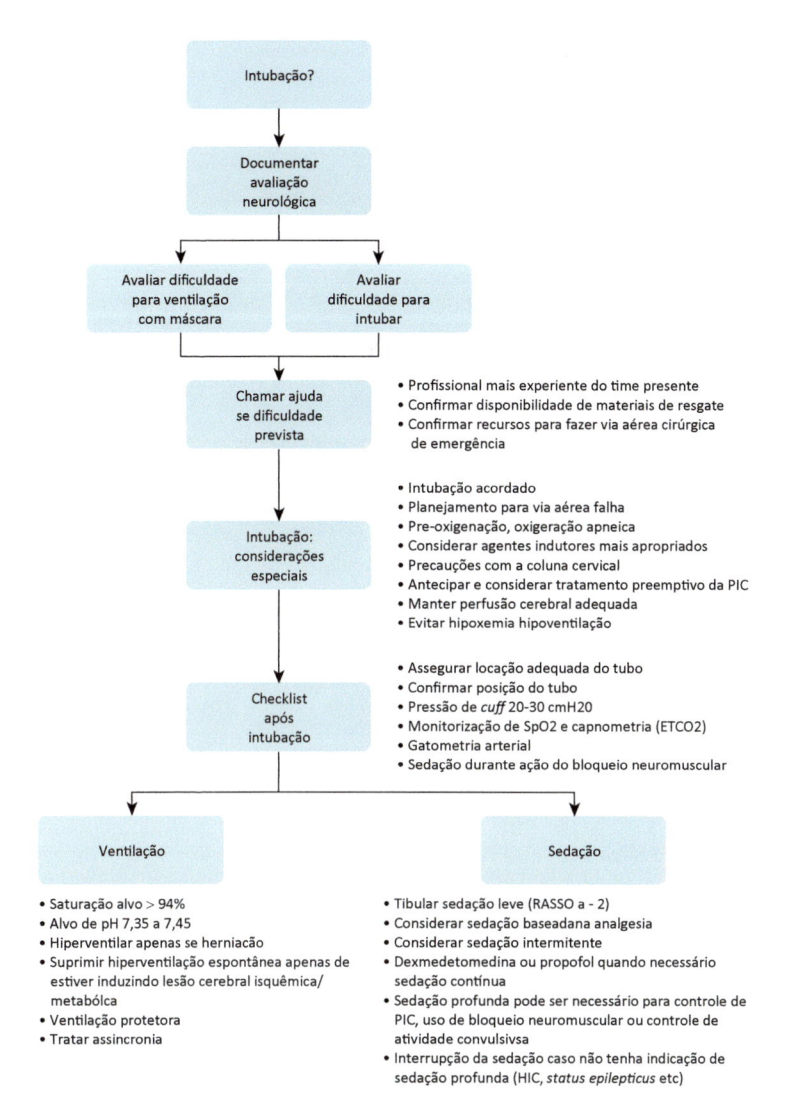

Figura 5.2 – Fluxograma específico para manejo de via aérea em pacientes neurocríticos.

Fonte: Adaptada do ENLS, 2019.

Preparo do paciente	Preparo de equipamento	Preparo da equipe	Preparo para dificuldade

• Acesso IV/IO confiável
 	
• Otimizar posição
 	
• Avaliação da via aérea
  • Identificar membrana cricotireóideo
  • Intubação acordada é uma opção?
 	
• Otimizar pré-oxigenação
  • Considerar VNI ou CNAF
  • Cateter nasal de O2
 	
• Otimizar paciente
  • Fluidos/drogas vasoativas
  • Aspirar sonda nasogástrica
  • Intubação por sequência atrasada
 	
• Alergias?
  • Alto risco de hipercalemia? Evitar succinilcolina
	• Aplicar monitorização
	  • SpO2 / EtCO2 / Pressão arterial
	
	• Checar equipamento
	  • 2 tubos com *cuffs* testados
	  • Laringoscópio convenciona
	  • Videolaringoscópio
	  • Bougie/fio guia
	  • Aspiração a vácuo
	  • Dispositivos extraglóticos
	  • Guedel/cânulas nasofaríngeas
	  • Sonda trocadora
	  • Kit de cricotireoidostomia
	
	• Checar medicações
	  • Considerar cetamina
	  • Bloqueio neuromuscular
	  • Vasopressores/ inotrópicos
	  • Sedação de manutenção
		• Designar papeis (uma pessoa poder ter mais de um papel)
		  • 1º intubador
		  • 2º intubador
		  • Manipulação laríngea externa
		  • Assistente do intubador
		  • Medicações
		  • Monitorização
		  • Estabilização da coluna cervical
		  • Acesso via cervical (cricotireoidostomia)
		
		• Quem será chamado para ajudar?
		
		• Quem está marcando o tempo?
			• É possível acordar o paciente se a intubação falhar?
			
			• Verbalizar "o plano é"
			  • Plano A Induzir e intubar
			  • Plano B e C Dispositivos de resgate (Máscara facial e dispositivos extraglóticos)
			  • Plano D FONA (*Front of neck access*) - Acesso via cervical
			
			• Tirar dúvidas da equipe e esclarecer preucupações

Figura 5.3 – *Checklist* de preparação antes da intubação.

CNAF: cateter nasal de alto fluxo; VNI: Ventilação não-invasiva.
Fonte: Adaptada de Higgs *et al.*, 2018.

O fundamento mais importante que não deve ser esquecido é que manter o paciente com ventilação e oxigenação adequadas é mais importante do que concretizar a intubação em si. Portanto, se houver dificuldade na intubação e o paciente começar a ter queda da saturação (saturação abaixo de 90%), o mais importante é parar a tentativa, ventilar, recuperar a oxigenação, identificar o motivo da falha e somente depois desses passos fazer uma nova tentativa.

→ Medicamentos utilizados na sequência rápida de intubação

Hipnóticos

→ **Etomidato:** é um hipnótico de curta duração (início do efeito em 30 a 60 segundos, com duração de 3 a 5 minutos). Além de hipnose, causa leve relaxamento muscular. Não tem efeito analgésico.

É considerado o indutor com menor repercussão sobre parâmetros hemodinâmicos. Reduz a PIC e o fluxo sanguíneo cerebral. Como efeitos colaterais principais, a redução de limiar convulsivo e a supressão da adrenal. Sua dose de indução é 0,3 mg/kg.

→ **Cetamina:** é um anestésico geral dissociativo que causa estimulação simpática, tendo um dos perfis hemodinâmicos mais favoráveis entre os indutores. Apresenta início de ação em 1 a 2 minutos, com duração do efeito de 5 a 15 minutos. Era pouco utilizado em pacientes neurocríticos, pois a ativação simpática pode levar a um aumento da PIC. Recentemente, foi demonstrado que, quando utilizado em conjunto com outros sedativos, não há aumento significativo da PIC. É o indutor de escolha em pacientes chocados e com redução da pressão de perfusão cerebral. Apresenta efeito analgésico e broncodilatador. Não deprime o *drive* respiratório. Sua dose de indução é 2 mg/kg. Está contraindicado no AVC hemorrágico com hipertensão arterial, na hemorragia subaraquinoidea com aneurisma não tratado e nas síndromes coronarianas agudas.

→ **Propofol e midazolam:** podem ser utilizados como hipnóticos para a indução anestésica da sequência rápida em pacientes graves em geral. Contudo, estão mais associados à hipotensão e à instabilidade hemodinâmica e, por esse motivo, seu uso deve ser evitado em pacientes neurocríticos caso o etomidato ou a cetamina estejam disponíveis. As características detalhadas dessas duas medicações serão relatadas em outro capítulo desse manual.

Bloqueadores neuromusculares

→ **Succinilcolina:** é um bloqueador neuromuscular despolarizante que tem rápido início de ação (30 a 60 segundos) e duração curta do efeito (5 a 15 minutos). É o bloqueador neuromuscular de escolha para SRI. Seu uso se associa a uma discreta elevação da PIC, porém sem repercussão clínica. Em razão de seu efeito despolarizante, pode ocorrer hipercalemia grave em algumas situações, como doenças neurológicas (miopatias, neuropatias periféricas, esclerose lateral amiotrófica, imobilidade). Sua dose na SRI é 1,5 a 2 mg/kg.

→ **Agentes não despolarizantes:** o rocurônio é um bloqueador neuromuscular não despolarizante com características farmacológicas apropriadas para emprego na SRI. Seu início de ação é rápido

(45 a 60 segundos). Seu efeito dura consideravelmente mais tempo (45 a 70 minutos) que o da succinilcolina. Entretanto, existe um antídoto disponível para reversão de seus efeitos, chamado sugamadex. O uso do sugamadex consegue reverter o bloqueio muscular mesmo logo após o uso do rocurônio. A dose de indução de SRI do rocurônio é 1,2 a 1,4 mg/kg. Já a dose do sugamadex é 4 a 12 mg/kg. O rocurônio não se associa a ocorrência de hipercalemia e pode ser utilizado em pacientes com doenças neuromusculares.

Medicamentos utilizados antes da indução

→ **Fentanil:** o uso de opioides anteriormente à indução de hipnose na SRI é recomendado para efeito analgésico e para atenuar as respostas hemodinâmica e do reflexo laríngeo. Entre os opioides, o fentanil é um dos que apresenta menor risco de instabilidade hemodinâmica, uma das razões pelas quais é o mais utilizado. O uso do fentanil atenua o aumento transitório da PIC durante a intubação orotraqueal. O efeito do fentanil se inicia entre 1 e 2 minutos após administração, com pico em 3 a 4 minutos e duração de 30 minutos. Sua metabolização é hepática. Um dos efeitos colaterais temíveis é a ocorrência de rigidez torácica, o que, nas doses utilizadas para acesso à via aérea, é raro. A dose habitualmente utilizada para intubação orotraqueal é 2 a 3 mcg/kg.

→ **Lidocaína:** é um anestésico local que pode ser usada durante a intubação orotraqueal de pacientes neurocríticos com a principal finalidade de atenuar a elevação da PIC secundária ao reflexo laríngeo. Sua dose é 1,5 mg/kg e seu início de ação ocorre em 45 a 90 segundos, com duração de 10 a 20 minutos. Pode induzir bloqueio atrioventricular e bradicardia em pacientes predispostos.

Traqueostomia

Uma vez intubado, o paciente ficará sedado e em ventilação mecânica durante o tempo necessário para que o manejo da lesão neurológica seja realizado. Dessa forma, o tempo de sedação e ventilação mecânica dependerão bastante da evolução neurológica para cada caso.

Em pacientes críticos gerais, é recomendado que a traqueostomia após o décimo quarto dia de ventilação mecânica caso não seja possível extubar o paciente até esse momento. O benefício da traqueostomia consiste em reduzir a chance de complicações mecânicas que podem surgir pela presença de uma cânula orotraqueal por tempo prolongado e por facilitar o desmame da ventilação mecânica.

Existem condições básicas que precisam estar presentes para que o paciente possa ser extubado com segurança. As principais são:

a. A causa que levou {a intubação estar resolvida ou em melhora significativa;

b. Nível neurológico adequado, com o paciente alerta e colaborativo; e

c. Necessidade mínima de auxílio da ventilação mecânica. Em pacientes com comprometimento crônico do nível neurológico (p. ex., demência). a decisão de extubar deve ser individualizada, considerando o contexto do paciente.

A traqueostomia precoce (até 7 dias) é recomendada em pacientes com trauma raquimedular alto (C5 ou acima) por essa lesão ser associada à necessidade de ventilação mecânica prolongada, enquanto a indicação de traqueostomia em pacientes com lesões abaixo desse nível deve ser individualizada.

Pacientes com TCE também podem necessitar de ventilação por tempo prolongado e a traqueostomia precoce também é indicada por ajudar a reduzir o tempo de ventilação. Entretanto, não há evidências de que essa prática reduza a mortalidade.

Nos demais pacientes neurocríticos, não existe um consenso sobre o momento ótimo da traqueostomia e essa decisão deve ser tomada em conjunto pelas equipes de neurologia, neurocirurgia (em casos cirúrgicos) e equipe da terapia intensiva, considerando o prognóstico da doença neurológica e o contexto clínico geral.

BIBLIOGRAFIA

1. Barbas CS, Isola AM, Farias AM, Cavalcanti AB, Gama AM, Duarte AC et al. Brazilian recommendations of mechanical ventilation 2013. Part I. Rev Bras Ter Intensiva. 2014 Apr-Jun;26(2):89-121.

2. Carney N, Totten AM, O'Reilly C, Ullman JS, Hawryluk GW, Bell MJ et al. Guidelines for the Management of Severe Traumatic Brain Injury, Fourth Edition. Neurosurgery. 2017 Jan 1;80(1):6-15.

3. De Jong A, Molinari N, Terzi N, Mongardon N, Arnal JM, Guitton C et al. Early identification of patients at risk for difficult intubation in the intensive care unit: development and validation of the MACOCHA score in a multicenter cohort study. Am J Respir Crit Care Med. 2013 Apr 15;187(8):832-9.

4. Rajajee V, Riggs B, Seder DB. Emergency Neurological Life Support: Airway, Ventilation, and Sedation. Neurocrit Care. 2017 Sep;27(Suppl 1):4-28.

5. Higgs A, McGrath BA, Goddard C, Rangasami J, Suntharalingam G, Gale R et al. Difficult Airway Society; Intensive Care Society; Faculty of Intensive Care Medicine; Royal College of Anaesthetists. Guidelines for the management of tracheal intubation in critically ill adults. Br J Anaesth. 2018 Feb;120(2):323-352.

6. Kheterpal S, Martin L, Shanks AM, Tremper KK. Prediction and outcomes of impossible mask ventilation: a review of 50,000 anesthetics. Anesthesiology. 2009 Apr;110(4):891-7.

7. Kornas RL, Owyang CG, Sakles JC, Foley LJ, Mosier JM; Society for Airway Management's Special Projects Committee. Evaluation and Management of the Physiologically Difficult Airway: Consensus Recommendations From Society for Airway Management. Anesth Analg. 2021 Feb 1;132(2):395-405.

8. Walls RM, Murphy MF, editors. Manual of emergency airway management. Lippincott Williams & Wilkins; Philadelphia, 2008.

9. Mosier JM, Sakles JC, Law JA, Brown CA 3rd, Brindley PG. Tracheal Intubation in the Critically Ill. Where We Came from and Where We Should Go. Am J Respir Crit Care Med. 2020 Apr 1;201(7):775-788.

10. Myatra SN. Airway management in the critically ill. Curr Opin Crit Care. 2021 Feb 1;27(1):37-45.

11. Russotto V, Myatra SN, Laffey JG, Tassistro E, Antolini L, Bauer P et al. INTUBE Study Investigators. Intubation Practices and Adverse Peri-intubation Events in Critically Ill Patients From 29 Countries. JAMA. 2021 Mar 23;325(12):1164-1172. doi: 10.1001/jama.2021.1727. Erratum in: JAMA. 2021 May 24;:null. PMID: 33755076; PMCID: PMC7988368.

12. Wang HC, Sun CF, Chen H, Chen MS, Shen G, Ma YB et al.. Where are we in the modelling of traumatic brain injury? Models complicated by secondary brain insults. Brain Inj. 2014;28(12):1491-503.

6

VENTILAÇÃO MECÂNICA E FISIOTERAPIA RESPIRATÓRIA NO PACIENTE NEUROCRÍTICO

Gustavo Brasil Marcelino ■ Carla Luciana Batista ■ Cilene Saghabi ■ Ricardo Luiz Cordioli

→ Introdução

Os pacientes neurocríticos admitidos na Unidade de Terapia Intensiva (UTI) com frequência necessitam ventilação mecânica invasiva (VMI) e a estratégia ventilatória adotada é fundamental para prevenir lesão cerebral secundária. Particularmente nesse grupo de pacientes, há grande preocupação com a hipoxemia e com os níveis de gás carbônico, ambos fatores que podem impactar o fluxo sanguíneo cerebral (FSC) e o prognóstico neurológico.

Estima-se que cerca de 20% dos pacientes neurocríticos necessitam de VMI e entre estes, 20% a 25% evoluem com síndrome do desconforto respiratório do adulto (SDRA); a insuficiência respiratória é a complicação extracerebral mais frequente nesse grupo de pacientes, ocorrendo em 23%, enquanto a falência cardiovascular ocorre em 18%. Os parâmetros ventilatórios ideais para o paciente neurocrítico são desconhecidos, embora exista benefício aparente de utilizar a estratégia ventilatória protetora, mantendo volumes correntes de 6 a 8 mL/kg de peso predito, aliada ao controle rigoroso dos gases sanguíneos. Além disso, o processo de desmame ventilatório pode ser desafiador, com flutuações do nível de consciência, fraqueza muscular, padrões ventilatórios irregulares e proteção insuficiente das vias aéreas contra aspiração. A falha de extubação tem frequência elevada (até 38%) e a traqueostomia (TQT) pode ser necessária em um terço dos pacientes.

A complexa interação entre cérebro e pulmão (do inglês *brain-lung crosstalk*) tem início na fase aguda das doenças neurocríticas, quando a liberação reflexa de catecolaminas e a neuroinflamação, além de fatores relacionados ao manejo clínico, promovem lesão pulmonar aguda. Alterações perfusionais, assincronias ventilatórias, oscilações da oxigenação e gás carbônico resultantes contribuirão para lesão neuronal secundária, alimentando um ciclo de lesão neuronal e pulmonar agudo (Figura 6.1).

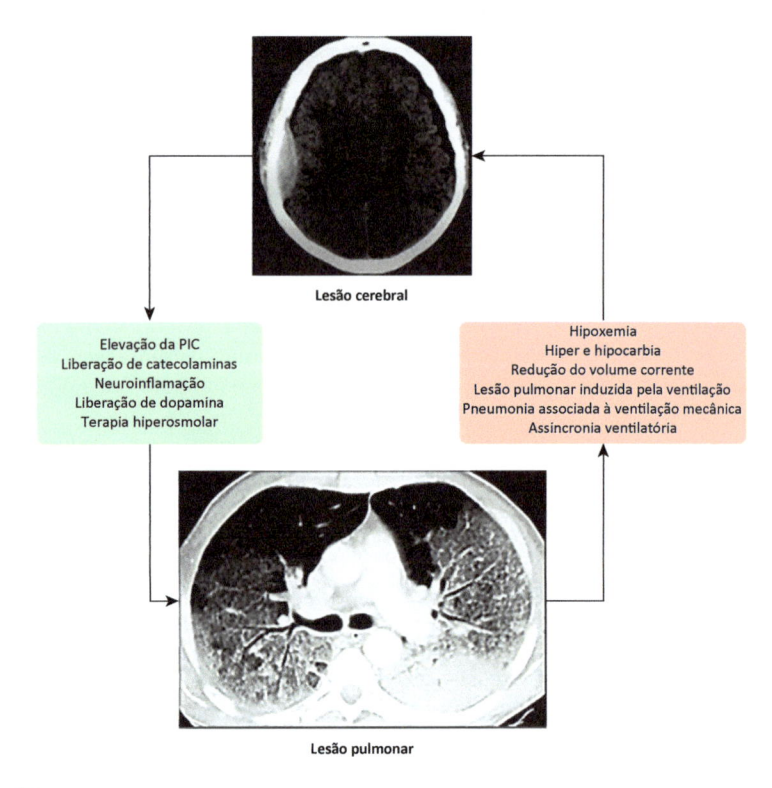

Lesão cerebral

Elevação da PIC
Liberação de catecolaminas
Neuroinflamação
Liberação de dopamina
Terapia hiperosmolar

Hipoxemia
Hiper e hipocarbia
Redução do volume corrente
Lesão pulmonar induzida pela ventilação
Pneumonia associada à ventilação mecânica
Assincronia ventilatória

Lesão pulmonar

■ Figura 6.1 – Interação cérebro – pulmão nas doenças neurocríticas.

Fonte: Adaptada de Battaglini *et al.*, 2021.

A estratégia ventilatória deve contribuir para prevenir e interromper esses mecanismos de lesão orgânica que podem piorar o prognóstico clínico.

Para um planejamento e cuidado ótimos da ventilação mecânica do paciente neurocrítico, é importante contar com uma equipe de fisioterapeutas experientes, que serão fundamentais nos cuidados com as vias aéreas, manutenção de parâmetros protetores, recuperação funcional e sinalização de possíveis complicações e falhas terapêuticas. Muitos pacientes neurocríticos podem necessitar de um desmame ventilatório mais lento e prolongado, podendo se beneficiar de protocolos institucionais de desmame adequados e do engajamento da equipe envolvida no cuidado.

Estratégias de ventilação mecânica

Pacientes neurocríticos podem necessitar VMI para manejo de complicações neurológicas ou respiratórias (Quadro 6.1). A estratégia ventilatória deve ser protetora, embora as metas de oxigenação e níveis de $PaCO_2$ sejam prioritárias nesse grupo de pacientes. Episódios de hipoxemia e/ou hipercapnia estão associados a aumento da mortalidade e a um pior desfecho neurológico, tornando a monitorização da capnografia bastante útil.

Quadro 6.1 – Indicações frequentes de ventilação mecânica invasiva em pacientes neurocríticos

Complicações neurológicas	Complicações respiratórias
Glasgow < 8	Broncoaspiração
Crises convulsivas ou estado de mal epiléptico	Pneumonia
Disfunção do tronco encefálico	SDRA
HIC	Atelectasias
Necessidade de procedimentos sob anestesia	Edema agudo de pulmão neurogênico
Piora neurológica	Embolia pulmonar

HIC: hipertensão intracraniana; SDRA: síndrome do desconforto respiratório agudo.
Fonte: Elaborado pelos autores.

Recomenda-se ventilar o paciente no modo ventilação controlada a volume (VCV), para evitar variação no volume corrente (VC) e consequente retenção de CO_2 e hipoxemia, atentando-se para os parâmetros protetores. Ventilar com modalidades espontâneas é contraindicado no contexto de neuroproteção de pacientes instáveis em fase aguda de lesão cerebral grave.

Na **ventilação neuroprotetora**, devemos ajustar os parâmetros ventilatórios buscando otimizar:

Pressão parcial de gás carbônico ($PaCO_2$)

a. Recomenda-se manter normocapnia ($PaCO_2$ = 35 a 40 mmHg) porque as variações do CO_2 geram alteração no FSC, que pode ter efeito desfavorável em pacientes com perda da autorregulação vascular encefálica. Valores de $PaCO_2$ altos podem dobrar o FSC pelo seu efeito vasodilatador, enquanto valores baixos da $PaCO_2$ podem gerar redução extrema do FSC e causar isquemia.

b. Ajuste a frequência respiratória (FR) a fim de permitir normocapnia. Atentar, então, ao volume minuto (VM) que contemple um VC adequado e protetor, idealmente em torno de 6 mL/kg/peso ideal, e apropriada FR. A monitorização com capnometria é útil para ajustar o VM.

c. Medidas que ajustam a eliminação do CO_2 devem ser realizadas para manter o $PaCO_2$ em níveis adequados, são elas: redução do excesso de espaço morto (otimizar circuito de ar), sincronia paciente-ventilador e uma via aérea pérvia, livre de secreções.

Pressão parcial de oxigênio (PaO_2)

a. A recomendação para meta de PaO_2 é evitar que ela fique menor que 60 mmHg, pois a hipoxemia reduz oferta cerebral de oxigênio e gera vasodilatação cerebral, o que pode causar hiperemia e predispor ao edema cerebral nas áreas lesadas ou íntegras. Além disso, a hipoxemia, ao desencadear vasodilatação, pode elevar a pressão intracraniana (PIC) e diminuir a pressão de perfusão cerebral (PPC), causando isquemia secundária e promovendo aumento da mortalidade.

b. Também é importante evitar hiperóxia, pois ela pode causar vasoconstrição cerebral e liberação de radicais livres de oxigênio, estando associada a pior prognóstico neurológico em pacientes com neurotrauma quando comparados aos pacientes tratados com níveis adequados de PaO_2.

c. Objetivar a normóxia, com $PaO_2 > 75$ mmHg, idealmente entre 80 e 120 mmHg e/ou uma saturação periférica de O_2 (SpO_2) 94%.

Pressão positiva expiratória final (PEEP)

a. O aumento da PEEP é uma estratégia capaz de melhorar a oxigenação, recrutar e distender os alvéolos colapsados. Porém, a PEEP pode produzir efeitos hemodinâmicos indesejados de acordo com seu valor, e quando associado à hipovolemia, pode causar redução do retorno venoso e do débito cardíaco (DC), o que acarreta redução da PPC e do FSC, além de poder contribuir com aumento da PIC.

b. Nos momentos de estabilidade hemodinâmica, o ajuste de PEEP para valores de 10 mmHg não estão associados à redução de PPC e FSC, quando há necessidade de melhorar a oxigenação.

c. Nas situações de SDRA grave com necessidade de utilizar PEEP elevada, a titulação deve ser individualizada e monitorada de forma contínua por parâmetros cerebrais e hemodinâmicos, sempre monitorizando a PIC de forma contínua.

d. Em um estudo pequeno com 20 vítimas de traumatismo cranioencefálico (TCE), o aumento da PEEP de 5 para 10 cmH_2O e de 10 para 15 cmH_2O esteve associado a aumento dos valores da oxigenação tissular cerebral (PbtO2), sem estar associado a aumentos significativos da PIC ou do fluxo sanguíneo cerebral.

Volume corrente (VT)

a. O VT precisa ser ajustado para 6 a 8 mL/kg de peso ideal visando minimizar o efeito da lesão induzida pela ventilação mecânica (VILI) e manter normocapnia.

b. Evitar VT alto, o que gera aumento da pressão de platô e aumenta o risco de VILI. Entretanto, VT baixo pode causar hipercapnia e aumento da PIC. Durante o ajuste dos parâmetros ventilatórios, é preciso buscar um equilíbrio entre proteção pulmonar e proteção cerebral.

Planejar a estratégia ventilatória

a. Recomenda-se programar com toda a equipe multidisciplinar a estratégia ventilatória adotada e as metas terapêuticas. Um estudo prospectivo realizado em 20 UTIs francesas comparou um grupo de 391 pacientes cujo ajuste de parâmetros e desmame ventilatório seguiram critérios clínicos com um grupo de 353 pacientes tratados conforme um protocolo de VMI que incluía baixo VT (< 7 mL/kg), PEEP moderado (6 a 8 cm H_2O) e FR de 20 ipm objetivando normocapnia, além de estímulo à extubação precoce. O grupo intervenção que aderiu ao protocolo apresentou mais dias livres de VMI e menor mortalidade em 90 dias.

Dicas para VMI em pacientes neurocríticos

→ Além dos níveis de PaO_2, é importante evitar a hipercapnia, não sendo indicado em nenhum momento hipercapnia permissiva. Em situações de hipertensão intracraniana refratária, os parâmetros ventilatórios podem ser ajustados para gerar uma hipocapnia leve, ou seja, $PaCO_2$ entre 30 e 35 mmHg, devendo ser considerado apenas em casos selecionados e por curto prazo; valores de $PaCO_2$ < 30 mmHg nunca devem ser adotados, com exceção em casos de morte iminente secundária a herniação cerebral.

→ Adoção de VT de 6 a 8 mL/kg, uma pressão de platô < 25 cmH_2O e *driving pressure* < 15 cmH_2O é a estratégia ventilatória sugerida.

→ Utilizar uma PEEP entre 5 e 8 cmH_2O na maioria dos pacientes objetivando normóxia. Em casos, como em SDRA, em que uma PEEP maior, entre 10 e 15 cmH_2O, possa ser necessário, o ideal é realizar uma monitorização neurológica mais detalhada para uma titulação segura da PEEP.

→ Pacientes neurológicos com comprometimento pulmonar grave que necessitam de estratégias ventilatórias de resgate como posição prona, manobras de recrutamento alveolar (MRA) e/ou oxigenação por membrana extracorpórea (ECMO), devem ter avaliados quanto aos riscos e benefícios, pois essas terapias de suporte podem ter efeitos prejudiciais sobre a perfusão cerebral e a PIC.

→ O posicionamento adequado da cabeceira da cama entre 30º e 45º melhora o retorno venoso encefálico e diminui a influência da PEEP sobre a PIC.

→ Posição prona

Uma revisão recente que analisou 10 artigos sobre o uso da posição prona em pacientes neurocríticos sugere que, embora existam evidências de que uma elevação da PIC e consequente queda da PPC possa ocorrer durante o processo de pronação, não há contraindicação absoluta ao procedimento em pacientes neurocríticos, que podem ter grande benefício da melhora da oxigenação e ventilação pulmonar. A ventilação em posição prona demonstrou elevar a $PbtO_2$ em pacientes com hemorragia subaracnóidea e SDRA associada. Entretanto, por se tratar de uma manobra particularmente arriscada para pacientes neurocríticos, deve ser realizada com monitorização neurológica multimodal otimizada, com objetivo de detectar alterações da PIC e do FSC e permitir intervenção precoce.

→ Recrutamento alveolar

Evidências mais recentes questionam o benefício das MRA, demonstrando aumento de mortalidade inclusive em pacientes com SDRA moderada e grave; entretanto, em casos selecionados de hipoxemia refratária, tal medida pode ser salvadora, podendo ser indicada com extrema cautela em pacientes neurocríticos. Quando indicada, os pacientes devem estar com monitorização neurológica adequada, pois há estudos que demonstram aumento da PIC e diminuição da PPC sem melhora dos níveis de oxigenação durante MRA.

→ Oxigenação por membrana extracorpórea (ECMO)

A experiência com ECMO em pacientes neurocríticos é muito escassa e o risco de sangramento cerebral por conta da necessidade de anticoagulação para evitar trombose do sistema é um fator limitante na aplicação de tal técnica em pacientes com lesão cerebral aguda hemorrágica. Nesses casos, a lesão neurológica pode ser determinante e contraindicar a terapia por membrana extracorpórea.

→ Desmame da ventilação mecânica

O desmame da ventilação mecânica e a extubação do paciente neurocrítico dependem da evolução clínica favorável, com resolução do quadro inicial, capacidade de proteger as vias aéreas e nível de consciência adequado. Entretanto, em razão da frequente perda do controle respiratório de etiologia multifatorial nessa população, o desmame não é possível em 5% a 20% dos pacientes.

A dificuldade no desmame ventilatório contribui para a maior incidência de pneumonia nosocomial e prolonga o tempo de internação dos pacientes neurocríticos. Por outro lado, a interrupção prematura da ventilação mecânica pode favorecer broncoaspiração, hipóxia, necessidade de reintubação e pior desfecho neurológico.

Alguns fatores devem ser observados para autorizar o desmame ventilatório:

→ PIC < 20 mmHg por 48 horas;

→ Desmame da sedação e despertar diário;

→ Nível de consciência adequado;

→ Estabilidade hemodinâmica;

→ Diminuição dos parâmetros ventilatórios possível;

→ Tolerar PSV em TRE;

→ Evoluir para extubação e avaliar necessidade de suporte não invasivo.

São preditores conhecidos de falha no desmame:

→ Glasgow entre 7 e 9;

→ Incapacidade de seguir comandos;

→ Excesso de secreção;

→ Tosse ineficaz;

→ Ausência do reflexo de vômito;

→ $PaCO_2$ > 45 mmHg;

→ Ventilação mecânica > 72 horas;

→ Falha em tentativa anterior de desmame;

→ Presença de pneumonia/atelectasia.

O escore VISAGE (Figura 6.2) foi validado em pacientes neurocríticos para predizer sucesso na extubação: cada item presente soma 1 ponto e a presença de ≥ 3 itens pressupõe uma chance de 90% de sucesso na retirada da ventilação mecânica (Figura 6.3).

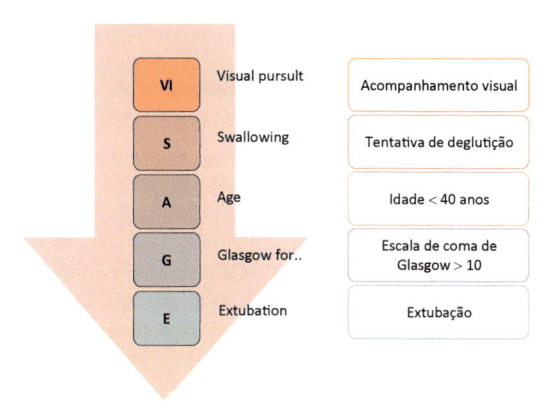

■ Figura 6.2 – Escore Visage para extubação.

Fonte: Elaborada pelos autores.

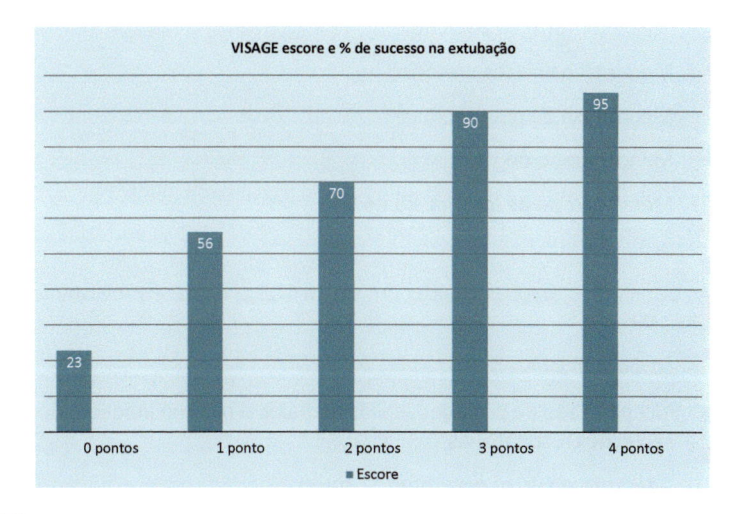

■ Figura 6.3 – Escore Visage e chance de sucesso na extubação.

Fonte: Elaborada pelos autores.

Importante!

- Pacientes hemodinamicamente estáveis, com doença pulmonar estável ou em melhora e necessidade de baixo suporte ventilatório, devem ser submetidos ao teste de respiração espontânea (TRE). Quando esses pacientes passam no teste e conseguem gerenciar secreção oral e proteger vias aéreas, a extubação não deve ser postergada.

- Deve-se ter em mente que a falha de extubação é tão frequente quanto 10% a 38% dos casos; portanto, a monitorização após retirada de ventilação mecânica deve ser rigorosa.

➡️ Traqueostomia

O momento ideal para indicação de TQT no paciente neurocrítico é fonte de debate, e pode haver particularidades nas diferentes etiologias de doença neurocrítica aguda. Enquanto 10% a 15% dos pacientes críticos gerais são traqueostomizados, cerca de 15% a 35% dos pacientes neurocríticos necessitarão de TQT no processo de reabilitação.

Os principais benefícios da traqueostomia precoce seriam:

→ Redução ou suspensão da sedação de forma mais precoce;

→ Maior conforto ao paciente;

→ Menor trabalho respiratório;

→ Menor taxa de pneumonia;

→ Menor tempo de VM;

→ Menor tempo de internação na UTI.

As principais situações clínicas em que a TQT precoce é provavelmente benéfica são:

→ Lesões infratentoriais;

→ Incapacidade de proteger as vias aéreas e o manejo inadequado das secreções respiratórias;

→ Alteração do drive respiratório central;

→ Recuperação neurológica lenta ou desfavorável;

→ Pacientes com falha de extubação recorrente;

→ O trauma raquimedular (TRM) cervical alto é indicativo de TQT precoce, visto que lesões medulares em C5 ou acima estão relacionadas à instabilidade hemodinâmica e fraqueza muscular prolongada. Os pacientes com lesões abaixo deste nível devem ser avaliados individualmente.

O escore SET (*Stroke-Related Early Tracheostomy Score*) pode ser utilizado para predizer necessidade de TQT em pacientes intubados com doenças neurovasculares agudas (acidente vascular cerebral isquêmico [AVCI], acidente vascular cerebral hemorrágico [AVCH], hemorragia subaracnóidea aneurismática aguda [HSA] não traumática) (Quadro 6.2).

■ Quadro 6.2 – Escore SET para avaliação de traqueostomia precoce em pacientes neurovasculares.

Avaliação	Situação	Pontuação
Função neurológica	Disfagia	4
	Aspiração visível	3
	Glasgow < 10 na admissão	3
Lesão neurológica	Tronco encefálico	4
	Lesão de massa cerebelar	3
	Lesão isquêmica > 2/3 território da CAM	4
	Hematoma > 25 mL	4
	Lesão difusa	3
	Hidrocefalia	4
Procedimentos e lesão orgânica associada	Intervenção neurocirúrgica	2
	Doença respiratória aguda	3
	PaO_2/FiO_2 < 150	2
	APACHE II escore > 20	4
	LIS > 1	2
	Sepse	3

ACM: artéria cerebral média; *Apache II*: escore Apache II (*Acute Physiology and Chronic Health Evaluation II*); *LIS*: escore de lesão pulmonary (*lung injury score*).
Fonte: Adaptado de Schönenberger *et al.*, 2016.

Pontuações maiores do que 8 discriminam pacientes que necessitarão TQT, podendo contribuir para a indicação precoce, com potenciais benefícios de redução do tempo de ventilação mecânica e de internação em UTI.

O escore TRACH pode ser utilizado para a decisão de TQT em pacientes com AVCH e utiliza uma variável preditora clínica (pontuação de Glasgow) e um escore radiológico com 3 variáveis (H = hidrocefalia: ausente: 0 ponto/presente: 1,5 ponto; S = desvio do septo pelúcido: ausente: 0 ponto/presente: 3 pontos; e L = localização talâmica do hematoma: ausente: 0 ponto/presente: 2 pontos). O escore radiológico (ER) = L + H + S. Assim, o escore TRACH pode ser calculado:

$$\text{TRACH} = 3 + (1 \times ER) - (0{,}5 \times G)$$

em que ER = escore radiológico e GCS = escala de coma de Glasgow.

Em um estudo clínico, todos os pacientes com escore TRACH < 0,7 foram extubados com sucesso, enquanto todos com escore > 2,0 necessitaram TQT.

A Figura 6.4 resume aspectos fundamentais da ventilação mecânica e desmame ventilatório nos quatro grupos mais prevalentes de pacientes neurocríticos.

➡ Ventilação não invasiva

Embora a ventilação não invasiva (VNI) seja uma estratégia que pode reduzir mortalidade em pacientes com insuficiência respiratória hipercapnica, seu uso geralmente é contraindicado em pacientes com doença intracraniana aguda, principalmente em razão do comprometimento da consciência e da perda da proteção de vias aéreas, com risco de vômitos e broncoaspiração.

Entretanto, a VNI é estratégia fundamental e pode prevenir a intubação orotraqueal na falência respiratória de origem neuromuscular. A crise miastênica representa a condição neuromuscular que pode ser mais bem tratada com VNI. O uso oportuno da modalidade pode reduzir substancialmente a duração da assistência ventilatória nesses pacientes. A VNI também pode ser muito útil após a extubação em pacientes se recuperando de insuficiência respiratória de origem neuromuscular que apresentam fraqueza persistente. Além disso, a VNI pode melhorar a qualidade de vida de pacientes com doença do neurônio motor avançado (como esclerose lateral amiotrófica)

Lesão primária	Estratégia ventilatória
TCE	• Intubação se Glasgow < 8 • $PaCO_2$ 35 – 40 mmHg. Considerar hiperventilação por 15 a 30 min com meta de - $PaCO_2$ 32 – 35 mmHg se HIC • PaO_2 > 60 mmHg ou $SatO_2$ > 94% • VT 6 a 8 mL/Kg de peso predito • PEEP baseado na oxigenação e PIC • VISAGE escore para decidir sobre TQT
AVCI	• Intubação se Glasgow < 8 • PaO_2 > 60 mmHg ou SatO2 > 94% • VT 6 a 8 mL/Kg de peso predito • PEEP titulada de acordo com oxigenação • SET escore para decidir TQT
HSA	• Intubação se hipertensão incontrolável em aneurismas não tratado, Glasgow < 8, redução de 2 pontos na escala de Glasgow, necessidade de otimizar volume corrente ou oxigenação, controlar crises convulsivas, proteção de vias aéreas • Mesmas recomendações de VT, PEEP e PaO_2 • VISAGE escore para decidir sobre TQT
AVCH	• Intubação se Glasgow < 8 • VT 6 a 8 mL/Kg de peso predito • PEEP titulada de acordo com oxigenação • TRACH escores para TQT

■ Figura 6.4 – Aspectos da ventilação mecânica e desmame ventilatório em pacientes críticos.

AVCH: acidente vascular cerebral hemorrágico; AVCI: acidente vascular cerebral isquêmico; HSA: hemorragia subaracnóidea aneurismática aguda; PEEP: pressão positiva expiratória final; TCE: traumatismo cranioencefálico; VT: volume corrente.
Peso predito:
Homens = 50 + 0,91 × (altura em cm − 152,4);
Mulheres = 45,5 + 0,91 x (altura em cm- 152,4)
Fonte: Adaptada de Battaglini *et al.*, 2021.

e distrofias musculares, e pode evitar a intubação quando esses pacientes chegam ao hospital com insuficiência respiratória aguda. A VNI também é útil no tratamento da síndrome de Guillain-Barré, mas pode ser perigosa nos casos de disautonomia grave e comprometimento da musculatura bulbar.

➡ Fisioterapia respiratória no paciente neurocrítico

Pacientes neurocríticos demandam assistência especializada de equipe multiprofissional, tendo o fisioterapeuta a responsabilidade de avaliar e planejar o tratamento nas fases aguda e de reabilitação. Complicações respiratórias são frequentes nesse grupo, em razão de doença de base, imobilidade, infecções hospitalares, atelectasia, pneumonia, derrame pleural e infecção traqueobrônquica. Essas complicações são decorrentes de respiração superficial, aumento de secreções, diminuição da complacência pulmonar e alterações no tônus muscular e no parênquima pulmonar. Outros fatores, como dor, sedação e repouso prolongado, contribuem para essa evolução desfavorável.

A equipe multidisciplinar desempenha um papel essencial na prevenção ou minimização de complicações. Os principais cuidados e intervenções em que a equipe da fisioterapia desempenha papel crucial são listados no Quadro 6.3.

Quadro 6.3 – Cuidados com a via aérea artificial

Cuidados relacionados ao tubo endotraqueal	▪ Após a intubação, checar a radiografia de tórax e manter o tubo orotraqueal 3 cm acima da carina ▪ Sinalizar a altura do tubo baseado na rima labial ▪ Monitorizar a pressão de *cuff* pelo menos 3 vezes ao dia e quando necessário. Ajustar a pressão de *cuff* entre 25 e 30 cmH_2O ou de 18 a 22 mmHg conforme unidade do equipamento utilizado ▪ Manter adequada fixação da cânula e trocar conforme rotina do serviço ou quando necessário ▪ Estabelecer rotina de pequenas mobilizações e rodiziar lateralidade nas trocas de fixação com objetivo de alívio de pontos de pressão

Cuidados relacionados à traqueostomia	▪ Após procedimento de traqueostomia, checar na radiografia de tórax a altura da cânula
	▪ Manter adequada fixação da cânula e trocar conforme rotina do serviço ou quando necessário
	▪ Monitorizar a pressão de *cuff* pelo menos 3 vezes ao dia e quando necessário
	▪ Estabelecer rotina de cuidados com os curativos do estoma com objetivo de mantê-los secos e limpos
	▪ Atenção ao risco de deslocamento da traqueostomia nos primeiros 7 dias de pós-operatório. Sugerimos alguns alertas como:
	  1. Comunicar de forma horizontal a equipe multiprofissional o risco de deslocamento
	  2. Evitar troca da fixação, exceto se sujidade, nos primeiros 7 dias de pós-operatório
	  3. Durante o manuseio do paciente, cuidado para não tracionar o circuito do ventilador e/ou cânula de traqueostomia

Fonte: Elaborado pelos autores.

A intubação orotraqueal prejudica o reflexo de tosse e o *clearance* mucociliar, e consequentemente há acúmulo de secreções nas vias aéreas. Isso expõe os pacientes a complicações pulmonares graves como traqueobronquite, pneumonia associada à ventilação mecânica, atelectasias, dificuldade de desmame da ventilação mecânica e maior mortalidade. Um dos principais objetivos da fisioterapia é facilitar a remoção de secreções das vias aéreas, reduzir a resistência ao fluxo aéreo, otimizar a complacência pulmonar e diminuir o trabalho respiratório. Para isso, a fisioterapia dispõe de técnicas utilizadas isoladamente ou em combinação para manter as vias aéreas pérvias e a ventilação pulmonar adequada.

Técnicas de fisioterapia respiratória

Apesar de não estarem embasadas por estudos clínicos de qualidade, as técnicas de fisioterapia visam otimizar o cuidado ao paciente neurocrítico, a partir do posicionamento e da mobilização, drenagem postural, manipulação torácica, hiperinsuflação manual e aspiração das vias aéreas.

Para pacientes intubados em ventilação mecânica:

1. Posicionamento e mobilização do corpo podem otimizar a depuração de secreção das vias aéreas.

2. Hiperinsuflação manual ou no ventilador mecânico.

3. Drenagem postural associada a técnicas de manipulação torácica.

   Essas técnicas objetivam:

   → Facilitar a drenagem das secreções para as vias aéreas mais centrais;

   → Melhorar a oxigenação;

   → Recrutamento de unidades alveolares;

   → Melhorar a relação ventilação/perfusão;

   → Prevenir atelectasias pulmonares;

   → Facilitar o transporte mucociliar;

   → Facilitar a remoção das secreções com o procedimento de aspiração traqueal.

4. Aspiração traqueal:

→ Tem o objetivo de estimular o reflexo de tosse e proporcionar a remoção das secreções pulmonares;

→ Manutenção das vias aéreas pérvias e limpas para adequada ventilação pulmonar.

A aspiração traqueal pode ser realizada por sistema aberto ou fechado e ser realizada com técnica asséptica. A frequência das aspirações deve ser individualizada. Aumentar a sedação e pré-oxigenar podem ser manobras necessárias para evitar os efeitos deletérias do procedimento, como: aumento da pressão arterial, aumento da pressão intracraniana, hipoxemia, arritmias cardíacas, broncoespasmo, estimulação vagal, entre outras instabilidades hemodinâmicas e neurológicas. Por esse motivo, esses procedimentos devem ser bem indicados e realizados com o paciente monitorizado.

Para pacientes não intubados:

1. Técnicas para aumentar volume inspiratório em situações com comprometimento de volumes e capacidades inspiratórias. Exercícios com pressão positiva intermitente pode ajudar no incremento de volumes pulmonares.

2. Técnicas para aumentar o fluxo expiratório devem ser usadas para auxiliar na desobstrução das vias aéreas em casos de tosse ineficaz, isto é, expiração forçada prejudicada por comprometimento muscular.

3. Técnicas de insuflação manual ou mecânica podem ser utilizadas em caso de retenção (p. ex., pacientes neuromusculares e com lesão medular).

4. Aspiração traqueal pode ser utilizada em situações de falha de outros métodos e o paciente apresenta dificuldade de lidar com as secreções.

5. O posicionamento do corpo deve ser usado para melhora da função pulmonar.

6. A VNI pode ser indicada em pacientes com complicações respiratórias agudas em razão de disfunção musculo esquelética ou fraqueza neuromuscular.

Os pacientes com comprometimento neuromuscular necessitam estratégias otimizadas para melhorar a ventilação pulmonar. Esse grupo de doenças tem em comum a fraqueza muscular progressiva, redução da complacência pulmonar, microatelectasias e padrão respiratório rápido e superficial. Nesse cenário, o fisioterapeuta avalia e planeja o tratamento para auxiliar a musculatura inspiratória e expiratória. São muito importantes as avaliações de força, volume e capacidades respiratórias para direcionamento do plano de tratamento.

São técnicas sugeridas:

1. Técnica de empilhamento de ar (*air stacking*): a partir da insuflação manual, pretende otimizar a capacidade inspiratória, melhorar a efetividade da tosse e trabalhar a mobilidade da caixa torácica, prevenindo acúmulo de secreções e atelectasias.

2. Assistência mecânica à tosse: o uso da insuflação e exsuflação a partir de dispositivo mecanicamente controlado, tem a função de otimizar as fases da tosse.

3. Ventilação mecânica não invasiva (VNI): o principal objetivo é tratar a insuficiência respiratória aguda hipercápnica, por aumentar a ventilação alveolar e promover o alívio da sobrecarga muscular respiratória.

4. Treinamento muscular respiratório: objetiva prevenir ou tratar a fraqueza muscular, melhorar a performance muscular e funcional, e melhorar a tolerância ao exercício.

BIBLIOGRAFIA

1. Battaglini D, Siwicka Gieroba D, Brunetti I, Patroniti N, Bonatti G, Rocco PRM et al. Mechanical ventilation in neurocritical care setting: a clinical approach. Best Pract Res Clin Anaesthesiol. 2021;35(2):207-20.

2. Bureau C, Demoule A. Weaning from mechanical ventilation in neurocritical care. Revue Neurologique. 2022;178(1-2):111-20.

3. Carney N, Totten AM, O'Reilly C, Ullman JS, Gregory WJ, Hawryluk et al. Guidelines for the management of severe traumatic brain injury. Fourth edition. Neurosurgery. 2016;80(1):one. Disponível em: https://braintrauma.org/uploads/03/12/Guidelines_for_Management_of_Severe_TBI_4th_Edition.pdf . Acesso em: 3 nov. 2023.

4. Godoy DA, Lubillo S, Rabinstein AA. Pathophysiology and management of intracranial hypertension and tissular brain hypoxia after severe traumatic brain injury. Neurosurgery Clinics of North America. 2018;29(2):195-212.

5. Lopez-Aguilar J, Blanch L. Brain injury requires lung protection. Annals of Translational Medicine. 2015;3(1):S5. Disponível em: https://pubmed.ncbi.nlm.nih.gov/26046092/. Acesso em: 3 nov. 2023.

6. Muzette FM, Lima RBH, de Araújo Silva J, Comin TFB, Saraiva EF, Seki KLM et al. Accuracy and sensitivity of clinical parameters in predicting successful extubation in patients with acute brain injury. Neurol Int. 2022;14(3):619-27.

7. Rajajee V, Riggs B, Seder DB. Emergency neurological life support: airway, ventilation, and sedation. Neurocrit Care. 2017;27(1):4-28.

8. Robba C, Poole D, McNett M, Asehnoune K, BöselJ, Bruder N et al. Mechanical ventilation in patients with acute brain injury: recommendations of the European Society of Intensive Care Medicine consensus. Intensive Care Med. 2020;46(12):2397-410.

9. Robba C, Rebora P, Banzato E, Wiegers EJA, Stocchetti N, Menon DK et al. Incidence, risk factors, and effects on outcome of ventilator-associated pneumonia in patients with traumatic brain injury: analysis of a large, multicenter, prospective, observational longitudinal study. Chest. 2020;158(6):2292-303.

10. Rodrigues PF, Timenetsky KT, Eid RC, Nawa RK. Diretrizes práticas da fisioterapia no paciente grave. São Paulo: Editora dos Editores; 2022

11. Schönenberger S, Al-Suwaidan F, Kieser M, Uhlmann L, Bösel J. The SETscore to Predict Tracheostomy Need in Cerebrovascular Neurocritical Care Patients. Neurocrit Care. 2016;25(1):94-104.

7

DISFAGIA NO PACIENTE NEUROCRÍTICO: FATORES DE RISCO, AVALIAÇÃO DIAGNÓSTICA E MANEJO CLÍNICO

Roberta Ismael Dias Garcia ■ Ana Lucia Vecina

→ Introdução

Deglutição é o fenômeno complexo responsável pelo transporte do alimento da boca ao estômago. Envolve estruturas anatômicas e neuromusculares orais, faríngeas, laríngeas e esofágicas, coordenadas por um rigoroso controle multissináptico. Didaticamente, pode ser dividida em fases oral, faríngea e esofágica.

Disfagia é um sintoma frequente na prática clínica. Corresponde à manifestação clínica de um comprometimento na deglutição, que pode acometer uma ou mais fases da deglutição.

As complicações associadas à disfagia incluem aumento do risco de broncoaspiração, pneumonia aspirativa, retomada tardia da ingestão oral, desnutrição, desidratação, prejuízo da qualidade de vida, permanência prolongada em unidades de terapia intensiva (UTI) e aumento da morbidade. Abordaremos neste capítulo sobretudo a disfagia orofaríngea no paciente neurocrítico.

→ Causas da disfagia

As principais causas de disfagia na prática clínica estão representadas no Quadro 7.1.

■ Quadro 7.1 – Principais causas de disfagia na prática clínica

Neurológicas	Tumores de sistema nervoso central, traumatismo crânio encefálico, acidente vascular cerebral (AVC), paralisia cerebral, síndrome de Guillain-Barré, doença de Huntington, esclerose múltipla, poliomielite, discinesia tardia, encefalopatias metabólicas, esclerose lateral amiotrófica, doença de Parkinson, demência
Iatrogênicas	Efeitos adversos medicamentosos, pós-operatórios de cirurgias de cabeça e pescoço, radioterapia, quimioterapia, corrosivo (ingestão de soda cáustica), traumas causados por tubos orotraqueais, traqueostomia
Estruturais	Divertículo de Zencker, membranas cervicais, tumores em território de cabeça e pescoço, osteófitos
Miopáticas	Doenças do tecido conectivo, dermatomiosite, miastenia *gravis*, distrofia miotônica, polimiosite, sarcoidose, síndromes paraneoplásicas
Infecciosas	Difteria, botulismo, doença de Lyme, sífilis, mucosite (herpes, citomegalovírus, cândida, AIDS)
Metabólicas	Amiloidose, síndrome de Cushing, tireotoxicose, doença de Wilson
Medicamentosas	Medicações que podem levar a quadros de esofagite: antibióticos antivirais, anti-inflamatórios não esteroidais, entre outros
Inflamatórias	Refluxo faringolaríngeo, doença do refluxo gastroesofágico
Presbifagia	Envelhecimento: deterioração natural e progressiva da deglutição. Entre 70% a 90% da população idosa apresenta distúrbio de deglutição
Distúrbios motores do esôfago	Distúrbios da hipomotilidade (acalasia ou síndrome do megaesôfago); distúrbios de hipermotilidade (espasmo esofágico difuso, esôfago hipercomprimível ou "em quebra-nozes", hipertonia do esfíncter esofágico inferior e presbiesôfago); disfunção motora e doença do refluxo
Distúrbios mecânicos do esôfago	Anomalias congênitas (agenesia, atresia, fístula e estenose); hérnia de hiato; DRGE complicada (estenose); tumores benignos e malignos do esôfago; divertículo; lesões cáusticas; perfuração do esôfago (manipulação endoscópica/dilatação/corpo estranho)

DRGE: doença do refluxo gastroesofágico.
Fonte: Elaborado pelos autores.

➡ Fatores de risco em pacientes neurocríticos

Em pacientes neurocríticos, a etiologia da disfagia é considerada multifatorial. Seis mecanismos foram identificados como principais responsáveis pela disfagia, especialmente no momento seguinte à extubação: trauma causado por tubos endotraqueais e traqueostomia, neuromiopatia que resulta em fraqueza muscular, alteração da sensibilidade laríngea, cognição prejudicada, refluxo gastroesofágico e incoordenação dos mecanismos de respiração e deglutição.

O trauma direto parece ser o principal responsável pela disfunção da deglutição. Tubos orotraqueais, traqueostomia e sondas de alimentação podem causar lesões nas estruturas anatômicas. A irritação mecânica, seja pelo tubo de ventilação ou sonda de alimentação, provoca a formação de úlceras ou lesões inflamatórias, respectivamente na laringe e no esfíncter esofágico superior. Processos cicatriciais, como sinéquias nas pregas vocais, alterações da mobilidade e luxação das cartilagens laríngeas podem ser decorrentes de trauma durante a intubação, causando alteração do fechamento glótico e maior risco de broncoaspiração.

Pacientes que permanecem em intubação orotraqueal prolongada ou são traqueostomizados têm desvio do fluxo aéreo da laringe, com sua consequente redução da função sensorial. Uma revisão sistemática, que incluiu nove artigos e 772 pacientes, com média de intubação de 8,2 dias, encontrou disfagia em 49% dos pacientes pós-extubação.

Outro aspecto relevante é neuromiopatia, com fraqueza muscular decorrente de sedação e/ou bloqueio neuromuscular provocados por medicamentos. A disfunção diafragmática como consequência do uso respirador leva à redução da força e da efetividade de tosse. Em um estudo sobre o impacto das doses habituais de morfina e midazolam na deglutição orofaríngea em sujeitos saudáveis, verificou-se aumento da incidência de disfunção faríngea e incoordenação da respiração e deglutição, fatores que prejudicam a proteção das vias aéreas e aumentam potencialmente o risco de aspiração pulmonar.

Alterações do controle neural da deglutição são causados principalmente por danos diretos ao sistema nervoso central, como em lesão cerebral traumática, AVC, hemorragia e/ou distúrbios inflamatórios e redução do nível de consciência.

Presença de refluxo gastroesofágico também está associada a risco aumentado de disfagia e broncoaspiração. A fisiopatologia da dismotilidade gastrointestinal em pacientes críticos é complexa; está associada a efeitos colaterais de opioides e sedativos, alterações das vias hormonais e modulação intrínseca via nervos entéricos.

→ Aspiração crônica

A aspiração crônica é uma repercussão funcional da disfunção da deglutição que aumenta a morbidade e mortalidade de pacientes com qualquer afecção de base. As síndromes aspirativas podem ser agudas ou crônicas. As aspirações agudas são geralmente de fácil diagnóstico, com quadro clínico evidente. As aspirações crônicas podem ter o diagnóstico retardado pela ocorrência da aspiração silenciosa, em que estruturas laríngeas e traqueais encontram-se dessensibilizadas pela presença de saliva, passagem constante de alimento ou por conta de comprometimento sensorial por danos neurológicos.

A gravidade das complicações é determinada por características do material aspirado (líquido, sólido, ácido, saliva, toxinas, bactérias piogênicas da cavidade oral e da saliva), frequência com que ocorre aspiração, volume aspirado, estado imunológico do paciente e capacidade de eliminação do material aspirado pela tosse e pelo *clearance* mucociliar.

→ Avaliação diagnóstica

Os protocolos de triagem para broncoaspiração e/ou disfagia orofaríngea são bastante difundidos e preconizados na literatura. Variam quanto a acurácia e sensibilidade, população-alvo e estratégia utilizada (oferta de alimento e água via oral ou questionários).

O grande benefício desses instrumentos é a possibilidade de serem executados por qualquer profissional treinado da equipe da Unidade de Terapia Intensiva (UTI), a utilização dos recursos hospitalares e a rapidez no cuidado ao paciente.

O protocolo *The Toronto Bedside Swallowing Test* (TOR-BSST) foi desenvolvido para triar disfagia em pacientes com AVC, e é validado para o português. Tem rápida aplicação (10 minutos) e alta sensibilidade (91,3%, com valor preditivo negativo de 93,3%).

A identificação de risco determina a necessidade da avaliação específica fonoaudiológica e complementação com avaliação instrumental (avaliação endoscópica da deglutição [FEES], do inglês *flexible endoscopic evaluation of swallowing* e/ou videodeglutograma). Pacientes neurocríticos geralmente apresentam comprometimento sensório-motor da região orofaringolaríngea e estão propensos a aspiração silenciosa (silente), de saliva ou alimento. A associação de estratégias clínicas e instrumentais aumenta a sensibilidade na identificação da disfagia orofaríngea e dos riscos de broncoaspiração.

Anamnese

A anamnese dirigida visa esclarecer aspectos etiológicos, clínicos gerais e o desempenho do paciente durante a deglutição de saliva ou alimentos. Os principais dados a serem abordados são: diagnóstico da doença de base, histórico e evolução do quadro, integridade dos aspectos cognitivos e estado neurológico do paciente, medicações em uso, condições de saúde geral (nutrição e hidratação), via de alimentação (oral ou alternativa), características vocais (disfonia, voz "molhada"), condições respiratórias, presença de secreção ou estase salivar, necessidade de aspiração, traqueostomia (tipo de cânula, condição do *cuff*).

Avaliação clínica fonoaudiológica

O atendimento fonoaudiológico nas unidades neurointensivas tem por objetivo detectar a presença de quadros de disfagia orofaríngea e evitar as broncoaspirações e consequentes pneumonias aspirativas. E também a possibilidade de reintrodução da alimentação via oral de forma segura, para garantir o aporte hídrico e nutricional necessários.

A realização precoce da avaliação fonoaudiológica auxilia na redução dos efeitos negativos da restrição alimentar por um período prolongado, como atrofia muscular, diminuição da sensibilidade das estruturas orofaríngeas e riscos advindos do uso da sonda de alimentação.

A avaliação clínica da deglutição à beira leito deve ocorrer após uma discussão com a equipe multidisciplinar e liberação pela equipe médica, no momento em que o paciente apresente estabilidade hemodinâmica, condições clínicas favoráveis e adequado nível de consciência.

Em pacientes neurocríticos, nos quais a presença de alterações sensoriais e motoras sabidamente podem impactar o processo de deglutição, somam-se as alterações de cognição e a atenção, que diminuem a prontidão para a deglutição, impossibilitam o seguimento adequado a comandos verbais e execução de técnicas terapêuticas, reduzindo a possibilidade de reações a possíveis momentos de risco de broncoaspiração (como a realização de uma tosse frente a sensação de alimento residual em faringe).

A tosse ineficaz ou dificuldade no manejo das secreções expressa pela equipe de fisioterapia também é um aspecto relevante nas unidades de terapia intensiva, pois podem indicar um maior risco de disfagia orofaríngea e direcionar a forma como a avaliação à beira leito será conduzida.

A avaliação da deglutição visa identificar quadros de disfagia orofaríngea, analisar as possíveis causas da alteração da biodinâmica da deglutição e auxiliar no planejamento terapêutico. É composta de:

1. Avaliação estrutural dos órgãos orofaríngeos, quanto à mobilidade, tonicidade e coordenação muscular; e

2. Avaliação da sensibilidade intraoral. Nessa etapa também se observa o desempenho da deglutição salivar e a qualidade vocal.

A avaliação funcional da deglutição é realizada a partir da oferta de alimentos de diferentes consistências e volumes (líquido fino, líquido espessado, pastoso, sólido e semissólido), de acordo com o estado clínico do paciente e respostas observadas durante o processo, evitando a exposição a riscos desnecessários.

Nesse momento, analisa-se a ocorrência de sinais sugestivos de penetração/aspiração laringotraqueal, como a presença de tosse e/ou pigarro e/ou engasgo e alteração vocal (voz molhada), após a deglutição de cada consistência e volume. Avalia-se também as alterações na biomecânica da deglutição que, mesmo na ausência de sinais sugestivos de broncoaspiração, indicam risco de aspiração traqueal silentes ou padrões de deglutição limítrofes que podem modificar-se no decorrer do dia.

Durante a avaliação, são realizados testes de manobras de deglutição e formas de oferta, que visam à compensação da dinâmica alterada. As possibilidades cognitivas do paciente são consideradas, a disponibilidade e assistência durante a oferta via oral, aspectos estes de grande impacto no ambiente intensivo.

A avaliação da deglutição deve respeitar o intervalo de 48 horas após a extubação, possibilitando o retorno da sensibilidade e redução dos efeitos sedativos.

A indicação de dieta via oral ou uso de via alternativa é realizada após a análise de todos os dados supracitado em concordância com a avaliação médica. As reavaliações devem ser frequentes, visto as variações presentes nos pacientes neurocríticos, como oscilação do quadro clínico, com alterações do nível de consciência e do aspecto cognitivo e comportamental.

Avaliação do paciente traqueostomizado

A presença da traqueostomia não é causa da disfagia orofaríngea, mas impacta a biomecânica da deglutição em razão da fixação da traqueia ao pescoço, redução no fluxo aéreo na região orofaríngea e possível redução da sensibilidade laringofaríngea.

A avaliação da deglutição nesta população segue os mesmos aspectos discutidos anteriormente, mas deve-se ter mais atenção aos aspectos respiratórios e à possibilidade de manipulação do balonete *(cuff)*.

O uso de alimentos corados de azul alimentício e o uso do protocolo específico *Blue Dye Test* podem ser considerados para facilitar a visualização da aspiração traqueal durante ou após o momento da avaliação.

A válvula de fonação é um instrumento de reabilitação fonoaudiológica que reestabelece a passagem de ar na expiração para a laringofaringe, permite a fonação, favorece uma deglutição mais fisiológica e auxilia na reabilitação. Esse instrumento pode ser utilizado em pacientes em nebulização e em uso de ventilação mecânica, conforme parâmetros definidos juntamente com equipe de fisioterapia.

➡ Avaliação médica otorrinolaringológica
Exame físico

O médico otorrinolaringologista tem papel fundamental para avaliação de deglutição em pacientes neurocríticos.

Inicialmente, é realizada a avaliação dos órgãos fonoarticulatórios, integridade dos pares cranianos envolvidos na deglutição (V, VII, IX, X, XII), aspectos de mobilidade, tônus, sensibilidade e postura das estruturas orofaringolaríngeas envolvidas no processo.

Posteriormente, avalia-se a dinâmica da deglutição de saliva e alimentos por meio do exame objetivo FEES.

Avaliação endoscópica da deglutição

A avaliação endoscópica da deglutição (FEES) consta da avaliação funcional da deglutição por fibronasofaringolaringoscopia. Possibilita a detecção de possíveis alterações anatômicas e/ou funcionais das estruturas envolvidas na deglutição. Avalia ainda a eficácia do processo de deglutição e a integridade dos mecanismos de proteção das vias aéreas, por meio da oferta de alimentos corados em diferentes consistências e volumes, mantendo-se a visão direta da região faringolaríngea (Figuras 7.1 a 7.5). Pode ser realizado em etapas, de acordo com a condição clínica do paciente.

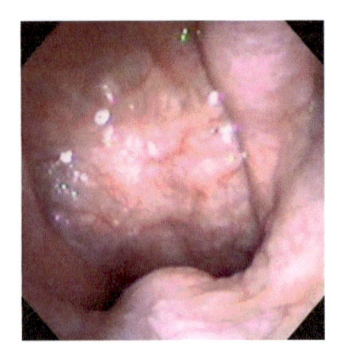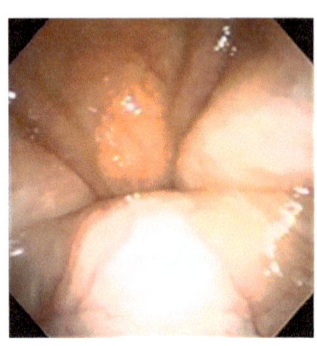

▣ Figura 7.1 – Avaliação anatômica da região de rinofaringe e fechamento velofaríngeo.

Fonte: Acervo pessoal dos autores.

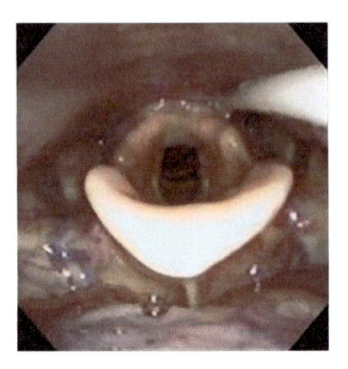

▣ Figura 7.2 – Avaliação anatômica da região de hipofaringe.

Fonte: Acervo pessoal dos autores.

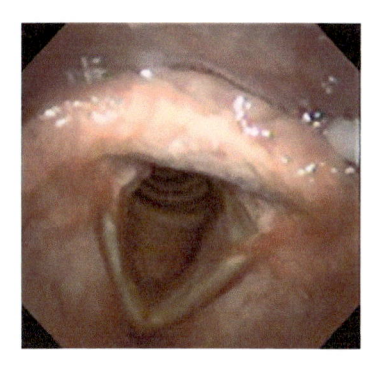

◼ Figura 7.3 – Avaliação anatômica da laringe.

Fonte: Acervo pessoal dos autores.

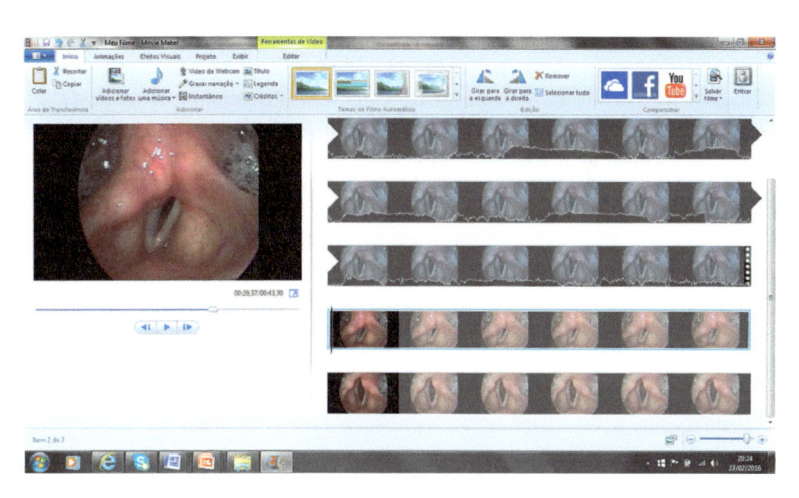

◼ Figura 7.4 – Paralisia de prega vocal esquerda em abdução, associada a desnivelamento e formação de fenda glótica. Estase salivar.

Fonte: Acervo pessoal dos autores.

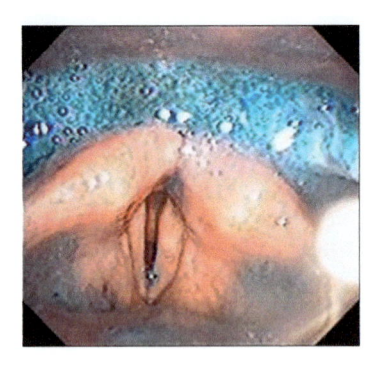

■ Figura 7.5 – Resíduos retrocricoide e penetração laríngea.

Fonte: Acervo pessoal dos autores.

O aparelho endoscópico é introduzido pela cavidade nasal. Na primeira etapa do exame, procede-se a avaliação estrutural da cavidade nasal, oral, faringe e laringe; avaliação da mucosa (edema, hiperemia, presença de lesões); mobilidade de pregas vocais e fechamento glótico, estase salivar ou de secreção e capacidade de deglutição e clareamento das pregas; sinais de aspiração de saliva; e sensibilidade faringolaríngea.

A segunda etapa consta da avaliação funcional da deglutição de saliva e/ou alimentos. São avaliados os seguintes parâmetros: mobilidade da língua, escape precoce, refluxo nasal, resíduos após as deglutições espontâneas, reflexo de tosse, penetração laríngea e aspiração laringotraqueal. O exame tem grande utilização na prática clínica, com ampla aplicabilidade e confiabilidade. Apresenta alta sensibilidade para detecção de penetração laríngea ou aspiração laringotraqueal de pequenos volumes (Figura 7.6).

Ainda durante o FEES, é possível adequar técnicas de tratamento pelo teste de manobras posturais facilitadoras, manobras de proteção das vias aéreas e manobras voluntárias de limpeza dos recessos faríngeos.

As vantagens da FEES são avaliação estrutural do trato aerodigestivo superior (cavidade nasal, faringe e laringe), mobilidade das pregas vocais, fechamento glótico, presença de estase salivar, sinais de aspiração de saliva e sensibilidade faringolaríngea.

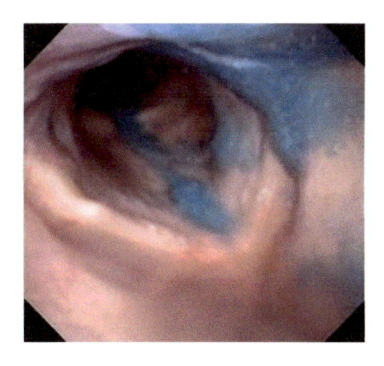

■ Figura 7.6 – Aspiração laringotraqueal.

Fonte: Acervo pessoal dos autores.

Pode ser realizada em qualquer ambiente e não tem limitação de tempo de exame, pois não expõe o paciente à radiação. Permite realização de exames seriados (adaptação de manobras, reabilitação, *biofeedback*). O exame não avalia a fase esofágica da deglutição.

A decisão sobre a realização das segunda e terceira etapas do exame dependerá da condição clínica e estado de alerta do paciente.

➡ Videodeglutograma

O videodeglutograma é um exame radiológico realizado frequentemente por um fonoaudiólogo junto a um médico radiologista e permite a avaliação de todas as fases da deglutição: oral, faríngea e esofágica. Nesse exame, o paciente recebe diversas consistências misturadas ao contraste (bário ou iodo), que permite a visualização do trânsito do bolo alimentar em tempo real, da dinâmica entre as fases da deglutição e possíveis alterações nesse trajeto.

Além de diagnóstico de disfagia orofaríngea, como a presença de penetrações laríngeas e aspirações traqueias, a possibilidade da realização de manobras e provas terapêuticas fornecem dados para o planejamento terapêutico.

No entanto, sua escolha é menos frequente nos pacientes em UTI por necessitar do transporte do paciente a outro setor do hospital, devendo a escolha desse procedimento ser discutida entre todos da equipe envolvida no tratamento.

➡️ Tratamento clínico

O manejo do paciente disfágico demanda o conhecimento global do mecanismo de deglutição e o trabalho em equipe multidisciplinar.

A abordagem da disfagia orofaríngea no paciente neurocrítico visa ao tratamento da doença de base e afecções associadas, manutenção do *status* nutricional do paciente e evitar pneumonia aspirativa.

A maioria dos pacientes se beneficia com condutas conservadoras, como a modificação dietética, as técnicas compensatórias de reabilitação fonoterápica, via alternativa de alimentação (sonda nasogástrica, sonda nasoenteral, gastrostomia ou jejunostomia) e tratamento clínico medicamentoso (controle da sialorreia/controle do refluxo faringolaríngeo).

As estratégias compensatórias visam adequar a oferta via oral do alimento, com maior segurança quanto ao risco de broncoaspiração. Para atingir esse objetivo, são sugeridas alterações nas consistências do alimento e/ou líquidos, reposicionamento de cabeça, pescoço ou corpo antes do início da deglutição e adequação de aspectos ambientais.

As estratégias reabilitadoras objetivam a melhora da fisiologia da deglutição por meio de exercícios motores orofaríngeos, exercícios vocais, estimulações sensoriais e ofertas monitoradas de consistências por via oral, por exemplo. O uso de eletroestimulação e *laser* são complementares à terapia.

O ambiente da UTI, entretanto, é caracterizado pela presença de muitos distrativos (como sons de monitor, movimentação de pessoas) que, associados à ausência de acompanhantes, configuram-se como obstáculos para execução das estratégias compensatórias adequadamente. Essa situação é ainda mais delicada diante de pacientes com quadros neurológicos, em que se somam alteração do nível de alerta, atenção e cognição, dificultando a liberação via oral segura.

Estudos evidenciam que, na ausência de mecanismos obstrutivos do trato digestivo, a terapia de reabilitação e a terapia indireta de *biofeedback* são capazes de retornar mais de 80% dos pacientes disfágicos à alimentação por via oral, se considerarmos os que previamente apresentavam deglutição normal. Preconiza-se uma abordagem criteriosa, multifatorial e escalonada.

Manejo da sialorreia

Denomina-se sialorreia quando a produção de saliva excede a habilidade do indivíduo de transportá-la da boca ao estômago. A produção diária de saliva é da ordem de 500 mL a 2 L de saliva.

A sialorreia pode aumentar o risco de pneumonia aspirativa, quando o escape é posterior e a saliva invade as vias aéreas inferiores. Pode complicar a evolução dos pacientes disfágicos, levando a falhas de extubação e infec-ções pulmonares por aspiração, além de comprometer ou até inviabilizar o processo de reabilitação.

As opções de tratamento para a sialorreia descritas na literatura incluem tratamento fonoterápico, comportamental, ortodôntico, farmacológico, toxi-na botulínica, procedimentos cirúrgicos específicos e até radioterapia.

Tratamento medicamentoso

→ **Anticolinérgicos:** principal grupo de fármacos utilizados com a finali-dade de reduzir o volume salivar, com taxa de resposta de 70% a 90%. Os efeitos são denominados muscarínicos e o resultado a ser obtido é a boca seca. Contudo, outros efeitos muscarínicos, muitas vezes inde-sejáveis, devem ser monitorados, como: constipação, retenção uriná-ria, taquicardia, vasodilatação, irritabilidade, entre outros. A maioria desses efeitos colaterais é reversível. A única contraindicação formal é a hipersensibilidade conhecida a algum composto da medicação. São consideradas contraindicações relativas: hipotensão postural, disautonomia, arritmias, retenção urinária, obstipação, glaucoma e *miastenia gravis*. É necessária a utilização criteriosa. Inicia-se com doses baixas e aumenta-se conforme a necessidade e evolução do paciente. As principais medicações anticolinérgicas utilizadas na prá-tica clínica são:

1. **Antidepressivos tricíclicos:** amitriptilina (Tryptanol®, Amytril®). Utiliza-se comprimidos de 25 mg e 75 mg; iniciar com 25 mg à noite, aumento escalonado conforme necessidade, com intervalo mínimo de uma semana.

2. **Brometo de propantelina:** 15 mg a 30 mg (1 comprimido a cada 8 horas); solução oral de 5 mg/2 mL, iniciar 5 mg 1 vez/dia e au-mentar até 15 mg 3 vezes/dia; solução sublingual 1 mg/gota (10 gotas de 8/8 horas); ou gel transdérmico, sachês de 10 mg e 15 mg em região retroauricular de 8/8 horas.

3. **Escopolamina:** escopolamina enteral – 0,4 a 0,6 mg/kg/dose ou 20 a 40 gotas 3 a 5 vezes/dia. Outra forma de utilização é a es-copolamina transdérmica, *patch* com 1,5 mg de escopolamina,

com taxa de liberação de 0,5 mg/dia, sendo indicada troca a cada 72 horas.

4. **Atropina:** utilizada a solução oftalmológica de 0,5% e 1% (cada gota contém 5 mg e 10 mg de sulfato de atropina, respectivamente), na dose de 1 a 2 gotas sublingual 2 a 4 vezes ao dia.

5. **Brometo de ipratrópio:** a dose recomendada é de 1 a 2 jatos sublingual/cavidade oral, no máximo 4 vezes/dia.

Considera-se também o tratamento antirrefluxo, com inibidores da bomba de prótons e procinéticos, uma vez que o refluxo pode provocar aumento reflexo do fluxo salivar.

→ **Toxina botulínica:** a toxina botulínica do tipo A é aplicada no parênquima das glândulas salivares, parótidas e submandibulares, e visa reduzir a saliva em até 60% a 70% do volume diário. Trata-se de procedimento seguro e efetivo, embora tenha efeito por tempo limitado e custo elevado. A injeção da substância no parênquima glandular promove uma quimiodenervação, por meio do bloqueio da captação da acetilcolina na junção neuroglandular. A dose utilizada é bastante variável na literatura. A dose preconizada da toxina botulínica da marca Botox® é de 5 a 10 U/kg em crianças. Em adultos, a dose total pode variar entre 100 a 200 unidades no total. Em geral, a aplicação de toxina botulínica em glândulas salivares não cursa com efeito colateral grave, local ou sistêmico, ou comprometimento da deglutição. As injeções são frequentemente bem toleradas. Como alternativa anestésica, pode-se utilizar pomada tópica antes do procedimento. O principal cuidado técnico que deve ser tomado é a realização do procedimento guiado por ultrassonografia, para prevenir a disseminação para músculos mastigatórios, ou até disseminação sistêmica, que pode levar à síndrome botulínica. A melhora dos sintomas na primeira semana após a aplicação ocorre entre 79% e 89% dos pacientes, sendo o pico de ação após duas semanas. O tempo de duração da toxina é amplamente variável na literatura, entre 3 a 7 meses, com uma média de duração de 4 meses. O intervalo para reaplicação sugerido varia entre 2 a 4 meses. A melhora pode ser avaliada pela redução da necessidade de aspirações, porém a maneira mais rigorosa para avaliar é por meio do FEES, a partir da comparação do volume visualizado em recessos laríngeos e faríngeos antes e após as medidas xerostômicas propostas.

→ Tratamento cirúrgico

Paralisia de prega vocal pode ocorrer por fatores mecânicos ou neuro-musculares. A paralisia em abdução leva à aproximação inadequada das pregas vocais, que compromete o fechamento glótico, o mecanismo de tosse e a pressão subglótica, imprescindíveis para a proteção das vias aéreas durante a deglutição e para clareamento de conteúdo alimentar ou saliva aspirados.

Técnicas cirúrgicas para corrigir a insuficiência glótica são denominadas fonocirurgias laringoplásticas. Pacientes neurocríticos, em sua maioria, não têm condições clínicas para procedimentos cirúrgicos mais agressivos. Dessa forma, uma solução temporária para tratar a imobilidade aguda da prega vocal é a injeção de material absorvível, que diminui o risco de aspiração e auxilia no retorno precoce à alimentação por via oral. O material (gordura, colágeno, gelfoam, ácido hialurônico, fáscia de músculo temporal) é injetado na prega vocal paralisada. Procedimento é realizado nos casos em que se espera uma recuperação funcional a curto ou médio prazo. Rápido, eficaz e pode ser realizado imediatamente após a instalação da paralisia.

Traqueostomia

A traqueostomia apresenta indicações precisas, tanto para quadros agudos quanto crônicos, como casos de intubação orotraqueal prolongada, comprometimento pulmonar grave, necessidade de suporte ventilatório prolongado, facilitar a higiene traqueobrônquica e promover, pela insuflação do balonete, uma barreira mecânica à entrada de secreções e alimentos na traqueia.

A indicação da traqueostomia como modalidade de tratamento cirúrgico para controle da disfagia é conceitualmente incorreta, uma vez que favorece a aspiração por conta da fixação mecânica do complexo laringotraqueal, compressão esofágica pelo balonete, desvio do fluxo aéreo da laringe com alteração de sensibilidade, perda do reflexo de fechamento glótico, redução da pressão subglótica e comprometimento da tosse. Muitos pacientes traqueostomizados apresentam melhora da deglutição com a simples decanulação.

O balonete insuflado previne parcialmente a penetração e a aspiração salivar. Mesmo os modelos mais modernos de tubos de traqueostomia não previnem adequadamente a aspiração por longos períodos, o que se relaciona à movimentação cervical contra ele.

Além disso, o uso prolongado pode provocar traqueomalácia, estenose subglótica, fístula tráqueo-esofágica e compressão esofágica. A secreção salivar retida acima do balonete pode apresentar vazamento, principalmente nos períodos de desinsuflação ou relacionados à movimentação cervical contra o balonete. Quando disponível, o modelo de cânula com aspiração suprabalonete pode diminuir a aspiração de saliva nesses pacientes. A adaptação da válvula de fonação, quando possível, auxilia na reabilitação e restabelecimento do fluxo aéreo para a laringe.

→ Considerações finais

Disfagia é um sintoma frequente na prática clínica de pacientes críticos em UTI. Apresenta impacto em termos de saúde pública, por prolongar o tempo de internação e provocar piora da qualidade de via do paciente,

Está relacionada a quadro clínico e métodos diagnósticos bem estabelecidos. É imprescindível saber reconhecer tais sinais e sintomas, diagnosticar as principais causas e tratá-las precoce e adequadamente.

BIBLIOGRAFIA

6. Ambika RS, Datta B, Manjula BV, Warawantkar UV, Thomas AM. Fiberoptic endoscopic evaluation of swallow (FEES) in intensive care unit patients post extubation. Indian J Otolaryngol Head Neck Surg. 2019;71(2):266-70.

7. Brodsky MB, Levy MJ, Jedlanek E, Pandian V, Blackford B, Price C et al. Laryngeal injury and upper airway symptoms after oral endotracheal intubation with mechanical ventilation during critical care: a systematic review. Crit Care Med. 2018;46(12):2010-201.

8. Brodsky MB, Pandian V, Needham DM. Post-extubation dysphagia: a problem needing multidisciplinary efforts. Intensive Care Med. 2020;46(1):93-6.

9. Cedborg AIH, Sundman E, Bodén K, Hedström HW, Kuylenstierna R, Ekberg O et al. Effects of morphine and midazolam on pharyngeal function, airway protection, and coordination of breathing and swallowing in healthy adults. Anesthesiology. 2015;122(6):1253-67.

10. Etges CL, Scheeren B, Gomes E, Barbosa LDR. Screening tools for dysphagia: a systematic review. Codas. 2014;26(5):343-9.

11. Lindeman RC. Diverting the paralyzed larynx: a reversible procedure for intractable aspiration. Laryngoscope. 1975;85(1):157-80.

12. Muhle P, Konert K, Suntrup-Krueger S, Claus I, Labeit B, Ogawa M et al. Oropharyngeal dysphagia and impaired motility of the upper gastrointestinal tract-is there a clinical link in neurocritical care? Nutrients. 2021;13(11):3879.

13. Pacheco-Castilho AC, de Martini Vanin G, Reichardt B, Miranda RPC, Norberto AMQ, Braga MC et al. Translation and validation of the TOR-BSST© into Brazilian Portuguese for adults with stroke. Dysphagia. 2021;36(4):533-40.

14. Pena AH, Cahill AM, Gonzalez L, Baskin KM, Kim H, Towbin RB. Botulinum toxin A injection of salivary glands in children with drooling and chronic aspiration. J Vasc Interv Radiol. 2009;20(3):368-73.

15. Rodrigues KA, Machado FR, Chiari BM, Rosseti HB, Lorenzon P, Gonçalves MIR. Reabilitação da deglutição em pacientes traqueostomizados disfágicos sob ventilação mecânica em unidades de terapia intensiva: um estudo de factibilidade. Revista brasileira de terapia intensiva. 2015;27(1).

16. Santoro PP, Furia CL, Forte AP, Lemos EM, Garcia RID, Tavares RA, Imamura R. Otolaryngology and speech therapy evaluation in the assessment of oropharyngeal dysphagia: a combined protocol proposal. Braz J Otorhinolaryngol. 2011;72(2):201-13.

17. Santoro PP, Lemos EM, Garcia RID. Tratamento medicamentoso. In: Dedivits RA, Santoro PP, Arakawa-Sugueno L (Org.). Manual prático de disfagia: diagnóstico e tratamento. 1. ed. Rio de Janeiro: Revinter; 2017:309-20.

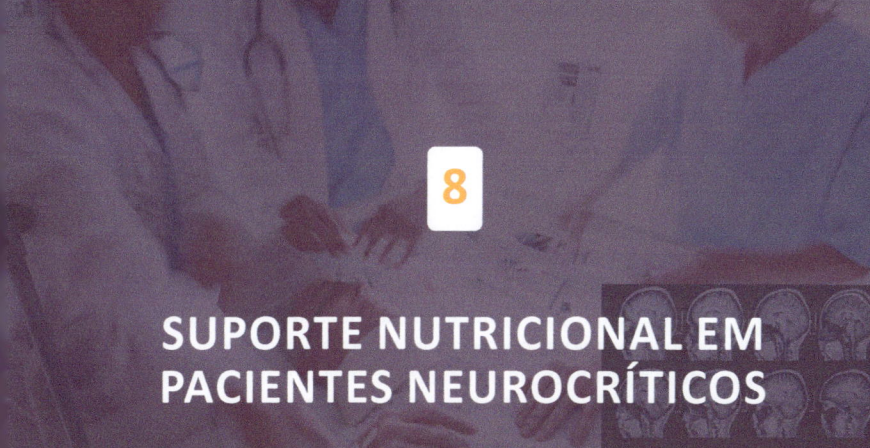

8

SUPORTE NUTRICIONAL EM PACIENTES NEUROCRÍTICOS

Isabelle Guerreiro Machado ▪ Flavia Julie do Amaral Pfeilsticker

→ Introdução

O paciente neurocrítico, assim como todo paciente grave, tem uma demanda nutricional diferenciada. Isso se deve à maior incidência de desnutrição, inapetência, disfagia, gastroparesia e jejum prolongado nessa população. Esse cenário é marcado pelo alto risco nutricional, em que há predomínio do hipercatabolismo, secundário à inflamação e ao aumento dos hormônios de estresse. Nesse contexto, garantir uma terapia nutricional adequada é um desafio na rotina do intensivista.

Estima-se que o gasto energético em repouso dos pacientes neurocríticos se aproxima de 200% das necessidades habituais durante as primeiras 2 a 4 semanas após a lesão cerebral. Além disso, as demandas metabólicas podem variar ao longo da internação, a depender do tratamento instituído. Condutas específicas nessa população podem influenciar o metabolismo energético, incluindo o uso de barbitúricos, sedativos e controle direcionado de temperatura.

O principal objetivo da terapia nutricional nessa situação é identificar precocemente o risco nutricional, bem como prevenir e tratar a desnutrição e complicações relacionadas. Pacientes desnutridos apresentam maior incidência de infecções, dificuldades de desmame ventilatório, tetraparesia do doente crítico, entre outras, o que comprovadamente está associado ao aumento na morbimortalidade.

➡ Conceitos

Em indivíduos saudáveis, o pâncreas diminui a produção de insulina e passa a secretar glucagon durante o jejum, buscando mecanismos alternativos para obtenção de energia. Inicialmente, são utilizadas as limitadas reservas hepáticas de glicogênio e, posteriormente, é desencadeado o processo de neoglicogênese para obtenção de energia. Isso ocorre às custas da lipólise no tecido adiposo para a obtenção de ácidos graxos e proteólise da massa muscular para obtenção de aminoácidos (Figura 8.1).

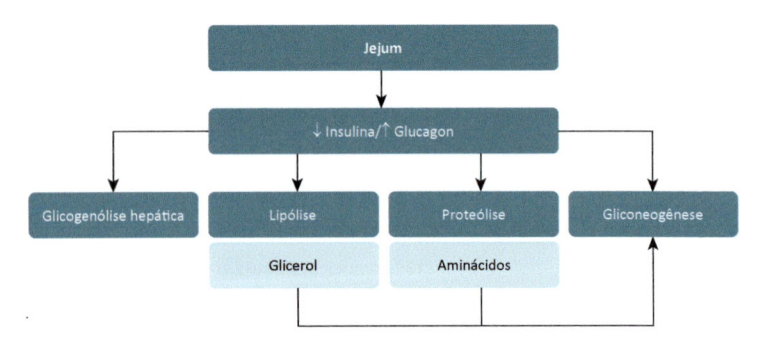

■ Figura 8.1 – Resposta metabólica ao jejum em indivíduos saudáveis.

Fonte: Adaptada de TENUTI AMIB .

O cérebro humano consome cerca de 20% do oxigênio total e 25% do total de glicose disponível no organismo, sendo que os estoques de glicogênio são limitados no sistema nervoso central (SNC). Essa situação fisiológica torna o cérebro dependente de suprimento sanguíneo constante, recebendo quase um quinto do débito cardíaco.

A glicose é o substrato principal no cérebro adulto normal, e sua captação pelos neurônios é mediada por um grupo de proteínas que transportam a glicose do sangue para as células do SNC. Esse processo ocorre via difusão facilitada, utilizando proteínas transportadoras (GLUT). O GLUT1 é encontrado em altas concentrações nas hemácias e nas junções estreitas da barreira hematoencefálica. O GLUT3 é encontrado isolado em altas concentrações dentro dos neurônios, nos quais demonstra o menor valor de km (concentração na qual 50% da capacidade de transporte é utilizada) e a maior taxa de rotatividade. Isso garante a absorção adequada de glicose nos neurônios, pois a concentração de glicose no cérebro e no líquor é significativamente menor do que no sangue. Tanto o GLUT1 quanto o GLUT3 são expressos constitutivamente e não dependem da insulina para translocação para a membrana celular, ao contrário do GLUT4, que é expresso no tecido muscular e hepático (Figura 8.2).

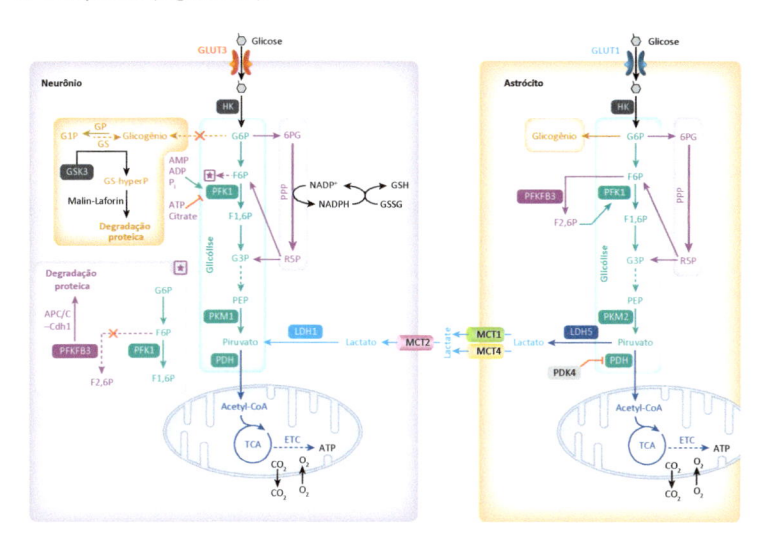

■ Figura 8.2 – Vias metabólicas de utilização de glicose em neurônios e astrócitos.

Acetyl-CoA: acetil coenzima A; ATP: adenosina trifosfato; ETC: TCA .
Fonte: Adaptada de Camandola e Mattson, 2017.

Em jejum, cenário no qual a disponibilidade de glicose é limitada e com oxigenação adequada, o cérebro tem a capacidade de metabolizar uma série de outros substratos energéticos. Esses substratos incluem corpos cetônicos, lactato, glicerol e aminoácidos. O lactato, o piruvato e os corpos cetônicos são substratos não glicolíticos e, juntos, tornam-se monocarboxilatos, além do acetoacetato e b-hidroxibutirato. O lactato é um substrato energético preferido para períodos de intensa atividade neuronal. A atividade neuronal libera glutamato que, por sua vez, ativa a glicólise astrocítica levando à produção de lactato, que posteriormente serve como fonte de energia para os neurônios. O lactato produzido pelo aumento da glicólise não deve ser confundido com o lactato produzido pela hipóxia.

→ Fisiopatologia do metabolismo energético

O paciente neurocrítico apresenta a chamada síndrome da resposta inflamatória sistêmica (SIRS), na qual ocorre grande liberação de hormônios contra-regulatórios, hormônios contra-insulínicos e uma série de citocinas inflamatórias. Essa resposta evolui de maneira bimodal, sendo as fases nomeadas com os termos "Ebb" e *"Flow"* por Sir David Cuthbertson, em 1942. Inicialmente, após o evento crítico (primeiras 12 a 24 horas) ocorre um estado de hipoperfusão tecidual, vasoconstrição e diminuição do metabolismo (fase Ebb). Após a ressuscitação volêmica, com a restauração da disponibilidade de oxigênio e de substratos metabólicos, instala-se a fase catabólica (fase *Flow*), com pico em 3 a 5 dias e duração de cerca de 7 a 10 dias. Esta última fase caracteriza-se pelo aumento do gasto energético basal, do consumo de oxigênio e do débito cardíaco, assim como da produção de gás carbônico (Figura 8.3).

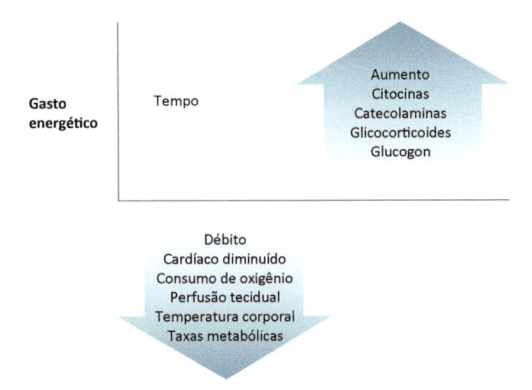

🔳 Figura 8.3 – Resposta metabólica bimodal.

Fonte: Adaptada de Journal of Neuroanaesthesiology and Critical Care, 2015 .

Na fase *Flow*, há descarga de citocinas de forma abrupta na circulação. Concomitantemente, há estimulação do sistema nervoso autônomo, levando à liberação de hormônios catabólicos, como adrenalina, e estimulação do eixo hipotálamo-hipófise-suprarrenal com secreção de hormônio do crescimento (GH) e cortisol. O pâncreas libera insulina, mas, ao mesmo tempo, libera níveis elevados de glucagon, que estimula a produção hepática de triglicérides, inibe a cetogênese e promove o catabolismo muscular. Somado a esse cenário, há uma exacerbação da resistência periférica à insulina com mobilização de reservas de carboidratos e gorduras, fazendo com que o processo de neoglicogênese sofra predileção para o consumo de massa muscular. A proteólise é importante para atender às demandas energéticas, usando os aminoácidos (notadamente a alanina e a glutamina) como substrato para a gliconeogênese hepática.

A hipóxia resulta em glicólise anaeróbia e utilização da via das pentoses, gerando altos níveis de lactato e de radicais livres de oxigênio, como superóxido e peróxido de hidrogênio, que contribuem para a disfunção mitocondrial. Há menor produção e consumo de adenosina trifosfato (ATP), bem como menor consumo e extração de oxigênio da circulação. Esse estado de "hipóxia citopática" se traduz clinicamente por meio das disfunções orgânicas (Figura 8.4).

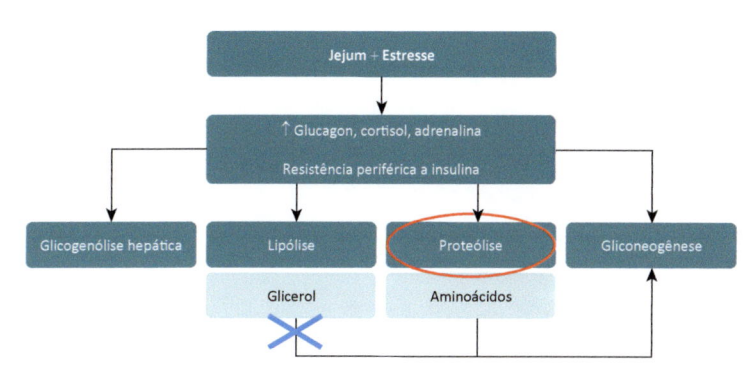

■ Figura 8.4 – Resposta metabólica ao estresse.

Fonte: Adaptada de AMIB .

→ Triagem nutricional

A Sociedade Brasileira de Nutrição Parenteral e Enteral (Braspen) recomenda a realização da triagem nutricional em até 48 horas após a admissão hospitalar. Existem diversas ferramentas para a triagem nutricional do paciente hospitalizado e elas geralmente utilizam parâmetros relacionados à deterioração do estado nutricional (perda ponderal recente, baixo índice de massa corporal, alteração da ingestão alimentar). Duas ferramentas de uso habitual na Unidade de Terapia Intensiva (UTI) são: o Nutric *Score* e a Triagem de Risco Nutricional-2002 (NRS-2002), pois contemplam a avaliação de gravidade da doença.

O Nutric permite uma análise mais acurada da gravidade, pois incorpora um conjunto de índices prognósticos em UTI: o *Acute Physiologyand Chronic Health Evaluation II* (Apache II) e o *Sepsis-Related Organ Failure Assessment* (Sofa). A NRS-2002 utiliza-se apenas do ponto de corte de Apache II > 10 para determinar a gravidade máxima, o que reflete uma interpretação limitada, pois, além de estar em desuso, corresponde a apenas 80% dessa população. (Tabelas 8.1 a 8.4).

■ Tabela 8.1 – Nutric

Parâmetros	Intervalo	Pontuação
Idade	< 50	0
	50 a < 75	1
	≥ 75	2
Apache II	< 15	0
	< 15 a < 20	1
	20 a 28	2
	≥ 28	3
SOFA	< 6	0
	6 a < 10	1
	≥ 10	2
Nº de comorbilidades	0 a 1	0
	≥ 2	1
Dias de internação antes da admissão na UTI	0 a < 1	0
	≥ 1	1
IL-6	0 a < 400	0
	≥ 400	1

Fonte: Adaptada de Heyland *et al.*, 2011.

■ Tabela 8.2 – Sistema de pontuação Nutric Score: IL-6 disponível

Pontuação	Categoria	Explicação
6 a 10	Pontuação alta	Associado a piores resultados clínicos (mortalidade, ventilação) Esses doentes têm maior probabilidade de beneficiar de uma terapia nutricional agressiva
0 a 5	Pontuação baixa	Esses doentes apresentam baixo risco nutricional

Fonte: Adaptada de Heyland *et al.*, 2011.

■ Tabela 8.3 – Sistema de pontuação Nutric Score: IL-6 indisponível*

5 a 9	Pontuação alta	Associado a piores resultados clínicos (mortalidade, ventilação) Esses doentes têm maior probabilidade de beneficiar de uma terapia nutricional agressiva
0 a 4	Pontuação baixa	Esses doentes apresentam baixo risco nutricional

*É aceitável não incluir IL-6 quando não é utilizada por rotina; foi demonstrado ter um valor muito baixo na predição global da pontuação Nutric *Score*.

Apache II: Acute Physiologyand Chronic Health Evaluation II; *IL-6*: *interleucina-6*; *SOFA*: *Sepsis-Related Organ Failure Assessment*.

Fonte: Adaptada de Heyland *et al.*, 2011.

Outra ferramenta é a calorimetria indireta (CI), padrão-ouro para determinar as necessidades energéticas na população criticamente doente. A CI usa a quantidade de oxigênio e dióxido de carbono consumidos para fornecer uma medida do gasto energético em repouso, que é então extrapolada ao longo de um período de 24 horas. A CI é vantajosa porque não é invasiva, ao mesmo tempo em que fornece informações em tempo real sobre os requisitos de energia em circunstâncias em que as equações para prever o gasto energético não são confiáveis. O uso da CI pode ser desafiador nos casos de altas configurações de pressão positiva e oxigênio na ventilação mecânica, na terapia de substituição renal contínua e na oxigenação por membrana extracorpórea (ECMO). Além disso, tem custo elevado e requer treinamento adequado da equipe multiprofissional.

■ Tabela 8.4 – NRS-2002

Estado nutricional		Gravidade da doença (efeito do estresse metabólico no aumento das necessidades nutricionais)	
Ausente (Pontuação 0)	Estado nutricional normal	Ausente (Pontuação 0)	Necessidades nutricionais normais
Leve (Pontuação 1)*	Perda de peso > 5% em 3 meses ou; Ingestão alimentar abaixo de 50% a 75% da necessidade normal na semana anterior	Leve (Pontuação 1)*	Fratura de quadril; Pacientes crônicos com complicações aguda: cirrose, doença pulmonar obstrutiva crônica (DPOC); diabetes, câncer, hemodiálise crônica
Moderado (Pontuação 2)*	Perda de peso > 5% em 2 meses ou; IMS 18,5 a 20,5 + condição geral comprometida; ou Ingestão alimentar entre 25% e 60% da necessidade normal na semana anterior	Moderado (Pontuação 2*)	Cirurgia abdominal de grande porte; Acidente vascular cerebral (AVC); Pneumonia grave; Doenças malignas ematológicas (leucemias e linfomas)
Grave (Pontuação 3)*	Perda de peso > 5% em 1 mês (> 15% em 3 meses) ou; IMC < 18,5 + condição geral comprometida; ou Ingestão alimentar entre 0% e 25% da necessidade normal na semana anterior	Grave (Pontuação 3)*	Trauma craniano; Transplante de medula óssea; Pacientes em cuidados intensivos (Apache > 10)

Escore total = _____

Para calcular o escore total: A. Encontre o escore (de 0 a 3) para o estado nutricional e para a gravidade da doença (escolher apenas a variável de maior gravidade. B. Some os dois escores para obter o escore total. C. Se o paciente apresentar idade ≥ 70 anos, adicione 1 ponto ao escore total para ajustar a fragilidade dos idosos.

Pontuação ≥ 3: o paciente está em risco nutricional e a terapia nutricional deve ser iniciada.

Pontuação < 3: no momento, o paciente não apresenta risco nutricional e deve ser reavaliado semanalmente. Porém, se o paciente tiver indicação de cirurgia de grande porte, deve-se considerar terapia nutricional para evitar riscos associados.

Fonte: Elaborada pelos autores.

→ Terapia nutricional

O trato gastrointestinal (TGI) é a via preferencial. A via oral deve ser dedicada a pacientes menos graves, e suplementos orais devem ser indicados com intuito de otimizar a oferta proteico calórica. Nos pacientes críticos, a via enteral é preferencial, uma vez que a utilização do TGI é fundamental principalmente naqueles pacientes que evoluem com necessidade de intubação e ventilação mecânica. A nutrição parenteral (NP) fica reservada apenas para os casos de indisponibilidade do TGI, por intolerância gastrointestinal na primeira semana de internação, quando não conseguimos progredir com a dieta nesses pacientes, ou quando a nutrição enteral (NE) não conseguir atingir 60% das necessidades desses pacientes via TGI.

Para aqueles pacientes com alto risco nutricional, a NE precoce deve ser iniciada dentro de 24 a 48 horas após a admissão, desde que o paciente esteja hemodinâmica e metabolicamente compensado. O uso de vasopressores não é uma contraindicação absoluta ao início da terapia nutricional. Drogas vasoativas em doses baixas, estáveis ou em desmame, associadas a parâmetros de perfusão tecidual adequados são critérios permissivos. De acordo com a Braspen, recomenda-se iniciar com uma oferta energética mais baixa, cerca de 15 a 20 kcal/kg/dia e progredir para 25 a 30 kcal/kg/dia após o quarto dia de internação na UTI. Na disponibilidade de avaliação com CI, ofertar na fase inicial 70% do gasto energético aferido. Em relação à oferta proteica, a diretriz brasileira (Braspen) estabelece uma variação de 1,5 a 2,0 g/kg/dia, ao passo que a diretriz europeia (Espen) sugere valores na marca de 1,3 g/kg/dia.

A fórmula nutricional inicialmente recomendada na fase aguda da doença é a fórmula polimérica, isosmótica e hiperproteica (> 20% de proteína). Nos pacientes hemodinamicamente compensados, sugere-se iniciar a terapia nutricional enteral com fórmulas poliméricas sem fibras. Justifica-se evitar o uso de fibras, considerando que podem promover aumento da demanda metabólica intestinal e ocasionar isquemia não oclusiva por conta da vasoconstrição esplâncnica. As dietas oligoméricas ficam reservadas somente para os pacientes que apresentarem ao longo da internação alguma intolerância ou disfunção intestinal com necessidades especiais.

Quanto à posição ideal da sonda, não há evidência clara da superioridade do resultado da oferta de dieta com sonda de localização pós-pilórica sobre a gástrica no paciente grave em geral. Os *guidelines* sugerem a via pós-pilórica apenas em casos de alto risco de aspiração. Foi evidenciado em um ensaio clínico randomizado que, em pacientes com traumatismo cranioencefálico

(TCE) grave, a oferta pós-pilórica reduz a incidência global de pneumonia, assim como sua incidência tardia. Somado a isso, há melhor eficácia nutricional em razão de maior tolerância e, consequentemente, maior volume de nutrição recebido comparado à via gástrica. Nesse contexto, o *guideline* da Brain Trauma Foundation recomenda a posição pós-pilórica no TCE grave. Cabe ressaltar que, apesar de ser a via preferencial, o retardo no início da terapia nutricional para obtenção da via pós-pilórica não se justifica.

→ Transtornos gastrointestinais

A gastroparesia é um importante fator associado ao risco de desnutrição em doentes neurocríticos. Pacientes com essa condição apresentam maior dificuldade em receber suporte nutricional adequado. A gastroparesia é definida como esvaziamento gástrico retardado na ausência de obstrução mecânica, podendo ocorrer durante as primeiras duas semanas pós-trauma. Sua incidência no TCE varia em torno de 45% a 50% e está intimamente relacionada à gravidade do trauma e à presença de hipertensão intracraniana.

A função motora do estômago é regulada pelo sistema autônomo simpático e parassimpático, pelos neurotransmissores e, localmente, pelas próprias células da parede gástrica. O estômago é inervado por neurônios do sistema parassimpático (chegando ao estômago a partir dos nervos vagos) e do sistema simpático (com origem no plexo visceral). A membrana mucosa e a camada muscular lisa contêm numerosos receptores sensoriais, a partir dos quais os estímulos chegam ao tronco encefálico através do sistema autônomo. As fibras parassimpáticas, por meio da acetilcolina, aumentam a motilidade gástrica. As fibras simpáticas ao contrário inibem sua motilidade a partir da ação do óxido nítrico, da neurotensina, da substância P e da somatostatina. Além disso, a gastrina e a motilina, hormônios liberados pelas células endócrinas do trato gastrointestinal, aumentam a motilidade gástrica.

Fisiologicamente, o funcionamento motor do estômago é composto por um relaxamento ativo dos músculos lisos da porção proximal após uma refeição. Contrações peristálticas ocorrem no corpo e no antro para trituração máxima de alimentos e sua homogeneização com o suco gástrico, além de promover o esvaziamento gradual do antro por meio do piloro. Dessa maneira, ocorre a liberação de pequenas porções de alimentos triturados no duodeno. As células musculares lisas do fundo gástrico exibem um tônus constante em repouso. A distensão do estômago com alimentos desencadeia os reflexos do nervo vago, que diminuem ativamente o tônus dos músculos da parede gástrica na parte proximal e aumentam a complacência do estômago. O tônus constante do músculo esfíncter pilórico impede a entrada descontrolada de alimentos no duodeno. Durante a contração da parede gástrica, a maior parte do alimento permanece no estômago e apenas uma pequena quantidade (cerca de 3 mL a 4 mL) se move do esfíncter pilórico para o duodeno, o que promove o esmagamento completo e a mistura do conteúdo com o suco gástrico. A taxa de esvaziamento gástrico depende do volume e do tipo de alimento. A porção proximal da parede duodenal e a exposição dos receptores de membrana a íons de hidrogênio e ácidos graxos levam à inibição reflexa das contrações peristálticas. Isso leva ao aumento do tônus do esfíncter pilórico, o que retarda o esvaziamento gástrico.

No período interprandial, o estômago exibe uma atividade cíclica denominada complexo motor migratório (MMC), que é dividida em três fases. O período de repouso (fase I) é seguido pela fase de contrações inicialmente descoordenadas (fase II) e depois rítmicas (fase III) dos músculos da parede gástrica, o que permite o esvaziamento gástrico de resíduos alimentares não digeridos. Qualquer distúrbio ou ausência da fase III pode resultar em acúmulo de restos alimentares e distensão gástrica.

O mecanismo fisiopatológico da gastroparesia não é totalmente conhecido, porém se acredita que alterações na sinalização nervosa para o estômago possa ser um fator (p. ex., a supressão da atividade do nervo vago secundária a hipertensão intracraniana). Outros fatores que favorecem seu aparecimento são: inflamação, sepse, alterações hidroeletrolíticas (p. ex., hipocalemia, hipomagnesemia), hiperglicemia, medicamentos de uso frequente em doentes críticos (p. ex., opioides, furosemida, corticosteroides, entre outros), disfunção renal e hepática.

Em casos de gastroparesia, a Aspen e a Espen recomendam que a administração endovenosa de metoclopramida ou eritromicina deve ser considerada em pacientes com intolerância à NE. No entanto, recomenda-se que a eritromicina não seja administrada por mais de 3 ou 4 dias, pois a taquifilaxia também pode se tornar um problema durante a administração desse medicamento. Outra medida é o decúbito elevado de 30° a 40°, visto que, além de melhorar a tolerância, diminuiu risco de complicações, principalmente a pneumonia nosocomial.

BIBLIOGRAFIA

1. Abdelmalik PA, Dempsey S, Ziai W. Nutritional and bioenergetic considerations in critically ill patients with acute neurological injury. Neurocritical Care. 2017;27(2):276-86.

2. Acosta-Escribano J, Fernández-Vivas M, Grau Carmona T, Caturla-Such J, Garcia-Martinez M, Menendez-Mainer A et al. Gastric versus transpyloric feeding in severe traumatic brain injury: a prospective, randomized trial. Intensive Care Med. 2010;36(9):1532-9.

3. Camandola S, Mattson MP. Brain metabolism in health, aging, and neurodegeneration. The EMBO journal. 2017;36(11):1474-92.

4. Castro MG, Ribeiro PC, Souza IAO, Cunha HFR, Silva MHN, Rocha EEM et al. Diretriz brasileira de terapia nutricional no paciente grave. BRASPEN J. 2018;33(1):2-36.

5. Heyland DK, Dhaliwal R, Jiang X, Day AG. Identifying critically ill patients who benefit the most from nutrition therapy: the development and initial validation of a novel risk assessment tool. Crit Care. 2011;15(6):R268.

6. Journal of Neuroanaesthesiology and Critical Care. May-Aug 2015;2

7. McClave SA, Taylor BE, Martindale RG, Warren MM, Johnson DR, Braunschweig C et al. Guidelines for the provision and assessment of nutrition support therapy in the adult critically ill patient: Society of Critical Care Medicine (SCCM) and American Society for Parenteral and Enteral Nutrition (A.S.P.E.N.). JPEN J Parenter Enteral Nutr. 2016;40(2):159-211.

8. Ott L, Young B, Phillips R, McClain C, Adams L, Dempsey R et al. Altered gastric emptying in the head-injured patient: relationship to feeding intolerance. J Neurosurg. 1991;74(5):738-42.

9. Singer P, Blaser AR, Berger MM, Alhazzani W, Calder PC, Casaer MP et al. ESPEN guideline on clinical nutrition in the intensive care unit. Clin Nutr. 2019;38(1):48-79.

10. Stojek M, Jasiński T. Gastroparesis in the intensive care unit. Anaesthesiol Intensive Ther. 2021;n53(5):450-5.

11. Takahashi T. Mechanism of interdigestive migrating motor complex. J Neurogastroenterol Motil. 2012;18(3):246-57.

12. Tan M, Zhu J-C, Yin H-H. Enteral nutrition in patients with severe traumatic brain injury: reasons for intolerance and medical management. British Journal of Neurosurgery. 2011;25(1):2-8.

13. Tavarez T, Roehl K, Koffman L. Nutrition in the neurocritical care unit: a new frontier. Current Treatment Options in Neurology. 2021;23(5):1-16.

14. Franco Filho, J W. Curso de Terapia Nutricional em UTI (TENUTI). AMIB, 2023.

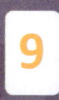

REABILITAÇÃO PRECOCE EM PACIENTES NEUROCRÍTICOS

Mônica Calazans Silva Cherpak ▪ Sônia Teresa Gaidzakian Akopian

→ Introdução

Os cuidados intensivos evoluíram sobremaneira nos últimos anos, e pacientes gravemente enfermos tem mortalidade cada vez menor. O desafio atual está na redução da morbidade e das sequelas relacionadas a esses eventos. O cuidado multidisciplinar com enfoque em reabilitação precoce tem se mostrado, cada vez mais, um caminho possível para ganho em qualidade de vida, diminuição de sequelas e disfunções relacionadas a doenças críticas. A reabilitação deve começar na unidade de terapia intensiva (UTI), com objetivo de minimizar os efeitos da imobilidade, do catabolismo muscular e da neuropatia do doente crítico, sendo que diversos estudos clínicos demonstraram segurança e viabilidade da reabilitação física nesse cenário.

A reabilitação é um conjunto de processos envolvendo múltiplas intervenções e especialidades, que visam recuperar funções prejudicadas por conta da condição de saúde do paciente. A reabilitação estabelece um programa de intervenções visando à redução dos enfraquecimentos, incapacidades e deficiências, sendo eles:

→ **Enfraquecimento:** anormalidade (física ou psicológica), decorrente do processo patológico ou lesão tecidual.

→ **Incapacidade:** qualquer restrição ou diminuição (resultante de enfraquecimento) da capacidade de executar uma tarefa ou atividade com a amplitude considerada normal para um ser humano.

→ **Deficiência:** resulta da interação da pessoa (portadora de enfraquecimento e incapacidade) com o meio ambiente imediato (físico, psicológico e social), impossibilitando o indivíduo de representar o papel considerado normal para ele.

Disfunções muito comuns no paciente crítico são perda de massa muscular (associada à fraqueza muscular), perda de condicionamento físico, dispneia, transtornos de humor, transtornos de sono e dor. No paciente neurocrítico estão presentes alguns desafios específicos relacionados às disfunções próprias de cada lesão neurológica. Vale lembrar que a mesma lesão pode afetar diferentes áreas do sistema nervoso central (SNC) e que, mesmo quando afeta as mesmas áreas, pode ter repercussões diferentes – por fatores relacionados à resposta ao evento e por fatores próprios de cada indivíduo (capacidade de adaptação, idade e condicionamento e histórico de saúde prévios).

A Medicina Física e Reabilitação/Fisiatria é a especialidade médica que tem por base a prevenção, o diagnóstico e o tratamento de disfunções relacionadas ao sistema nervoso e osteomioarticular, que podem produzir incapacidades permanentes ou temporárias. No ambiente de UTI, o papel do fisiatra está relacionado ao tratamento de incapacidades e, sobretudo, à sua prevenção. No paciente neurocrítico, habitualmente a determinação prognóstica demanda algum tempo de evolução e o fisiatra deve atentar para quaisquer fatores que possam adicionar alguma disfunção futura. Prevenção de lesões por pressão, deformidades e dor devem estar no radar desse profissional, bem como de toda a equipe de reabilitação presente na UTI – o trabalho em equipe é fundamental para manutenção da qualidade de vida e do respeito à dignidade humana de cada paciente.

Infelizmente, em muitos hospitais ainda não dispomos de médico fisiatra inserido no ambiente de internação e nas UTIs. O intuito deste capítulo é servir de guia básico para que a equipe de saúde, mesmo na impossibilidade de consultar esse profissional, possa reconhecer fatores preditores de uma boa evolução funcional dos pacientes. O paciente neurocrítico tem muitas demandas de saúde, sendo difícil para muitas equipes multidisciplinares estabelecer metas de reabilitação precoces quando ainda há muitos desafios clínicos (infecções, disfunções orgânicas, presença de múltiplos dispositivos de assistência). Como médico e reabilitador, o fisiatra tem como premissa agregar qualidade de vida, sempre pesando riscos e benefícios em cada fase do adoecimento e da reabilitação do paciente.

A avaliação fisiátrica permite elencar os problemas médicos com impactos funcionais, para que, dessa forma, possa ser elaborado um programa de intervenção personalizado, que considere a situação clínica no momento da avaliação. São necessárias reavaliações periódicas, pois o *status* funcional muda de maneira recorrente nesses pacientes, bem como a necessidade de ajustes terapêuticos e de reabilitação.

No caso de pacientes graves, podemos considerar cinco categorias de intervenção:

→ Correção da atual incapacidade e prevenção de incapacidades adicionais.

→ Melhora dos sistemas afetados.

→ Melhora dos sistemas não afetados.

→ Modificação ambiental.

→ Intervenção psicológica/neuropsicológica.

→ Considerações gerais

Na fase aguda da doença, o paciente neurocrítico necessita de procedimentos que objetivam manutenção da vida e suporte às disfunções orgânicas, mas que também podem contribuir para o desenvolvimento de alterações físicas com potencial geração de incapacidades, como:

→ Necessidade de sedação, que pode acentuar os efeitos do imobilismo.

→ Uso de via aérea alternativa, com ventilação assistida, que terão interferência, entre outros sistemas, na comunicação e deglutição.

→ Estado de catabolismo (dependendo da doença de base).

→ Repouso forçado, imobilidade.

→ Uso de medicações que podem provocar perda de massa muscular ou neuropatias.

→ Condições de instabilidade clínica podem alterar várias funções orgânicas (cardiovasculares, neurológicas), que, por si, já estão relacionadas à incapacidade futura.

Pacientes neurocríticos podem apresentar:

→ Instabilidade hemodinâmica;

→ Plegias agudas;

→ Alteração do nível de consciência;

→ Alteração de campo visual;

→ Isquemia cerebral que pode ser exacerbada quando em posição ortostática ou em atividade;

→ Dispositivos como derivações ventriculares externas ou de mensuração de PIC.

Após a estabilização clínica, o plano de reabilitação deve ser estabelecido o mais rapidamente possível, com a finalidade de prevenir complicações da imobilidade prolongada, recuperar precocemente os déficits e preparar o paciente e seus familiares para o processo de reabilitação após a alta. Entre outras ações, sugere-se:

→ **Intervenções precoces na fase aguda:** estimular posicionamento adequado e mobilização precoce.

→ **Programas individualizados:** respeitar fatores clínicos e culturais, idade do paciente, atentar para a funcionalidade prévia ao adoecimento e para as expectativas do paciente e familiares.

→ **Avaliações consistentes e periódicas em cada fase:** em cuidados neurointensivos, as mudanças são muito rápidas, e as metas e necessidades funcionais podem mudar constantemente.

→ **Presença de times multidisciplinares:** reabilitação para ter êxito necessita de um time coeso, com comunicação clara, respeitosa e atualizada.

→ **Uso de tecnologia assistiva:** para manejo de incapacidades e deficiências em cada fase do cuidado.

→ **Presença da família:** inclui esclarecimentos sobre o quadro, necessidades funcionais atuais, acolhimento e preparo da família para receber seu familiar, muitas vezes, em condição de saúde muito diversa da anterior ao adoecimento, orientações para adequação ambiental do lar a essa nova condição.

A presença da equipe multiprofissional permite o trabalho conjunto, com objetivos focados na funcionalidade do paciente, entre os quais:

→ Prevenção de deformidades;

→ Mobilização e posicionamento adequados;

→ Estabelecimento de rotina de atividades;

→ Resgate de dados de memória do paciente;

→ Uso de tecnologia assistiva;

→ Treino conjunto de linguagem e função manual;

→ Uso de dispositivos para facilitar a comunicação:

  → *Tablets* ou celulares;

  → Computador.

→ Acionadores com utilização de movimentação ocular.

→ Neuropatia/miopatia do doente crítico

→ A doença crítica pode frequentemente resultar em mio/neuropatia do doente crítico, além de alterações cognitivas, resultando em qualidade de vida comprometida entre os sobreviventes.

→ Por conta da combinação de atrofia muscular e inflamação sistêmica, há perda de massa muscular, resultando em fraqueza e perda de capacidade motora.

→ Pode resultar em maior duração da ventilação mecânica, maior incidência de fenômenos trombóticos e maior dependência de drogas vasopressoras.

→ Imobilidade presente entre 25% e 50% dos doentes.

→ Não há evidências robustas que indiquem uma maneira exata de prevenção ou tratamento da neuromiopatia, entretanto, o reconhecimento dos fatores de risco é útil para que se inicie um plano de reabilitação precoce, que pode auxiliar o desmame ventilatório e a diminuição das sequelas neurológicas e osteomioarticulares.

⊕ Mobilização precoce em neurorreabilitação

A mobilização precoce tem algumas premissas no ambiente de UTI geral:

→ Ajuda a diminuir tempo de internação na UTI e tempo total de internação hospitalar;

→ É um dos fatores modificáveis no tratamento dos pacientes críticos;

→ Prepara-os para os próximos passos na sua reabilitação;

→ Previne *delirium* e sequelas de imobilidade;

→ É bem tolerada, mesmo em pacientes intubados.

Em pacientes neurocríticos, há riscos potenciais que precisam ser levados em consideração, e faltam estudos mais robustos para determinar o melhor momento para a mobilização precoce em cada condição neurocrítica. Com relação a populações específicas, são recomendações a serem consideradas:

→ **Acidente vascular cerebral (AVC) isquêmico:** mobilizar após 24 horas; é importante manter boa perfusão cerebral e, portanto, deve-se monitorar a pressão arterial e evitar mobilização enquanto se titula vasopressores.

→ **Hemorragia subaracnoidea (HSA):** mobilizar em 24 a 48 horas após o aneurisma rompido estar estabilizado; assegurar segurança da derivação ventricular externa.

→ **Hemorragia intracraniana (AVCH):** mobilizar após 24 horas do evento, com atenção para elevações em pressão arterial.

→ **Trauma raquimedular (TRM):** 24 horas após a estabilização espinhal (artrodese); atenção para hipotensão postural, evitar mobilização durante titulação de drogas vasoativas.

→ **Traumatismo cranioencefálico (TCE):** mobilizar após 24 horas de estabilização das hemorragias, com atenção para a elevação de pressão intracraniana.

⊕ Espasticidade

→ É o aumento – velocidade dependente – do tônus muscular, secundário à hiperexcitabilidade do reflexo de estiramento (que, além do aumento de tônus, gera exacerbação de reflexos profundos).

→ Sinal muito comum em lesões neurológicas com comprometimento do neurônio motor superior (AVC, TCE, lesão medular, tumores, paralisia cerebral, doenças degenerativas e desmielinizantes).

→ Pode promover deformidades, dor e pior desempenho funcional (perde-se o equilíbrio entre musculaturas agonistas e antagonistas, dificultando execução do movimento para alimentação e marcha, por exemplo).

→ Dificulta posicionamento adequado no leito, em poltrona, cadeira de rodas e órteses.

→ O diagnóstico é clínico (exame físico) e a **Escala de Ashworth** é uma das mais usadas é uma das mais usadas para graduar espasticidade.

▣ Quadro 9.1 – Escala de Ashworth modificada

Graus	Descrição
0	Sem aumento do tônus muscular
1	Ligeiro aumento do tônus do músculo, que se manifesta por uma resistência mínima no final ou no início do arco de movimento, quando a parte afetada(s) é movida em flexão ou extensão
1+	Aumento do tônus muscular em menos da metade do arco do movimento
2	Aumento do tônus muscular em mais da metade do arco do movimento
3	Aumento considerável do tônus muscular, partes em flexão ou extensão, o movimento passivo difícil
4	Partes afetadas rígidas – em flexão ou extensão (contraturas)

Fonte: Elaborado pelos autores.

Tratamento multimodal

→ Mobilização no leito, posicionamento adequado (evitar posturas viciosas, p. ex., manter pés bem-posicionados no leito, evitando postura em equino ou pés caídos).

→ Terapias motoras (fisioterapia, terapia ocupacional).

→ Uso de órteses – tão precoce quanto possível, sob molde sempre que houver disponibilidade. Para o paciente acamado, o uso de órteses temporárias pode ajudar (p. ex., em talafix, calhas anteriores em membros inferiores). Evitar uso de dispositivos que favoreçam as posturas espásticas (p. ex., evitar bolinhas para o paciente que tem rigidez em flexão de punho e dedos, bem como de rolinhos que também favorecem reflexo de preensão – tais dispositivos só favorecem a postura em flexão e fortalecem musculaturas que já predominam sobre suas antagonistas).

Tratamento medicamentoso

O Quadro 9.2 contém os medicamentos mais comumente utilizados como adjuvantes do manejo da espasticidade em pacientes neurocríticos.

■ Quadro 9.2 – Manejo medicamentoso da espasticidade

Baclofeno	Medicação mais comumente usada por via oral. Parece ser mais efetivo em espasticidade de origem espinhal (lesão medular e esclerose múltipla). Pode diminuir limiar convulsivo, usar com cautela em pacientes com risco de convulsões
Tizanidina	Opção oral, pode ser droga de escolha em intolerância ou limitação ao uso de baclofeno, boa opção quando predomina espasticidade em membros superiores. Ativa nos níveis espinhal (inibição de aminoácidos excitatórios e substância P) e supraespinhal (inibe atividade no lócus céruleos) Atenção: sonolência em 15% a 20% dos pacientes
Benzodiazepínicos	Atentar para sonolência residual, aumento do risco de quedas e possibilidade de aumentar sialorreia
Dantrolene	Específico para uso periférico/musculoesquelético
Clonidina	Efeito antiespástico (inibição das aferências sensitivas, o mesmo mecanismo de ação é associado à sua ação no controle da dor)
Gabapentina	Efeito adicional como moduladora de dor

Fonte: Elaborado pelo autores.

Procedimentos

→ **Aplicação de toxina botulínica:** também conhecida como neurólise focal ou bloqueio químico. Aplicada nas musculaturas espásticas, hiperativas. É importante para manejo da espasticidade focal. Nos casos de espasticidade precoce em ambiente de UTI, seu uso tem sido preconizado cada vez mais cedo.

→ **Neurólise com fenol 5%:** utilizada em nervos motores, efeito imediato, tem baixo custo, entretanto, é um procedimento que gera mais desconforto/dor (pode ser feito sob sedação) e necessita de um eletroestimulador de nervos periféricos para sua execução. Sua utilização em nervos mistos deve ser evitada ou feita com cautela, pois pode gerar disestesia na área de distribuição do nervo.

→ **Bomba de baclofeno (intratecal):** opção para pacientes com espasticidade grave e que respondem ao baclofeno oral.

→ **Intervenções:** rizotomia dorsal seletiva, estimulação medular e neurotomia periférica dependem de avaliação por equipe de neurocirurgia funcional especializada.

Espasticidade como aliada do paciente – efeitos positivos

A espasticidade nem sempre é deletéria para o paciente com lesão neurológica, pois o aumento do tônus pode ajudar em situações específicas:

→ Pode substituir a força: permitindo ficar de pé, andar, apreender objetos;

→ Pode melhorar a circulação (principalmente quando associada aos automatismos): prevenção de edemas e úlceras por pressão;

→ Pode reduzir o risco de osteoporose.

Prescrição de órteses

O principal ponto é reconhecer a demanda: pacientes com posturas flácidas ou espásticas podem se beneficiar do uso de órteses.

→ Pacientes flácidos podem fazer contraturas apenas pelo imobilismo relacionado ao posicionamento vicioso.

→ Pacientes espásticos têm mais chance de evoluír com contraturas/deformidades pelo componente de espasticidade, além do imobilismo.

→ Podem ser prescritos dispositivos para membros superiores e inferiores.

→ Nos membros inferiores, há risco adicional de úlceras por pressão quando o paciente fica muito tempo acamado. Nesses casos, o uso de órteses em talafix é indicado, para proporcionar acolchoamento e possibilidade de adaptação do tamanho da órtese. No nosso serviço, usamos órteses provisórias em talafix principalmente para membros inferiores e pelo período em que o paciente fica no leito (Figuras 9.1 e 9.2); tão logo se inicia a sedestação ou o ortostatismo, órteses mais estruturadas são indicadas para melhor posicionamento articular e para permitir descarga de peso sempre que possível.

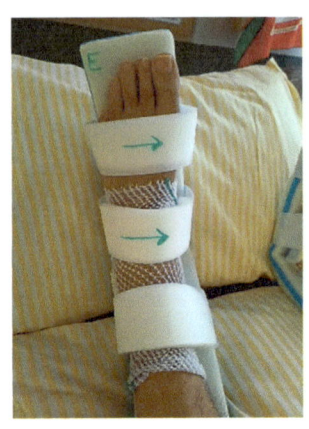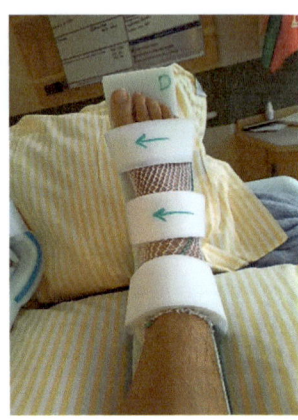

■ Figura 9.1 – Órteses em talafix.

Fonte: Acervo pessoal dos autores.

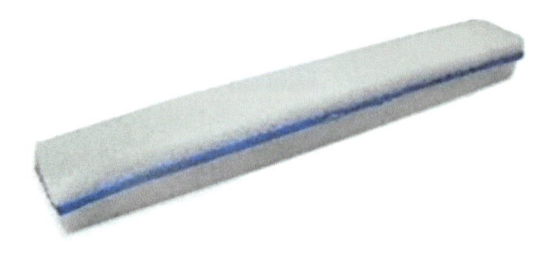

■ Figura 9.2 – Talafix é um material com hastes metálicas internas, acolchoado com material em espuma. Muito utilizado também em resgates para fazer imobilizações.

Fonte: Acervo pessoal dos autores.

Órteses de membros inferiores podem ter estrutura mais delgada, como no caso das órteses suropodálicas semirrígidas, também conhecidas como Mola de Codivilla (Figura 9.3). Estão indicadas para pacientes com pés flácidos/caídos ou espasticidade muito leve (evitam que o paciente realize estepagem do pé na tentativa de marcha nos pés flácidos e seguram a espasticidade leve no pé espástico, em equino).

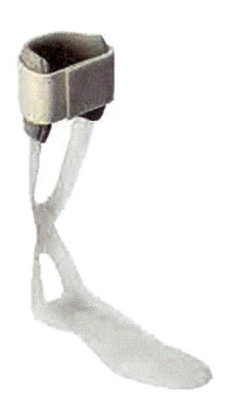

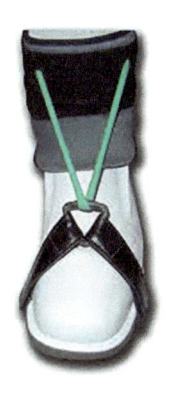

◼ Figura 9.3 – Órtese semi-rígida.

Fonte: Acervo pessoal dos autores.

◼ Figura 9.4 – Tira de Stuss.

Fonte: Acervo pessoal dos autores.

Pacientes que têm esboço de dorsiflexão para marcha se beneficiam de uma estrutura/órtese que utiliza inércia para compor o movimento. Essa estrutura funciona como um elástico que prende um componente no calçado e outro no tornozelo, e quando o paciente faz a iniciativa de dorsiflexão, a estrutura elástica compõe o final de movimento. Essa órtese é a conhecida tira de Stuss (Figura 9.4). Para pacientes com dorsiflexão incompleta, existe uma neuroprótese (Walkaide®), que funciona como um estimulador elétrico para a musculatura de dorsiflexão no momento da marcha (Figura 9.5).

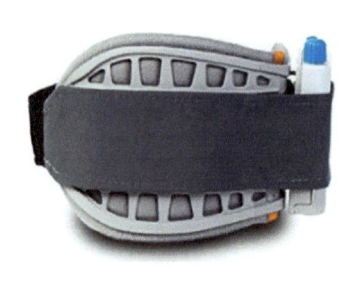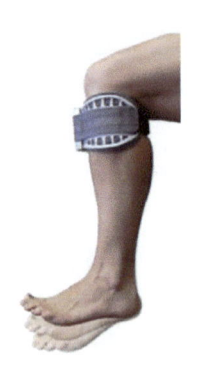

■ Figura 9.5 – Walkaide®.

Fonte: Acervo pessoal dos autores.

Na fase aguda das doenças neurocríticas, quando não há definição do prognóstico funcional, as órteses sob molde devem ser bem avaliadas, para que não percam sua utilização precocemente, com gasto desnecessário de recursos. Muitas vezes, um paciente que inicialmente necessitava de uma órtese com tornozelo fixo (p. ex., 90°) pode evoluir com necessidade de órtese articulada, por exemplo. Entretanto, quando o risco de deformidade por espasticidade grave se faz presente, o uso precoce de órteses suropodálicas sob molde se torna mais urgente (Figuras 9.6 e 9.7).

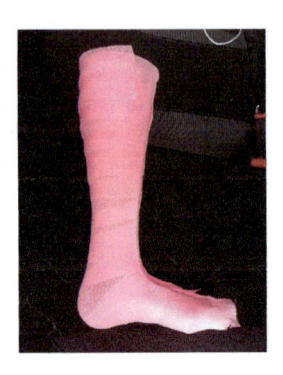

■ Figura 9.6 – Molde de órtese.

Fonte: Acervo pessoal dos autores.

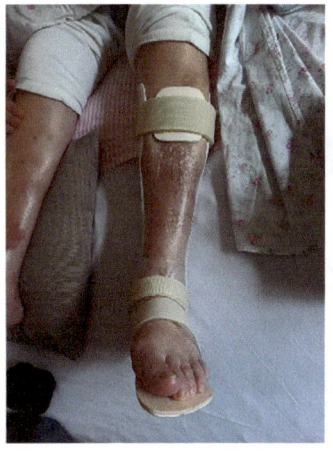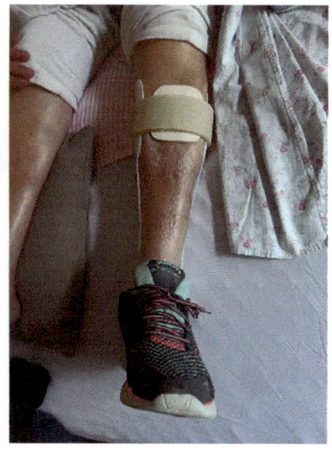

■ Figura 9.7 – Órtese suropodálica sob molde.

Fonte: Acervo pessoal dos autores.

Para membros superiores, no geral, já podemos solicitar órteses sob molde, pois a sua prescrição muda pouco com as fases de reabilitação – diferentemente das órteses de membro inferior. Existem órteses pré-moldadas/prontas para membros superiores que, apesar de não serem ideais, podem ajudar no posicionamento, principalmente em serviços em que não há possibilidade de confecção individual e em que o paciente já apresenta tendência a contraturas em flexão de punho e dedos, por exemplo (Figura 9.8).

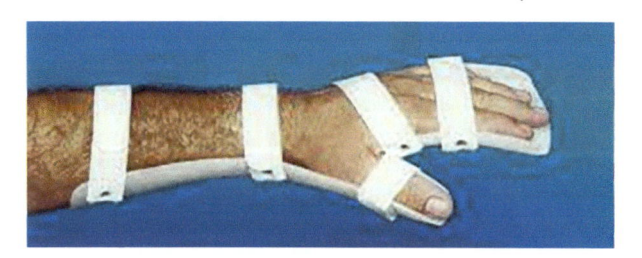

■ Figura 9.8 – Órtese pré-moldada de membro superior.

Fonte: Acervo pessoal dos autores.

O tempo de uso sofre variações de acordo com os protocolos de cada serviço, mas, em geral, inicia-se 30 minutos por dia e vai se ampliando o uso para 2 horas por período.

Após retirada das órteses, sempre se deve observar se ficou algum ponto de pressão. É comum que fiquem marcas na pele após o seu uso, mas, em geral, devem desaparecer após 15 minutos de uso. Marcas na pele que permaneçam por tempo superior a 15 minutos devem chamar atenção para lesões por pressão, e a órtese de ser reajustada (em geral, elas são confeccionadas em material termomoldável, justamente para permitir ajustes) para eliminar os pontos de pressão.

BIBLIOGRAFIA

1. Corner EJ, Murray EJ, Brett SJ. Qualitative, grounded theory exploration of patients experience of early mobilisation, rehabilitation, and recovery after critical illness. BMJ Open. 2019;9(2):e026348.

2. Jones C, Skirrow P, Griffiths RD, Humphris GH, Ingleby S, Eddleston J et al. Rehabilitation after critical illness: a randomized, controlled trial. Crit Care Med. 2003;31(10):2456-61.

3. Mehrholz J, Pohl M, Kugler J, Burridge J, Mückel S, Elsner B. Physical rehabilitation for critical illness myopathy and neuropathy. Cochrane Database of Systematic Reviews. John Wiley and Sons Ltd; 2015.

4. Menges D, Seiler B, Tomonaga Y, Schwenkglenks M, Puhan MA, Yebyo HG. Systematic early versus late mobilization or standard early mobilization in mechanically ventilated adult ICU patients: systematic review and meta-analysis. Crit Care. 2021;25(1):16.

5. Brasil. Ministério da Saúde. Secretaria de Atenção à Saúde. Diretrizes de atenção à reabilitação da pessoa com traumatismo cranioencefálico. Brasília, DF: MS; 2015. Disponível em: https://bvsms.saude.gov.br/bvs/publicacoes/diretrizes_atencao_reabilitacao_pessoa_traumatisco_cranioencefalico.pdf. Acesso em: 1º dez. 2023.

6. Pauley E, Walsh TS, Griffith DM. Physical rehabilitation and critical illness. Anaesthesia & Intensive Care Medicine, 2021:22(11). Disponível em: https://www.researchgate.net/publication/354701484_Physical_rehabilitation_and_critical_illness. Acesso em: 1º dez. 2023.

7. Wang YT, Lang JK, Haines KJ, Skinner EH, Haines TP. Physical Rehabilitation in the ICU: A Systematic Review and Meta-Analysis. Crit Care Med. 2022;50(3):375-388.

8. Wu J, Vratsistas-Curto A, Shiner CT, Faux SG, Ian Harris, Poulos CJ. Can in-reach multidisciplinary rehabilitation in the acute ward improve outcomes for critical care survivors? A pilot randomized controlled trial. J Rehabil Med. 2019;51(8):598-606.

9. Zamora VEC, Cruz MR. Polineuromiopatia do paciente crítico: uma revisão da literatura. Revista Hospital Universitário Pedro Ernesto. 2013;12(3).

MONITORIZAÇÃO MULTIMODAL EM NEUROINTENSIVISMO

Paula R. Sanches

→ Definições

As lesões agudas graves do sistema nervoso central (SNC) promovem, em sua maioria, alteração do nível de consciência. O exame físico, principal recurso de monitorização neurológica, perde acurácia no paciente neurocrítico, seja pela gravidade do insulto primário, seja pelo efeito da sedação e demais drogas utilizadas para estabilização clínica. A tomada de decisão baseada puramente em variáveis clínicas pode retardar o diagnóstico de complicações e contribuir negativamente para o prognóstico funcional. Por outro lado, o avanço nas diversas tecnologias de monitorização neurológica precisa ser acompanhado de compreensão da fisiologia e da hemodinâmica encefálica, para evitar o mau uso e interpretação equivocada dos parâmetros monitorados.

A **monitorização multimodal** assimila múltiplas variáveis fisiológicas, extraídas de diferentes monitores, invasivos ou não, idealmente acoplados ao paciente de maneira contínua. Dados fisiológicos coletados em tempo real somam-se ao exame neurológico e são interpretados à luz da história natural dos processos neurológicos agudos, gerando informações para decisão à beira leito. São objetivos principais da multimodalidade:

→ Monitorizar pacientes em coma (Escala de Coma de Glasgow < 9) ou sedados, na fase aguda de lesões traumáticas do SNC (contusões intraparenquimatosas, hematomas subdurais, hematomas extradurais), hemorragias intracranianas espontâneas (AVCH) e hemorragia subaracnoideas aneurismáticas (HSA), na qual o exame neurológico é pouco acurado para detecção de piora clínica.

→ Monitorar, prevenir e tratar as cascatas de lesão cerebral secundária.

→ Detectar precocemente a deterioração neurológica, antes que ocorra um dano irreversível.

→ Individualizar o cuidado ao paciente neurocrítico, integrando dados fisiológicos aos dados do exame físico e de imagem.

→ Aumentar a acurácia da avaliação prognóstica.

→ Desenhar e implementar protocolos de monitorização neurológica em unidade de terapia intensiva (UTI).

→ Variáveis fisiológicas monitoradas

Os parâmetros fisiológicos passíveis de monitorização estão listados no Quadro 10.1. Monitores invasivos e não invasivos estão disponíveis, e apresentam acurácias variáveis em contextos clínicos específicos.

Monitorização da oferta de oxigênio cerebral

A adequação da oferta de oxigênio às necessidades metabólicas cerebrais é objetivo primordial do manejo do paciente neurocrítico. A baixa oferta de oxigênio resulta em déficit energético, culminando em falha dos mecanismos mantenedores da bomba sódio/potássio e perda do gradiente osmótico transmembrana. O resultado é influxo de cálcio, despolarização da membrana celular e liberação de glutamato para o espaço extracelular. Essa *cascata neurotóxica* pelo glutamato é observada nas células isquêmicas, e resulta em despolarização sustentada, disfunção mitocondrial e morte celular.

A avaliação da oxigenação cerebral representa, em última análise, uma estimativa do acoplamento entre demanda metabólica e fluxo sanguíneo cerebral (FSC). Deve ser utilizada para monitorar isquemia no cérebro sob risco, e deve ser interpretada em conjunto com parâmetros metabólicos. Aferições da oxigenação cerebral são possíveis com dois métodos invasivos – oximetria tissular cerebral ($PtiO_2$) e saturação de bulbo de jugular ($SjvO_2$) – e um método não invasivo – oximetria cerebral regional (ScO_2).

■ Quadro 10.1 – Parâmetros fisiológicos monitorados, dispositivos disponíveis e recomendações para uso em terapia intensiva neurológica

Variável monitorada	Dispositivo	Vantagens	Desvantagens	Recomendações para uso
Oferta de oxigênio cerebral	Oximetria tissular cerebral (PtiO$_2$)	▪ Reflete o produto do fluxo sanguíneo cerebral e a diferença arteriovenosa de oxigênio ▪ Baixo PtiO$_2$ (10 mmHg a 20 mmHg) demanda intervenção, pois está associado a pior prognóstico pós-TCE e HSA ▪ Pode ser utilizado para avaliação da autorregulação encefálica	▪ Invasivo, risco de 3% de sangramento intracraniano na inserção ▪ Medidas são regionais e interpretação depende de onde o probe é implantado ▪ Dependente de fatores sistêmicos como níveis de hemoglobina, débito cardíaco, PaO$_2$ e PCO$_2$	▪ Usar em pacientes com alto risco de isquemia cerebral ou hipóxia (TCE, HSA, AVCI)
	Oximetria regional (ScO$_2$)	▪ Não invasivo ▪ Estima a saturação média de oxigênio em um leito vascular misto arterial e venoso ▪ Pode ser utilizado para avaliação da autorregulação encefálica	▪ Valores são afetados pela concentração sérica de hemoglobina e bilirrubinas, além de espessura óssea e da pele local e volume de LCR imediatamente relacionada ao sensor ▪ Valores normais?	▪ Não validado para interpretação clínica e tomada de decisão, em razão de inacurácia. Deve ser utilizado para pesquisa clínica
	Saturação venosa de bulbo de Jugular (SvjO$_2$)	▪ Mede a oxigenação cerebral global ▪ Limite estimado para isquemia é SvjO$_2$ < 55%	▪ Invasivo, pode aumentar o risco de infecção de corrente sanguínea e trombose de jugular/ seio venoso ▪ Assimetria entre os hemisférios é comum mesmo na ausência de lesões agudas	▪ Deve ser usado com monitorização multimodal, pelo menos associado a um monitor de PIC

(Continua)

⬛ Quadro 10.1 – Parâmetros fisiológicos monitorados, dispositivos disponíveis e recomendações para uso em terapia intensiva neurológica (*Continuação*)

Variável monitorada	Dispositivo	Vantagens	Desvantagens	Recomendações para uso
FSC	Doppler transcraniano	• Alta acurácia para diagnóstico de vasoespasmo • Permite avaliação da autorregulação encefálica • Acurado e prático para avaliação de parada circulatória encefálica	• Avalia velocidades de fluxo sanguíneo e não pressões • 10% dos pacientes sem janela óssea • Dependente da experiência do executor	• Recurso de escolha para detecção precoce do vasoespasmo encefálico após HSA aneurismática (recomendação forte, evidência de alta qualidade)
Pressão intracraniana	Monitor de PIC	• A elevação sustentada (> 5 min) da PIC acima de 22 mmHg está associada a pior desfecho funcional • Além de medir a PIC, a DVE permite drenagem terapêutica de LCR • Permite avaliação da reatividade cerebrovascular	• Invasivo • Alto risco de infecção (até 22%) e sangramento (até 41%) dependente da localização e do cateter implantado • Estima um valor de pressão no compartimento no qual o monitor está implantado	• Deve ser indicado em pacientes com alto risco de HIC (recomendação forte, evidência de qualidade moderada)

		Vantagens	Desvantagens	Recomendação
Eletrofisiologia	EEGc	Pode identificar atividade epiléptica subclínica / Pode detectar isquemia cerebral tardia em pacientes comatosos com HSA aneurismática	Indisponibilidade / Custo elevado da monitorização contínua / Requer disponibilidade de técnicos e de neurofisiologistas para leitura / Padrões eletrográficos questionáveis quanto ao significado clínico	Deve ser utilizado em pacientes neurocríticos com alteração do nível de consciência persistente e inexplicada pela lesão primária do SNC (recomendação forte, baixa qualidade de evidência)
Metabolismo cerebral	Microdiálise cerebral	Permite avaliação dos componentes do fluido extracelular cerebral de hora em hora / Marcadores metabólicos extracelulares são preditores independentes do prognóstico após TCE grave	Invasivo / Medidas apenas localizadas dos marcadores metabólicos no fluido extracelular cerebral	Deve ser utilizado apenas em conjunto com indicadores clínicos e outras modalidades de monitorização para avaliação prognóstica e em pacientes com alto risco de isquemia, hipóxia ou falência energética do SNC (recomendação forte, porém baixa qualidade de evidência)

AVCI: acidente vascular cerebral isquêmico; DVE: derivação ventricular externa; EEGc: eletroencefalograma contínuo; FSC: fluxo sanguíneo cerebral; HIC: hipertensão intracraniana; HSA: hemorragia subaracnóidea aneurismática; LCR: líquido cefalorraquidiano; PIC: pressão intracraniana; NIRS: *Near-infrared spectroscopy*; PaO_2: pressão parcial de oxigênio arterial; PCO_2: pressão parcial de gás carbônico arterial; $PtiO_2$: oximetria tissular cerebral; ScO_2: oximetria cerebral regional; TCE: traumatismo crânio-encefálico.

Fonte: Adaptado de Le Roux P *et al.*, 2014.

→ **Oximetria tissular cerebral (PtiO₂):** é feita por meio da introdução de um cateter no parênquima cerebral e avalia a oferta de oxigênio *focal*. O cateter deve ser implantado em regiões de alto risco de isquemia, identificadas previamente por exames de imagem com perfusão (Figura 10.1). A PtiO₂ é o produto do FSC pela diferença arteriovenosa de oxigênio na região monitorada. Valores considerados normais são 25 mmHg a 35 mmHg. Na prática, valores de PtiO₂ de 15 a 25, < 15, < 10 e < 5 mmHg representam respectivamente isquemia moderada, crítica, severa e morte celular. PtiO₂ < 20 mmHg é considerada limite para considerar intervenção, ou seja, introdução de medidas clínicas para aumentar a oferta de oxigênio cerebral.

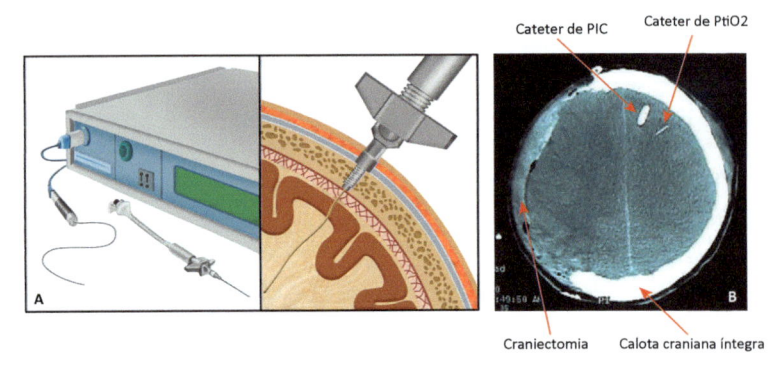

Cateter de PIC Cateter de PtiO2

Craniectomia Calota craniana íntegra

■ Figura 10.1 – Monitorização da oximetria tissular (PtiO₂).

(A) O cateter de oximetria tissular é introduzido através de um orifício de trepanação na calota craniana e demonstra valores contínuos de PtiO₂ no monitor acoplado; (B) posição dos cateteres de pressão intracraniana (PIC) e PtiO₂ em paciente monitorado após craniectomia descompressiva.
Fonte: Acervo pessoal dos autores.

→ **Saturação de oxigênio de bulbo de jugular (SjvO₂):** reflete a diferença entre a oferta e a demanda de oxigênio cerebral, ou seja, a taxa de extração de oxigênio pelo cérebro. Para essa monitorização, um cateter deve ser introduzido na veia jugular interna e ter a ponta posicionada ao nível da mastoide (Figura 10.2). A saturação de oxigênio na amostra coletada desse cateter pode ser monitorada continuamente, ou de maneira intermitente. Valores considerados normais ou satisfatórios são SjvO₂ entre 55% e 75%. Episódios de dessaturação cerebral (SjvO₂ < 55%) estão associados ao aumento da demanda

(p. ex., elevação da PIC, febre, crises não convulsivas, sepse) ou queda na oferta de oxigênio (hipoxemia, assincronia ventilatória, choque, queda do FSC); por outro lado, elevação da $SjvO_2$ acima de 75% caracterizam queda na taxa de extração do oxigênio ou perfusão de luxo, como observadas nos estados de sedação profunda, hipotermia ou progressão para morte encefálica (onde não há extração de oxigênio). Ao contrário da $PtiO_2$, a $SjvO_2$ oferece uma avaliação *global* da oxigenação, embora assimetria > 15% entre as veias jugulares do mesmo paciente sejam muito frequentes. Existe dúvida sobre qual lado monitorizar, porém, recomenda-se a cateterização da veia jugular do hemisfério dominante – geralmente, o direito – quando há injúria cerebral bilateral. Em pacientes com lesões agudas focais, existe controvérsia sobre a monitorização no hemisfério acometido ou no dominante. Além disso, especialistas recomendam que o hemisfério dominante seja determinado por meio do teste de comparação da elevação da PIC em resposta à compressão da veia jugular de cada lado, ou a partir da determinação da veia jugular mais calibrosa com ultrassonografia. A interpretação fisiológica é que a compressão da jugular que causar maior elevação da PIC resultaria de obstrução proporcionalmente maior ao efluxo sanguíneo encefálico, caracterizando assim o lado dominante em termos de drenagem venosa, cuja $SjvO_2$ refletiria com maior acurácia a oxigenação encefálica global de um dado paciente.

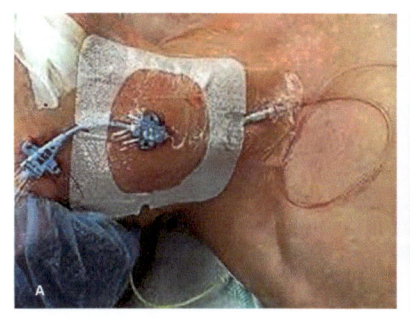 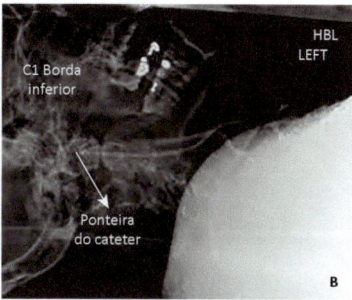

■ Figura 10.2 – (A) Monitorização da saturação venosa de bulbo de jugular ($SvjO_2$). (B) Posicionamento correto do cateter de $SvjO_2$, com visualização da ponta na mastoide na radiografia cervical.

Fonte: Acervo pessoal dos autores.

→ **Oximetria cerebral regional (ScO$_2$):** é aferida por meio de um método óptico não invasivo, a espectroscopia infravermelha (NIRS, do inglês *near-infrared spectroscopy*). O oxímetro cerebral é um sensor posicionado na região frontal e emissor de luz infravermelha, que atravessa os tecidos extracranianos (couro cabeludo e calota craniana) para atingir o tecido cerebral subjacente (Figura 10.3). A hemoglobina é um cromóforo que absorve luz em diferentes comprimentos de onda, e muda de cor quando se liga ao oxigênio. Assim, a medida da absorção da luz infravermelha pela hemoglobina (oxigenada e desoxigenada) permite o cálculo da ScO$_2$. Os dados do NIRS informam sobre os níveis de oxigênio e o fluxo sanguíneo cerebrais regionais (na região coberta pelo sensor). O NIRS foi comparado com a tomografia de perfusão cerebral e validado como monitor de FSC em pacientes com lesão cerebral aguda.

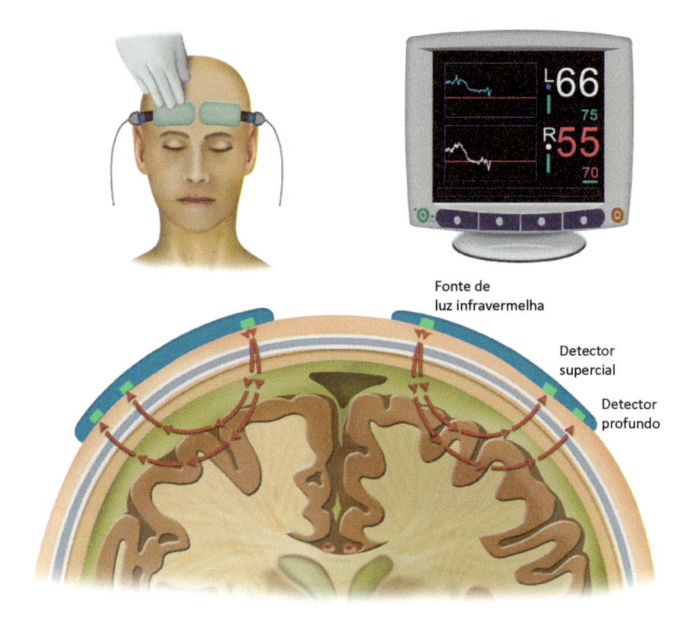

■ Figura 10.3 – Oximetria regional (ScO$_2$) com espectroscopia infravermelha.

Oximetria cerebral regional: um sensor emite luz infravermelha, que penetra poucos centímetros na calota craniana e detecta a reflexão da luz por cromóforos, como a hemoglobina oxigenada. O monitor demonstra o resultado da aferição em ambos os hemisférios cerebrais (L = esquerdo; R = direito). *Fonte:* Acervo pessoal dos autores.

Entretanto, a interferência de fatores como concentração de hemoglobina, espessura óssea craniana, densidade capilar e camada de líquor subjacente ao monitor dificultam a interpretação da ScO_2 à beira leito. Além disso, a contaminação do resultado pelo sangue extracraniano é um fator que não pode ser afastado e tem sido confirmado em alguns estudos, variando de 6,8% a 16,6%. O NIRS também foi validado como monitor de autorregulação cerebral (AC), a partir de um índice derivado da correlação linear entre pressão arterial média e a ScO_2, o o índice de oximetria cerebral (COx). Uma correlação moderada (r = 0,4) com o índice de velocidade média (Mx), derivado do doppler transcraniano (DTC), torna o COx um método aceitável para estimativa da AC à beira leito, segundo os autores. Até o momento, por conta de problemas de acurácia, os resultados do NIRS individualmente não devem ser usados para guiar terapias à beira leito.

Monitorização do fluxo sanguíneo cerebral (FSC)

O cérebro recebe 15% a 20% do débito cardíaco em indivíduos saudáveis e em repouso. Essa proporção é modificada em condições de lesão cerebral aguda, difere entre os sexos feminino e masculino, diminui com a idade e está inversamente associada ao índice de massa corpórea. A avaliação do FSC à beira leito é, portanto, monitorização essencial no paciente neurocrítico, porém enfrenta dificuldades relacionadas à acurácia e interpretação dos resultados no contexto da multimodalidade. O DTC não avalia o volume, mas as velocidades do FSC, cujas variações representarão padrões de perfusão normais ou anormais. A interpretação dos achados do DTC permite inferir presença ou ausência de FSC, aumento ou redução da resistência ao FSC, aumento da PIC e vasoespasmo (Figura 10.4).

O DTC emite um sinal acústico de alta frequência (2 MHz) que penetra os tecidos e é refletido pelas hemácias presentes nos vasos sanguíneos intracranianos. A partir da detecção de mudanças na frequência das ondas sonoras refletidas, o DTC indica a presença, ausência, velocidade e direção do FSC. A principal aplicação clínica do DTC na UTI é a detecção de vasoespasmo encefálico após HSA. A sensibilidade e especificidade do DTC para detectar vasoespasmo (velocidades > 120 cm/s) confirmado pela angiografia é 80% e 84%, respectivamente, e o valor preditivo negativo para velocidades < 120 cm/s na ACM é 95%. Nos pacientes com suspeita de hipertensão intracraniana (HIC), o DTC tem ampla contribuição na monitorização multimodal, podendo corroborar o diagnóstico, auxiliar na decisão de monitorização invasiva da PIC e avaliar a resposta vascular às mudanças pressóricas (estudo da autorregulação encefálica) e ao CO_2 (estudo da vasorreatividade encefálica).

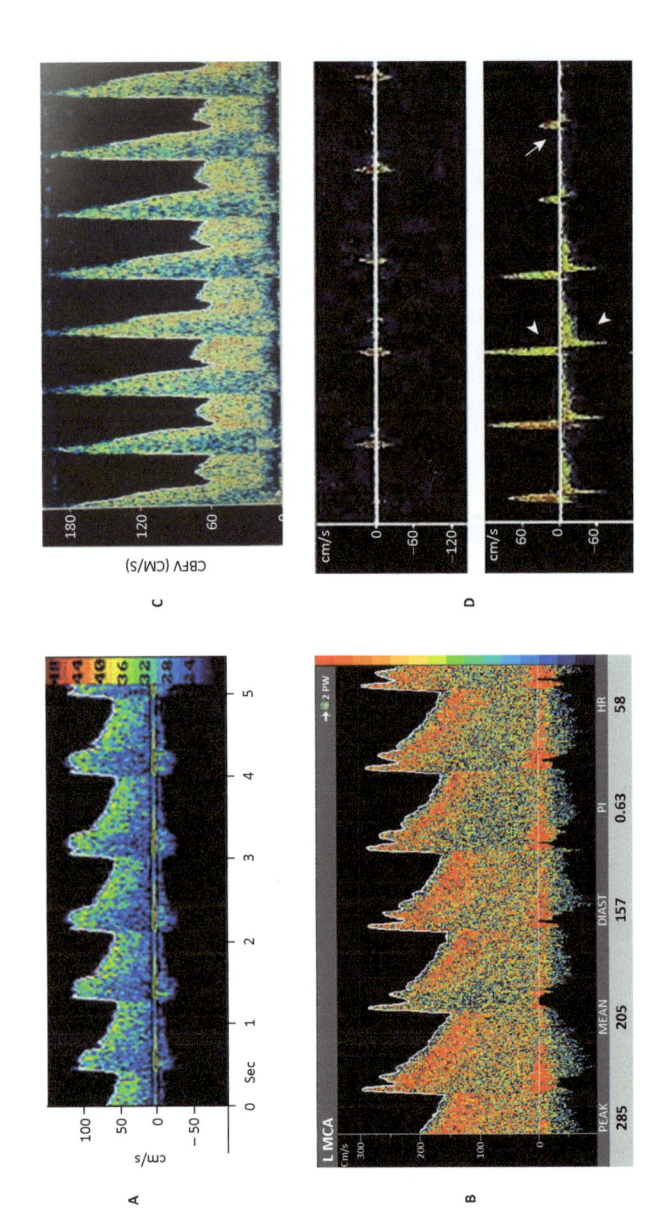

■ Figura 10.4 – Diferentes padrões de fluxo sanguíneo encefálico no Doppler transcraniano (DTC).

Mudanças nas velocidades de FSC em diferentes condições clínicas: (A) Padrão de fluxo normal na artéria cerebral média (ACM), caracterizado por fluxo de baixa resistência. (B) Aumento das velocidades médias cima de 150 cm/s, caracterizando vasoespasmo. (C) Aumento da pulsatilidade, com redução das velocidades diastólicas na hipertensão intracraniana. (D) Padrões de espículas, caracterizando ausência de FSC na morte encefálica.

Fonte: Acervo pessoal dos autores.

Nos pacientes com AVC isquêmico, o DTC é especialmente útil para detectar oclusões vasculares pré e pós-tratamento trombolítico, além de potencializar a trombólise pelo rTPa, aumentando a taxa de recanalização. O DTC tem alta sensibilidade (97%) e especificidade (100%) na detecção de parada circulatória encefálica, porém, é recomendada uma PA sistólica mínima de 70 mmHg para evitar falsos positivos. Quando a PIC aumenta e se iguala à pressão diastólica, o FSC diastólico se aproxima de zero. Com o aumento contínuo da PIC, o fluxo diastólico reaparece, mas em sentido contrário (fluxo reverso), visualizado como fluxo retrógrado no DTC. As formas de onda sistólica também se tornam espiculadas. O fluxo diastólico retrógrado ou oscilatório, juntamente com picos sistólicos, resulta em nenhum FSC direto e são característicos da parada circulatória encefálica detectada pelo DTC. Outras aplicações do DTC são avaliação de fluxo colateral, etiologia (detecção de microembolia) e prognóstico em pacientes com AVC e monitorização intraoperatória do FSC, particularmente durante cirurgias de carótida. Mais recentemente, uma avaliação *point-of-care* com DTC associado ao ultrassom transcraniano tem sido validada para intensivistas, por meio do estudo da ACM com foco em detecção de vasoespasmo e parada circulatória encefálica, além de sinais de aumento da PIC, desvio de linha média e dilatação dos ventrículos laterais.

A técnica do DTC mede velocidades de fluxo, e não volume ou fluxo em si. Conclusões sobre aumento da resistência cerebrovascular, hiperemia e vasoespasmo são provenientes de comparações entre as velocidades de fluxo em diferentes territórios vasculares. Outras causas que contribuem para aumento das velocidades, como anemia e estados de aumento do débito cardíaco (hiperdinamia, sepse, febre, vasodilatação), podem confundir a interpretação dos resultados. Apesar de seguro e prático, o DTC depende da experiência do examinador, e alguma variabilidade entre exames é observada, uma vez que velocidades diferentes podem ser observadas com pequenas mudanças no ângulo ou profundidade de insonação. Além disso, cerca de 10% dos pacientes têm janela óssea desfavorável para o exame.

Monitorização da pressão intracraniana (PIC) e da pressão de perfusão cerebral (PPC)

O crânio é uma estrutura rígida que contém volumes de sangue (10% do volume), líquor (10%) e parênquima (80%), ocupando espaço e produzindo uma pressão interna que permite adequada perfusão e oxigenação tecidual. Monro e Kellie introduziram o conceito de *complacência intracraniana*, no qual o aumento do volume de um dos componentes intracranianos é seguido pela redução no volume dos demais em igual proporção, de maneira compensatória. Uma vez exauridos os mecanismos compensatórios (redução do volume sanguíneo intracraniano, desvio de líquor para o espaço extracraniano), o efeito de massa é seguido pela elevação exponencial da PIC, podendo resultar em herniação encefálica e morte neuronal. A detecção e reversão da hipertensão intracraniana é um dos alvos da terapia intensiva neurológica, porém o foco deve estar na prevenção dos seus mecanismos geradores e mantenedores.

→ **PIC invasiva:** HIC é definida como elevação sustentada (> 5 minutos) da PIC acima de 22 mmHg. O método de escolha para monitorização contínua da PIC é invasivo, a partir da implantação cirúrgica de um transdutor de pressão que pode estar posicionado no parênquima cerebral, dentro do ventrículo lateral, ou nos espaços epidural ou subdural. O cateter de PIC intraventricular é considerado ideal, pois permite drenagem terapêutica de líquor e recalibração à beira leito após inserção. Entretanto, a punção intraventricular pode ser impossibilitada nos casos de grande edema cerebral e compressões ventriculares externas. Além disso, há maior risco de infecção (ventriculite em 0% a 22%), que aumenta com o tempo e a frequência da manipulação do cateter. Os cateteres parenquimatosos perdem a acurácia com o passar dos dias (3 a 5 dias) e não podem ser recalibrados durante o uso. Os dispositivos mais modernos têm a vantagem de inserção mais fácil, sendo possível inclusive à beira leito. São riscos dessa intervenção o sangramento intracraniano, infecção e tomada de decisão com base em medidas inacuradas da PIC. Apesar de a aferição da PIC auxiliar a titulação terapêutica, estudos randomizados não confirmam impacto prognóstico do manejo clínico baseado na PIC. A interpretação desse dado sugere que a multimodalidade é importante na monitorização do paciente neurocrítico, e as intervenções terapêuticas devem se basear em parâmetros clínicos, fisiológicos e de imagem, além do valor da PIC.

→ **Pressão de perfusão cerebral (PPC):** a PPC corresponde à PAM (pressão arterial média) – pressão intracraniana (PIC), ou seja:

$$PPC = PAM - PIC$$

A PPC representa o principal determinante do FSC, que é mantido constante durante variações pressóricas por meio da autorregulação encefálica. A PPC é comprometida durante os períodos de hipotensão ou elevação da PIC, particularmente em pacientes com perda da autorregulação encefálica, como nos casos de traumatismo cranioencefálico (TCE) grave. A Brain Trauma Foundation (BTF), no *guideline* de manejo do TCE grave, recomenda a manutenção da PPC entre 60 mmHg e 70 mmHg, com objetivo de melhorar a sobrevida e o prognóstico neurológico. Estudos mais recentes demonstraram que a PPC ideal pode ser individualizada para o paciente, com base no estudo da correlação entre PAM e PIC, o chamado índice de reatividade pressórica (PRx). A melhor PPC seria aquela correlacionada ao menor valor de PRx, e os resultados dessa abordagem sugerem potencial de melhora no prognóstico neurológico dos pacientes neurocríticos.

→ **Ultrassom (USG) da bainha do nervo óptico (BNO):** o aumento do diâmetro da BNO foi testado em diversos estudos clínicos como marcador não invasivo de elevação da PIC. A medida é obtida a partir da ultrassonografia da órbita com um transdutor linear (5 MHz a 10 MHz) ou setorial (2 MHz a 8 MHz), no qual é possível a visualização do nervo e das estruturas que o envolvem, a cerca de 5 cm de profundidade. O nervo óptico (NO) é visualizado como uma estrutura cilíndrica hipoecogênica com cerca de 3 mm de diâmetro, envolvida por uma camada hiperecogência. No ponto em que penetra na órbita, o NO é envolvido por uma bainha de aproximadamente 1 mm de diâmetro, composta de dentro para fora de pia mater, espaço subaracnoide, membrana aracnoide e dura mater. A dilatação é causada pelo aumento do volume de líquor no espaço subaracnoideo da bainha, em razão da transferência da PIC para as estruturas do espaço retro orbitário. O diâmetro da BNO deve ser medido a uma profundidade de 3 mm da parede posterior do globo ocular (Figura 10.5). Medidas entre 4,8 mm e 5,6 mm foram indicativas de elevação da PIC em diferentes estudos, com sensibilidade e especificidade próximas de 0,95 e 0,92, respectivamente. As principais críticas ao uso do método são inconsistências metodológicas dos diferentes estudos clínicos, possíveis variações anatômicas de acordo com idade e peso, e perda de acurácia em situações em que há flutuações da PIC. Além disso, a BNO não fornece um valor de PIC, e o tempo de retorno do diâmetro para valores normais após medidas efetivas para redução da PIC é desconhecido.

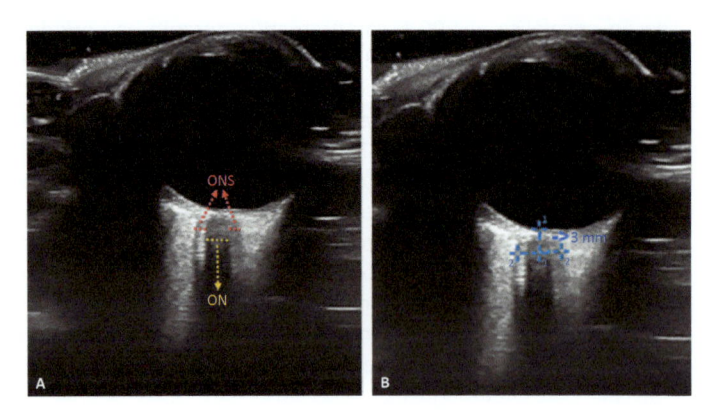

■ Figura 10.5 – Medida do diâmetro da bainha do nervo óptico por ultrassonografia.

(A) Estruturas identificadas ao ultrassom como nervo óptico (ON) e bainha do nervo óptico (ONS). (B) Ponto de medida do diâmetro da bainha do nervo óptico, a 3 mm da parede posterior da órbita.
Fonte: Adaptada de Kerscher *et al.*, 2020.

→ **Doppler transcraniano (DTC):** a partir do estudo de padrões e velocidades de FSC, o DTC pode ser um recurso não invasivo para estimar a PIC, particularmente em pacientes com contraindicações ou alto risco para monitorização invasiva. Algumas fórmulas foram desenvolvidas e validadas para estimar a PIC e a PPC a partir das velocidades aferidas pelo DTC, sendo as mais utilizadas em estudos clínicos:

$$PPC_{dtc} = (PAM \times VFD)/VFM + 14$$

Em que PAM = pressão arterial média; VFD = velocidade de fluxo diastólico da artéria cerebral média (ACM); VFM = velocidade de fluxo média da ACM.

Em seguida,

$$PIC_{dtc} = PAM - PPC_{dtc}$$

Em 2022, o estudo **Impressit II** selecionou 266 pacientes neurocríticos em 7 países para avaliar a acurácia do DTC em excluir HIC à beira leito. Os resultados confirmaram que o método é acurado, com alto valor preditivo negativo comparado à PIC invasiva, para excluir HIC em pacientes com uma variedade de condições neurológicas agudas.

→ **Braincare (B4C):** mais precoce do que a elevação da PIC, a perda da complacência intracraniana pode ser detectada por meio de mudanças na curva da PIC em pacientes monitorados de maneira invasiva. Caracteristicamente, o componente P2 da curva de PIC progressivamente ultrapassa o componente P1, caracterizando uma relação P2 > P1. Recentemente, pesquisadores brasileiros desenvolveram um dispositivo não invasivo de monitorização da curva de PIC, chamado **B4C** (Figura 10.6). Um sensor posicionado na região temporal identifica, filtra e avalia a curva de PIC a cada batimento cardíaco, gerando análises da relação entre os componentes P2 e P1 da curva a intervalos de 1 minuto.

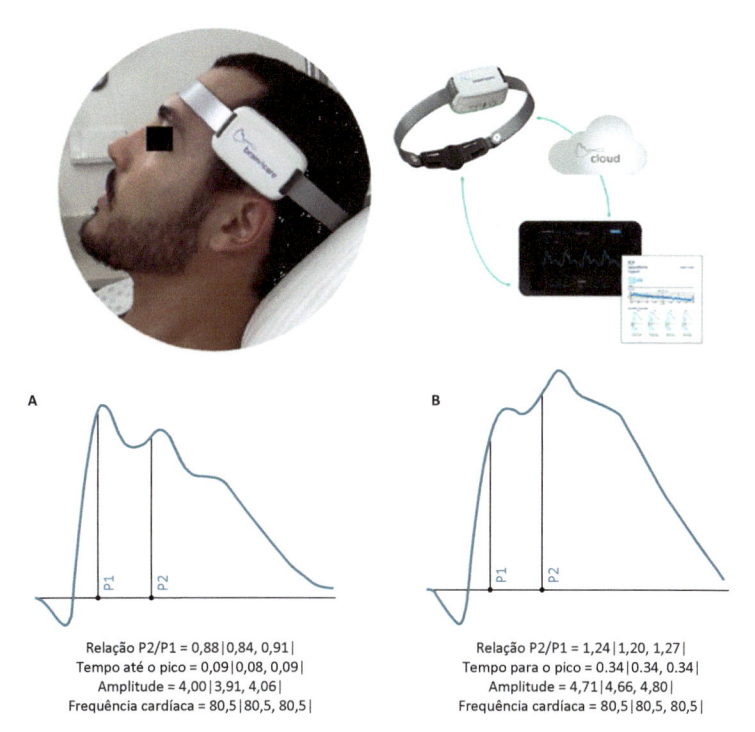

A

Relação P2/P1 = 0,88|0,84, 0,91|
Tempo até o pico = 0,09|0,08, 0,09|
Amplitude = 4,00|3,91, 4,06|
Frequência cardíaca = 80,5|80,5, 80,5|

B

Relação P2/P1 = 1,24|1,20, 1,27|
Tempo para o pico = 0.34|0.34, 0.34|
Amplitude = 4,71|4,66, 4,80|
Frequência cardíaca = 80,5|80,5, 80,5|

■ Figura 10.6 – *Braincare.*

B4C: sensor não invasivo posicionado na região temporal. Os dados coletados são processados em uma nuvem e fornecem análise qualitativa da curva de PIC e da relação entre os componentes P2 e P1 em condições de complacência preservada (A) e alterada (B).

Fonte: Acervo pessoal dos autores.

Apesar de ainda não estar validado para monitorização não invasiva da PIC, a contribuição principal do monitor é detecção não invasiva da perda de complacência intracraniana, podendo sugerir investigação complementar por imagem de acordo com o quadro clínico.

Monitorização eletrofisiológica cerebral

Atualmente, o eletroencefalograma (EEG) tem múltiplas aplicações à beira leito, além de detecção de crises convulsivas subclínicas. O consenso americano de monitorização multimodal recomenda o EEG nas situações:

1. Pacientes com lesão cerebral aguda e alteração da consciência persistente, inexplicada pela lesão primária.

2. Eletroencefalograma urgente (em até 60 minutos) em pacientes com *status epilepticus* clínico, que não recuperam a consciência dentro de 60 minutos da administração de droga antiepiléptica, ou que permanecem em *status epilepticus* refratário.

3. Durante hipotermia terapêutica e durante as primeiras 24 horas de reaquecimento, para excluir *status epilepticus* não convulsivo em pacientes que permanecem comatosos após ressuscitação cardiopulmonar.

4. Pacientes críticos que permanecem com comprometimento inexplicado do nível de consciência, déficits neurológicos ou movimentos involuntários, para excluir crises não convulsivas, sendo a monitorização contínua preferível à intermitente nesse grupo de pacientes. Além das recomendações clássicas, o EEG é útil para detectar precocemente isquemia cerebral tardia em pacientes comatosos pós HSA, nos quais o exame clínico é inacurado. Nesses pacientes, uma queda na relação entre os ritmos alfa/delta (*alfa-delta ratio*) pode ser notada até três dias antes do surgimento de lesões isquêmicas em exames de imagem.

Monitorização do metabolismo cerebral

A microdiálise cerebral é um recurso invasivo de monitorização metabólica, que demanda amostragem de fluido cerebral extracelular à beira leito, a cada 1 hora. O líquido é analisado quanto às concentrações de lactato, piruvato, glutamato e glicose, e a interpretação dos resultados depende do posicionamento do eletrodo em área sadia ou em tecido cerebral lesado.

Uma elevação da relação lactato/piruvato (L/P) indica isquemia ou hipoxemia. O piruvato (produto do metabolismo da glicose) está reduzido durante episódios de isquemia, e elevado durante eventos de disfunção celular (p. ex., disfunção mitocondrial ou despolarização alastrante); um L/P > 25 indica metabolismo oxidativo anormal, e um L/P > 40 indica crise metabólica cerebral. A elevação da concentração de glutamato (> 10 mmol/L) em associação a redução de glicose (< 1 mmol/L) é indicativa de isquemia ou crise energética.

Um estudo multicêntrico com 223 pacientes com TCE monitorados com microdiálise nos primeiros dias pós trauma demonstrou que a concentração de glutamato e piruvato, a relação L/P, idade, PIC e PRx são os principais marcadores prognósticos pós-TCE. A recomendação atual para uso da microdiálise em *guidelines* internacionais sugere associação dos resultados à outras modalidades de neuromonitorização, particularmente em pacientes sob risco de isquemia, hipóxia, falência energética e deprivação de glicose, com foco em melhoria do prognóstico neurológico.

BIBLIOGRAFIA

1. Chesnut RM, Temkin N, Carney N, et al. A trial of intracranial-pressure monitoring in traumatic brain injury. N Engl J Med. 2012;367(26):2471-81.

2. Kerscher SR, Schöni D, Hurth H, Neunhoeffer F, Haas-Lude K, Wolff M, Schuhmann MU. The relation of optic nerve sheath diameter (ONSD) and intracranial pressure (ICP) in pediatric neurosurgery practice – Part I: Correlations, age-dependency, and cut-off values. Childs Nerv Syst. 2020;36(1):99-106.

3. Lara LAR, Suarez JI. Multimodality neuromonitoring. Current Clinical Neurology. 2020:303-10. doi: 10.1007/978-3-030-36548-6_22.

4. Lau VI, Arntfield RT. Point-of-care transcranial Doppler by intensivists. Crit Ultrasound J. 2017;9(1):21.

5. Le Roux P, Menon DK, Citerio G, Vespa P, Bader MK, Brophy GM et al. Consensus summary statement of the International Multidisciplinary Consensus Conference on Multimodality Monitoring in Neurocritical Care: a statement for healthcare professionals from the Neurocritical Care Society and the European Society of Intensive Care Medicine. Intensive Care Med. 2014;40(9):1189-209.

6. Purkayastha S, Sorond F. Transcranial doppler ultrasound: technique and application. Semin Neurol. 2012;32(4):411:20.

7. Rasulo FA, Calza S, Robba C, Taccone FS, Biasucci DG, Badenes R et al. Trans-cranial doppler as a screening test to exclude intracranial hypertension in brain injured patients: the IMPRESSIT-2 Prospective Multicenter International Study. Critical Care. 2022;26(110).

8. Rivera-Lara L, Geocadin R, Zorrilla-Vaca A, Healy R, Radzik BR, Palmisano C et al. Validation of near-infrared spectroscopy for monitoring cerebral autoregulation in comatose patients. Neurocrit Care. 2017;27(3):362-9.

9. Schell RM, Cole DJ. Cerebral monitoring: jugular venous oximetry. Anesth Analg. 2000;90(3):599-66.

10. Stocchetti N, Paparella A, Bridelli F, Bacchi M, Piazza P, Zuccoli P. Cerebral venous oxygen saturation studied with bilateral samples in the internal jugular veins. Neurosurgery. 1994;34(1):38-43.

11. Vora YY, Suarez-Almazor M, Steinke DE, Martin ML, Findlay JM. Role of transcranial Doppler monitoring in the diagnosis of cerebral vasospasm after subarachnoid hemorrhage. Neurosurgery. 1999;44(6):1237-47.

TRAUMATISMO CRANIOENCEFÁLICO GRAVE: MANEJO DA FASE AGUDA

André Gentil ▪ Bárbara Vieira Carneiro ▪ Paula R. Sanches

→ Epidemiologia

Traumatismo cranioencefálico (TCE) é uma causa importante de morbidade e mortalidade em todo o mundo, nas mais diversas faixas etárias. Define-se TCE como um insulto encefálico resultante de uma força física externa transmitida ao crânio, causando lesão estrutural e funcional ao cérebro (Menon *et al.*, 2010). Diversas escalas são utilizadas para classificar a severidade do TCE, como a escala tomográfica (Escala de Marshall) e a Escala de Coma de Glasgow (ECG). De acordo com a avaliação clínica, classifica-se como TCE grave os pacientes com ECG < 9 após adequada ressuscitação inicial.

De acordo com dados do Centers for Disease Control (CDC), as taxas de entrada em serviços de emergência e internação hospitalar por TCE aumentaram entre 2001 e 2010; anualmente, são mais de 50 milhões de vítimas de TCE, em todo o mundo. A maioria dos casos (cerca de 80%) é leve (ECG 13 a 15), sendo 10% moderados (ECG 9 a 12) e 10% graves (ECG 3 a 8).

Em relação à população de pacientes críticos, o TCE é importante causa de internação em unidades de terapia intensiva (UTI) e unidades de tratamento neurocrítico; conforme dados do UK Intensive Care National Audit and Research Centre (ICNARC, 2015), 2% e 10% de todas as admissões em UTIs gerais e unidades neurocríticas, respectivamente, foram decorrentes de casos de TCE.

O número de mortes relacionadas ao TCE vem reduzindo nas últimas décadas, o que tem relação com o melhor entendimento da fisiopatologia, maior conscientização social, melhora da assistência (estruturação e sistematização dos fluxos) e avanços terapêuticos, médicos e tecnológicos.

Do ponto de vista etário, todas as idades são acometidas, embora existam grupos de maior risco. Há picos de incidência de casos naqueles muito jovens (< 4 anos), adolescentes e adultos jovens (15 a 24 anos) e idosos (> 65 anos). As principais etiologias são os acidentes automobilísticos e as quedas; os primeiros prevalecem nos países menos desenvolvidos e entre os mais jovens, enquanto as quedas são a principal etiologia nos países mais desenvolvidos e na população de maior idade.

Trata-se de uma condição peculiar em que não apenas a fase aguda possui grande impacto econômico e social, mas há destaque também para o desenrolar da doença. Parte dos pacientes experimentam complicações pós-traumáticas que englobam sequelas neurológicas, psicossociais e incapacidades funcionais de longo prazo.

→ Fisiopatologia

A fisiopatologia do TCE é complexa e leva a apresentações heterogêneas da doença. As disfunções resultam de injúrias primárias e/ou secundárias e podem ser temporárias ou permanentes. Lesões primárias são aquelas decorrentes de forças mecânicas durante o primeiro insulto; têm relação com a natureza e energia do trauma e não podem ser evitadas pelas medidas clínicas, que ficam restritas ao seu tratamento. As lesões secundárias, por sua vez, são decorrentes de danos celulares e teciduais subsequentes ao insulto primário, e podem surgir em dias a semanas após o trauma.

As lesões primárias podem ser classificadas em focais ou difusas (Quadro 11.1), conforme extensão de acometimento. Essa denominação corresponde à apresentação usual e, no caso das lesões difusas, pode representar mais frequentemente um envolvimento multifocal do que propriamente difuso.

Em TCEs moderados e graves, o mais comum é a coexistência dessas lesões. Forças mecânicas, fechadas e/ou penetrantes, evoluem com lesões focais, sejam fraturas e/ou contusões (no centro do local da lesão). Hematomas epidurais, subdurais e intracerebrais podem surgir a partir da alteração do suprimento sanguíneo em áreas de células necróticas neuronais ou da glia.

◼ Quadro 11.1 – Lesões focais e difusas no TCE

Lesões focais	Lesões difusas
Hematoma extradural	Lesão axonal difusa
Hematoma subdural	Edema cerebral difuso
Contusões	Isquemia global
Hematoma intracerebral traumático	Hidrocefalia

Fonte: Elaborado pelos autores.

Há também as chamadas lesões de contragolpe, que se desenvolvem em tecidos opostos ao local do insulto propriamente dito; surgem a partir do momento em que o cérebro rebate e atinge o crânio.

Nas lesões difusas, no entanto, o fator preponderante não é o impacto; aqui, o principal são os mecanismos de desaceleração e aceleração, levando a estiramento e cisalhamento do tecido cerebral. Há dano axonal, de oligo-dendrócitos e vascular que culminam no edema e dano cerebral isquêmico. Esse dano axonal, notadamente na região subcortical e substância branca profunda, é o componente marcante da lesão difusa no TCE.

As lesões secundárias, por sua vez, são aquelas decorrentes de eventos subsequentes ao trauma. Hipotensão e hipoxemia são os principais responsáveis e levam a uma cascata de eventos moleculares, bioquímicos e inflamatórios que culminam em dano adicional. A liberação de neurotransmissores excitatórios, especialmente glutamato e aspartato, leva à ativação enzimática e produção de radicais livres que resultam em morte celular, diretamente ou por mecanismo de apoptose. Essa degradação neuronal gera uma resposta inflamatória que culmina na disfunção da barreira hematoencefálica, gerando, em consequência, edema cerebral.

No cerne da fisiopatologia do TCE está a hipertensão intracraniana (HIC), que surge em consequência de todos esses eventos mencionados até aqui, somados à falência dos mecanismos compensatórios. Três componentes organizam-se homeostaticamente para a composição do volume craniano: parênquima cerebral, líquor (LCR) e sangue. Conforme estabelecido na doutrina de Monro-Kellie (Figura 11.1), o crânio é uma caixa inelástica e não comporta elevações de volumes sem que haja a compensação com o escape de seus componentes líquidos (deslocamento de volume de LCR e sangue para fora do crânio).

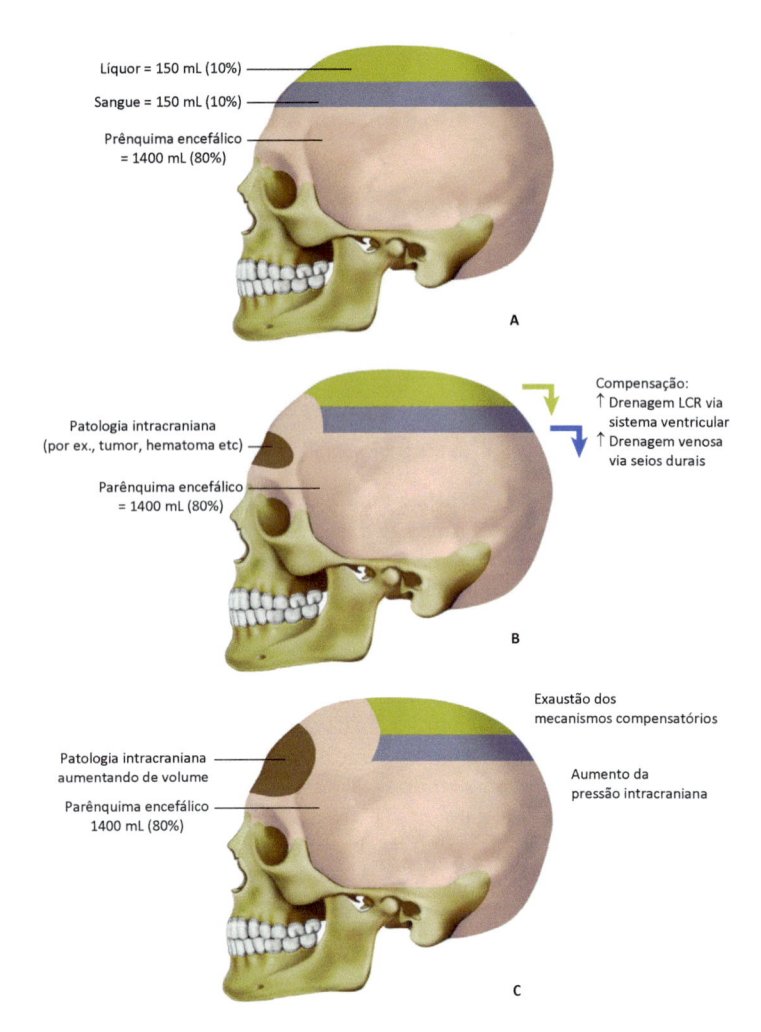

■ Figura 11.1 – Doutrina de Monro-Kellie.

(A) Distribuição dos três componentes do conteúdo craniano. (B) Adição de volume ao compartimento intracraniano, com necessidade de compensação (drenagem de líquor e sangue venoso). (C) Esgotados os mecanismos compensatórios, há elevação da pressão intracraniana.

LCR: Líquor.

Fonte: Adaptada de Monro-Kellie Doctrine. TeachMe Surgery. 5 ago. 2021. Disponível em: https://teachmesurgery.com/neurosurgery/flow-and-pressure/monro-kellie-doctrine/. Acesso em: 1º dez. 2023.

No TCE, esse aumento do conteúdo intracraniano pode ocorrer por sangramento, edema cerebral vasogênico e/ou citotóxico e congestão venosa. Quando os mecanismos de compensação são esgotados, na ausência de tratamento ou mesmo com medidas terapêuticas otimizadas, há a evolução para a herniação cerebral e morte encefálica.

➡️ Monitorização pós-TCE

O objetivo da neuromonitorização no TCE é guiar o tratamento com o objetivo de manter perfusão, oxigenação e metabolismo cerebrais, evitando a progressão de danos e/ou o surgimento de novos insultos. A elevação da pressão intracraniana acima de 20 mmHg foi associada a piores desfechos clínicos, especialmente se refratários a medidas terapêuticas. A última edição do *guideline* para manejo do TCE grave da Brain Trauma Foundation, de 2016, exibe como valor de corte 22 mmHg, acima do qual devem ser instituídas medidas para reduzir a pressão intracraniana (PIC).

Uma medida derivada da monitorização da PIC, a pressão de perfusão cerebral (PPC) pode representar, indiretamente, a perfusão cerebral global. Tal valor é obtido da seguinte maneira:

PPC = Pressão Arterial Média (PAM) – Pressão Intracraniana (PIC)

Recomenda-se manejar PIC e PAM, de maneira a manter a PPC entre 60 mmHg e 70 mmHg. Mais recentemente, a individualização do alvo de PPC com base na avaliação da autorregulação encefálica foi sugerida, com potencial de melhorar o prognóstico dos pacientes com TCE grave. A PPC ótima é calculada com base na correlação entre PAM e PIC, e representa o ponto em que a autorregulação do fluxo sanguíneo encefálico é ótima, prevenindo hipofluxo ou hiperfluxo encefálico induzidos, respectivamente, por PPC abaixo ou acima da necessidade individual do paciente.

No entanto, medidas globais e indiretas podem não representar acuradamente a perfusão e oxigenação cerebrais. O conceito de monitorização multimodal deve então ser destacado, quando dados de aferição da PIC, fluxo sanguíneo cerebral e substratos bioquímicos são somados para melhor entendimento clínico e direcionamento de terapêuticas. Além disso, ainda faltam evidências robustas do impacto positivo da monitorização invasiva de PIC e PPC no TCE. Chesnut *et al.* (2012), em estudo randomizado multicêntrico, conduzido em países sul-americanos (Equador e Bolívia), onde há equipoise para tal, compararam o tratamento guiado pela monitorização invasiva da PIC *versus* tratamento guiado por exame clínico-radiológico e não demonstraram diferença na mortalidade em 6 meses. O número de dias submetidos a terapias neurológicas direcionadas, no entanto, foi maior no grupo guiado pelo exame clínico-radiológico, demonstrando a importância da monitorização da PIC na escolha de terapias à beira leito.

Atualmente, a monitorização invasiva da PIC no TCE é recomendada nos seguintes grupos: TCE grave com tomografia de crânio anormal e TCE grave com tomografia de crânio normal, se 2 ou mais dos seguintes fatores:

1. Idade > 40 anos;

2. Hipotensão;

3. Postura motora alterada.

Existem diversos dispositivos capazes de aferir a PIC de modo invasivo; o cateter intraventricular, que também possibilita intervenção terapêutica com a drenagem liquórica, é o padrão-ouro. Tempo de permanência superior a 5 dias, no entanto, está relacionado a maior risco de ventriculite. Além do valor aferido da PIC, deve-se salientar o papel da morfologia da curva de PIC (Figura 11.2). A curva de PIC fisiológica possui 3 componentes:

→ P1 – reflexão do pulso arterial;

→ P2 – reflexão da onda de pressão arterial no parênquima cerebral;

→ P3 – fechamento da válvula aórtica. Alterações na morfologia da onda, com elevações de P2, traduzem aumento da PIC e redução da complacência cerebral.

Adicionar dados sobre a oxigenação e o fluxo sanguíneo cerebral à medida da PIC pode ser de grande valia e contribuir para uma terapêutica mais assertiva. Ferramentas como o Doppler transcraniano (DTC), oxigenação tecidual cerebral ($PtiO_2$) e saturação venosa do bulbo de jugular ($SvcO_2$) podem contribuir. Interpretação crítica e em conjunto com demais dados é fundamental, uma vez que também com esses métodos, limitações quanto ao posicionamento e avaliação focal e/ou global também estão presentes. Há de se ponderar ainda a sua baixa disponibilidade.

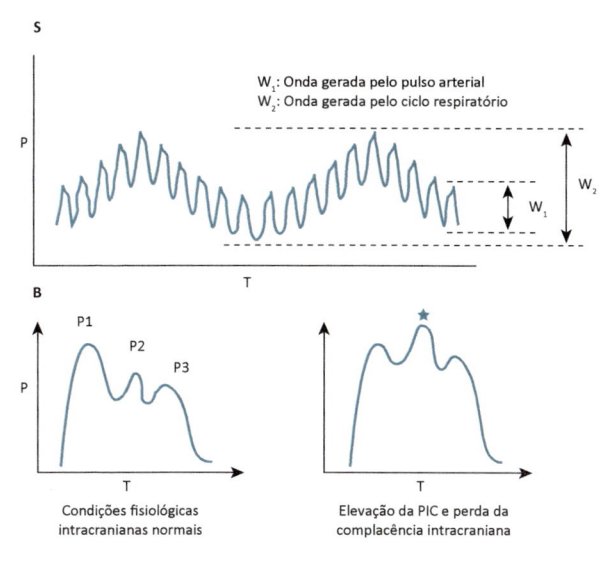

■ Figura 11.2 – Curvas de pressão intracraniana (PIC). (A) Flutuações da PIC conforme ciclos arterial e respiratório; (B) Morfologias de PIC fisiológica e em cenário de elevação da pressão intracraniana.

P: pressão; T: tempo.
Fonte: Adaptada de Harary *et al.*, 2018.

Monitorização adicional inclui ainda a microdiálise (avaliação do metabolismo cerebral) e a eletroencefalografia, preferencialmente de forma contínua. Todas essas modalidades possuem limitações e riscos; o intuito é o uso em conjunto com a monitorização da PIC e PCC, para melhor compreensão e direcionamento de terapias, bem como para avaliação de tais intervenções.

→ Recomendações de manejo na fase aguda do TCE
Variáveis fisiológicas

A busca de metas fisiológicas no manejo do TCE grave é medida importante na fase aguda, permitindo prevenção de lesões neuronais secundárias relacionadas à hipoperfusão, hipóxia e crise metabólica. São metas objetivas gerais na fase aguda, que podem ser individualizadas conforme particularidades dos pacientes:

→ Oximetria de pulso ≥ 94%.

→ $PaCO_2$ 35 mmHg a 40 mmHg.

→ Pressão arterial sistólica (PAS) ≥ 100 mmHg.

→ PAM ≥ 80 mmHg é meta razoável quando se presume que PIC > 20 mmHg.

→ PIC < 22 mmHg.

→ PPC 60 mmHg a 70 mmHg (ou individualizada, quando possível).

→ Oximetria tissular ($PtiO_2$) ≥ 15 mmHg.

→ Temperatura central 36 ºC a 37,5 ºC.

→ Glicemia capilar 140 mmHg a 180 mmHg.

Sedação e analgesia

A maioria dos pacientes com TCE grave necessitará um período de sedação, que permitirá acoplamento ventilatório, neuroproteção, controle da PIC e de crises convulsivas. As propriedades desejáveis dos agentes anestésicos escolhidos envolvem curta duração do efeito e mínimos efeitos hemodinâmicos durante o uso. Propofol e midazolam são considerados agentes sedativos de escolha, pois permitem o acoplamento de fluxo e metabolismo encefálico. Tiopental pode ser opção no manejo da HIC refratária, com as ressalvas de toxicidade que envolve depressão miocárdica e maior risco de infecção respiratória. A analgesia adequada reduz a necessidade de sedativos e melhora a experiência do paciente, reduzindo o estresse pós-traumático.

Pacientes com TCE grave podem não ser candidatos ao despertar diário, por conta do risco de elevação da PIC, crises convulsivas e lesão secundária. O desmame de sedação nesse grupo de pacientes deve ser iniciado quando houver estabilidade clínica, resolução de lesões cirúrgicas e melhora progressiva clínica e radiológica. Em 2019, a conferência internacional de Seattle sobre TCE grave (SIBICC) reuniu especialistas com grande experiência em manejo de TCE e forneceu um mapa de calor, que permitiu uma análise decisória para a interrupção da sedação, que envolveu os fatores: resultado da última tomografia (classificação de Marshall), tempo de estabilidade e normalização dos valores de PIC em relação à necessidade de medidas para controle da PIC níveis, alterações pupilares e melhor escore motor na escala de coma de Glasgow (Figura 11.3).

Consideração de interrupção da sedação em pacientes com PIC controlada com terapia nível 1 e nenhum histórico de necessidade de tratamento além do nível 1		GCS$_M$ 6		GCS$_M$ 5		GCS$_M$ 4		GCS$_M$ 1-3	
Classificação Marshall da TC mais recente									
		NP	AP	NP	AP	NP	AP	NP	AP
PIC "aceitável" por 24 horas com tratamento de Nível 1	DI 1-2								
	EML/DI 1-2								
	DI 3								
	EML/DI III								
		NP	AP	NP	AP	NP	AP	NP	AP
PIC "aceitável" por 48 horas com tratamento de nível 1	DI 1-2								
	EML/DI 1-2								
	DI 3								
	EML/DI III								
		NP	AP	NP	AP	NP	AP	NP	AP
PIC "aceitável" por 72 horas com tratamento de Nível 1	DI 1-2								
	EML/DI 1-2								
	DI 3								
	EML/DI III								
		NP	AP	NP	AP	NP	AP	NP	AP
PIC "aceitável" por > 72 horas com tratamento de Nível 1	DI 1-2								
	EML/DI 1-2								
	DI 3								
	EML/DI III								

Consideração de interrupção da sedação em pacientes com PIC controlada com terapia nível 1 e sem histórico de necessidade de tratamento de níveis 2 ou 3		GCS$_M$ 6		GCS$_M$ 5		GCS$_M$ 4		GCS$_M$ 1-3	
Classificação Marshall da TC mais recente									
		NP	AP	NP	AP	NP	AP	NP	AP
PIC "aceitável" por 24 horas com tratamento de Nível 1	DI 1-2								
	EML/DI 1-2								
	DI 3								
	EML/DI III								
		NP	AP	NP	AP	NP	AP	NP	AP
PIC "aceitável" por 48 horas com tratamento de nível 1	DI 1-2								
	EML/DI 1-2								
	DI 3								
	EML/DI III								

Figura 11.3 – Mapa de calor para análise decisória da interrupção da sedação nos pacientes com TCE grave.

Verde: é seguro desligar a sedação; **Amarelo**: considerar redução da sedação; **Vermelho**: não reduzir sedação.

(*Continua*)

(Continuação)

Consideração de interrupção da sedação em pacientes com PIC controlada com terapia nível 1 e sem histórico de necessidade de tratamento de níveis 2 ou 3								
Classificação Marshall da TC mais recente		GCS_M 6		GCS_M 5		GCS_M 4		GCS_M 1-3	
		NP	AP	NP	AP	NP	AP	NP	AP
PIC "aceitável" por 72 horas com tratamento de Nível 1	DI 1-2								
	EML/DI 1-2								
	DI 3								
	EML/DI III								
		NP	AP	NP	AP	NP	AP	NP	AP
PIC "aceitável" por > 72 horas com tratamento de Nível 1	DI 1-2								
	EML/DI 1-2								
	DI 3								
	EML/DI III								

Consideração de interrupção da sedação em pacientes com PIC controlada com terapias de nível 2 ou 3								
Classificação Marshall da TC mais recente		GCS_M 6		GCS_M 5		GCS_M 4		GCS_M 1-3	
		NP	AP	NP	AP	NP	AP	NP	AP
PIC "aceitável" por 24 horas com tratamento de nível 2/3	DI 1-2								
	EML/DI 1-2								
	DI 3								
	EML/DI III								
		NP	AP	NP	AP	NP	AP	NP	AP
PIC "aceitável" por 48 horas com tratamento de nível 2/3	DI 1-2								
	EML/DI 1-2								
	DI 3								
	EML/DI III								
		NP	AP	NP	AP	NP	AP	NP	AP
PIC "aceitável" por 72 horas com tratamento de nível 2/3	DI 1-2								
	EML/DI 1-2								
	DI 3								
	EML/DI III								
		NP	AP	NP	AP	NP	AP	NP	AP
PIC "aceitável" por > 72 horas com tratamento de Nível 2/3	DI 1-2								
	EML/DI 1-2								
	DI 3								
	EML/DI III								

Figura 11.3 – Mapa de calor para análise decisória da interrupção da sedação nos pacientes com TCE grave.

Verde: é seguro desligar a sedação; Amarelo: considerar redução da sedação; Vermelho: não reduzir sedação.
Fonte: Adaptada de Hawryluk *et al.,* 2019.

→ **Camadas de tratamento (*Níveis*): Nível 1:** analgesia, sedação, solução hipertônica, drenagem de líquor, hiperventilação leve; **Nível 2:** hiperventilação moderada, bloqueio neuromuscular, avaliação da autorregulação e aumento da pressão de perfusão cerebral; **Nível 3:** coma barbitúrico, hipotermia, craniectomia descompressiva.

→ **DI 1:** lesão difusa I = ausência de lesão tomográfica.

→ **DI 2:** lesão difusa II = cisternas abertas; desvio de linha média de 0 mm a 5 mm e/ou lesões hiperdensas ≤ 25 mL.

→ **DI 3:** lesão difusa III (edema cerebral) = cisternas ausentes, desvio de linha média de 0 mm a 5 mm e/ou lesões hiperdensas ≤ 25 mL.

→ **EML:** lesão com efeito de massa evacuada cirurgicamente (desvio de linha média > 5 mm ou volume > 25 mL).

→ **AP:** pupilas anormais.

→ **NP:** pupilas normais.

→ **GCS$_M$:** escore motor de Glasgow.

Coagulopatias e anemia

A coagulopatia induzida pelo TCE tem fisiopatologia ainda não completamente elucidada, e pode complicar casos de TCE isolado ou associado a múltiplos traumatismos. Além disso, atualmente, estima-se que cerca de 1% da população adulta faz uso de anticoagulantes orais, e proporção ainda maior recebe antiagregantes plaquetários. A coagulopatia pode contribuir para a lesão secundária, favorecendo a expansão de hematomas intracranianos e sendo fator independente de pior prognóstico.

A avaliação da coagulação na primeira hora deve ser rotina no atendimento ao neurotrauma, e pode ser feita com testes tradicionais ou, se disponível, com tromboelastometria (TEG), que oferece análise mais detalhada da coagulação e permite diagnóstico de deficiências específicas, hipofibrinogenemia e hiperfibrinólise. Na presença de sangramento e coagulopatia, pacientes com TCE devem receber os fatores de coagulação indicados. Apesar da alteração da função plaquetária estar presente pós-TCE, estudos falharam em demonstrar benefício na transfusão de plaquetas para esse grupo de pacientes, mesmo naqueles em uso de AAS e clopidogrel. O estudo CRASH-3, de 2019, randomizou mais de 12 mil pacientes com TCE grave para receber ácido tranexâmico ou placebo, e detectou redução no número de mortes relacionadas ao TCE no grupo que recebeu o antifibrinolítico. O ácido tranexâmico foi administrado precocemente (dentro de 3 horas da admissão – 1 g, seguida de mais 1 g em 8 horas) e não foi relacionado ao aumento dos eventos trombóticos nesse grupo.

Apesar de a anemia ter sido relacionada a pior desfecho clínico no TCE em diversos estudos observacionais, o impacto prognóstico da transfusão de hemácias é heterogêneo. Em um estudo retrospectivo, hemoglobina < 9 g/dL aumentou o risco de morte apenas em pacientes com TCE grave que também tinham $PtiO_2$ < 20 mmHg, sugerindo que a anemia exclusivamente não expõe o paciente a maior risco. Uma meta de hemoglobina de 7 g/dL é seguida pela maioria dos centros, sugerindo-se individualização conforme dados da monitorização multimodal.

Profilaxia de crises convulsivas

TCE é uma causa importante de crises convulsivas e epilepsia. As crises convulsivas pós-traumáticas são ditas precoces (ocorrem na primeira semana pós TCE) e tardias (após a primeira semana). Antiepilépticos na fase aguda do TCE reduzem o risco de crises precoces, mas não de crises tardias.

Crises convulsivas e não convulsivas podem ocorrer em cerca de 15% dos pacientes com TCE grave, podendo agravar a injúria neuronal, precipitar o aumento da PIC e a herniação encefálica. A recomendação atual é de profilaxia antiepiléptica nos primeiros 7 dias do TCE grave e naqueles pacientes com TCE moderado com fatores de risco para crises epilépticas (hematomas subdurais ou extradurais, fraturas com afundamento, trauma penetrante, contusões corticais e crises convulsivas nas primeiras 24 horas do trauma). As drogas de escolha são fenitoína e levetiracetam. Quando possível, a monitorização com eletroencefalografia contínua é útil para detectar crises e monitorar o resultado da terapia antiepiléptica.

Profilaxia de tromboembolismo venoso

O TCE grave está associado ao aumento de 3 a 4 vezes no risco de eventos tromboembólicos, que contribuem para mortalidade nesse grupo de pacientes. A profilaxia química com heparina de baixo peso molecular ou heparina não fracionada está indicada, tão logo o sangramento não seja mais um problema clínico, pesando-se o risco de expansão das lesões hemorrágicas intracranianas e o benefício da profilaxia antitrombótica.

Suporte nutricional

O TCE grave envolve um estado hipermetabólico, com catabolismo exacerbado e balanço nitrogenado negativo. A nutrição deve ser preferencialmente por via enteral, iniciada em até 5 a 7 dias do trauma, assim que exista estabilização clínica, com meta de reposição do gasto energético basal aumentado, objetivando a prevenção de complicações e redução da mortalidade hospitalar.

➡ Tratamento cirúrgico no TCE

Para indicar tratamento cirúrgico no TCE, como evacuação de hematomas e correção de fraturas, o neurocirurgião leva em consideração diversos fatores clínicos e de imagem. De maneira geral, hematomas extra-axiais (subdural ou extradural) com espessura > 10 mm, desvio de linha média > 5 mm, hematomas volumosos (> 20 mL), fraturas com depressão óssea (particularmente aquelas que comprometem seios venosos) e lesões penetrantes têm indicação cirúrgica de urgência. A localização da lesão traumática e o aumento evolutivo dos volumes podem aumentar a chance de indicação cirúrgica: hematomas de fossa posterior podem causar compressão do quarto ventrículo e causar hidrocefalia aguda ou herniação encefálica precoce.

As fístulas liquóricas traumáticas aumentam o risco de infecção do SNC e a mortalidade pós-TCE, porém não há recomendação de antibioticoterapia profilática. O diagnóstico pode ser difícil, sendo uma opção a dosagem de beta-2-transferrina em amostra do líquido. O tratamento pode envolver, em alguns casos, drenagem lombar até que ocorra fechamento do trajeto fistuloso.

A craniectomia descompressiva pode ser efetiva no controle da HIC traumática refratária a medidas clínicas, além de reduzir a mortalidade hospitalar, embora tenha pouco efeito sobre o desfecho funcional nesse grupo de pacientes.

BIBLIOGRAFIA

1. Abdelmalik PA, Draghic N, Ling GSF. Management of moderate and severe traumatic brain injury. Transfusion. 2019;59(S2):1529-38.

2. Carney N, Totten AM, O'Reilly C, Ullman JS, Hawryluk GW, Bell MJ et al. Guidelines for the Management of Severe Traumatic Brain Injury, Fourth Edition. Neurosurgery. 2017;80(1):6-15.

3. Chesnut RM, Temkin N, Carney N, Dikmen S, Rondina C, Videtta W et al.. A trial of intracranial-pressure monitoring in traumatic brain injury. N Engl J Med. 2012;367(26):2471-81.

4. CRASH-3 trial collaborators. Effects of tranexamic acid on death, disability, vascular occlusive events, and other morbidities in patients with acute traumatic brain injury (CRASH-3): a randomised, placebo-controlled trial. Lancet. 2019 Nov 9;394(10210):1713-1723. Erratum in: Lancet. 2019 Nov 9;394(10210):1712.

5. Galgano M, Toshkezi G, Qiu X, Russell T, Chin L, Zhao LR. Traumatic brain injury: current treatment strategies and future endeavors. Cell transplant. 2017;26(7):1118-30.

6. Harary M, Dolmans RG, Gormley W. Intracranial pressure monitoring- review and avenues for development. Sensors. 2018;18(2):465.

7. Hawryluk GWJ, Aguilera S, Buki A, Bulger E, Citerio G, Cooper DJ et al. A management algorithm for patients with intracranial pressure monitoring: the Seattle International Severe Traumatic Brain Injury Consensus Conference (SIBICC). Intensive Care Med. 2019;45(12):1783-94.

8. Maas AIR, Menon DK, Adelson PD, Andelic N, Bell MJ, Belli A et al. InTBIR Participants and Investigators. Traumatic brain injury: integrated approaches to improve prevention, clinical care, and research. Lancet Neurol. 2017;16(12):987-1048.

9. Menon DK, Schwab K, Wright DW, Maas AI; Demographics and clinical Assessment Working Group of the International and Interagency Initiative toward Common Data Elements for Research on Traumatic Brain Injury and Psychological Health. Position statement: definition of traumatic brain injury. Arch Phys Med Rehabil. 2010;91(11):1637-40.

10. Monro-Kellie Doctrine. Teach me Surgery. Disponível em: https://teachmesurgery.com/neurosurgery/flow-and-pressure/monro-kellie-doctrine/. Acesso em: 1º dez. 2023.

11. Ng SY, Lee AYW. Traumatic brain injuries: pathophysiology and potential therapeutic targets. Front Cell Neurosci. 2019;13:528.

12

HIPERTENSÃO INTRACRANIANA: DIAGNÓSTICO, MONITORIZAÇÃO E MEDIDAS TERAPÊUTICAS

→ Definições

Pressão intracraniana (PIC) é definida como a pressão total exercida pelas estruturas contidas no compartimento intracraniano, cujo volume é composto por tecido encefálico (87%), líquido cerebrospinal (LCR) (9%), vasos sanguíneos (4%) e meninges (< 1%).

A hipertensão intracraniana (HIC) corresponde a uma elevação sustentada (> 5 minutos) da PIC para níveis > 22 mmHg. A detecção da HIC requer monitoramento invasivo (monitor de PIC), mas alguns sinais clínicos e sintomas podem sugerir HIC antes da monitorização:

→ Alterações do estado mental;

→ Cefaleia;

→ Náuseas e vômitos;

→ Alterações pupilares;

→ *Tríade de Cushing*: hipertensão, bradicardia e respiração irregular ou apneia. A ocorrência completa da síndrome é incomum e, com frequência, tardia na evolução clínica.

As *síndromes de herniação intracraniana* resultam de gradientes de pressão entre os compartimentos intracranianos, que levam a deslocamentos de parênquima encefálico e comprimem ou deslocam o tronco encefálico, nervos ou vasculatura cerebral. Sítios comuns de herniação intracraniana são o giro do cíngulo (*herniação subfalcina*), lobo temporal medial (*herniação uncal*) e o cerebelo (*herniação tonsilar*). Os sinais cardinais de herniação transtentorial (uncal) são: rebaixamento da consciência, dilatação pupilar ipsilateral e hemiparesia contralateral (compressão de estruturas da formação reticular ascendente, nervo oculomotor e trato corticoespinhal). A compressão vascular resultante da herniação causa isquemia intracraniana, aumenta o edema cerebral e agrava o quadro clínico. A herniação encefálica é comprovadamente reversível com terapia rápida e adequada.

→ Fisiopatologia

O volume total médio do compartimento intracraniano é 1.700 mL, com tecido cerebral ocupando 1.200 mL a 1.400 mL, líquido cefalorraquidiano (LCR) 70 mL a 160 mL e volume sanguíneo de aproximadamente 150 mL. Os componentes intracranianos estão divididos em compartimentos por *membranas durais*, estruturas fibrosas e levemente rígidas. A *foice cerebral* divide os hemisférios cerebrais, sendo limitada superiormente pelo seio sagital superior e inferiormente pelo seio sagital inferior. O compartimento supratentorial (hemisférios cerebrais) e infratentorial (cerebelo e tronco encefálico) são separados pelo *tentório cerebelar*. A compressão do tecido neural contra essas estruturas membranosas tem papel central nas síndromes de herniação encefálicas.

O volume intracraniano está contido em uma estrutura rígida; portanto, alterações no volume dos componentes intracranianos pode causar aumento na PIC, que pode se tornar crítica. Deslocamentos focais do tecido encefálico podem ser desencadeados por lesões expansivas com efeito de massa, que ocupam espaço intracraniano (hematomas em crescimento, tumores cerebrais, abcessos); a hidrocefalia aguda, que tem múltiplas etiologias, também exerce efeito compressivo e pode levar à HIC. Por outro lado, o aumento difuso do volume encefálico também pode desencadear ou contribuir para aumento da PIC, como o observado no edema cerebral causado por lesões tóxico-metabólicas e isquêmicas. Por definição, *edema cerebral* é causado pelo extravasamento de plasma para o interstício quando há lesão da barreira hematoencefálica (*edema vasogênico*), ou quando a falência da bomba Na-K permite influxo de sódio e água para o intracelular (*edema citotóxico*). O *inchaço encefálico* difere do edema, pois está relacionado ao aumento difuso do volume intracraniano por vasodilatação e aumento do volume sanguíneo encefálico. Todos esses fenômenos acontecem em conjunto e podem concorrer com maior ou menor intensidade, para o aumento da PIC.

A HIC complica a evolução de diversas condições neurológicas agudas. Anatomicamente, as etiologias de HIC são classificadas como extra-axiais, focais ou processos intraparenquimatosos difusos. O Quadro 12.1 contém as principais causas de HIC observadas no ambiente de terapia intensiva.

■ Quadro 12.1 – Principais etiologias e mecanismos fisiopatológicos associados à elevação da pressão intracraniana

Condição	Efeito de massa	Edema	Vasodilatação	Distúrbio da circulação liquórica
Processos extra-axiais				
Hematoma extradural	+			
Hematoma subdural	+			
Empiema subdural	+			
Tumor extra-axial	+			
Pneumoencéfalo	+			
Processos focais intracranianos				
Tumores cerebrais	+	+		
AVC isquêmico	+	+		
Hemorragia intraparenquimatosa	+	+		
Abcesso cerebral	+	+		
Traumatismo cranioencefálico	+	+	+	
Hidrocefalia				+

(Continua)

■ Quadro 12.1 – Principais etiologias e mecanismos fisiopatológicos associados à elevação da pressão intracraniana (*Continuação*)

Condição	Efeito de massa	Edema	Vasodilatação	Distúrbio da circulação liquórica
Processos cerebrais difusos				
Hemorragia subaracnoidea	+	+		++
Meningites e encefalites		+		
Doenças cerebrais inflamatórias		+	+	
Encefalopatia hepática		+	+	
Encefalopatias tóxico metabólicas		+	+	

Fonte: Adaptado de Ratcliff *et al.*, 2019.

→ Diagnóstico e manejo inicial

HIC deve ser suspeitada em pacientes com ou sem diagnóstico de patologia primária do sistema nervoso central (SNC) que se apresentem com alteração aguda do nível de consciência, cefaleia, vômitos, déficits motores e alterações pupilares. A estabilização clínica deve ser seguida por exame de imagem do SNC para confirmação diagnóstica e planejamento terapêutico. Os sinais clínicos de herniação encefálica são tardios na evolução da HIC, representando emergência médica com necessidade de suporte avançado de vida. Medidas iniciais de ressuscitação incluem proteção das vias aéreas por meio da intubação orotraqueal, ventilação mecânica e suporte e monitorização hemodinâmica. A intubação orotraqueal é recomendada para pacientes com Glasgow < 8, porém pode ser mais precoce em pacientes com diagnóstico de doença aguda grave do SNC que evoluem com deterioração progressiva. Sequência rápida de intubação é recomendada para reduzir a chance de vômitos com aspiração. Medidas gerais com elevação da cabeceira a 30°, posicionamento neutro do pescoço, analgesia e sedação são importantes para controle inicial dos sintomas. Hiperventilação e terapia hipertônica podem ser utilizadas empiricamente na presença de sinais clínicos de herniação iminente.

A tomografia computadorizada (TC) de crânio sem contraste é preferida à ressonância magnética (RM), por conta da ampla disponibilidade, praticidade e rapidez na aquisição e interpretação das imagens. Além de confirmar a presença de patologia aguda intracraniana, a TC de crânio auxilia na decisão terapêutica ao identificar lesões com importante efeito de massa ou herniações de tecido cerebral.

Recomendações para monitorização invasiva da PIC

A monitorização da PIC é realizada por meio do implante cirúrgico de um cateter intracraniano, que pode ser posicionado mais comumente nos ventrículos laterais e conectado a um transdutor de pressão, permitindo medida contínua da PIC e drenagem de líquor (derivação ventricular externa [DVE]). A punção e drenagem dos ventrículos é indicada nos casos de hidrocefalia aguda, mais comumente vista na hemorragia subaracnóidea aneurismática (HSA) com hemoventrículo, embora seja indicada em outras causas de obstrução aguda à drenagem liquórica. A punção e implante de DVE envolve risco de sangramento no trajeto cirúrgico (5% a 7%) e ventriculite (5% após 5 dias de monitorização). O posicionamento intraparenquimatoso do sensor envolve menor risco de sangramento e infecção, porém não permite drenagem liquórica terapêutica. O monitor de PIC pode ser implantado ainda no espaço epidural ou subaracnoide, porém há perda de acurácia (Figura 12.1). A decisão sobre monitorização invasiva da PIC e posicionamento do sensor deve ser guiada pelo quadro clínico, etiologia da HIC, e evolução clínica esperada.

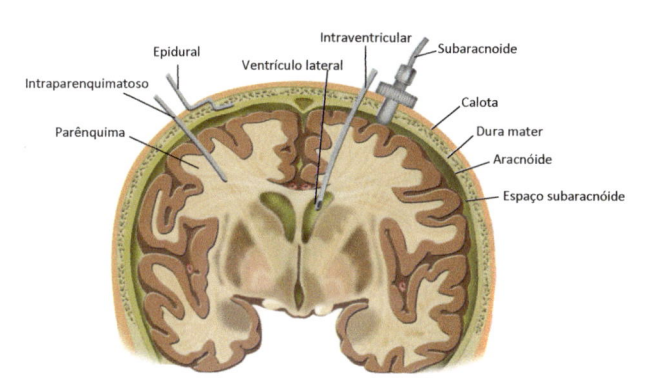

■ Figura 12.1 – Possíveis sítios de implantação do sensor para monitorização invasiva da PIC.

Fonte: Adaptada de Harary *et al.*, 2018.

A monitorização da PIC é recomendada particularmente para pacientes com traumatismo cranioencefálico (TCE) grave, embora deva ser considerada para todos os pacientes neurocríticos submetidos à cirurgia descompressiva de lesões com efeito de massa intracraniano. Os potenciais benefícios da monitorização da PIC incluem diagnóstico mais precoce e acurado da HIC e menor frequência de uso inadequado de terapias com efeitos adversos relacionados. Em pacientes com TCE grave, a monitorização invasiva da PIC é recomendada para reduzir a mortalidade intra-hospitalar e a mortalidade nas primeiras duas semanas pós-trauma. A Figura 12.2 descreve as situações em que há recomendação de monitorização da PIC. Pacientes com lesão cerebral aguda de outras etiologias e risco de HIC devem ser avaliados individualmente para monitorização invasiva da PIC.

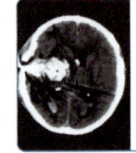

TCE grave (Escala de Coma de Glasgow 3 a 8) e:
1. TC de crânio anormal;
2. Sem alterações na TC de crânio, mas 2 de 3 dos critérios:
   Idade > 40 anos; Pressão sistólica < 90 mmHg;
   Posturas anômalas ao exame clínico

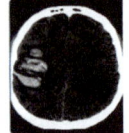

AVC Hemorrágico:
1. Pacientes com Escala de Coma de Glasgow ≤ 8;
2. Sinais clínicos de herniação transtentorial;
3. Hidrocefalia aguda com necessidade de derivação ventricular externa

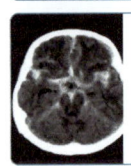

Hemorragia Subaracnoidea Aneurismática:
Pacientes em coma com hidrocefalia aguda têm indicação de derivação ventricular externa para drenagem liquórica e monitorização de PIC

■ Figura 12.2 – Recomendações para monitorização invasiva da PIC.

Fonte: Elaborada pelos autores.

Métodos não invasivos para afastar HIC

Métodos não invasivos são úteis para avaliar a possibilidade de HIC à beira leito e desencadear investigação adicional. Entretanto, todos têm menor acurácia do que a PIC invasiva (padrão-ouro) (Quadro 12.2).

■ Quadro 12.2 – Métodos não invasivos para avaliar HIC à beira leito

Método	Achados	Considerações
Doppler Transcraniano	▪ Redução do fluxo diastólico >> diástole reversa ▪ Índice de pulsatilidade (IP) elevado	▪ PI tem sensibilidade 89% e especificidade 92% para HIC ▪ PI > 2,13: correlação com PIC > 22 mmHg
USG transcraniano	Desvio da linha média	▪ Boa correlação com tomografia de crânio ▪ Tem valor prognóstico ▪ 5% a 20% dos pacientes não têm janela sonográfica
USG da bainha do Nevo Óptico	Diâmetro da bainha ≥ 6 mm	▪ Aumento do diâmetro correlaciona-se com elevação da PIC
Pupilometria	NPi < 3	▪ Redução do NPi correlaciona-se com PIC > 20 mmHg

NPi: índice pupilar.
Fonte: Elaborado pelos autores.

O Doppler transcraniano (DTC) é o método não invasivo mais acurado para diagnóstico de HIC à beira leito. O aumento da PIC causa mudanças nas velocidades de fluxo sanguíneo encefálico, além de alterar o espectro de onda do Doppler, que progressivamente exibe aspecto de aumento da resistência ao fluxo sistólico, redução das velocidades de fluxo na diástole e aumento da pulsatilidade. O aumento do índice de pulsatilidade (**IP = (VFS – VFD)/VFM**, em que VFS = velocidade de fluxo sistólico; VFD = velocidade de fluxo diastólico e VFM = velocidade de fluxo média), correlaciona-se com aumento da PIC, uma vez que **PIC = 10,93 × IP – 1,28**. Elevações do IP no DTC deve levar à suspeita de aumento da PIC, em contexto clínico e de imagem compatível com esse diagnóstico. Além do DTC, a ultrassonografia transcraniana ou *duplex* (*TCCS,* do inglês *transcranial color-coded dupplex sonography*) tem sido utilizada à beira leito, para avaliar alterações estruturais agudas que causam aumento da PIC. O desvio de linha média pode ser avaliado de maneira acurada pelo *dupplex*, com boa correlação com a medida feita pela TC de crânio. Desvios > 0,5 cm correlacionam-se a piores desfechos clínicos e indicam tratamento cirúrgico. Além disso, é possível a identificação e aferição do diâmetro do terceiro ventrículo, sugerindo hidrocefalia como diagnóstico diferencial e permitindo medidas seriadas.

A bainha do nervo óptico (BNO) pode ser medida por ultrassonografia a uma profundidade de 3 mm da parede posterior do globo ocular, e permite estimar a elevação da PIC a partir do aumento do seu diâmetro. Medidas entre 4,8 mm e 5,6 mm foram indicativas de elevação da PIC em diferentes estudos, com boa acurácia. A favor dessa monitorização estão a simplicidade do método e rápida curva de aprendizado. As desvantagens são a variabilidade dos valores normais, de acordo com características étnicas e físicas dos indivíduos, bem como a incerteza quanto à velocidade de normalização das medidas após intervenção terapêutica para reduzir a PIC.

O pupilômetro é uma pequena câmera de fácil manuseio, capaz de medir com precisão o formato e diâmetro pupilares, além da simetria entre as pupilas e a presença de reatividade à luz. Com base nesses dados, o pupilômetro fornece o NPi (índice pupilar), um índice capaz de predizer aumento da PIC com boa acurácia. Diversos estudos avaliaram o uso da pupilometria para acessar a presença de HIC de maneira não invasiva. Os principais achados foram:

1. A assimetria pupilar de pelo menos 0,5 mm esteve presente em 81% das observações quando a PIC subiu acima de 30 mmHg.

2. **Existe** associação entre o NPi e aumento da PIC (NPi<4,15 foi associado a uma taxa 7,7 vezes maior de crises de HIC comparado a um NPi>4,15).

3. Existe correlação inversa significativa entre NPi e PIC. Outro estudo demonstrou uma melhora no NPi dentro de 2 horas após a administração de manitol a 20% ou solução salina hipertônica a 23,4% em pacientes com NPi anormal (<3) pré-medicação.

Esse achado sugere a possibilidade de monitorização não apenas da PIC, mas da resposta ao tratamento clínico para HIC de maneira não invasiva, à beira leito. Até o momento da edição deste manual, não havia recomendação do uso da pupilometria, e o pupilômetro não estava disponível no Brasil para uso clínico.

→ Manejo clínico dos pacientes com HIC

Na suspeita clínica de HIC, condutas devem ser instituídas imediatamente, com objetivo de:

1. Estabilização clínica e suporte avançado de vida;

2. Confirmação diagnóstica de HIC, para iniciar medidas neuroprotetoras e terapêuticas para controle da PIC;

3. Diagnóstico etiológico, para direcionar o tratamento definitivo para reverter a HIC.

É importante a confirmação da elevação da PIC, bem como a monitorização adequada, para evitar uso inadequado e sem critério de tratamentos farmacológicos que podem ter impacto negativo na evolução clínica. A Figura 12.3 contém o algoritmo de manejo da HIC do Hospital Israelita Albert Einstein, com sugestões de monitorização e suporte farmacológico e multidisciplinar sugeridos.

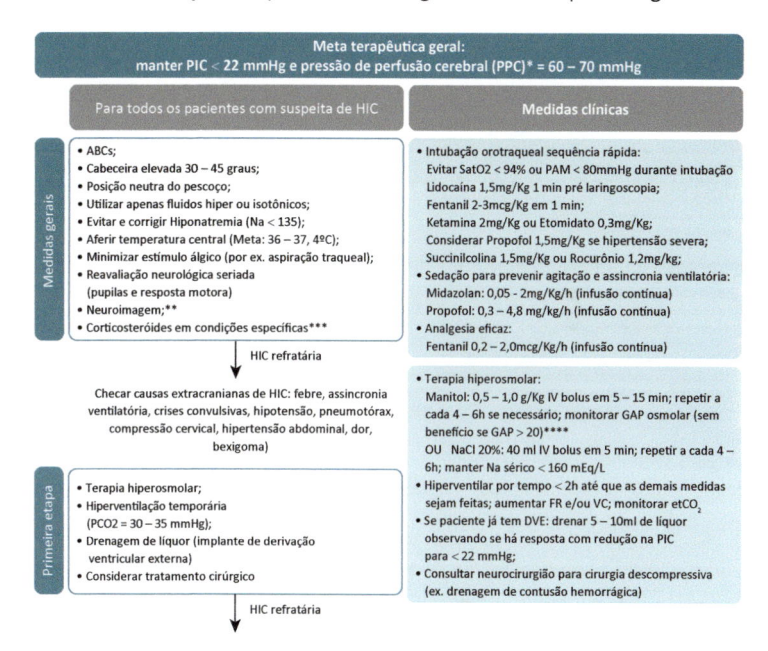

Figura 12.3 – Algoritmo para tratamento da hipertensão intracraniana em adultos (PIC ≥ 22 mmHg por um período > 5 minutos).

* PPC: pressão arterial média (PAM) – pressão intracraniana (PIC).
** Tomografia é preferível à ressonância magnética devido a maior rapidez na aquisição.
*** Tumores cerebrais, abcessos cerebrais, doenças inflamatórias não infecciosas do SNC.
****Gap osmolar: osmolaridade sérica medida – osmolaridade calculada.
Cálculo da osmolaridade sérica: 2 × Na + glicemia/18 + ureia/2,8.

(*Continua*)

(Continuação)

Considerar repetir TC de crânio se houver refratariedade às medidas de primeira etapa

 Segunda etapa
- Terapia hiperosmolar para natremias mais elevadas;
- Aprofundar sedação e analgesia;
- Considerar craniectomia descompressiva se indicado

- Manter natremia elevada continuamente até que ocorra melhora do edema cerebral (Na sérico até 160mEq/L)
- Associar anestésico ao esquema de sedação (por ex, associar Propofol se sedação contínua com Midazolan). Meta de sedação profunda
- Considerar bloqueio neuromuscular (BNM): realizar teste com BNM e manter contínuo se responder com redução da PIC
- Craniectomia descompressiva (uni ou bilateral) pode ser considerada para pacientes selecionados com edema cerebral difuso pós TCE e AVCI maligno de artéria cerebral média

HIC refratária

Terceira etapa
- Titular sedação para surto – supressão no EEG; (5 – 20s ou 50% do traçado em supressão)
- Iniciar barbitúrico;
- Hiperventilação moderada (PCO2 = 25 – 34mmHg);
- Hipotermia moderada (T central 32 – 34ºC)

- Monitorizar com eletroencefalograma contínuo (EEGc);
- Tiopental: bolus 5–15 mg/kg em 30 min—2 h, seguido de infusão contínua de 1– 4 mg/kg/h;
- A hiperventilação moderada envolve risco aumentado de isquemia cerebral. Recomenda-se monitorização de oximetria cerebral (global ou regional) se possível

Dicas para o manejo da HIC:
1) A HIC e a herniação encefálica são emergências neurológicas potencialmente reversíveis com **tratamento adequado.**
2) Uma **Tomografia Computadorizada de Crânio** deve ser solicitada para os pacientes com sinais e sintomas de HIC ou herniação encefálica, tão cedo quanto possível
3) A **monitorização da PIC** deve ser discutida para todos os pacientes com sinais clínicos ou radiológicos de HIC e que potencialmente se beneficiem de terapia baseada na PIC e na PPC
4) Todos os pacientes com suspeita clínica de HIC devem receber as **"medidas gerais"** que incluem: elevação da cabeceira, manutenção de normotermia e valores normais de Na, PO$_2$ e PCO$_2$
5) Para elevações agudas da PIC, utilizar **terapia hiperosmolar** com Manitol ou solução salina hipertônica, além de otimizar a sedação
6) Paciente que apresentam piora neurológica aguda relacionada a lesões focais podem se beneficiar de **tratamento cirúrgico emergencial** (descompressão)
7) As medidas da etapa 3 (Hipotermia, coma barbitúrico) podem ser instituídas para **HIC refratária** às demais medidas, porém são mais agressivas e envolvem risco aumentado de complicações
8) A **hipotermia moderada** pode ser efetiva no controle da HIC refratária, porém não está associada a melhor desfecho neurológico

Considerar monitorização adicional:
- Pacientes com HIC podem se beneficiar de monitorização multimodal, pois a terapia guiada pelo valor da PICC e PPC informa pouco sobre o fluxo sanguíneo e o metabolismo cerebral
- **Oximetria cerebral:** pacientes que necessitam hiperventilação para controle de PIC estão sob risco aumentado de hipóxia cerebral. A monitorização da oximetria cerebral de bulbo de jugular (SjvO$_2$) ou a oximetria tissular (PtiO$_2$) podem ser utilizadas para monitorar episódios de hipóxia cerebral, que podem ocorrer mesmo quando PIC e PPC estão na meta. O objetivo geral é manter a SvjO$_2$ > 55% e PtiO$_2$ > 20mmHg
- **Doppler Transcraniano:** avaliação do fluxo e do estado de auto regulação do fluxo sanguíneo encefálico; diagnóstico e acompanhamento do vasoespasmo;
- **Eletroencefalografia contínua (EEGc):** o EEGc é mais sensível do que o exame intermitente para detectar crises não convulsivas, que podem causar lesão cerebral secundária e contribuir para aumento da PIC. Aproximadamente 50% das crises não convulsivas são detectadas nos primeiros 60min de exame, mas 48h de monitorização podem ser necessárias em pacientes em coma

◼ Figura 12.3 – Algoritmo para tratamento da hipertensão intracraniana em adultos (PIC ≥ 22 mmHg por um período > 5 minutos).

* PPC: pressão arterial média (PAM) – pressão intracraniana (PIC).
** Tomografia é preferível à ressonância magnética devido a maior rapidez na aquisição.
*** Tumores cerebrais, abcessos cerebrais, doenças inflamatórias não infecciosas do SNC.
****Gap osmolar: osmolaridade sérica medida – osmolaridade calculada.
Cálculo da osmolaridade sérica: 2 × Na + glicemia/18 + ureia/2,8.
Fonte: Elaborada pelos autores.

Posicionamento do paciente

A elevação da cabeceira a 30° é recomendada no manejo de pacientes com HIC por especialistas. Essa manobra correlaciona-se em média a uma redução da PIC em 3 mmHg a 4 mmHg. Além da cabeceira, o posicionamento neutro do pescoço, minimizando a rotação lateral, favorece a drenagem venosa cerebral.

A elevação da cabeceira pode reduzir a PIC em razão do efeito hidrostático sobre a coluna liquórica, desviando líquor para o espaço subaracnóideo lombar. Além disso, há redução das pressões intratorácicas e facilitação da drenagem venosa. Uma redução da pressão de perfusão cerebral (PPC) é possível, porém estudos demonstraram redução da PIC sem comprometimento da oxigenação cerebral, atestando a segurança dessa manobra.

Sedação, barbitúricos e bloqueio neuromuscular

Sedativos reduzem a PIC por diversos mecanismos, que incluem redução do metabolismo cerebral e redução do fluxo sanguíneo cerebral (FSC). Adicionalmente, a redução da agitação previne as manobras de valsalva, que causam elevação da pressão venosa e elevação da PIC. O propofol é o sedativo mais comumente utilizado para controle da PIC, pois é um agonista do GABA lipofílico, com rápido início de ação. Apesar de ser efetivo para reduzir a PIC, não há redução da mortalidade ou melhora de desfecho funcional associado ao uso do propofol nesses casos. Além disso, a toxicidade pode adicionar morbidades como pancreatite aguda e síndrome de infusão do propofol (PRIS). A recomendação é que o paciente receba *bolus* de propofol (1 a 2 mg/kg) durante episódios de elevação da PIC, ao invés de aumento da dose de infusão contínua, com objetivo de evitar doses muito elevadas e reduzir o risco de toxicidade.

Barbitúricos reduzem a PIC por meio da redução do metabolismo cerebral, além de ter efeitos inibitórios sobre a peroxidação lipídica mediada por radicais livres de oxigênio. Estudos comprovaram redução efetiva da PIC com pentobarbital e tiopental, porém sem efeito sobre a mortalidade ou recuperação funcional em 1 ano. A grande incidência de hipotensão associada aos barbitúricos (> 54%) motivou a recomendação de não utilizar essas drogas como prevenção de HIC, reservando seu uso para casos de elevação da PIC refratários a demais medidas, nas quais o controle hemodinâmico possa ser mantido.

Bloqueio neuromuscular (BNM) pode ser efetivo para reduzir a PIC, pois previne tosse, tremores e reduz o gasto energético global. Além disso, o BNM facilita a ventilação mecânica, permitindo otimização da pressão parcial de gás carbônico (PCO_2) e da oxigenação. Entretanto, dois estudos demonstraram associação da succinilcolina com elevação da PIC; há também relatos de indução de hipercalemia em pacientes com fraqueza neuromuscular, com alguns casos fatais. O uso de BNM está constantemente associado a complicações clínicas, aumento do risco de pneumonia, miopatia e neuropatia. Portanto, a recomendação do uso de BNM para controle de PIC é que seja administrado em *bolus*, em momentos de elevação da PIC não responsiva a outras medidas clínicas.

Terapia hiperosmolar

As soluções hiperosmolares reduzem a PIC a partir da criação de um gradiente osmótico, favorecendo assim a difusão da água para fora dos neurônios. Para o gradiente osmolar ser efetivo, a barreira hematoencefálica (BHE) precisa estar íntegra, estando assim impermeável a passagem dos agentes osmóticos. Portanto, a redução da PIC pelos agentes osmóticos ocorre por meio da desidratação de áreas do cérebro com preservação da BHE. Além disso, o efeito terapêutico da solução hipertônica ocorre rapidamente após a mudança da osmolaridade local, enquanto a manutenção da hipertonicidade cerebral leva a uma perda do efeito por acomodação. Consequentemente, um edema de rebote pode ocorrer, devido a perda do gradiente favorecendo novamente a entrada de água nos neurônios. Portanto, a terapia hiperosmolar deve ser utilizada pontualmente para reverter elevações da PIC, enquanto a etiologia principal da HIC é tratada.

O manitol é um diurético osmótico que causa desidratação cerebral, mas também reduz a PIC por reduzir a viscosidade sanguínea e causar vasoconstricção cerebral. O efeito inicia entre 10 e 15 minutos após a infusão, atingindo o máximo em 20 a 60 minutos. O manitol não deve ser administrado para reduzir a PIC se a osmolaridade sérica estiver > 320 mOsm/kg, ou se o *gap* osmolar (osmolaridade sérica calculada – osmolaridade sérica medida) for > 20 mOsm/kg. Em ambas as situações, o excesso de manitol circulante pode se acumular em regiões com BHE danificada, causando um efeito osmótico reverso, edema local e rebote de HIC.

Em comparação ao manitol, a solução salina hipertônica aumenta a osmolaridade diretamente, sem causar aumento da diurese. Concentrações de 2%, 3% ou 20% podem ser utilizadas, sempre em acesso venoso central. O sódio sérico deve ser monitorado, pelo menos a cada 8 horas. Existe risco aumentado de indução de desmielinização osmótica em pacientes que tem hiponatremia crônica. A maioria dos estudos não determinou diferenças entre manitol e solução hipertônica salina em termos de efetividade para reduzir a PIC, devendo ser observadas as particularidades de cada agente na escolha da terapêutica.

Hiperventilação

A hiperventilação diminui a PIC a partir da redução da PCO_2, o que promove vasoconstricção e redução do FSC. Entretanto, há evidência de que a hiperventilação prolongada ou profilática pode ser deletéria, particularmente para pacientes comatosos pós-TCE grave. O efeito da hiperventilação sobre o diâmetro arteriolar é transitório, durando no máximo 24 horas. A hiperventilação prolongada pode contribuir para isquemia e lesão neuronal secundária, devido a redução do FSC. Além disso, a perda de bicarbonato e mudança no pH liquórico durante a hiperventilação prolongada causa perda da sensibilidade às mudanças na PCO_2, que não mais será útil em situações de elevação da PIC. Portanto, a hiperventilação deve ser utilizada de maneira momentânea para reduzir a PIC, com metas objetivas de PCO_2, e não deve ser utilizada profilaticamente em nenhum cenário.

Controle de crises convulsivas

Crises convulsivas e não convulsivas estão associadas ao aumento da PIC, principalmente em razão da elevação do metabolismo cerebral e do FSC associados à crise. Na suspeita de atividade epiléptica subclínica, pacientes neurocríticos devem ser imediatamente monitorados com eletroencefalograma (EEG) contínuo e, se confirmadas, as crises devem ser tratadas. Os benzodiazepínicos são as drogas de primeira escolha; diazepam 0,15 mg/kg (endovenoso) ou midazolan 0,2 mg/kg (endovenoso ou intramuscular) podem ser administrados em *bolus*. Se houver *status epilepticus*, antiepilépticos parenterais devem ser administrados em seguida, com objetivo de atingir rapidamente o nível sérico terapêutico. A sedação continua com benzodiazepínicos, propofol ou tiopental será necessária nos casos de *status epilepticus* refratário às medidas iniciais, promovendo controle de PIC e neuroproteção.

Hipotermia

A hipotermia reduz a PIC a partir da supressão do metabolismo cerebral. Entretanto, não há evidência de benefício terapêutico do uso da hipotermia em termos de mortalidade ou prognóstico neurológico. Por outro lado, a indução de temperaturas baixas está associada a efeitos adversos consideráveis, como arritmias, coagulopatia e imunossupressão. O estudo Eurotherm3235 não demonstrou redução da PIC ou melhora neurológica em pacientes com TCE grave e PIC > 20 mmHg submetidos à hipotermia (32 °C a 35 °C) por 48 horas. Entretanto, há um debate atual se a hipotermia pode ter um papel importante no manejo de pacientes com elevação sustentada de PIC > 25 mmHg, refratária a tratamento clínico otimizado. Atualmente, a hipotermia profilática não é considerada benéfica; em casos de HIC refratária, a hipotermia pode ser opção terapêutica quando os benefícios superam os riscos, sem haver, entretanto, efeito comprovado sobre a recuperação funcional.

Craniectomia descompressiva

Edema cerebral pode levar à HIC, causando herniações por meio dos compartimentos encefálicos. Uma craniectomia ampla com duroplastia, com objetivo de descomprimir os lobos frontal, temporal e parietal, é efetiva para reduzir a PIC. Entretanto, existem controvérsias sobre o momento ideal da craniectomia, bem como sobre o benefício em recuperação funcional. Em 2011, o estudo Decra randomizou pacientes com PIC > 20 mmHg por > 15minutos para tratamento clínico padrão *versus* craniectomia descompressiva ampla; os resultados do estudo foram 70% de pacientes operados com desfecho funcional desfavorável, contra 51% do grupo clínico. Críticos do estudo ressaltaram a precocidade da indicação de craniectomia, não refletindo a prática habitual de cirurgia descompressiva em casos de HIC refratária. Em 2016, o estudo RESCUEicp avaliou a efetividade da craniectomia descompressiva em pacientes com TCE e PIC > 25 mmHg refratária ao tratamento clínico agressivo. Enquanto a craniectomia reduziu a mortalidade em 6 meses, a proporção de pacientes sobreviventes com disfunção neurológica moderada ou leve não foi impactada. Atualmente, a craniectomia descompressiva pode ser indicada no TCE grave com HIC refratária, com objetivo de reduzir a PIC e o número de dias de internação em UTI, sem efeito comprovado na recuperação funcional em 6 meses.

O benefício da craniectomia descompressiva está mais estabelecido no infarto maligno de artéria cerebral média (ACM). Os estudos Decimal e Destiny demonstraram redução da mortalidade e melhor recuperação funcional em pacientes submetidos à craniectomia precoce. O estudo Hamlet confirmou o benefício da cirurgia dentro das primeiras 48 horas do ictus, e o estudo Destiny II demonstrou benefício da abordagem cirúrgica precoce em pacientes com mais de 61 anos de idade. O efeito da craniectomia descompressiva é observado quando realizada precocemente, quando o edema é predominantemente citotóxico. Aparentemente, a descompressão melhora a perfusão tecidual e otimiza os gradientes iônicos e balanço energético. Se indicada tardiamente, quando há edema predominantemente vasogênico, a descompressão pode reduzir a pressão de perfusão tecidual, gerando mais gradiente hidrostático e contribuindo para aumento do edema.

BIBLIOGRAFIA

1. Andrews PJ, Sinclair HL, Battison CG, Polderman KH, Citerio G, Mascia L et al. European society of intensive care medicine study of therapeutic hypothermia (32-35 °C) for intracranial pressure reduction after traumatic brain injury (the Eurotherm3235Trial). Trials. 2011;12:8.

2. Bellner J, Romner B, Reinstrup P, Kristiansson KA, Ryding E, Brandt L. Transcranial Doppler sonography pulsatility index (PI) reflects intracranial pressure (ICP). Surg Neurol. 2004;62(1):45-51; discussion 51.

3. Cadena R, Shoykhet M, Ratcliff JJ. Emergency neurological life support: intracranial hypertension and herniation. Neurocrit Care. 2017;27(1):82-8.

4. Chesnut RM, Temkin N, Carney N, Dikmen S, Rondina C, Videtta W et al. A trial of intracranial-pressure monitoring in traumatic brain injury. N Engl J Med. 2012;367(26):2471-81

5. Harary M, Dolmans RGF, Gormley WB. Intracranial pressure monitoring-review and avenues for development. 2018;18. Sensors (Switzerland).

6. Hawryluk GWJ, Aguilera S, Buki A, Bulger E, Citerio G, Cooper DJ et al. A management algorithm for patients with intracranial pressure monitoring: the Seattle International Severe Traumatic Brain Injury Consensus Conference (SIBICC). Intensive Care Med. 2019;45(12):1783-94.

7. Hawryluk GWJ, Rubiano AM, Totten AM, O'Reilly C, Ullman JS, Bratton SL et al. Guidelines for the management of severe traumatic brain injury: 2020 Update of the Decompressive Craniectomy Recommendations. Neurosurgery. 2020;87(3):427-34.

8. Krejza J, Baumgartner RW. Clinical applications of transcranial color-coded duplex sonography. J Neuroimaging. 2004;4 (3):215-25.

9. Lau VI, Arntfield RT. Point-of-care transcranial Doppler by intensivists. Crit Ultrasound J. 2017;9(1):21.

10. Ratcliff JJ, Morrison C, Tran DS, Ruzas CM. Emergency neurological life support intracranial hypertension and herniation ENLS 4.0. Neurocrit Care. 2019.

11. Robba C, Citerio G. How I manage intracranial hypertension. Crit Care. 2019;23(1):243.

12. Robba C, Donnelly J, Cardim D, Tajsic T, Cabeleira M, Citerio G et al. Optic nerve sheath diameter ultrasonography at admission as a predictor of intracranial hypertension in traumatic brain injured patients: a prospective observational study. J Neurosurg. 2019;132(4):1279-85.

13. Stocchetti N, Maas AIR. Traumatic intracranial hypertension. N Engl J Med. 2014.

HIPERATIVIDADE SIMPÁTICA PAROXÍSTICA: DIAGNÓSTICO E MANEJO CLÍNICO

Paula R. Sanches

→ Definições

Hiperatividade simpática paroxística (HSP) é uma síndrome observada em sobreviventes de lesão cerebral aguda grave, caracterizada por episódios súbitos e recorrentes de aumento da atividade autonômica simpática e da atividade motora. Os sinais clínicos mais comuns são taquicardia, hipertensão, taquipneia, sudorese profusa, febre e posturas anômalas (hipertonia ou espasticidade). Os episódios frequentemente são espontâneos, mas podem ser induzidos por estímulos como passagem de sondas e cateteres, banho ou mudanças de decúbito.

Recentemente, a HSP foi reconhecida como uma causa importante de lesão neuronal secundária em pacientes com traumatismo cranioencefálico (TCE) grave. O atraso na detecção da síndrome pode aumentar a morbidade e piorar o desfecho funcional dos pacientes neurocríticos.

→ Critérios diagnósticos e classificação

Paroxismos de atividade simpática excessiva em sobreviventes de lesões do sistema nervoso central (SNC) foram descritos pela primeira vez em 1929, porém a descrição da síndrome com critérios diagnósticos é atribuída ao Dr. Alejandro A. Rabinstein, em publicação de 2007.

Os sintomas típicos incluem episódios recorrentes de taquicardia, hipertensão sistólica, taquipneia, hipertermia e franca diaforese. Posturas anômalas com distonia são observadas em menos da metade dos pacientes. Outros sinais menos prevalentes são dilatação pupilar, redução do nível de consciência, rubor facial e agitação.

Tipicamente, os episódios surgem após 5 a 7 dias da lesão cerebral primária, mas podem iniciar mais precocemente. Um padrão regular de recorrência é observado, sendo comum uma média de 2 a 3 episódios por dia com duração variável, entre 1 e 10 horas. Com o passar dos dias, os paroxismos tendem a ficar menos frequentes e mais prolongados, recorrendo nas primeiras semanas a meses após a fase aguda do insulto primário.

Como consequências graves dos episódios frequentes de descargas autonômicas, destacam-se o aumento do gasto energético basal, com perda de peso exuberante (25% a 29%), além de comprometimento cardíaco, ossificação heterotópica (manifestada como dor e hiperemia articular) e imunossupressão.

Recentemente, um consenso de especialistas determinou critérios diagnósticos para a HSP, facilitando a identificação e o manejo clínico a partir de um escore amplamente utilizado em alguns centros de terapia intensiva neurológica. O escore PSH-AM (do inglês *paroxysmal sympathetic hyperactivity – assessment measure*) é composto por dois domínios:

1. DLT (do inglês *Diagnosis Likehood Tool*), que avalia a probabilidade diagnóstica da síndrome, em que cada sinal clínico soma 1 ponto ao escore total e aumenta a probabilidade de HSP.

2. CFS (do inglês *Clinical Feature Scale*), que avalia a severidade dos sintomas simpáticos e motores em uma escala de 0 a 3, classificando os sintomas como leves, moderados e graves. A soma da pontuação do DLT e CFS indica a probabilidade diagnóstica de HSP: improvável (PSH-AM < 8); possível (PSH-AM = 8 a 16) ou provável (PSH-AM ≥ 17) (Figura 13.1). O escore PSH-AM tem demonstrado bom desempenho diagnóstico e prognóstico para pacientes com HSP.

Hiperatividade Simpática Paroxítica – Escore PSH-AM				
CFS – Escala de severidade				
Pontuação	**0**	**1**	**2**	**3**
Frequência cardíaca (bpm)	< 100	100 a 119	120 a 139	≥ 140
Frequência respiratória (rpm)	< 18	18 a 23	23 a 29	≥ 30
Pressão arterial sistólica (mmHg)	< 140	140 a 159	160 a179	≥ 180
Temperatura	< 37 ºC	37 ºC a 37,9 ºC	38 ºC a 38,9 ºC	≥ 39 ºC
Sudorese	Ausente	Leve	Moderada	Severa
Posturas anômalas	Ausente	Leve	Moderada	Severa
Escore CFS: severidade dos sintomas	Ausente	0		
	Leve	1 a 6		
	Moderada	7 a 12		
	Severa	≥ 13		

DLT – Escala de sinais clínicos de HSP
Sinais clínicos acontecem simultaneamente
Episódios têm natureza paroxística
Sinais clínicos persistem por ≥ 3 dias consecutivos
Sinais clínicos persistem por ≥ 2 semanas após lesão cerebral aguda
Sintomas persistem apesar de tratamento de diagnóstico alternativo
Medicamentos administrados para reduzir resposta simpática
≥ 2 episódios por dia
Ausência de sintomas parassimpáticos durante as crises
Ausência de outras causas presumidas para os achados
Lesão cerebral aguda adquirida recentemente
Escore DLT: 1 ponto para cada achado clínico

■ Figura 13.1 – Escore PSH-AM com os domínios CFS (*Clinical Feature Scale*) e DLT (*Diagnosis Likehood Tool*) (*Continua*)

(*Continuação*)

Escore PSH-AM Final (Escore CFS + escore DLT)		
Probabilidade diagnóstica de HSP	Improvável	< 8 pontos
	Possível	8 a 16 pontos
	Provável	≥ 17 pontos

■ Figura 13.1 – Escore PSH-AM com os domínios CFS (*Clinical Feature Scale*) e DLT (*Diagnosis Likehood Tool*)

HSP: hiperatividade simpática paroxística.
Fonte: Elaborado pelos autores.

Apesar de típica, a HSP é um diagnóstico de exclusão. Diversas condições clínicas prevalentes em pacientes com lesão cerebral aguda têm manifestações semelhantes, e são ameaçadoras à vida se não identificadas. A Tabela 13.1 relaciona os principais diagnósticos diferenciais de HSP. Os diagnósticos de sepse e meningoencefalite devem ser excluídos a partir da coleta de culturas e de líquido cefalorraquidiano (LCR) quando pertinente; a eletroencefalografia afasta a hipótese de *status epilepticus* não convulsivo. A possibilidade de lesão raquimedular alta pode ser investigada com ressonância magnética   da coluna, especialmente em vítimas de politrauma.

→ Etiologia e fatores de risco

A principal condição clínica associada à HSP é o traumatismo craniano grave, no qual a síndrome pode ser observada em até um terço dos pacientes. Outras condições neurocríticas que podem causar HSP são anóxia cerebral, hemorragia subaracnoidea, hemorragia intraparenquimatosa e hidrocefalia aguda, porém com menor prevalência.

A HSP é mais comum em pacientes jovens, do sexo masculino e sobreviventes de lesões neurológicas agudas de maior gravidade. Um estudo prospectivo com 101 pacientes vítimas de TCE grave, observou HSP em 20,3% dos casos. Nesse estudo, a síndrome foi mais frequente em jovens, com menor pontuação na escala de coma de Glasgow à admissão, presença de lesão axonal difusa (DAI) com maior grau de severidade (Escala de Adams graus II ou III) e com hidrocefalia.

■ Tabela 13.1 – Diagnósticos diferenciais e investigação clínica de pacientes com paroxísticos de disautonomia

Diagnóstico	Pista diagnóstica e conduta diagnóstica
Síndrome neuroléptica maligna	▪ História de uso de neuroléptico ▪ Elevação de CPK ▪ Remova drogas antidopaminérgicas (p. ex., metoclopramida, prometazina, droperidol, neurolépticos, valproato, lítio)
Hipertermia maligna	▪ História de eventos prévios e exposição atual a drogas desencadeadoras ▪ Elevação de CPK ▪ Biópsia de músculo
Reflexo de *Cushing*	Bradicardia, respiração irregular, aumento da pressão de pulso; sinais clínicos de HIC
Traumatismo raquimedular	REMA de coluna cervical e torácica alta
Sepse	Culturas seriadas, marcadores inflamatórios
Encefalite	Culturas e análise do LCR
Crises convulsivas	Eletroencefalograma
Hidrocefalia	Tomografia computadorizada de crânio
Abstinência a drogas	História clínica e melhora dos sintomas com reintrodução da medicação, quando possível
Ansiedade	Boa evolução neurológica apesar de sintomas autonômicos. Melhora clínica com ansiolíticos

CPK: creatinoquinase; HIC: hipertensão intracraniana; LCR: líquido cefalorraquidiano; RM: ressonância magnética.
Fonte: Acervo pessoal dos autores.

→ Fisiopatologia

A fisiopatologia da HSP não está completamente elucidada; a maioria dos autores atribui a síndrome à perda da inibição das fibras excitatórias do sistema nervoso simpático causada pela lesão cerebral aguda. Algumas teorias tentam justificar a liberação simpática observada na síndrome, a saber:

→ A *teoria epileptogênica* considera que descargas epilépticas estariam envolvidas na fisiopatologia da HSP, porém há poucas evidências para suportar esse achado, uma vez que os sintomas não respondem à terapia antiepiléptica.

→ Na *teoria da desconexão*, foi levantada a hipótese de que há uma geração de tônus simpático no tronco encefálico, hipotálamo e medula espinhal sem a subsequente inibição. A desconexão dos centros inibitórios ou danos sofridos durante o TCE, levaria a um fluxo simpático sem oposição do tronco encefálico e das vias da medula espinhal. Apesar das evidências existentes apoiarem as teorias de desconexão das vias inibitórias cerebrais, elas não explicam a natureza paroxística dos sintomas.

→ Outra teoria sugere que *distúrbios da regulação neuroendócrina* resultariam em liberação repentina e descontrolada de catecolaminas, gerando os paroxismos da HSP. Geralmente, há aumento de 200% a 300% nas catecolaminas e um aumento de aproximadamente 40% nos hormônios adrenocorticais no soro durante uma crise paroxística, sugerindo desregulação com aumento da excitabilidade originada no SNC.

⊡ Manejo clínico

Os princípios gerais do tratamento da HSP incluem hidratação, avaliação de diagnósticos diferenciais (infecção, embolia pulmonar, sepse, hidrocefalia, crises convulsivas), analgesia efetiva e identificação e prevenção de fatores desencadeadores.

O manejo da HSP envolve:

1. Interrupção dos paroxismos;
2. Profilaxia de novas crises.

Estratégias para evitar os triggers devem ser instituídas precocemente, reduzindo a necessidade de uso de sedativos para controle dos sintomas. São recomendações para prevenção das crises:

→ Manter bom funcionamento do trato gastrointestinal: evitar obstipação.

→ Administrar doses preemptivas de opioides ou benzodiazepínicos antes de intervenções (p. ex., banho, trocas, reposicionamento, aspirações de vias aéreas).

→ Evitar uso de antipsicóticos, que podem confundir o diagnóstico de HSP e não tratam os sintomas.

→ Manter nutrição e hidratação adequados: a hiperatividade simpática aumenta o gasto energético basal e causa desidratação, principalmente por conta de febre e diaforese.

→ Associar medidas não farmacológicas para controle de térmico (temperatura ambiental e métodos físicos de resfriamento).

As drogas mais comumente prescritas para interrupção das crises e prevenção de recorrência são: opioides, benzodiazepínicos, betabloqueadores, alfa-2-agonistas e relaxantes musculares. A Tabela 13.2 relaciona as principais drogas utilizadas e racional para o manejo dos paroxismos de hiperatividade simpática.

Os opioides são as drogas mais efetivas para interrupção das crises. A morfina pode ser administrada por via endovenosa, com atenção para depressão respiratória e hipotensão. Muito pacientes necessitam infusão contínua de opioides, como fentanil. Nesses casos, após estabilização clínica, pode-se progredir para doses intermitentes de opioides, por via endovenosa ou enteral.

Os benzodiazepínicos são particularmente úteis nas crises de HSP, principalmente por conta de seu efeito ansiolítico, hipnótico e relaxante muscular. É efetivo no controle das distonias e da agitação, com a desvantagem de causar sedação e potencialmente retardar o desmame ventilatório.

Betabloqueadores não seletivos (propranolol) são utilizados em doses intermitentes e contribuem para controle da disautonomia e prevenção de novas crises. A ação está relacionada à redução do efeito das catecolaminas circulantes e à redução do gasto energético basal. A maioria das manifestações de HSP responde aos betabloqueadores, incluindo febre, diaforese e posturas distônicas. Progressivamente, as doses são tituladas e mantidas enquanto houver sintomas, inclusive após alta. Infusão contínua de esmolol (50 a 150 µg/kg/min) pode ser utilizada quando não há disponibilidade de via enteral, ou quando há taquicardia e hipertensão severa de difícil controle.

Clonidina é um agonista α2 com efeito central e periférico, que atua reduzindo a descarga simpática hipotalâmica e favorecendo a inibição simpática no tronco encefálico. Causa redução dos níveis séricos de catecolaminas em pacientes com TCE grave. É útil especialmente para o controle da hipertensão e taquicardia, não contribuindo muito para o controle dos demais sintomas da HSP.

▣ Tabela 13.2 – Principais agentes farmacológicos utilizados para manejo dos paroxismos de hiperatividade simpática

Droga	Local de ação	Mecanismo proposto	Sintomas tratados
Propofol	SNC	Agonista GABA	Agitação, hipertensão, taquicardia, febre
Benzodiazepínicos	SNC	Agonista GABA	Agitação, hipertensão, taquicardia, rigidez, distonia
Opioides	SNC e periférico, núcleo do nervo vago	Agonista dos receptores μ	Dor, taquicardia, alodínia
Agonistas α2	Redução central da ação simpática	Agonista α2	Hipertensão, agitação, taquicardia
Betabloqueadores	Redução do efeito periférico das catecolaminas	Bloqueio não seletivo do receptor β	Taquicardia, hipertensão, febre
Gabapentina	SNC	Agonista GABA	Espasticidade, alodínia
Bromocriptina	SNC (hipotálamo)	Agonista dopaminérgico	Distonia, espasticidade, febre

Regimes propostos		Observações
Profilaxia dos paroxismos: infusão IV contínua, 1 a 4 mg/kg/h	Interrupção dos paroxismos: 10 a 20 mg IV bólus	• Depressor do SNC: usar em pacientes intubados • Toxicidade: hipotensão, bradicardia, PRIS
Profilaxia dos paroxismos: clonazepam 0,5 mg a 2 mg, via SNE , 8/8 horas	Interrupção dos paroxismos: • Diazepam 5 mg a 10 mg IV • Midazolam 5 mg IV	• Ação sedativa/ depressora do SNC
–	Interrupção dos paroxismos: • Morfina: 2 mg a 10 mg IV • Fentanil: 25 µcg a 100 µcg IV	
Profilaxia dos paroxismos: Clonidina: 0,1 mg a 0,3 mg via sonda nasoenteral (SNE), a cada 6 a 8 horas	Interrupção dos paroxismos: Dexmedetomidina: 0,2 a 1,4 µcg/kg/h IV contínuo	Podem causar bradicardia e hipotensão
Profilaxia dos paroxismos: Propranolol 20 mg a 80 mg via SNE, a cada 4 a 8 horas	–	Avaliar função cardíaca
Profilaxia dos paroxismos: 300 mg, via SNE, 8/8 horas (Titular até doses máximas de 4.800 mg/dia)	–	Utilizar em associação com propranolol e clonidina
Profilaxia dos paroxismos: 1,25 mg via SNE, 12/12 horas (Titular até 10 a 40 mg/dia)	–	Mais efetivo em associação com opioides (morfina)

(Continua)

▣ Quadro 13.2 – Principais agentes farmacológicos utilizados para manejo dos paroxismos de hiperatividade simpática (*Continuação*)

Droga	Local de ação	Mecanismo proposto	Sintomas tratados
Baclofeno	SNC	Agonista GABA	Dor, rigidez, clônus
Dantrolene	Periférica, inibindo a contração do músculo esquelético	Inibe liberação de cálcio intracelular, necessária para a contração muscular	Rigidez muscular, distonia

GABA: ácido gama-amino-butírico, neurotransmissor inibitório do SNC; PRIS: síndrome de infusão do propofol; Alodínia: dor neuropática em resposta a estímulos como toque ou frio; SNC: sistema nervoso central.
Fonte: Elaborado pelos autores.

A gabapentina atua principalmente no corno posterior da medula, reduzindo a liberação de neurotransmissores. É particularmente útil no controle de sintomas da fase de reabilitação pós-lesão neurológica grave, embora possa ser útil na fase aguda em pacientes que não apresentam melhora com tratamento habitual. Seu principal efeito adverso é sedação leve, sendo geralmente bem tolerada.

A bromocriptina é um agonista dopaminérgico que demonstrou ser útil no tratamento de HSP em alguns estudos clínicos. Entretanto, o mecanismo de ação não é completamente elucidado, e o efeito na melhora nos sintomas costuma ser modesto e retardado. Além disso, pode contribuir para aumento da pressão arterial, discinesia e agitação psicomotora.

Regimes propostos		Observações
Profilaxia dos paroxismos: 5 mg, via SNE, 8/8 horas (máximo de 80 mg/dia)	-	▪ Pode ser administrado por via intratecal em casos graves refratários ao tratamento clínico ▪ Toxicidade; hipotonia, arritmias, catatonia, vômitos ▪ Metabolização renal ▪ Síndrome de abstinência: halucinações e crises convulsivas (redução progressiva de dose é necessária)
Profilaxia dos paroxismos: ▪ 25 mg, via SNE 1 vez dia (máximo de 100 mg/dia)	–	▪ Metabolização hepática: monitorar sinais de hepatotoxicidade ▪ Fraqueza muscular, incluindo musculatura respiratória

O baclofeno é um agonista do GABA mais comumente utilizado para tratar espasmos musculares. Pode ser administrado por via oral ou intratecal, para controle dos sintomas nos casos refratários de HSP. Especial atenção deve ser dada à função hepática e à suspenção abrupta da droga, que pode causar rigidez, febre, distonia e crises convulsivas.

Dantrolene é um relaxante muscular, que atua inibindo a liberação de cálcio pelo retículo sarcoplasmático. Seu uso é consagrado na síndrome neuroléptica maligna e na hipertermia maligna. Na HSP, é particularmente útil para tratar distonias graves refratárias aos demais agentes. A hepatotoxicidade é o efeito colateral mais temido e deve ser monitorada.

Prognóstico

Os sintomas de HSP são críticos na fase aguda da lesão cerebral, e na maioria dos casos é possível o controle clínico medicamentoso. Entretanto, não é incomum que os paroxismos recorram por semanas a meses, na fase da reabilitação. Estudos clínicos demonstraram que a HSP tem valor prognóstico, pois está relacionada à internação prolongada e complicações clínicas, embora não esteja clara a interferência na recuperação neurológica a longo prazo.

BIBLIOGRAFIA

1. Baguley IJ, Perkes IE, Fernandez-Ortega JF, Rabinstein AA, Dolce G, Hendricks HT. Paroxysmal sympathetic hyperactivity after acquired brain injury: consensus on conceptual definition, nomenclature, and diagnostic criteria. J Neurotrauma. 2014;31(17):1515-20.

2. Fernandez-Ortega JF, Prieto-Palomino MA, Garcia-Caballero M, Galeas-Lopez JL, Quesada-Garcia G, Baguley IJ. Paroxysmal sympathetic hyperactivity after traumatic brain injury: Clinical and prognostic implications. J Neurotrauma. 2012;29(7):1364-70.

3. Jafari AA, Shah M, Mirmoeeni S, Hassani MS, Nazari S, Fielder T et al. Paroxysmal sympathetic hyperactivity during traumatic brain injury. Clin Neurol Neurosurg. 2022;212:107081.

4. Louraoui SM, Fliyou F, Aasfara J, El Azhari A. Paroxysmal sympathetic hyperactivity after traumatic brain injury: what is important to know? Cureus. 2022;14(5):e24693.

5. Lv LQ, Hou LJ, Yu MK, Qi XQ, Chen HR, Chen JX et al. Risk factors related to dysautonomia after severe traumatic brain injury. J Trauma. 2011;71(3):538-42.

6. Malinovic M, Kallenberger K, Sandall J. Refractory paroxysmal sympathetic hyperactivity following traumatic intracerebral hemorrhage. Cureus. 2021;13(10):e19086.

7. Mirhoseini MF, Hosay MA, McPherson M, Patel MB. Paroxysmal sympathetic hyperactivity: diagnostic criteria, complications, and treatment after traumatic brain injury. Curr Phys Med Rehabil Reports. 2018;6(1).

8. Rabinstein AA, Benarroch EE. Treatment of paroxysmal sympathetic hyperactivity. Curr Treat Options Neurol. 2008;10(2):151-7.

9. Zheng RZ, Lei ZQ, Yang RZ, Huang GH, Zhang GM. Identification and management of paroxysmal sympathetic hyperactivity after traumatic brain injury. Front Neurol. 2020;11.

14

TRAUMATISMO RAQUIMEDULAR E CHOQUE NEUROGÊNICO

Felipe Souza Lima Vianna ▪ Arthur Poetcher

→ Introdução

O traumatismo raquimedular (TRM) permanece como um dos grandes desafios da cirurgia de coluna, bem como da terapia intensiva e da reabilitação. Lesões medulares graves, associadas a instabilidades da coluna vertebral, podem causar enorme limitação funcional e de qualidade de vida, com grande custo ao paciente e à sociedade. A regeneração medular, a despeito de todos os avanços no seu entendimento nas últimas décadas, ainda é tímida. O manuseio do paciente na fase aguda, principalmente nas lesões mais altas, é bastante complexo e envolve o tratamento do choque neurogênico, disautonomias, problemas ventilatórios e infecciosos, muitas vezes em pacientes politraumatizados. A reabilitação é lenta e nem sempre consegue devolver o paciente com capacidade laboral plena à sociedade. Neste cenário, a prevenção do TRM assume papel primordial.

→ Epidemiologia

A incidência do TRM é não é uniforme no mundo. Estima-se que nos Estados Unidos esteja entre 39 e 54 casos por milhão de habitantes, enquanto na Europa Ocidental, em torno de 15 casos por milhão. Apesar da subnotificação, calcula-se que a incidência no Brasil seja em torno de 40 casos novos/ano/milhão de habitantes.

Acomete principalmente homens, em proporção aproximada de 4:1, com pico principal de ocorrência em indivíduos entre 15 e 29 anos de idade e pico secundário após os 50 anos. As principais causas são os acidentes de trânsito, seguidos pelas quedas. Acidentes esportivos e de recreação, além de violência (agressões, ferimentos por projétil de armas de fogo) também representam causas frequentes.

A mortalidade intra-hospitalar na fase aguda oscila entre 4% e 17%, sendo maior nas lesões completas e mais altas.

O impacto econômico é altíssimo; estima-se que as despesas com um paciente tetraplégico possam chegar a cerca de um milhão de dólares no primeiro ano após o acidente.

➡ Fisiopatologia

A lesão medular traumática ocorre em dois momentos. A lesão primária acontece no exato momento do traumatismo e diz respeito ao dano tecidual direto causado pela energia do trauma, sendo caracterizada por secção, laceração, ruptura e compressão medular, além de dano vascular e ruptura da barreira hemato-espinal.

Essa ocorrência desencadeia uma série de outros eventos, que representam a lesão secundária. Modelos animais ajudaram a compreender os múltiplos mecanismos de lesão secundária, caracterizada por lesão por reperfusão, inflamação, inchaço medular decorrente de edema intracelular e extracelular, perda da autorregulação vascular, ruptura da barreira hemato--espinal, micro-hemorragias, microtromboses, excitotoxicidade, lesão mitocondrial, peroxidação lipídica, formação de radicais livres, aumento do cálcio intracelular e ativação de apoptose. A hipóxia e a hipoperfusão, muitas vezes presentes nesses pacientes, agravam a lesão secundária e devem ser prioritariamente corrigidas. Instabilidades da coluna vertebral, bem como compressões decorrentes de fragmentos de fraturas, podem causar compressão medular e agravar a lesão secundária.

➡ Avaliação diagnóstica

O manejo inicial de todo TRM deverá seguir a padronização do Suporte Avançado de Vida no Trauma (ATLS). A seguir, a avaliação específica compreende um exame físico e neurológico, seguido por exames radiológicos.

A inspeção do tronco e pescoço tem por objetivo avaliar a presença de sinais locais de traumatismo e possíveis ferimentos abertos ou penetrantes. No paciente consciente, a dor à palpação dos processos espinhosos pode sugerir lesão vertebral no nível respectivo. O exame de sensibilidade, conforme os dermátomos de cada segmento e de força, de acordo com a inervação dos grupos musculares, permite avaliar o comprometimento medular (Figura 14.1).

Entende-se por **nível** da lesão o segmento mais caudal em que toda a atividade medular é normal. Se abaixo do nível da lesão não existir atividade nenhuma, a lesão é considerada **completa**. Se for observada alguma atividade sensitiva ou motora caudal ao nível, a lesão é **incompleta**.

O choque medular é definido como a cessação transitória de toda a atividade medular abaixo do nível da lesão e inicia-se no momento do TRM e está relacionado a uma grande desordem na neurotransmissão. Durante esse período, nenhum dado de exame neurológico tem valor prognóstico e de classificação, devendo-se aguardar a saída do choque medular, caracterizada classicamente pelo retorno do reflexo bulbo-cavernoso.

A lesão medular pode, então, ser classificada de acordo com a escala da American Spine Injury Association (ASIA) (Quadro 14.1):

◼ Quadro 14.1 – Classificação ASIA do grau de lesão medular

Grau	Descrição
A	**Lesão completa.** Não existe atividade sensitiva ou motora abaixo do nível da lesão
B	**Sensitiva incompleta.** Existe sensibilidade abaixo do nível da lesão
C	**Motora incompleta.** Existe atividade motora além de 3 níveis abaixo da lesão
D	**Motora incompleta.** Mesmo que **C**, mas pelo menos metade dos músculos apresenta força igual ou maior do que 3
E	Exame neurológico **normal**

Fonte: Elaborado pelos autores.

As lesões medulares incompletas têm diversas apresentações clínicas, sendo sua caracterização útil para entender e localizar o dano medular existente (Quadro 14.2).

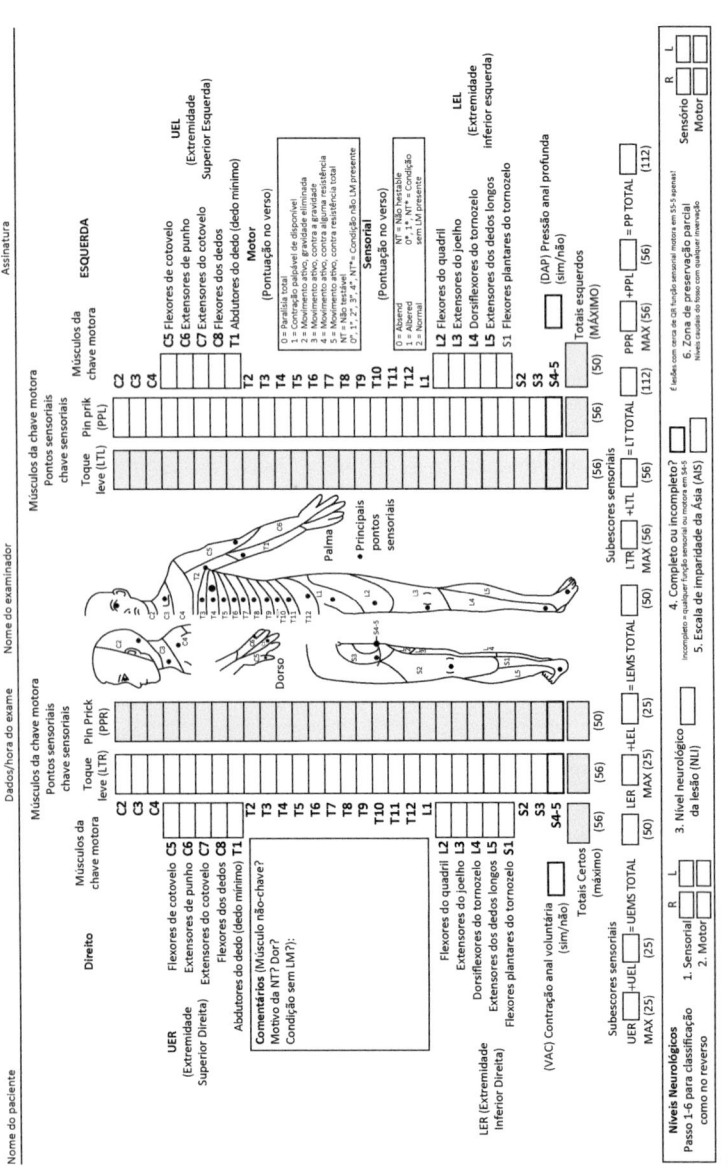

Figura 14.1 – Avaliação sensitiva e motora conforme padronização da ASIA.

Fonte: Acervo pessoal dos autores.

▣ Quadro 14.2 – Quadros clínicos em lesões medulares e de cauda equina

Síndrome cérvico-bulbar	• Encontrada em lesões cervicais altas e de transição occípito-cervical • Pode haver lesão de tronco cerebral
Síndrome centro-medular	• Paresia de membros superiores mais acentuada que de inferiores • Compressão anteroposterior da medula (hematoma, fragmento de osso)
Síndrome medular anterior	• Lesão motora, com preservação da sensibilidade e da propriocepção • Lesão medular anterior/oclusão da artéria espinal anterior
Síndrome medular posterior	• Preservação do trato espinotalâmico, existe déficit de propriocepção • Pouco frequente em traumatismo
Síndrome de Brown-Sequard	• Hemissecção medular • Déficit motor e de sensibilidade profunda ipsilateral e de sensibilidade dolorosa e térmica contralateral
Síndrome do cone medular	• Em fraturas de transição toracolombar • Bexiga neurogênica e incontinência fecal, associadas a graus diversos de alterações motoras e sensitivas em membros inferiores
Síndrome de cauda equina	• Em fraturas lombares • Paraparesia crural flácida, anestesia em sela, distúrbios esfincterianos

Fonte: Elaborado pelos autores.

Traumatismos raquimedulares toracolombares podem estar associados a lesões intratorácicas e intra-abdominais, que devem ser investigadas ativamente. Da mesma maneira, lesões cervicais podem estar associadas a traumatismos de artérias carótidas e vertebrais, que devem sempre ser avaliadas por estudo específico (angiotomografia, ultrassonografia Doppler).

⭢ Tratamento

Abordagem inicial

A abordagem inicial de pacientes com condições agudas graves deve seguir um protocolo em que as avaliações são realizadas ao mesmo tempo em que se realiza condutas visando à estabilização do estado clínico. Nos pacientes com lesão medular aguda traumática, essa abordagem deverá seguir as recomendações do ATLS. Essas recomendações preconizam uma avaliação primária, na qual as anormalidades iminentemente ameaçadoras são corrigidas seguindo o acrônimo ABCDE (via aérea, ventilação, circulação, déficit neurológico e exposição). Essa primeira abordagem deve ser realizada em poucos minutos. Na abordagem secundária, uma avaliação clínica mais detalhada dos sistemas é realizada com auxílio de modalidades de diagnóstico por imagem. A abordagem específica da lesão medular deverá aguardar a conclusão dessas etapas iniciais em que as lesões associadas são identificadas e tratadas de acordo com a prioridade. Entretanto, a presença confirmada ou suspeita de TRM apresenta implicações para a realização da avaliação primária, uma vez que esses pacientes deverão receber um colar cervical e prancha rígida para estabilização da coluna cervical, e a lesão medular pode resultar diretamente em perda da via aérea, hipoventilação ou parada respiratória, bem como choque circulatório. Além dos malefícios sistêmicos, essas anormalidades constituem insultos secundários que exacerbam a lesão medular secundária, reduzindo a probabilidade de um melhor desfecho funcional.

Manejo respiratório

Estudos indicam que pacientes com lesão completa de C5 ou superior acabam necessitando de intubação orotraqueal durante a internação em 100% dos casos. Para as lesões a nível de C6 ou mais baixas, a probabilidade de intubação é de 80% durante a internação.

São indicações de intubação orotraqueal no TRM:

→ Lesão medular completa acima de C5;

→ Presença de sinais clínicos de insuficiência respiratória;

→ Hipoxemia refratária à administração de oxigênio suplementar;

→ Acidose respiratória grave.

Ressalta-se que lesões medulares graves acima de C3 levam à parada respiratória na cena do trauma. Indicações relativas de intubação na lesão medular seriam: sintoma de dispneia, movimento paradoxal do tórax durante a inspiração, capacidade vital menor que 10 mL/kg ou necessidade de transporte para outro hospital ou para exame complementar. Em relação a esse último fator, devemos ter atenção à realização de ressonância magnética nesses pacientes, em que o decúbito a zero grau pode acelerar o desenvolvimento de atelectasias pulmonares e causar descompensação respiratória.

A intubação orotraqueal com o paciente acordado e com utilização de broncofibroscópio é o procedimento de escolha para proteger a via aérea dos pacientes com lesão medular cervical. Entretanto, essa técnica muitas vezes não será possível em razão de fatores situacionais (p. ex., necessidade de intubação no ambiente extra-hospitalar) ou relacionados ao paciente (suspeita de hipertensão intracraniana, rebaixamento do nível de consciência, confusão mental). Nos casos em que essa estratégia não é possível, deve ser realizada a sequência rápida de intubação orotraqueal com estabilização manual da coluna cervical: o colar cervical tem sua parte anterior retirada para facilitar a abertura da boca e um auxiliar fica ao lado do paciente e segura a cabeça com as mãos uma de cada lado (em geral, o polegar se posiciona na região anterior ao pavilhão auricular e os demais dedos próximos à região mastoidea), mantendo a cabeça na posição neutra. O auxiliar deve resistir com parcimônia à força realizada pelo médico que realiza a intubação. Essa técnica limita a movimentação cervical durante a laringoscopia, protegendo a medula cervical de possível compressão adicional, mas também vai limitar a visualização das estruturas da glote. Nessa situação, a incidência de laringoscopia Cormack III ou IV é de cerca de 22%, sendo recomendada a utilização de videolaringoscopia. A videolaringoscopia se associa a uma melhor visualização da glote, porém pode haver dificuldade no direcionamento e na inserção do tubo orotraqueal.

Mesmo pacientes que não necessitam ventilação mecânica inicialmente podem desenvolver insuficiência respiratória ao longo dos primeiros dias após o trauma. Isso se deve à progressão da lesão secundária com piora do déficit da musculatura respiratória ou ao desenvolvimento de complicações respiratórias, como aspiração, atelectasias e infecção pulmonar.

Pacientes com lesão cervical baixa (nível inferior a C5) mantém a integridade da função diafragmática (Quadro 14.3). Inicialmente, há manutenção da ventilação uma vez que o diafragma é o principal músculo inspiratório e a expiração em repouso é um processo passivo. Contudo, uma tosse eficaz, condição essencial para higiene brônquica, depende da ação da musculatura expiratória, cuja inervação se origina de segmentos medulares mais baixos (intercostais internos T1 a T11 e músculos abdominais T6 a L1). Além disso, em razão do predomínio da atividade parassimpática do nervo vago, os pacientes com lesão cervical baixa e torácica alta comumente estão hipersecretivos. Todos esses fatores favorecem a obstrução de vias aéreas por secreção, predispondo a infecção e levam à insuficiência respiratória por desenvolvimento de atelectasias.

◼ Quadro 14.3 – Inervação e função dos músculos respiratórios

Grupo muscular	Função	Inervação
Diafragma	Maior músculo respiratório Durante inspiração: contração e movimento para baixo	C3-C5
Músculos intercostais	Externos: elevam os arcos costais durante a inspiração Internos: puxam os arcos costais para baixo durante a expiração	T1-T11
Músculos abdominais	Durante expiração: comprimem o abdome forçando o diafragma para cima Essenciais para tosse eficaz	T6-L1
Músculos acessórios	Elevam as costelas e ajudam na inspiração profunda Isoladamente, não conseguem ventilar adequadamente	C1-C3

Fonte: Elaborado pelos autores.

Manejo cardiovascular

Hipotensão e choque circulatório estão presentes com frequência nos pacientes com TRM. No cenário de trauma, é comum haver múltiplas etiologias para a instabilidade hemodinâmica, sendo a mais comum o choque hemorrágico. Causas de choque obstrutivo como pneumotórax e tamponamento cardíaco também podem estar presentes. O componente neurogênico é comum em pacientes com lesões medulares superiores a T6 (Figura 14.2).

O choque neurogênico ocorre em 14% e 44% dos casos das lesões medulares agudas, sendo particularmente comum nas lesões cervicais e torácicas altas completas. Os pacientes com possível choque neurogênico apresentam pressão arterial sistólica inferior a 100 mmHg e frequência cardíaca inferior a 80 batimentos por minuto. Uma porcentagem significativa de pacientes apresenta bradicardia sem hipotensão.

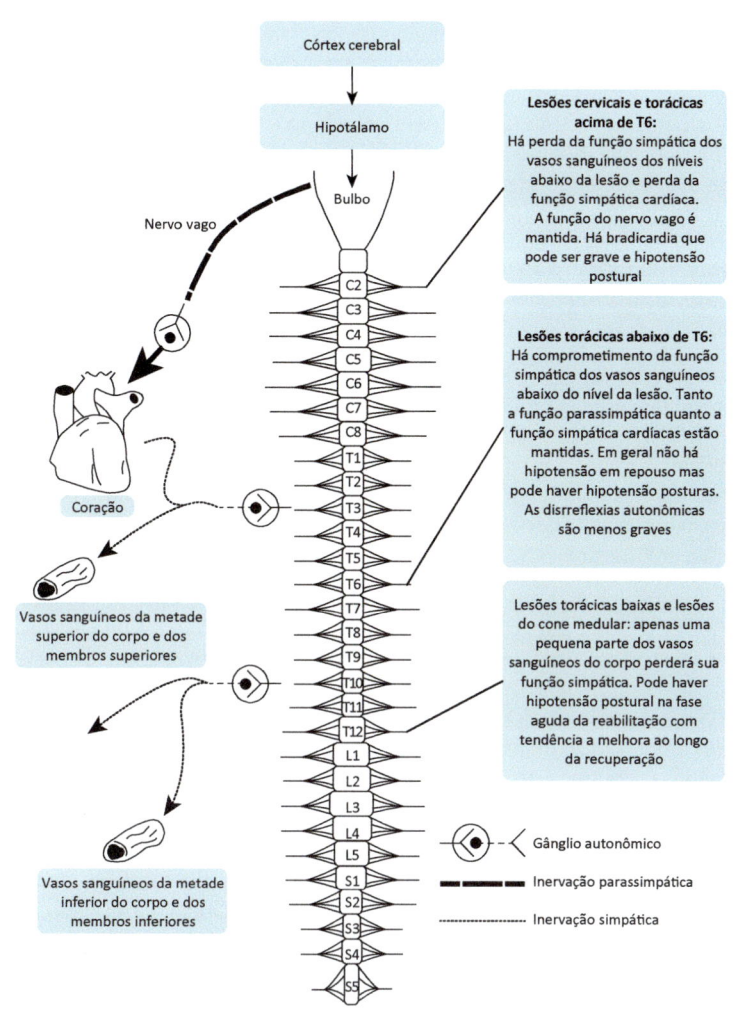

Córtex cerebral

Hipotálamo

Bulbo

Nervo vago

Coração

Vasos sanguíneos da metade superior do corpo e dos membros superiores

Vasos sanguíneos da metade inferior do corpo e dos membros inferiores

Lesões cervicais e torácicas acima de T6:
Há perda da função simpática dos vasos sanguíneos dos níveis abaixo da lesão e perda da função simpática cardíaca. A função do nervo vago é mantida. Há bradicardia que pode ser grave e hipotensão postural

Lesões torácicas abaixo de T6:
Há comprometimento da função simpática dos vasos sanguíneos abaixo do nível da lesão. Tanto a função parassimpática quanto a função simpática cardíacas estão mantidas. Em geral não há hipotensão em repouso mas pode haver hipotensão posturas. As disrreflexias autonômicas são menos graves

Lesões torácicas baixas e lesões do cone medular: apenas uma pequena parte dos vasos sanguíneos do corpo perderá sua função simpática. Pode haver hipotensão postural na fase aguda da reabilitação com tendência a melhora ao longo da recuperação

Gânglio autonômico

Inervação parassimpática

Inervação simpática

Figura 14.2 – As lesões medulares cursam com comprometimento da inervação simpática abaixo do nível da lesão. Dessa forma, quanto mais alta for a lesão, maior será o território vascular disfuncional e maior será a tendência à hipotensão por perda do tônus vascular (vasodilatação). Além disso, lesões acima de T6 também levam à disfunção simpática cardíaca, podendo cursar com bradicardia e diminuição da contratilidade do miocárdio.

Fonte: Adaptada de Biering-Sørensen *et al.*, 2017.

Excetuando-se os vasos sanguíneos intracranianos e os vasos dos corpos cavernosos, toda a vasculatura recebe inervação quase inteiramente do sistema simpático. O coração apresenta inervação simpática (segmentos T1 a T5) e parassimpática mediada pelo nervo vago. Há inervação simpática no nodo sinoatrial (SA), no nodo atrioventricular (AV), no sistema de condução cardíaco, bem como nos átrios e ventrículos. Já a inervação parassimpática se restringe aos nodos SA e AV. Essa inervação, bem como estímulos hormonais, irá modular a frequência, o ritmo e a força de contração cardíaca. Desta forma, condições que cursam com disfunção do sistema nervoso simpático podem levar à bradicardia e vasodilatação, gerando hipotensão arterial e diminuição do débito cardíaco.

Os pacientes com lesões medulares cervicais e torácicas altas podem apresentar lesão de fibras simpáticas provenientes do bulbo ventrolateral, que projetam para o neurônios simpáticos pré-ganglionares localizados na substância cinzenta medular dos segmentos T1 a L2. Dessa forma, a atuação simpática fica inibida, predispondo à bradicardia e vasodilatação. Por outro lado, o nervo vago permanece íntegro e, ao atuar sobre o coração, contribui para a bradicardia.

A instabilidade hemodinâmica poderá não estar presente no momento de admissão do paciente e surgir nas horas ou dias após o trauma em razão da progressão da lesão medular secundária. Caracteristicamente, os pacientes com choque neurogênico apresentam a pele quente e seca. Nas lesões cervicais completas, cerca de 80% dos pacientes apresentam bradicardia persistente. O pico de incidência da bradicardia ocorre do terceiro ao quinto dia após o trauma. Cerca de 20% dos pacientes com lesão medular cervical necessitam usar vasopressores durante a internação.

O manejo hemodinâmico dos pacientes com lesão medular visa não só à estabilização e manutenção da perfusão sistêmica, como também a manutenção de uma pressão de perfusão medular adequada, contribuindo para a prevenção da progressão da lesão secundária. É conhecido que a correção da hipotensão arterial nesses pacientes se associa à melhor desfecho funcional. O tratamento de primeira linha na estabilização do choque neurogênico é a administração de fluidos para correção da hipovolemia relativa. Entretanto, caso o paciente não seja mais responsivo a fluidos, está indicado o uso de uma medicação vasopressora. Uma revisão sistemática recente abordou o uso de vasopressores na lesão medular aguda e foi inconclusiva quanto à escolha do vasopressor e ao valor de pressão arterial média abaixo do qual o uso de drogas vasoativas está indicado. Deve-se dar preferência ao uso de vasopressores agonistas alfa e beta adrenérgicos, uma vez que agonistas alfa exclusivos podem piorar a bradicardia. Recomenda-se a manutenção de uma pressão arterial média de 85 mmHg a 90 mmHg nos primeiros sete dias após o TRM, entretanto, devemos ter em mente que essa recomendação é fundamentada em evidências de baixa qualidade.

A escolha do vasopressor deve ser individualizada, levando-se em conta as propriedades farmacológicas de cada droga:

→ **Noradrenalina:** sua ação predominante é de agonista alfa-1 adrenérgico. Também apresenta ação agonista beta-1 adrenérgico. Seus efeitos clínicos são aumento da pressão arterial média e do débito cardíaco, não alterando a frequência cardíaca. Em estudos de choque circulatório com etiologias diversas, em comparação com a dopamina, apresentam maior efetividade em elevar a pressão arterial até a meta desejada e associa-se a menor incidência de arritmias cardíacas.

→ **Dopamina:** sua ação sobre os receptores dopaminérgicos e adrenérgicos depende da dose utilizada. Na dose até 5 mcg/kg/min, apresenta ação agonista dopaminérgico. O principal efeito clínico é a vasodilatação esplâncnica e renal com aumento da taxa de filtração glomerular e da diurese. Na dose de 5 a 10 mcg/kg/min, sua ação principal é de agonista beta-1 adrenérgico, tendo como efeitos aumento da frequência cardíaca, aumento do volume sistólico e consequentemente maior débito cardíaco. Na dose de 10 a 20 mcg/kg/min, também apresenta efeito agonista alfa-1 adrenérgico, levando ao aumento da resistência vascular periférica e aumento da pressão arterial média. Em razão da maior incidência de efeitos colaterais em comparação à noradrenalina, atualmente é utilizada principalmente quando há bradicardia sintomática.

→ **Adrenalina:** é uma catecolamina com potente efeito agonista alfa e beta adrenérgicos. Seus efeitos são aumento da frequência cardíaca, aumento da contratilidade cardíaca, aumento da resistência vascular periférica e aumento da pressão arterial média. Quando comparada à noradrenalina se associa a uma maior redução da perfusão esplâncnica. Além disso, seu uso comumente leva a uma acidose láctica. Em comparação à noradrenalina, os estudos demonstram maior incidência de efeitos colaterais (taquicardia e acidose láctica). Por isso, na maioria dos casos, sua indicação ocorre em casos de choque distributivo refratários à noradrenalina.

→ **Fenilefrina:** trata-se de uma medicação com ação agonista alfa-1 pura. Pode ser usada para elevar a pressão arterial média em pacientes com lesão abaixo de T5 em que o risco de bradicardia é baixo.

Tratamento cirúrgico

Lesões traumáticas instáveis deverão ser estabilizadas cirurgicamente o quanto antes, mas sempre em situação de estabilidade clínica, com bom controle hemodinâmico e ventilatório. O mesmo se aplica a situações em que existe necessidade de descompressão cirúrgica da medula. O dano neurológico causado por uma hipotensão significativa ou hipóxia, por exemplo, pode superar o benefício oferecido pela cirurgia.

A estabilização precoce facilita o manejo e a reabilitação do paciente e afasta o risco de lesão secundária por instabilidade. Nos casos de compressão medular, o tratamento precoce também melhora o prognóstico neurológico da lesão medular.

Neuroproteção e tratamento farmacológico

Atualmente, ainda não há medicação em utilização clínica que possa mitigar os efeitos da lesão medular secundária e levar a melhores desfechos funcionais na lesão medular traumática. Como a inflamação é um componente significativo da lesão medular secundária, o uso de corticosteroides já foi objeto de diversos estudos experimentais e clínicos. O estudo Nascis foi um ensaio clínico randomizado controlado que avaliou o uso da metilprednisolona em pacientes com lesão medular traumática aguda. Uma análise de subgrupo demonstrou benefício no desfecho funcional (melhora da pontuação motora e sensitiva), o que levou à sua recomendação pelas principais diretrizes. Depois de anos de controvérsias, houve uma reconsideração dessa recomendação, uma vez que os ensaios clínicos também demonstraram maior incidência de efeitos colaterais relacionados ao uso da metilprednisolona como: infecções, hiperglicemia e hemorragia gastrointestinal. Apesar de ainda ser um assunto controverso, atualmente as diretrizes da American Association of Neurological Surgeons não recomendam o uso de corticosteroides para o tratamento da lesão medular traumática.

Diversas medicações com potencial neuroprotetor se mostraram benéficas em modelos animais de lesão medular traumática. Infelizmente, nenhuma delas demonstrou benefício em estudos clínicos, entre elas: GM-1, nimodipino, naloxona e mezilato de tirilazade. O riluzol e a minocliclina foram moléculas que demonstraram benefício na evolução motora de pacientes com lesão medular aguda em estudos clínicos de fases I e II. Estudos de fase III desses fármacos tinham previsão de conclusão em 2018, porém ainda não tiveram seus resultados publicados. Outras medicações com benefício em estudos clínicos de fases I e II que aguardam confirmação em estudos clínicos fase III são: um análogo de fator de crescimento de fibroblasto (SUN 13837) e o fator estimulador de colônias de granulócitos.

A hipotermia terapêutica é uma intervenção que demonstrou benefício clínico em estudos clínicos iniciais. Foi realizado um estudo fase III com término de recrutamento em 2019 cujos resultados ainda estão pendentes.

Manejo de complicações clínicas

As complicações clínicas são as principais causas de morte nos pacientes com TRM. A imobilidade e os tratamentos invasivos instituídos conferem ao paciente uma série de riscos, sendo as principais: infecções, tromboembolismo, lesões de pele, hemorragias gastrointestinais e disreflexia autonômica.

Deve-se manter um alto índice de suspeição de infecção nesses pacientes, uma vez que as infecções são isoladamente a causa de morte mais frequente. Retirar dispositivos que já não sejam mais necessários (p. ex., cateteres venosos centrais) e adesão a protocolos de prevenção de pneumonia associada à ventilação mecânica são intervenções importantes. Deve-se instituir terapia nutricional, preferencialmente via enteral, em até 72 horas de admissão, uma vez que esses pacientes estão em estado hipercatabólico. Pacientes com lesões cervicais têm risco aumentado de úlcera de estresse, estando indicado profilaxia farmacológica.

Além da imobilidade, as vítimas de TRM apresentam alterações da fibrinólise e da função plaquetária, tendo um risco de eventos tromboembólicos de 12% a 64%. Cerca de 10% das mortes no primeiro ano após a lesão se devem a eventos tromboembólicos. O uso de compressores pneumáticos está indicado assim que possível. O tempo para início de heparina profilática é controverso. Considera-se seguro o início após 72 horas do trauma, devendo ser mantida por pelo menos 3 meses.

Os cuidados referentes à prevenção de úlceras de pressão se iniciam durante a internação e, na maior parte das vezes, deverão ser seguidos durante toda a vida. As proeminências ósseas abaixo do nível de lesão são as áreas mais susceptíveis. Os sítios mais comuns são: glúteos (31%), coxa lateral (26%), sacro (18%), pé (17%) e calcanhar (4%). O desenvolvimento de úlceras crônicas é fator de risco para mortalidade nesses pacientes. A principal forma de prevenção é a mudança de decúbito e reposicionamento constante. Podem ser usados colchões especiais. Deve ser mantida uma vigilância rigorosa da pele para reavaliação das medidas preventivas. Quando uma lesão se desenvolve, deve ser avaliada a necessidade de debridamento, feito limpeza diária com curativos e revisto o suporte nutricional.

A disreflexia autonômica pode ocorrer tanto na fase aguda quanto nos estágios crônicos. Nessa síndrome, a ocorrência de estímulos normalmente desagradáveis (distensão vesical ou retal) abaixo do nível da lesão causa uma ativação intensa da atividade simpática reflexa, uma vez que os neurônios pré-ganglionares estão desprovidos de controle supraespinhal. Ocorre elevação súbita da pressão arterial, que pode se associar à bradicardia e a complicações clínicas como: acidente vascular cerebral (AVC) hemorrágico, hemorragia retiniana, convulsão, infarto agudo do miocárdio (IAM) e edema agudo de pulmão. A síndrome é caracterizada por: elevação em pelo menos 20% da pressão arterial sistólica associada à mudança da frequência cardíaca e pelo menos um sinal ou sintoma: sudorese, eritema facial, piloereção, cefaleia, visão turva ou congestão nasal. A prevenção com cateterismo vesical frequente e manutenção de número adequado de evacuações diárias é a forma mais efetiva de controle. Uma vez que os sintomas se desenvolvem, deve-se tentar identificar o estímulo deflagrador para sua pronta correção. Em casos refratários, podem ser utilizados fármacos hipotensores como os nitratos.

Ao longo da evolução, cerca de 40% dos pacientes experimentarão dor neuropática. O tempo médio de incidência é de 1,2 ano após o trauma. A dor neuropática no nível da lesão ocorre em razão do processo de *sprouting* das fibras sensitivas das raízes. Isso faz com que estímulos normalmente não dolorosos levem à percepção de dor (alodínia). Acredita-se que a dor neuropática abaixo do nível da lesão ocorra por conta da perda de sinais inibitórios espinhais e supraespinhais. O tratamento pode envolver uso de medicações (antidepressivos, anticonvulsivantes), cirurgia (estimulador medular, estimulação cerebral profunda) ou métodos alternativos (terapia cognitivo comportamental, acupuntura).

→ Reabilitação e prognóstico

A reabilitação exige um trabalho multidisciplinar de enfermeiros, médicos, nutricionistas, psicólogos, fisioterapeutas, fonoaudiólogos, terapeutas ocupacionais, assistentes sociais e outros.

A reabilitação deve ser iniciada na fase aguda do TRM, o que maximiza o retorno à funcionalidade e ajuda a prevenir complicações. A base da reabilitação consiste em: exercícios de fortalecimento, treinamento cardiovascular, exercícios respiratórios, alongamentos e treinamento de mobilidade. Um dos aspectos principais na fase aguda é a mobilização precoce. Exercícios de alongamento são importantes para manter a amplitude do arco de movimento das articulações. O uso de órteses ajuda a prevenir a ocorrência de contraturas. Conforme o quadro clínico se estabiliza, é necessário iniciar treinamento de esfíncter, associado à remoção da sonda vesical e ao uso de cateterismo vesical de alívio quando indicado. Além disso, é necessário estabelecer a necessidade de dispositivos que facilitarão as atividades diárias de cada paciente e instituir seu uso.

A avaliação prognóstica dos pacientes depende principalmente de dois fatores: escala de incapacidade ASIA e achados da ressonância magnética (RM) da coluna. Pacientes ASIA A tem uma probabilidade de recuperação funcional menor que pacientes Asia B-D. Os achados da RM são divididos em 4 padrões conforme os achados na sequência T2: medula normal (1), edema medular em um nível segmentar (2), edema medular difuso (3) e hemorragia (4). A maioria dos pacientes com medula normal vão se recuperar sem déficits residuais, incluindo pacientes inicialmente ASIA A. A maior parte dos pacientes com edema medular de um nível segmentar apresentarão melhora de pelo menos um escore na escala de incapacidade ASIA. Os pacientes com edema medular difuso apresentam evolução diferente conforme a escala de ASIA: ASIA A – na maior parte dos casos permanecem ASIA A; ASIA B – tem evolução heterogênea, podendo permanecer ASIA B ou evoluir para ASIA C ou D. Os pacientes com hemorragia medular são, em sua maioria, ASIA A ou B. Na maior parte dos casos, não apresentam recuperação funcional significativa com os tratamentos atuais.

A expectativa de vida dos pacientes com lesão medular traumática é reduzida quando comparada à população em geral. A mortalidade é maior no primeiro ano após a lesão e ocorre principalmente em razão de insuficiência respiratória, pneumonia e sepse. Os pacientes que têm a lesão com 20 anos de idade, que sobrevivem ao primeiro ano, apresentam as seguintes expectativas de vida: 45 anos (paraplégicos), 40 anos (quadriplegia baixa), 37 anos (quadriplegia alta) e 25 anos (dependente de ventilação mecânica).

→ Tendências futuras

A medula espinhal apresenta mecanismos naturais de regeneração. Seus neurônios, por exemplo, apresentam plasticidade que podem contribuir para uma recuperação funcional ao longo de anos após a lesão. Além disso, existem células precursoras neurais junto ao canal central da medula e células precursoras de oligodendrócitos mais amplamente distribuídas. Essas células podem dar origem a neurônios, oligodendrócitos e astrócitos. Em um futuro próximo, poderemos ter moléculas que estimulem esse processo regenerativo e que criem um ambiente propício ao crescimento de neuritos permitindo regeneração axonal. O crescimento dos neuritos é inibido no processo de reparo medular por constituintes liberados por oligodendrócitos em degeneração (p. ex., Nogo-A, proteína associada à mielina). Essa inibição é mediada pelo transdutor intracelular RHO. A molécula VX-210 é uma toxina bacteriana capaz de inibir a via RHO. Em estudos com roedores, seu uso se associou a melhora funcional. Estudos clínicos iniciais demonstraram segurança da molécula, com melhora funcional quando os pacientes foram comparados a séries históricas. Um estudo fase IIb/III foi realizado, com término em 2020, porém os resultados ainda não foram publicados. Anticorpos anti-Nogo-A também demonstraram benefício em estudos animais e estão em estudo clínico.

A terapia celular pode em teoria promover a regeneração da medula a partir de alguns mecanismos: promover crescimento axonal, promover mielinização de axônios desnudados e dar suporte à mielinização por oligodendrócitos endógenos. As células da bainha do nervo olfatório demonstraram benefício em estudos pré-clínico e em estudos clínicos de fase 1 em que houve melhora sensitiva e motora, sem efeitos colaterais consideráveis em 1 ano. Células precursoras de oligodendrócitos derivadas de células tronco embrionárias também demonstraram benefício funcional em estudos clínicos de fase 1. Outro tipo celular com benefício em estudos fase 1 são as células mononucleares derivadas de cordão umbilical.

A neuromodulação envolve o uso de pequenas correntes elétricas no sistema nervoso para mediar funções. Esse tipo de terapia foi usado com sucesso em um pequeno ensaio clínico que colocou eletrodos subdurais sobre a região do cone medular, promovendo melhora motora. Outro tipo de neuromodulação são as próteses neurais que se utilizam da interface entre o cérebro e um computador. Essa tecnologia foi usada para restaurar a função do membro superior em um paciente com lesão cervical completa. O dispositivo foi instalado sobre o córtex motor e em músculos das mãos e dos antebraços, o que permitiu ao cérebro controlar os movimentos sem que o comando passasse pela medula.

Outra tecnologia que pode auxiliar os pacientes a recuperarem funcionalidade são os robôs. O primeiro exoesqueleto robô foi aprovado para uso em 2014. Atualmente, já existem diversos dispositivos similares em uso.

→ Conclusão

O trauma raquimedular é uma condição potencialmente grave, que muitas vezes deixa suas vítimas com incapacidades importantes. Seu tratamento consiste na prevenção de lesões secundárias com estabilização das lesões instáveis, descompressão da medula e cuidados clínicos a fim de evitar hipoperfusão medular e hipóxia. Ainda não existe tratamento neuroprotetor ou regenerativo em uso clínico, apesar de alguns resultados positivos em estudos clínicos iniciais. A reabilitação desses pacientes é trabalhosa e exige o empenho de uma equipe multiprofissional.

BIBLIOGRAFIA

1. Ahuja CS, Wilson JR, Nori S, Kotter MRN, Druschel C, Curt A, Fehlings MG. Traumatic spinal cord injury. Nat Rev Dis Primers. 2017;3:17018.

2. American Spine Injury Associaton. International Standards for Neurological Classification of SCI (ISNCSCI) Worksheet. 2019. Disponível em: https://asia-spinalinjury.org/international-standards-neurological-classification-sci-isncsci-worksheet/. Acesso em: 1º dez. 2023.

3. Biering-Sørensen F, Biering-Sørensen T, Liu N, Malmqvist L, Wecht JM, Krassioukov A. Alterations in cardiac autonomic control in spinal cord injury. Auton Neurosci. 2018;209:4-18.

4. Meister R, Pasquier M, Clerc D, Carron PN. Choc neurogénique [Neurogenic shock]. Rev Med Suisse. 2014;10(438):1506-10.

5. Poetscher AW, Pinto FCG. Traumatismo raquimedular – Aspectos neurocirúrgicos. In: Martins HM, Damasceno MCT, Awada SB. Pronto-socorro: condutas do Hospital das Clínicas da Faculdade de Medicina da Universidade de São Paulo. Barueri, SP: Manole; 2007.

6. Rabinstein AA. Traumatic spinal cord injury. In: Neurological emergencies: A Practical Approach; 2019.

7. Rouanet C, Reges D, Rocha E, Gagliardi V, Silva GS. Traumatic spinal cord injury: current concepts and treatment update. Arq Neuropsiquiatr. 2017;75(6):387-93.

8.   Shah LM, Ross JS. Imaging of Spine Trauma. Neurosurgery. 2016;79(5):626-42.

9.   Stein DM, Knight WA 4th. Emergency Neurological Life Support: Traumatic Spine Injury. Neurocrit Care. 2017 Sep;27(Suppl 1):170-80.

10. Stein DM, Sheth KN. Management of acute spinal cord injury. Continuum (Minneap Minn). 2015;21(1 Spinal Cord Disorders):159-87.

15

ACIDENTE VASCULAR CEREBRAL ISQUÊMICO

Lorena Souza Viana ▪ Andreia Maria Heins Vaccari ▪ Gisele Sampaio Silva

→ Introdução

O tratamento do AVC isquêmico (AVCI) agudo consiste em uma abordagem multidisciplinar que requer o envolvimento do intensivista. Antes da década de 1990, as opções de tratamento para AVCI eram limitadas e focadas principalmente no manejo sintomático, prevenção secundária e reabilitação. Desde então, a Neurologia Vascular foi revolucionada por duas grandes introduções. A primeira inovação que transformou dramaticamente o tratamento do AVCI agudo, com base em um estudo do National Institutes of Neurological Disease and Stroke (NINDS), foi a aprovação em 1995 do ativador de plasminogênio tecidual endovenoso (r-tPA) pela Federal Drug Administration (FDA). O r-tPA endovenoso (EV) permaneceu a base do tratamento por cerca de duas décadas até 2015, quando ensaios clínicos mais sofisticados mostraram resultados positivos para a terapia endovascular (EVT). Na unidade de terapia intensiva (UTI), estratégias adicionais destinadas a estabilizar o paciente representam a interface entre triagem, reperfusão e alta para reabilitação.

⮕ Fase hiperaguda

Fluxos de trabalho e sistemas organizados de atendimento podem reduzir de forma eficiente os atrasos nos tratamentos e melhorar o desfecho clínico dos pacientes com AVCI. Com a implantação de unidades móveis de AVC (MSU, do inglês *mobile stroke unit*) equipadas com tomógrafos e telemedicina, o reconhecimento de pacientes e a administração de tratamentos podem ser antecipados e eficientes. Estudos recentes mostraram que a implementação de MSU levou a taxas mais altas e reduziu o tempo de administração de r-tPA IV e o tempo porta-agulha em comparação com o transporte regular de ambulância para departamentos de emergência. Além do exame clínico com escalas convencionais, como a *Neurological Institutes of Health Stroke Scale* (NIHSS), várias escalas pré-hospitalares de reconhecimento imediato de AVCIs graves com oclusões de grandes vasos (LVOs, do inglês *large vessel occlusions*) foram validados com sucesso.

⮕ Neuroimagem

A tomografia computadorizada (TC) de crânio sem contraste tem sensibilidade suficiente para excluir AVC hemorrágico, como hemorragia subaracnoidea ou hemorragia intraparenquimatosa, e o tempo entre a realização do exame e o relatório de dados preliminares deve ser inferior a 20 minutos, de acordo com as diretrizes atuais. O *Alberta Stroke Program Early CT Score* (ASPECTS) foi projetado para determinar a extensão da isquemia no território da artéria cerebral média (ACM) usando uma TC sem contraste (Figura 15.1). Um ponto é subtraído da pontuação máxima de 10 para qualquer sinal de injúria precoce em cada uma das 10 zonas pré-definidas (intervalos de 0 a 10). Por exemplo, um paciente com NIHSS alto e TC normal ou ASPECTS > 7 pode indicar uma área de penumbra ou oligoemia ainda viável, e estratégias de reperfusão devem ser implementadas imediatamente. Sinais precoces de infarto na TC ou ASPECTS ≤ 6 geralmente estão associados a pior prognóstico e transformação hemorrágica. Uma angiotomografia cervical e intracraniana (AngioTC) pode detectar efetivamente um caso de LVO e fornecer informações úteis sobre a etiologia do AVC, anatomia vascular do paciente e seu padrão de circulação colateral.

Com base em sua rápida aquisição, muitas instituições agora incorporaram a tecnologia de tomografia de perfusão (CTP) para avaliar o fluxo sanguíneo cerebral (FSC) por análise quantitativa dos limiares de tempo de trânsito até o máximo ($T_{máx}$) e dos volumes sanguíneos cerebrais.

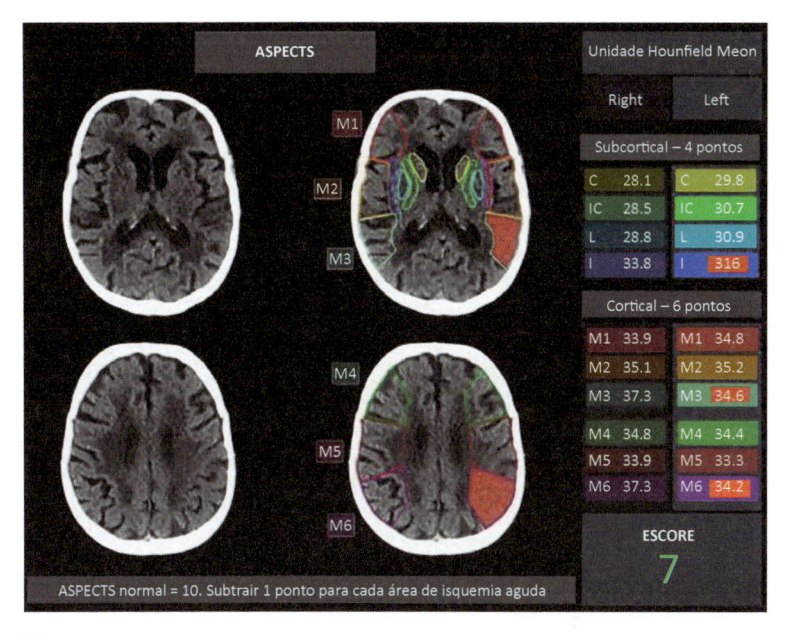

📷 Figura 15.1 – *Alberta Stroke Program Early CT score* (ASPECTS).

Software RAPID demonstrando a pontuação ASPECTS em um caso de isquemia aguda da ACM esquerda. Em todas as imagens axiais sem contraste de 5 mm dos gânglios da base ao centro semioval, quatro áreas subcorticais (caudado, cápsula interna, núcleo lentiforme e ínsula) e seis setores ACM (M1-M6) são revisados quanto a sinais de baixa atenuação, sugerindo isquemia. Uma varredura normal ou apenas com lesões antigas recebe ASPECTS = 10. Um ponto é subtraído para cada uma das dez áreas que mostram alterações agudas, com pontuações baixas predizendo resultados desfavoráveis.
Fonte: Adaptada de Rowley e Vagal, 2020.

A quantificação do "*core*" isquêmico" (FSC ou CBF < 30%) e a estimativa da "penumbra" ou tecido em risco ($T_{máx}$ > 6 s) podem fornecer informações precisas para a tomada de decisão do tratamento. Ensaios clínicos mostraram que taxas de *mismatch* de perfusão de *core*/penumbra maiores que 1,8 podem indicar a elegibilidade para EVT. Os limiares de CTP que predizem o infarto dependem do tempo desde o início dos sintomas do AVC até a imagem, do tempo da imagem até a reperfusão e da qualidade da reperfusão. Para esse fim, um processo que inclui imagens avançadas com AngioTC, CTP ou ressonância magnética (RM) de crânio não deve atrasar a trombólise endovenosa (EV) ou a terapia endovascular (EVT).

→ Reperfusão

Trombólise endovenosa

O primeiro ensaio clínico que demonstrou a segurança e eficácia do r-t-PA EV fez a transição do tratamento para AVCI de puramente sintomático para um assunto altamente tempo-dependente, em 1995. Isso advém do resultado de que, se o r-tPA EV for administrado nas primeiras 3 horas do início dos sintomas, os pacientes têm, pelo menos, 30% mais probabilidade de ter apenas uma incapacidade mínima ou nenhuma no período de 90 dias. Embora a trombólise com r-tPA tenha sido o único tratamento de AVCI até recentemente, o uso tem sido considerado baixo: em torno de 3,2% a 5,2% de todos os pacientes com AVCI nos Estados Unidos. Uma das principais razões para a baixa taxa de uso é a janela de tempo limitada para a indicação do tratamento. Com base no estudo europeu *Thrombolysis with Alteplase 3 to 4,5 Hours after Acute Ischemic Stroke* (ECASS-3), a American Heart Association/American Stroke Association (AHA/ASA) estendeu a janela de r-tPA EV de 3 para 4,5 horas em 2009 com critérios de exclusão. Essa extensão aumentou a utilização da trombólise em até 20%.

Recentemente, ensaios clínicos sugeriram que a neuroimagem avançada poderia expandir essa janela terapêutica. Dados do ensaio clínico multicêntrico europeu *MRI-Guided Thrombolysis for Stroke with Unknown Time of Onset* (WAKE-UP) sugerem que quase 50% dos AVCIs ao acordar e AVCIs diurnos de início desconhecido são candidatos ao r-tPA EV quando os critérios de RM são usados. No entanto, o custo, o tempo gasto na triagem de metais e muitas vezes a distância até o *scanner* são limitações claras para sua implementação. No ensaio clínico *Thrombolysis Guided by Perfusion Imaging até 9 Hours after Onset of Stroke* (Extend), a imagem CTP foi usada para avaliar a elegibilidade para r-tPA EV e sugeriu que a eficácia e a segurança da trombólise endovenosa podem se estender até 9 horas.

A tenecteplase, um agente trombolítico mais recente com alta especificidade de fibrinogênio e meia-vida longa, permitindo que seja administrado em bólus único, teve resultados promissores em ensaios clínicos recentes. O estudo *Tenecteplase versus Alteplase before Thrombectomy for Ischemic Stroke* (EXTENT-IA-TNK) demonstrou que a administração de tenecteplase resultou em maior taxa de reperfusão e melhor resultado funcional do que alteplase em pacientes com AVCI elegíveis para EVT. A tenecteplase parece ser tão eficaz, com um perfil de efeitos colaterais semelhante ao alteplase quando usado em pacientes sem LVO. No entanto, nesse momento, tenecteplase não é ainda aprovada pelo FDA para trombólise EV em pacientes com AVCI e ainda não tem o mesmo nível de recomendação da alteplase pela AHA/ASA.

O Quadro 15.1 descreve a estratégia de trombólise sistêmica com alteplase, bem como o manejo das complicações associadas de acordo com as recomendações do *guideline* de manejo da fase aguda do AVCI da AHA, de 2019.

■ Quadro 15.1 – Trombólise sistêmica com alteplase: elegibilidade e manejo de complicações

Trombólise sistêmica com alteplase
▪ Em pacientes elegíveis, a trombólise sistêmica deve ser iniciada o quanto antes, pois o benefício é tempo dependente
▪ Alteplase EV (0,9 mg/kg de peso, com dose máxima de 90 mg, deve ser administrada em 60 min: 10% da dose total EV em 1 min, em bólus, seguida do restante da dose em 60 min)

Elegibilidade
▪ Dentro de 3 horas do início dos sintomas, para pacientes sem contraindicações, independentemente da idade (≥ 18 anos, incluindo ≥ 80 anos)
▪ Dentro de 3 h do ictus, independentemente da severidade dos sintomas, apesar do aumento do risco de sangramento em pacientes com sintomas graves
▪ Entre 3 h e 4,5 h do início dos sintomas em pacientes selecionados: ≤ 80 anos, sem história prévia de diabetes melito (DM) ou AVC, NIHSS ≤ 25, não usuários de anticoagulantes orais e sem evidência radiológica de isquemia envolvendo mais do que 1/3 do território da ACM

Manejo do paciente com sinais de sangramento do sistema nervoso central (SNC) relacionado ao tratamento com alteplase:
▪ Interromper a infusão de alteplase
▪ Coletar hemograma, TTPA , RNI, fibrinogênio sérico e tipagem sanguínea
▪ TC de crânio sem contraste de urgência
▪ Crioprecipitado: 10 UI EV em 10 a 30 min (início de ação em 1 hora, pico em 12 h); administrar dose extra de fibrinogênio se nível sérico < 150 mg/dL
▪ Ácido tranexâmico 1.000 mg EV em 10 min OU ácido aminocaproico 4 a 5 g EV em 1 h, seguido por 1 g EV até o sangramento estar controlado (pico de ação em 3 h)
▪ Solicitar avaliação neurocirúrgica na urgência
▪ Terapia de suporte, incluindo controle pressórico, monitorização da pressão intracraniana (PIC), pressão de perfusão cerebral (PPC), e controle de temperatura e glicêmico

(Continua)

◼ Quadro 15.1 – Trombólise sistêmica com alteplase: elegibilidade e manejo de complicações (*Continuação*)

Manejo do paciente com angioedema orolingual relacionado ao tratamento com alteplase:
▪ Intubação orotraqueal pode não ser necessária se o edema for limitado à região anterior da língua e dos lábios
▪ Edema envolvendo a laringe, faringe, assoalho da boca e orofaringe com rápida progressão (em 30 min) tem maior risco de intubação
▪ Intubação acordado com fibra óptica é indicada; a intubação nasotraqueal pode ser necessária, mas há risco de epistaxe após a alteplase
▪ Descontinuar a alteplase e iECA
▪ Administrar metilprednisona 125 mg EV
▪ Administrar 50 mg de difenidramina EV
▪ Se o angioedema progredir, administrar epinefrina (0,1%) 0,3 mL por via subcutânea ou 0,5 mL por via inalatória
▪ Administrar Icatibant (antagonista do receptor B_2 da bradicinina), 3 mL (30 mg) por via subcutânea, na região abdominal (doses adicionais de 30 mg a cada 6 h, dose máxima de 3 injeções em 24 h) ou inibidor da C1 esterase derivado do plasma (20 UI/kg); ambas as terapias têm sucesso nos casos de angioedema hereditário ou relacionado à iECA
▪ Terapia de suporte hemodinâmico e respiratório

ACM: artéria cerebral média; AVC: acidente vascular cerebral; DM: diabete melito; iECA: inibidor da enzima conversora de angiotensina; NIHSS: Neurological Institutes of Health Stroke Scale. TTPA: tempo de tromboplastina parcial ativada; RNI: razão normalizada internacional.
Fonte: Elaborado pelos dos autores.

Terapia endovascular (EVT)

A aprovação do r-tPA EV pelo FDA inovou todo o campo da Neurologia Vascular. No entanto, até 69% dos pacientes com AVC são inelegíveis para receber r-tPA EV por conta da apresentação hospitalar tardia e das contraindicações ao trombolítico. Em 2015, a janela de tempo para o tratamento de AVCI se expandiu graças à EVT e forneceu aos médicos um arsenal terapêutico mais robusto. O sucesso da EVT é medido pela qualidade da revascularização, sendo a escala *Thrombolysis in Cerebral Infarction* (TICI) uma ferramenta para padronizar os diferentes graus de reperfusão, desde ausente (TICI 0) até completa (TICI 3). Escores TICI de 2B a 3 são geralmente considerados como reperfusão bem-sucedida. Estudos anteriores não mostraram melhores resultados com EVT e diminuíram o otimismo inicial em relação à neurointervenção para AVCI. No entanto, o desenho do estudo desses ensaios clínicos foi criticado por não exigir a prova de imagem de oclusão de grande vaso intracraniano LVO, usar tecnologia mais antiga para tromboaspiração e ter tempos prolongados para punção. Desde 2015, vários ensaios demonstraram a eficácia da EVT, na melhora do desfecho clínico funcional de pacientes com oclusão da ACM proximal ou da artéria carótida interna (ACI) quando a EVT foi realizada dentro de 6, 8 ou 12 horas do início dos sintomas. Uma metanálise conjunta demonstrou que a EVT atual mais que dobra as chances de um melhor resultado funcional em comparação com a terapia padrão sozinha, sem qualquer diferença significativa na mortalidade ou risco de hemorragia intracraniana sintomática em 90 dias. De 100 pacientes tratados com EVT, 38 tiveram um resultado funcional melhor do que o tratamento médico padrão. O número necessário para tratar (NNT) para pelo menos um paciente ter uma redução de 1 ponto na Escala de Rankin modificada (mRS) é 2,6. O benefício da EVT permanece substancial quando observado apenas o subconjunto de pacientes que receberam r-tPA EV antes da trombectomia e, portanto, a EVT ainda não possui evidência robusta para substituir a administração de r-tPA EV. Sugere-se também que a EVT não deve ser contraindicada apenas com base na idade, e pacientes com mais de 80 anos também podem se beneficiar da EVT. Dois ensaios clínicos recentes mostraram que a janela de tempo pode ser estendida para 24 horas após o início dos sintomas se houver *mismatch* entre o déficit clínico e o tamanho do infarto ou *mismatch* de perfusão na imagem. Esses julgamentos estão nos afastando de um limite de tempo arbitrário e transformando a maneira como pensamos sobre o AVCI e o "relógio biológico". Na maioria desses estudos, a média de NIHSS foi de 16 ou mais e mais estudos clínicos são necessários para investigar a eficácia da EVT em LVO apresentando como AVCI *minor* (NIHSS < 5) e ASPECTS < 6.

⮕ Manejo em UTI

Oxigenação e ventilação

O oxigênio suplementar deve ser utilizado se a saturação do paciente for inferior a 94%. A rápida deterioração neurológica e a consequente perda de consciência com comprometimento dos reflexos que mantêm as vias aéreas pérvias exigem controle definitivo das vias aéreas. A falha em reconhecer a perda iminente das vias aéreas pode resultar em complicações como aspiração, hipoxemia e hipercapnia, que podem resultar em lesão neuronal secundária. O oxigênio hiperbárico mostrou não ter efeito ou ser prejudicial em pacientes com AVCI e deve ser evitado. Para aqueles pacientes com AVCI criticamente graves com insuficiência respiratória e falha no desmame do ventilador, pode ser necessária traqueostomia para reabilitação a longo prazo. O benefício da traqueostomia precoce é discutível, não tendo sido demonstrado no estudo *Early Traqueostomy in Ventilated Stroke Patients 2 –* Setpoint-2 – Clinical-Trials.gov: NCT02377167.

Pressão arterial sistêmica

Como parte da autorregulação cerebral, a pressão arterial (PA) está comumente elevada na fase aguda do AVCI, maximizando a perfusão nas áreas isquêmicas. No entanto, a hipertensão grave pode levar à transformação hemorrágica, encefalopatia hipertensiva, além de complicações cardiopulmonares e renais. As diretrizes atuais da American Heart Association (AHA/ASA) recomendam hipertensão permissiva com uma meta de PA menor ou igual a 220/120 mmHg nas primeiras 24 a 48 horas, se o paciente não tiver passado por nenhuma medida de reperfusão, como r-tPA EV ou EVT. Se o paciente receber r-tPA, o risco de transformação hemorrágica aumenta e a PA deve ser reduzida para menor ou igual a 185/110 mmHg antes da administração endovenosa e menor ou igual a 180/105 mmHg após o r-tPA ser administrado. A lesão de reperfusão e a transformação hemorrágica são preocupantes no caso de EVT; assim, a PA deve ser monitorada durante e após a EVT. Um estudo de coorte retrospectivo sugere manter uma meta de PA média de 70 mmHg a 90 mmHg durante a EVT para melhor resultado funcional dos pacientes. As diretrizes atuais da AHA/ASA recomendam uma PA pós-EVT menor ou igual a 180/105 mmHg. No entanto, essa diretriz não considera o grau de reperfusão alcançado durante a EVT. Em pacientes com recanalização bem-sucedida, definida como TICI 2B e TICI 3, a PA pós-operatória ideal pode ser menor do que a indicada pelas diretrizes, para minimizar o risco de lesão de reperfusão. Um controle moderado da PA sistólica com uma meta menor ou igual a 160 mm Hg mostrou reduzir a incidência de hemorragia intracraniana sintomática e mortalidade, se a EVT bem-sucedida fosse alcançada. Anadani *et al.* demonstraram que uma faixa de PA pós-procedimento de 121 mmHg a 140 mmHg estava associada a melhor resultado funcional em comparação com PA mais alta se os pacientes tivessem recanalização bem-sucedida. Diante desses dados, parece que a PA após a EVT deve ser individualizada com base no grau de recanalização.

Hipotensão e hipovolemia devem ser evitadas e corrigidas em pacientes com AVCI. Durante a correção da hipovolemia, soluções hipotônicas devem ser evitadas por conta do risco de aumento da formação de edema cerebral. A utilidade da hipertensão induzida por drogas não está bem estabelecida, portanto, o ensaio clínico multicêntrico randomizado *Safety and Efficacy of Therapeutic INduced Hypertension in Acute Non-cardioembolic Ischemic Stroke* (*Setin-Hypertension* (ClinicalTrials. gov: NCT01600235) visa determinar a segurança e eficácia da fenilefrina em pacientes com acidente vascular cerebral não-cardioembólico.

Controle glicêmico

Evidências indicam que a hiperglicemia intra-hospitalar persistente durante as primeiras 24 horas após o AVCI está associada a piores desfechos em comparação com a normoglicemia por conta de múltiplos mecanismos potenciais, como disfunção endotelial, aumento do estresse oxidativo e fibrinólise prejudicada. No entanto, no ensaio clínico *Stroke Hyperglycemia Insulin Network Effort* (SHINE) financiado pelo NINDS, um protocolo intensivo de insulina IV para atingir uma glicemia entre 80 e 130 mg/dL não foi associado a resultados favoráveis em 90 dias em comparação com um regime padrão de insulina em uma "escala deslizante" para manter a glicose entre 80 e 180 mg/dL. O protocolo intensivo de insulina foi associado a eventos hipoglicêmicos significativos e necessidade de maior nível de cuidado. Para esse fim, é razoável tratar a hiperglicemia para atingir níveis de glicose no sangue em uma faixa de 140 a 180 mg/dL e monitorar de perto para prevenir hipoglicemia em pacientes com AVCI.

Edema cerebral

Pacientes com grandes infartos hemisféricos estão sob risco aumentado de edema cerebral e rápida deterioração neurológica que levou ao termo "infarto maligno de ACM", quando acomete mais de 1/3 do território da ACM. A hipodensidade observada em mais de 50% do território da ACM ou um volume de infarto maior que 145 mL dentro de 14 horas do ictus são os preditores mais confiáveis para um curso maligno com aumento da pressão intracraniana, herniação e necessidade de craniectomia descompressiva (DC) ampla. Três ensaios clínicos europeus avaliaram o benefício da DC em pacientes com 60 anos ou menos. Uma análise conjunta desses estudos mostrou que a DC não apenas reduz a mortalidade em 50%, mas também melhora o resultado funcional a longo prazo. O NNT para evitar a morte é 2 (mRS = 6), enquanto o NNT para evitar a morte e a incapacidade mais grave a moderadamente grave é 4 (mRS = 4 a 6). A proporção de pacientes vivos com incapacidade mínima a moderada (mRS = 0 a 3) aumentou de 21% para 43%. Visto de outra forma, a DC resultou em uma redução de 49% no risco absoluto de morte e um aumento absoluto na proporção de pacientes classificados como mRS = 2 de 12%, mRS = 3 de 10% e mRS = 4 de 29%.

O ensaio clínico *DEScompressive Surgery for the Treatment of Malignant INfarction of the middle cerebral arterY* (DESTINY-II) avaliou o desfecho da DC em pacientes com mais de 60 anos. Demonstrou que a DC aumenta a probabilidade de sobrevida, mas a maioria dos sobreviventes apresentava incapacidades significativas (mRS = 4 a 5). Em todos esses ensaios, o DC foi realizado em até 48 horas do ictus do AVCI e, atualmente, não há indicação para uma "estratégia passiva" (p. ex., aguardar deterioração neurológica ou desvio da linha média radiográfica). No entanto, permanece discutível qual é a definição de um resultado funcional favorável e qual é o grau de incapacidade considerado aceitável.

Além disso, outras intervenções cirúrgicas que podem ser realizadas em pacientes com AVCI agudo grave são a drenagem ventricular externa para o manejo de hidrocefalia e craniectomia suboccipital para infartos da fossa posterior/cerebelar com edema cerebral com risco de obliteração do IV ventrículo.

Em contraste com os três ensaios europeus sobre DC, os dados sobre o uso de terapia hiperosmolar em AVCI de ACM maligno são escassos e as evidências para redução da PIC são principalmente extrapoladas da literatura sobre traumatismo cranioencefálico. Apesar da falta de evidências claras, a terapia hiperosmolar com manitol ou solução salina hipertônica (SH) foi proposta para reduzir o edema citotóxico. Não há dados definitivos se um agente hiperosmolar é superior ao outro, e a escolha pode ser guiada por seus efeitos colaterais individuais. As complicações potenciais do uso de SH são sobrecarga de líquidos, edema pulmonar, hipocalemia, arritmias cardíacas, acidose metabólica hiperclorêmica, lesão renal aguda e coagulopatia dilucional. Para evitar o edema de rebote, a SH deve ser gradualmente reduzida e o nível sérico de sódio nunca deve cair mais de 10 a 12 mEq/L em 24 horas. As complicações potenciais do manitol incluem lesão renal aguda, hipotensão em razão de diurese, PIC de rebote, desequilíbrio eletrolítico (hipo/hipernatremia) e distúrbios ácido/base.

A gliburida, uma sulfonilureia EV, tem sido proposta como um agente potencial para o manejo do edema cerebral em razão de suas propriedades iônicas no canal composto de receptor de sulfonilureia 1 e potencial receptor transitório de melastatina 4 em neurônios, astrócitos e endotélio. O recente ensaio clínico de segurança e eficácia da gliburida intravenosa no edema cerebral após um infarto hemisférico (GAMES-RP *trial*) demonstrou uma redução substancial no edema cerebral e no desvio da linha média sem impacto nos resultados. O estudo de Fase 3 para avaliar a eficácia e a segurança do BIIB093 intravenoso (glibenclamida) para o edema cerebral grave após um AVCI de ACM maligna (CHARM *trial*) testando uma hipótese semelhante com a sulfonilureia glibenclamida está em andamento (ClinicalTrials.gov: NCT0286495).

Modulação de temperatura-alvo

Estudos observacionais demonstraram os efeitos prejudiciais da febre em todas as medidas de desfecho após AVCI. Aparentemente, o efeito da febre (temperatura central [Tc] > 37,5 °C) é pertinente para pacientes com lesão cerebral grave na UTI. Estudos clínicos mostraram o efeito potencial da hipotermia terapêutica (Tc, 34 °C a 35 °C) para o manejo do edema cerebral e da hipertensão intracraniana. Um estudo avaliou o efeito da modulação da temperatura direcionada na mortalidade e no resultado neurológico em pacientes com infartos hemisféricos, mas não mostrou uma diferença com uma tendência de melhor resultado funcional. Recentemente, o maior ensaio clínico randomizado sobre hipotermia terapêutica após AVCI europeu multicêntrico, randomizado, ensaio clínico fase III de hipotermia terapêutica combinada ao melhor tratamento *versus* melhor tratamento isolado para AVCI agudo (EURO-HYP) foi interrompido com base em futilidade. Da mesma forma, o estudo *DEcompressive surgery Plus hypoTHermia for Space-Occupying Stroke* (DEPTH-SOS), usando hipotermia terapêutica e DC após AVCI de ACM maligna, foi encerrado precocemente com base no prejuízo ao grupo de hipotermia terapêutica. O estudo clínico randomizado *Impacto da Prevenção da Febre em Pacientes com Lesões Cerebrais* (INTREPID) em andamento está testando a hipótese de que a prevenção precoce da febre para atingir a normotermia (Tc = 37 °C) após o AVC está associada a melhores resultados (ClinicalTrials.gov: NCT02996266). Embora haja escassez de dados de alta qualidade em apoio ao controle da febre após AVCI, recomenda-se que pacientes com lesão cerebral grave e febre refratária à terapia médica recebam algum grau de prevenção da febre enquanto estiverem na UTI.

Reabilitação

A mobilização precoce é considerada de grande importância para maximizar a recuperação funcional e a independência após AVCI. Modelos animais mostraram que a neuroplasticidade e a reorganização cortical, promovendo melhora funcional, atingem o pico de 7 a 14 dias após o acidente vascular cerebral e duram cerca de 1 mês. Acredita-se que a reabilitação precoce melhore ainda mais essa fase dinâmica pós-AVC e ajude os pacientes a obterem mecanismos compensatórios para as incapacidades remanescentes. Os dados mostram que, mesmo em pacientes de UTI, a reabilitação precoce e a intensidade das sessões de reabilitação foram associadas a um melhor resultado funcional. No entanto, a intensidade ideal e o momento da mobilização precoce permanecem incertos. O ensaio clínico de fase III *A Very Early Rehabilitation Trial After Stroke* (AVERT) demonstrou que a mobilização muito precoce (< 24 horas após o acidente vascular cerebral) com sessões de reabilitação frequentes e prolongadas resultou em resultados favoráveis reduzidos. No entanto, a análise de dose-resposta mostrou que mobilizações curtas e frequentes podem ser benéficas logo após o AVC agudo, enquanto sessões prolongadas fora do leito reduzem as chances de um bom resultado. Além disso, ensaios clínicos randomizados são necessários para esclarecer essas incertezas.

Nutrição

Como no caso de outros pacientes neurocríticos, a alimentação enteral deve ser iniciada dentro de 48 horas para evitar catabolismo proteico e desnutrição pós-AVCI. A sonda nasoenteral de pequeno calibre pode reduzir o risco de eventos de aspiração. A avaliação da função de fala e deglutição é imperativa em pacientes com AVCI para determinar a necessidade de nutrição enteral a longo prazo com gastrostomia percutânea.

→ Prevenção secundária do AVC

A classificação do subtipo/etiologia do AVCI é baseada nas definições usadas no *Multicenter Trial of Org 10172 in Acute Stroke Treatment* e incluem:

1. Aterosclerose de grandes artérias;

2. Cardioembolismo;

3. Oclusão de pequenos vasos;

4. Outra etiologia determinada;
5. Etiologia indeterminada (criptogênico).

Uma investigação completa, consistindo em imagem vascular, RM, ecocardiograma transtorácico com pesquisa de microbolhas (para avaliação de *shunt* direita-esquerda), perfil lipídico e hemoglobina A1C, entre outros, é necessária para determinar a etiologia subjacente e considerar a prevenção secundária de AVC apropriada. A terapia antiplaquetária é uma importante pedra angular do tratamento para a prevenção de AVCI e ataques isquêmicos transitórios (AITs). A aspirina é o agente mais comumente usado, pois é relativamente seguro, barato e amplamente disponível. Reduz o risco de AVC recorrente na fase aguda de 2 a 4 semanas pós-AVCI se administrado dentro de 48 horas após o ictus. Uma metanálise de 16 estudos de prevenção secundária concluiu que a aspirina reduz o risco de AVCI recorrente em 22% e tem o efeito mais forte nas primeiras semanas após AVCI. O inibidor de P2Y12 clopidogrel é outro agente antiplaquetário comumente usado após AVCI. O estudo *Clopidogrel with Aspirin in Acute Minor Stroke or Transient Ischemic Attack* (CHANCE), um estudo primariamente com etnia asiática, demonstrou uma redução da incidência de AVC em 90 dias após AVCs menores (NIHSS < 5) ou AITs com a terapia combinada aspirina e clopidogrel (terapia antiplaquetária dupla) por 21 dias pós-AVC quando comparado com aspirina isoladamente, sem demonstrar aumento das hemorragias. O estudo americano *Clopidogrel and Aspirin in Acute Ischemic Stroke and High-Risk TIA* (POINT) foi capaz de reproduzir esses resultados em uma coorte mais etnicamente diversificada. Finalmente, os AVCs cardioembólicos que representam até 40% podem justificar o tratamento com anticoagulação plena para prevenir a recorrência. No entanto, dependendo do tamanho do infarto, a anticoagulação plena pode resultar em transformação hemorrágica no período imediato pós-AVC. Para esses pacientes, uma estratégia inicial de terapia antiplaquetária até a anticoagulação plena dentro de 10 a 14 dias do AVC é amplamente aceita e baseada em ensaios clínicos que demonstraram que o risco de recorrência de AVC dentro desse período é mínimo. Em certos pacientes com AVCI embólico de origem indeterminada (ESUS), o monitoramento cardíaco de longo prazo pode ser indicado para aumentar o rendimento do diagnóstico de fibrilação atrial paroxística.

As estatinas são as drogas de escolha para a dislipidemia, que é um importante fator de risco para doença aterosclerótica. Nos últimos anos, estudos mostraram que as estatinas têm um efeito pleiotrópico, além de reduzir o colesterol, incluindo ser antitrombótico, anti-inflamatório e protetor endotelial. O ensaio clínico *The Stroke Prevention by Agressive Reduction of Cholesterol Levels* (SPARCL) avaliou o efeito das estatinas na prevenção secundária do AVC e demonstrou que a atorvastatina de alta intensidade reduz a recorrência de AVC com o maior efeito no grupo de estenose carotídea. O estudo incluiu pacientes com oclusão de pequenos vasos, aterosclerose de grandes vasos e etiologia desconhecida, excluindo AVCIs cardioembólicos. Ensaios clínicos recentes sugerem considerar a meta de LDL ~ 70 mg/dL, para reduzir a recorrência de AVC. Embora alguns estudos tenham mostrado um risco aumentado de hemorragia intracraniana com terapia com estatinas, outras análises agrupadas não conseguiram demonstrar essa relação.

BIBLIOGRAFIA

1. Albers GW, Marks MP, Kemp S, Christensen S, Tsai JP, Ortega-Gutierrez S et al. Thrombectomy for Stroke at 6 to 16 Hours with Selection by Perfusion Imaging. N Engl J Med. 2018;378(8):708-718.

2. Barber PA, Demchuk AM, Zhang J, Buchan AM. Validity and reliability of a quantitative computed tomography score in predicting outcome of hyperacute stroke before thrombolytic therapy. ASPECTS Study Group. Alberta Stroke Programme Early CT Score. Lancet. 2000;355(9216):1670-4.

3. Barlinn J, Gerber J, Barlinn K, Pallesen LP, Siepmann T, Zerna C et al. Acute endovascular treatment delivery to ischemic stroke patients transferred within a telestroke network: a retrospective observational study. Int J Stroke. 2017;12(5):502-9.

4. Campbell BC, Mitchell PJ, Kleinig TJ, Dewey HM, Churilov L, Yassi N et al. Endovascular therapy for ischemic stroke with perfusion-imaging selection. N Engl J Med. 2015;372(11):1009-18.

5. Campbell BCV, Ma H, Ringleb PA, Parsons MW, Churilov L, Bendszus M et al. Extending thrombolysis to 4·5-9 h and wake-up stroke using perfusion imaging: a systematic review and meta-analysis of individual patient data. Lancet. 2019;394(10193):139-47.

6. Czap AL, Grotta JC, Parker SA, Yamal JM, Bowry R, Sheth SA et al. Emergency department door-to-puncture time since 2014. Stroke. 2019;50(7):1774-80.

7. Ebinger M, Kunz A, Wendt M, Rozanski M, Winter B, Waldschmidt C et al. Effects of golden hour thrombolysis: a prehospital acute neurological treatment and optimization of medical care in stroke (PHANTOM-S) substudy. JAMA Neurol. 2015;72(1):25-30.

8. Ebinger M, Winter B, Wendt M, Weber JE, Waldschmidt C, Rozanski M et al. Effect of the use of ambulance-based thrombolysis on time to thrombolysis in acute ischemic stroke: a randomized clinical trial. JAMA. 2014;311(16):1622-31.

9. Goyal M, Menon BK, van Zwam WH, Dippel DW, Mitchell PJ, Demchuk AM et al. Endo-vascular thrombectomy after large-vessel ischaemic stroke: a meta-analysis of indivi-dual patient data from five randomised trials. Lancet. 2016;87(10029):1723-31.

10. Gyrd-Hansen D, Olsen KR, Bollweg K, Kronborg C, Ebinger M, Audebert HJ. Cost-effec-tiveness estimate of prehospital thrombolysis: results of the PHANTOM-S study. Neu-rology. 2015;84(11):1090-7.

11. Hacke W, Kaste M, Bluhmki E, Brozman M, Dávalos A, Guidetti D et al. Thrombolysis with alteplase 3 to 4.5 hours after acute ischemic stroke. N Engl J Med. 2008;359(13):1317-29.

12. Hacke W, Kaste M, Fieschi C, Toni D, Lesaffre E, von Kummer R et al. Intravenous throm-bolysis with re- combinant tissue plasminogen activator for acute hemispheric stroke. The European Cooperative Acute Stroke Study (ECASS). JAMA. 1995;274(13):1017-25.

13. Jauch EC, Cucchiara B, Adeoye O, Meurer W, Brice J, Chan YY et al. Part 11: adult stro-ke: 2010 American Heart Association guidelines for cardiopulmonary resuscitation and emergency cardiovascular care. Circulation. 2010;122(18 Suppl 3):S818-28.

14. Kunz A, Ebinger M, Geisler F, Rozanski M, Waldschmidt C, Weber JE et al. Functional outcomes of pre-hospital thrombolysis in a mobile stroke treatment unit compared with conventional care: an observational registry study. Lancet Neurol. 2016;15(10):1035-43.

15. Ma H, Campbell BCV, Parsons MW, Churilov L, Levi CR, Hsu C et al. Thromboly-sis guided by perfusion imaging up to 9 hours after onset of stroke. N Engl J Med. 2019;380(19):1795-803.

16. Meyer BC, Raman R, Hemmen T, Obler R, Zivin JA, Rao R et al. Efficacy of site-indepen-dent telemedicine in the STRokE DOC trial: a randomised, blinded, prospective study. Lancet Neurol. 2008;7(9):787-95.

17. Nogueira RG, Jadhav AP, Haussen DC, Bonafe A, Budzik RF, Bhuva P et al. Thrombec-tomy 6 to 24 hours after stroke with a mismatch between deficit and infarct. N Engl J Med. 2018;378(1):11-21.

18. Powers WJ, Rabinstein AA, Ackerson T, Adeoye OM, Bambakidis NC, Becker K et al. Gui-delines for the early management of patients with acute ischemic stroke: 2019 update to the 2018 guidelines for the early management of acute ischemic stroke a guideline for healthcare professionals from the American Heart Association/American Stroke A. Stroke. 2019;50(12):e344-418.

19. Prabhakaran S, Ruff I, Bernstein RA. Acute stroke intervention: a systematic review. JAMA. 2015;313(14):1451-62.

20. The National Institute of Neurological Disorders and Stroke rt-PA Stroke Stu-dy Group. Tissue plasminogen activator for acute ischemic stroke. N Engl J Med. 1995;333(24):1581-7.

ACIDENTE VASCULAR CEREBRAL HEMORRÁGICO

Marcel Ken Uehara ▪ Gisele Sampaio Silva

→ Definição

O acidente vascular cerebral hemorrágico (AVCH) é definido como um sangramento espontâneo resultante da ruptura de pequenas artérias cerebrais, podendo resultar em extravasamento de sangue para o parênquima cerebral (hemorragia intraparenquimatosa), que pode se estender para o sistema ventricular (hemorragia intraventricular) e, com menor frequência, para espaço subaracnoideo (hemorragia subaracnoide). O AVCH corresponde a uma parcela menor dos acidentes vasculares cerebrais (AVCs) (cerca de 10% a 30%), porém a mortalidade é de até 40% em um mês do evento.

→ Quadro clínico

O AVCH usualmente se apresenta como um déficit neurológico focal súbito (afasia, hemiparesia ou hemiparestesia), que está relacionado à topografia da hemorragia, muitas vezes acompanhado de cefaleia, náuseas, vômitos, redução do nível de consciência e níveis pressóricos bastante elevados. Nesse grupo, as crises epilépticas são mais frequentes do que no AVC isquêmico, principalmente se as hemorragias têm localização cortical.

➡ Etiologia e fatores de risco

Os principais fatores de risco para o AVCH são hipertensão arterial sistêmica (HAS), uso de anticoagulantes, uso abusivo de álcool e história familiar de AVC. As topografias mais comuns de hemorragia intracraniana hipertensiva são ponte, mesencéfalo, tálamo, núcleos da base e cerebelo, decorrentes do acometimento das artérias perfurantes, cronicamente afetadas pela HAS. Além da HAS, a angiopatia amiloide é causa de AVCH em pacientes idosos, raramente ocorrendo abaixo de 60 anos de idade e frequentemente causando hemorragias lobares.

Outras causas de AVCH são as coagulopatias, incluindo uso de medicações antitrombóticas ou anticoagulantes, neoplasias intracranianas (incluindo metástases cerebrais), uso de drogas de abuso (como cocaína ou anfetamina) e ruptura de malformações vasculares, como malformação arteriovenosa (MAV) ou cavernoma.

➡ Diagnóstico

A tomografia computadorizada (TC) ou ressonância magnética (RM) de crânio são primordiais para o diagnóstico do AVCH, tanto para excluir AVC isquêmico quanto para avaliar outros diagnósticos diferenciais. A TC de crânio é o exame de escolha inicial, pela agilidade e disponibilidade na maioria dos serviços.

Uma vez detectado um hematoma intraparenquimatoso, será importante avaliar sua **localização** (algumas topografias estão associadas a etiologias específicas), o **volume do hematoma** e a presença de **marcadores de expansão** precoce.

O volume do hematoma é considerado um dos principais fatores preditores de morbidade e mortalidade em pacientes com AVCH; hematomas com volume maior do que 30 cm^3 estão associados a prognósticos desfavoráveis.

O cálculo do volume do hematoma pode ser feito com a fórmula

$$A \times B \times C / 2$$

Em que:

A = maior diâmetro do hematoma.

B = diâmetro perpendicular a A.

C = número de cortes de 10 mm em que o hematoma aparece.

Para o cálculo de C, somarão 0,5 os cortes que possuam área entre 25% e 75% do hematoma, e os cortes com 25% serão desconsiderados. Cortes com área > 75% do hematoma contam 1 cada.

Sinais marcadores de risco de expansão precoce do hematoma podem ser identificados na TC de crânio sem contraste (do inglês, *blend sign, dot sign, swirl sign*) e na TC com angiotomografia de vasos intracranianos (*spot sign).*

A RM de crânio tem seu papel na investigação de causas secundárias de AVCH, como MAVs e cavernomas, além de ser mais sensível para avaliar a presença de hemorragias prévias. A arteriografia cerebral costuma ser indicada apenas em casos suspeitos de ruptura de aneurisma cerebral ou MAV.

Escala prognóstica

O escore ICH (do inglês, *intracerebral hemorrhage score*) é a escala prognóstica mais frequentemente utilizada na prática clínica (Tabela 16.1). Ela avalia as cinco principais variáveis preditoras de mortalidade nesse grupo de pacientes: idade, nível de consciência (Escala de Coma de Glasgow), volume do hematoma, presença de inundação ventricular e localização do hematoma. Essa escala foi elaborada para estratificar o risco de mortalidade em 30 dias, no momento da admissão do paciente. A pontuação pode variar de 0 a 6 pontos; o risco de mortalidade de acordo com a pontuação é de 0,13%, 26%, 72%, 97% e 100% para os escores de 0 a 5, respectivamente.

◼ Tabela 16.1 – Escore ICH (do inglês, *intracerebral hemorrhage score*) para avaliação prognóstica do AVCH

Critério	Pontuação
Volume do Hematoma ≥ 30 mL	1
Idade ≥ 80 anos	1
Escala de Coma de Glasgow 3 a 4	2
Escala de Coma de Glasgow 5 a 12	1
Localização infratentorial	1
Hemorragia intraventricular	1

Fonte: Elaborada pelos autores.

➡ Tratamento

O AVCH é uma emergência médica, e um hematoma intracraniano em expansão pode levar a aumento da pressão intracraniana (PIC) e a síndromes de herniação cerebral fatais. Diante do diagnóstico, há necessidade de monitorização neurológica em unidade de terapia intensiva (UTI), pelo risco de deterioração neurológica súbita causada pela expansão do hematoma, ressangramento ou hidrocefalia, prncipalmente nas primeiras 6 horas do ictus.

O manejo inicial envolve avalição clínica, seguindo o ABCDE: avaliação de vias aéreas (A, *airway*), ventilação (B, *breathing*), estabilização hemodinâmica (C, *circulation*) e exame neurológico (D, *disability*) e exposição e controle térmico (E, *exposure*).

Estudos observacionais mostraram que aproximadamente 30% dos pacientes com AVCH supratentorial e quase todos com hemorragia em tronco encefálico ou cerebelo apresentam rebaixamento do nível de consciência ou fraqueza da musculatura bulbar, necessitando de intubação orotraqueal.

Durante a intubação do paciente com AVCH, além dos cuidados habituais, deve-se evitar elevação da PIC e a queda significativa da pressão arterial sistêmica (PA), sob pena de aumento do volume do hematoma ou hipoperfusão encefálica.

Após os cuidados iniciais de emergência, o exame de imagem é fundamental e deve ser realizado o quanto antes para confirmação diagnóstica, a fim de se estabelecer o tratamento adequado o mais rápido possível. A investigação inicial envolve história clínica detalhada, incluindo tempo do início dos sintomas, antecedentes e *status* cognitivo e funcional prévios, comportamentos de risco, medicações de uso habitual e condições clínicas associadas.

O tratamento clínico do AVCH baseia-se no manejo da PA e das coagulopatias, bem como no controle adequado da PIC e de eventuais crises epilépticas. O manejo da hipertensão intracraniana (HIC) deve seguir protocolos de tratamento similares a outras condições neurocríticas.

Manejo da hipertensão arterial

A hipertensão arterial na fase aguda do AVCH está associada a maiores taxas de expansão do hematoma e a piores desfechos clínicos. O estudo INTERACT-2 avaliou a redução agressiva da PA na fase aguda do AVCH em pacientes que eram admitidos com níveis pressóricos entre 150 mmHg e 220 mmHg, e realizaram controle de PA agressivo, ou seja, atingindo níveis inferiores a 140/90 mmHg em até uma hora da admissão. Neste estudo, o controle pressórico agressivo foi associado à melhora do *status* funcional quando comparado ao controle pressórico menos agressivo. Baseado nesse estudo, a American Heart Association/American Stroke Association de AVC (AHA/ASA) recomenda o controle intensivo da PA nesses pacientes, caso não haja contraindicações; este tratamento deve ser realizado com anti-hipertensivos endovenosos.

No entanto, o estudo ATTACH-2 demonstrou que um tratamento ainda mais agressivo, com alvos de pressão sistólica de 120 mmHg, não demonstrou benefícios e aumentou o risco de complicações, como disfunção renal. Portanto, os *guidelines* atuais recomendam manejo clínico com metas de PA sistólica entre 130 mmHg e 150 mmHg na fase aguda do AVCH.

É importante salientar que esses estudos não incluíram pacientes com hematomas grandes e mais graves (com possível HIC), portanto, o manejo da PA nesses pacientes deve seguir as medidas de PIC com vistas a manter uma pressão de perfusão cerebral adequada.

Correção de coagulopatias

O AVCH decorrente de anticoagulação tem crescente importância nos últimos anos, por conta da indicação clínica mais frequente de anticoagulantes orais como os antagonistas de vitamina K (varfarina) e os anticoagulantes orais diretos (DOACs), como dabigatrana, rivaroxabana, apixabana e edoxabana.

O manejo desses casos envolve reversão emergencial da ação do anticoagulante (Figura 16.1). Em pacientes em uso de varfarina, sugere-se a administração de concentrado de complexo protrombínico (CCP, preferir de 4 fatores) associado à vitamina K (10 mg endovenoso) em 10 a 20 minutos; checar o RNI em 15 minutos após a infusão e, caso não esteja ≤ 1,5, administrar dose adicional de complexo protrombínico.

Em caso de uso de DOACs, se o paciente utilizar dabigatrana, está indicado o uso do reversor idarucizumab (se disponível) ou complexo protrombínico de 4 fatores; caso utilize rivaroxabana, edoxabana ou apixabana, administrar andexanet alfa (se disponível), ou complexo protrombínico de 4 fatores. O carvão ativado via enteral pode ser considerado se a dose mais recente do DOAC tiver sido feita há menos de 2 horas do evento.

Caso o paciente tenha AVCH intraparenquimatoso relacionado ao uso de heparina, considerar administração de protamina.

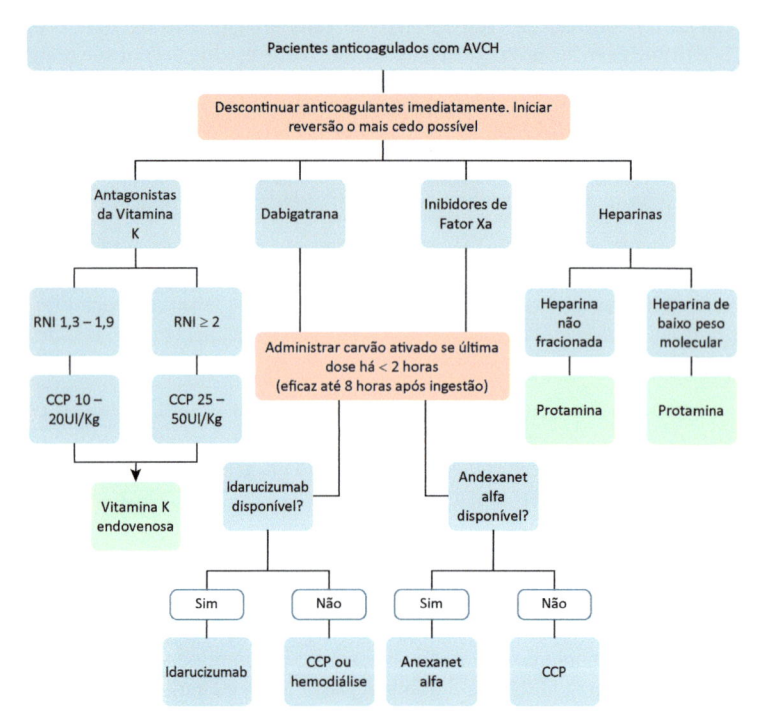

◼ Figura 16.1.– Manejo do AVCH relacionado à anticoagulação.

RNI: razão normalizada internacional; CCP: concentrado de complexo protrombínico
Fonte: Adaptada de Burroughs-Ray *et al.*, 2022.

Controle de temperatura

A hipertermia é marcador de gravidade e prognóstico nos pacientes com AVCH. O paciente deve ser mantido com temperatura inferior a 37,5 °C a 38 °C e, caso apresente febre, deve receber antitérmicos de horário.

Prevenção de tromboembolismo venosos (TEV)

Pacientes com AVCH devem realizar uso de meias de compressão pneumática para prevenção de tromboembolismo venoso. O uso de heparina profilática pode ser avaliado após documentação de cessação do sangramento.

Controle glicêmico

A glicemia do paciente deve ser monitorizada e corrigida, pois tanto hiperglicemia quanto hipoglicemia estão associados ao aumento de morbimortalidade após AVCH.

Tratamento de crises epilépticas

Crises epilépticas após AVCH são relativamente comuns, acometendo cerca de 16% dos pacientes, sendo que 1% a 2% evoluem com *status epilepticus*. Um fator de risco importante é o envolvimento de regiões corticais. Não está recomendado, no entanto, o uso profilático de antiepilépticos de rotina, visto que alguns estudos mostraram aumento de morbimortalidade com uso dessa classe de medicamentos.

Pacientes que apresentaram crises epilépticas devem ser tratados com antiepilépticos. Em pacientes com alteração do estado mental desproporcional ao grau de lesão cerebral apresentada, é recomendado o emprego de monitorização eletroencefalográfica.

Pesquisa de disfagia

Alguns estudos demonstraram altas taxas de disfagia em pacientes com AVCH; a disfagia está associada a aumento do risco de aspiração e pneumonia, com potencial impacto prognóstico. Desta forma, recomenda-se que todos os pacientes com AVCH sejam avaliados para disfagia antes de iniciar a alimentação via oral.

→ Indicações de abordagem cirúrgica

Quando indicada, a drenagem cirúrgica objetiva a evacuação do hematoma para reduzir o efeito de massa intracraniano. Para esse fim, a cirurgia não é recomendada como rotina, e deve ser avaliada de maneira individualizada.

Em geral, considera-se tratamento neurocirúrgico:

→ Em pacientes com redução do nível de consciência e hidrocefalia associada: considerar derivação ventricular externa.

→ Em pacientes com Escala de Coma de Glasgow ≤ 8 com sinais de herniação transtentorial, hemorragia intraventricular ou hidrocefalia:

candidatos a monitorização da pressão intracraniana. A meta de PIC sugerida é menor do que 22 mmHg, a depender do *status* da autor-regulação cerebral.

→ Em pacientes com hematomas cerebelares com volume > 15 mL ou que estejam piorando clinicamente ou que apresentem sinais de compressão de troncoencefálico ou hidrocefalia secundária à compressão ventricular.

→ Cirurgia minimamente invasiva para evacuação de hematomas supratentoriais com volume > 20 mL a 30 mL, em pacientes com Glasgow 5 a 12.

BIBLIOGRAFIA

1. Burroughs-Ray DC, VanDillen AF, Jackson CD. Clinical guideline highlights for the hospitalist: 2022 American Heart Association/American Stroke Association Guideline for the management of patients with spontaneous intracerebral hemorrhage. J Hosp Med. 2023;18(7):624-6..

2. de Oliveira Manoel AL, Goffi A, Zampieri FG, Turkel-Parrella D, Duggal A, Marotta TR et al. The critical care management of spontaneous intracranial hemorrhage: a contemporary review. Crit Care. 2016;20:272.

3. McGurgan IJ, Ziai WC, Werring DJ, Al-Shahi Salman R, Parry-Jones AR. Acute intracerebral haemorrhage: diagnosis and management. Pract Neurol. 2020;21(2):128-36.

4. Pontes-Neto OM, Oliveira-Filho J, Valiente R, Friedrich M, Pedreira B, Rodrigues BC et al. Diretrizes para o manejo de pacientes com hemorragia intraparenquimatosa cerebral espontânea [Brazilian guidelines for the manegement of intracerebral hemorrhage]. Arq Neuropsiquiatr. 2009;67(3B):940-50.

5. Rocha E, Rouanet C, Reges D, Gagliardi V, Singhal AB, Silva GS. Intracerebral hemorrhage: update and future directions. Arq Neuropsiquiatr. 2020;78(10):651-9.

6. van Asch CJ, Luitse MJ, Rinkel GJ, van der Tweel I, Algra A, Klijn CJ. Incidence, case fatality, and functional outcome of intracerebral haemorrhage over time, according to age, sex, and ethnic origin: a systematic review and meta-analysis. Lancet Neurol. 2010;9(2):167-76.

HEMORRAGIA SUBARACNOIDEA ANEURISMÁTICA

Arnaldo Alves da Silva ▪ Fernanda Guimarães Aguiar

Introdução

A hemorragia subaracnoidea (HSA) é a menos prevalente das doenças cerebrovasculares, representando cerca de 5% dos casos de acidente vascular encefálico. Entretanto, está associada à maior gravidade, alcançando mortalidade superior a 50%. Cerca de 10% a 15% dos pacientes falecem antes de chegar ao hospital, e 30% a 50% dos sobreviventes exibem graves sequelas.

Epidemiologia

A incidência de HSA é estimada em 8 a 10 casos/100 mil pessoas/ano; por outro lado, a incidência de aneurisma cerebrais na população adulta é de 2% a 3%, sem considerar fatores de risco. O pico de incidência da HSA se encontra entre os 55 e 60 anos, e é duas vezes mais frequente em mulheres.

Cerca de 75% dos casos de HSA são resultantes da ruptura espontânea de aneurismas, mas em 20% a causa é desconhecida e 5% estão relacionados a malformações arteriovenosas (MAV), tumores, vasculites ou dissecções vasculares.

A ocorrência de aneurismas na população geral gira em torno de 1% a 5% em estudos de autópsias, sendo que 50% a 80% dos casos jamais apresentarão ruptura. A presença de aneurismas múltiplos varia de 15% a 20% e cerca de 10% dos pacientes com aneurismas rotos não ostentam histórico familiar de doença cerebrovascular.

É postulado que o risco de ruptura de um aneurisma é de aproximadamente 1% a 2% ao ano e guarda relação direta com o tamanho do aneurisma e a fatores de risco modificáveis. Entre os fatores de risco para ruptura, podemos citar à hipertensão, o uso de drogas simpatomiméticas como a cocaína, o tabagismo e o etilismo.

Outras circunstâncias relacionadas à HSA são a história familiar em parentes de primeiro grau (cerca de 10% dos eventos), doença renal policística (acréscimo de risco em 10%) e outras condições de menor incidência como displasia fibromuscular, *Pseudoxanthoma elasticum* e síndrome de Ehlers--Danlos tipo IV. Embora não configure um fator de risco, a ruptura está relacionada à atividade física ou ato sexual em cerca de 15% dos casos.

→ Bases anatômicas

A HSA é o extravasamento de sangue para o espaço subaracnoideo, que ocorrerá mais frequentemente após ruptura de aneurismas (70% a 80%) ou de MAV (5%).

Aneurismas são formações saculares localizados nas artérias intracranianas, geralmente próximo ao polígono de Willis, e são relacionados à perda de elasticidade na parte externa do vaso na qual apresentam uma fina camada da adventícia. Os aneurismas iniciais são pequenos e crescem como resultado da pressão hidrostática gerada pela pressão arterial (PA) e pelo fluxo turbulento de sangue. O sangramento é de sangue arterial.

A probabilidade de romper é definida pela tensão nos aneurismas. Aneurismas maiores que 10 mm tem maior probabilidade de sangramento.

Aneurismas intracranianos estão usualmente localizados nas bifurcações e na circulação anterior do polígono de Willis (85%). As artérias mais acometidas são artéria cerebral média (ACM), artéria comunicante anterior (ACA), artéria cerebelar inferior posterior (ACPI) e artéria carótida interna (ACI).

Na maioria das vezes, o sangramento localizado nas cisternas basais, fissura silviana e fissura inter-hemisférica, pode indicar ruptura de aneurismas saculares. Sangramentos superficiais no parênquima cerebral podem indicar ruptura de MAV ou aneurisma micótico.

A tomografia computadorizada (TC) de crânio sem contraste pode mostrar evidência do sangramento subaracnoideo em 90% dos casos. A imagem do aneurisma pode ser obtida com uma angiotomografia ou angiorressonância. A arteriografia é o melhor exame para avaliação da etiologia da HSA. Além da maior sensibilidade e especificidade diagnóstica, também possibilita tratamento endovascular.

Diagnóstico: primeira fase

Quadro clínico inicial

Um número considerável dos aneurismas nunca se rompe, e permanece assintomático. Um aneurisma não roto é capaz de gerar sintomas por efeitos de massa, provocando paralisia de nervos cranianos ou mesmo compressão do tronco cerebral a depender da sua localização.

A paralisia súbita do terceiro par craniano representa uma síndrome comum associada ao aumento de um aneurisma não roto da artéria comunicante posterior (ACP). Um paciente que apresente essas alterações precisa de uma avaliação ágil e, se constatado o aneurisma como a etiologia, deve ser tratado prontamente, uma vez que o risco anual de sangramento é de cerca de 6%.

A apresentação típica da HSA é caracterizada por cefaleia intensa e súbita (frequentemente descrita pelos pacientes como "a pior dor de cabeça da sua vida"), com náuseas e vômitos, fotofobia e rigidez de nuca. A alteração da consciência ocorre em até dois terços dos casos, podendo variar desde agitação e confusão até letargia e coma, e muitas vezes pode ser transitória. Os sinais clássicos estão presentes em mais de 60% dos eventos.

A expansão do aneurisma ou pequenos sangramentos iniciais podem desencadear as chamadas cefaleias sentinelas, presentes em torno de 30% a 40% dos quadros e ocorrem por volta de uma a duas semanas antes de um sangramento maior. Déficits neurológicos focais também são muito comuns, podendo chegar a 60% dos casos. Ocasionalmente, os pacientes podem apresentar crises convulsivas.

Manifestações sistêmicas como desconforto torácico, hipoxemia e hipertensão também podem estar presentes na HSA e, inclusive, mimetizar outras condições como síndrome coronariana aguda, o que pode induzir à falha diagnóstica e atraso de tratamento (Quadro 17.1).

◼ Quadro 17.1 – Hemorragia ubaracnóidea aneurismática: sinais e sintomas de apresentação

Sintomas	▪ Pior dor de cabeça da vida: início súbito de cefaleia intensa ▪ Cefaleia sentinela ▪ Uma mudança nas características da cefaleia: pacientes com histórico de cefaleias podem desenvolver nova dor de cabeça, que é diferente em qualidade e gravidade da dor de cabeça habitual ▪ Náusea e vômitos ▪ Perda súbita de consciência, síncope transitória ▪ Início agudo ou estado mental alterado progressivo
Achados do exame neurológico	▪ Estado mental alterado ▪ Escore anormal na escala de coma de Glasgow ▪ Paralisias focais de nervos cranianos e oftalmoplegia (p. ex., aneurisma da artéria comunicante, paralisia do VI nervo por aumento da pressão intracraniana) ▪ Meningismo: rigidez de nuca, fotofobia ▪ Síndrome de Terson: extensão intraocular do sangue subaracnoideo ▪ Hemiparesia aguda ou hemiplegia por conta de hematoma intracerebral focal ▪ Fraqueza bilateral dos membros inferiores em razão de efeito de massa do hematoma na região inter-hemisférica ▪ Crises convulsivas ▪ Déficits neurológicos focais
Manifestações sistêmicas	▪ Hipertensão aguda ▪ Arritmia cardíaca ▪ Parada cardíaca ▪ Hipotensão/choque cardiogênico ou neurogênico ▪ Hipóxia por aspiração, depressão respiratória ou edema pulmonar neurogênico

Fonte: Elaborado pelos autores.

Escalas de Fisher, Hunt-Hess e WFNS

A caracterização clínica desses indivíduos tem valor prognóstico e deve ser realizada logo na admissão (Quadro 17.2). Escores mais altos nas escalas clínicas estão associados a pior prognóstico.

■ Quadro 17.2 – Escalas de classificação da HSA

Escalas clínicas		Escalas radiológicas			
	Hunt e Hess	World Federation of Neurological Surgeons (WFNS)		Fisher modificada	
Grau	Exame	Escala de coma de Glasgow	Exame	Hemorragia Subaracnoidea	Hemorragia intraventricular
0				Ausente	Ausente
1	Assintomático Cefaleia leve	15	Sem déficit motor	Fina	Ausente
2	Leve rigidez nucal Cefaleia moderada/ severa	13 a 14	Sem déficit motor	Fina	Presente
3	Rigidez nucal Paralisia do nervo craniano	13 a 14	Com déficit motor	Espessa	Ausente
4	Confusão/ letargia Achados focais leves Estupor	7 a 12	Com déficit motor	Espessa	Presente
5	Achados focais graves Coma, postura patológica	3 a 6	Com déficit motor		

Fonte: Adaptada de Osgood, 2021.

O paciente também deve ser avaliado conforme uma escala radiológica, a escala de Fisher modificada, que é baseada nos achados da TC. Essa escala tem uma correlação quase linear com o desenvolvimento de vasoespasmo (VE) e isquemia cerebral tardia (DCI). Pacientes que têm pontuações altas nessas escalas também têm um risco aumentado de complicações tanto precoces quanto tardias.

Diagnóstico e manejo inicial

A cefaleia é uma queixa comum no departamento de emergência. Embora a HSA represente uma parcela muito pequena desses pacientes (Quadro 17.3), é uma condição com risco de vida, que necessita de reconhecimento e tratamento imediato.

A TC de crânio representa o método de primeira linha para o diagnóstico de HSA. Além de altamente disponíveis e acessíveis para triagem inicial, têm alta sensibilidade, embora dependente do tempo de instalação (perto de 100% em 12 horas pós-sangramento, 93% em 1 dia e menos de 60% após 1 semana de hemorragia).

■ Quadro 17.3 – Regra de hemorragia subaracnoidea de Ottawa. Pacientes com mais de 15 anos de idade com nova cefaleia não traumática atingindo intensidade máxima em 1 hora

Investigue se uma ou mais variáveis de alto risco estão presentes:
- Idade ≥ 40 anos
- Dor ou rigidez no pescoço
- Perda de consciência testemunhada
- Início durante o esforço
- Cefaleia em trovoada (atingindo a intensidade máxima dentro de 1 minuto após o início)
- Flexão limitada do pescoço ao exame

Fonte: Elaborado pelos autores.

Existem três algoritmos possíveis para o diagnóstico de HSA, como descrito na Figura 17.1. A realização de TC de crânio seguida de punção lombar com análise liquórica de xantocromia é o caminho mais validado, apesar de também mais invasivo. Essa combinação deve ser realizada em paciente com alta suspeita de HSA com TC inicial negativa, atingindo então sensibilidade diagnóstica de cerca de 100% (IC 95%, 93,1% a 99,4%). Mas, de maneira geral, a TC negativa pode ser suficiente para descartar HSA em pacientes que se apresentam dento de 6 horas de início de cefaleia. Para pacientes além da marca de 6 horas com TC de crânio negativa, testes diagnósticos adicionais são indicados (Figura 17.2).

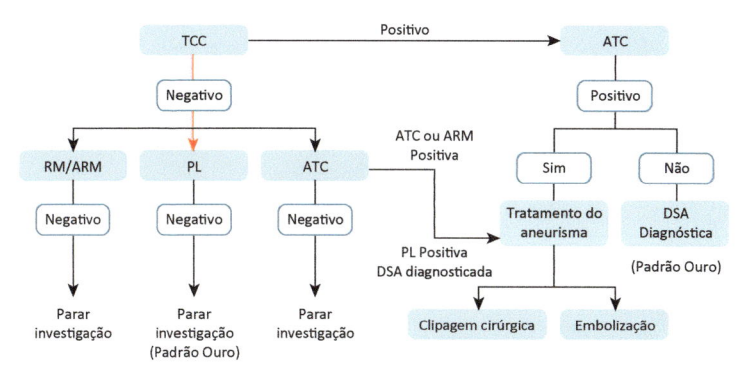

Figura 17.1 – Abordagem diagnóstica para hemorragia subaracnoidea em pacientes com mais de 6 horas de início da cefaleia.

ARM: angiografia por ressonância magnética; ATC: angiografia por tomografia computadorizada; DSA: angiografia por subtração digital; PL: punção lombar; RM: ressonância magnética de crânio; TCC: tomografia computadorizada de crânio sem contraste.
Fonte: Adaptada de Oliveira *et al.*, 2014.

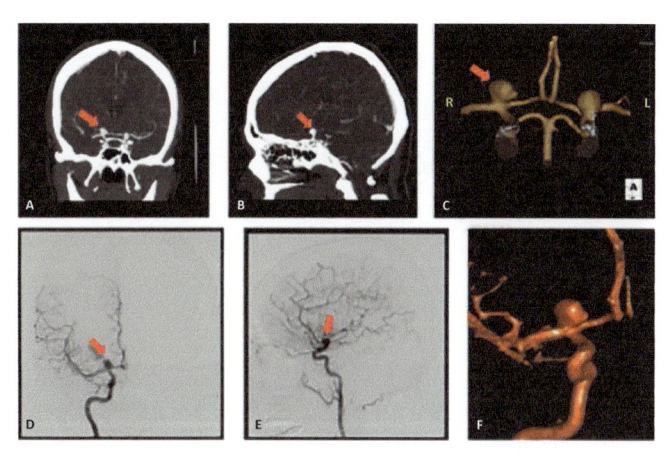

Figura 17.2 – Angiografia por tomografia computadorizada e angiografia por subtração digital (DSA). Apesar de mais invasivo, caro e menos disponível, a DSA pode ser necessária para o planejamento do tratamento em aneurismas complexos que incluem pontos de ramificação de grandes vasos.

(A) a (C) Angiografia por tomografia computadorizada. (D) a (F) Angiografia por subtração digital. Seta vermelha, aneurisma de artéria carótida interna terminal direita. (A), (D): vista coronal; (B), (E): vista sagital; (C), (F): renderização tridimensional.
Fonte: Adaptada de Oliveira *et al.*, 2014.

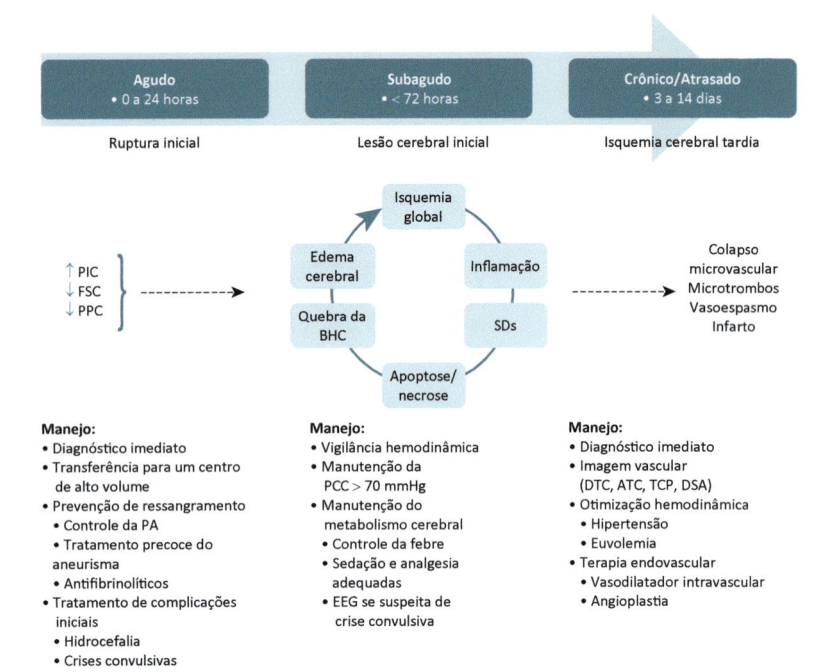

Figura 17.3 – Evolução clínica da HSA aneurismática em 3 fases.

ATC: angiografia por tomografia computadorizada; BHC: barreira hematoencefálica; DSA : angiografia por subtração digital; DTC: Doppler transcraniano; EEG: eletroencefalograma; FSC: fluxo sanguíneo cerebral; PIC: pressão intracraniana; PPC: pressão de perfusão cerebral; SDs: despolarizações alastrantes (do inglês *spreading depolarizations*); TCP: tomografia computadorizada com avaliação da perfusão.
Fonte: Adaptada de Osgood, 2021.

A prevenção de ressangramento é um dos pilares do manejo inicial, cujo tratamento mais definitivo é a fixação do aneurisma, como discutido adiante. A hipertensão aumenta o risco de ressangramento, sendo recomendado monitoramento rigoroso, com alvo de manter pressão arterial sistólica (PAS) inferior a 160 mmHg ou pressão arterial média (PAM) inferior a 110 mmHg até o tratamento definitivo do aneurisma. Podemos lançar mão idealmente de medicações intravenosas de curta duração com objetivo de evitar grandes flutuações ou hipotensão, que podem resultar em uma queda na pressão de perfusão cerebral.

Quando a fixação do aneurisma for postergada, o uso associado de antifibrinolíticos (ácido tranexâmico 1 g a cada 8 horas ou ácido aminocaproico 1 g a cada 8 horas) nas primeiras 24 horas pode reduzir a taxa de ressangramento e melhorar a mortalidade geral. Contudo, essas drogas são contraindicadas após 24 horas a 72 horas, pelo aumento de eventos cerebrais isquêmicos e outras complicações trombóticas como trombose venosa profunda e infarto do miocárdio.

Ainda na fase inicial, devemos prontamente investigar e tratar duas complicações precoces bastante frequentes, a hidrocefalia (50% dos casos) e a ocorrência de crises convulsivas (presente no ictus da ruptura do aneurisma em até 26% dos pacientes).

O desenvolvimento de hidrocefalia causa piora expressiva no exame neurológico, mas, em geral, melhora com a drenagem imediata de líquor (LCR), que pode ser realizada com a colocação de uma derivação ventricular externa (DVE). Existe um risco de que a drenagem de LCR leve à aumento da pressão transmural e nova ruptura do aneurisma, portanto, a drenagem agressiva é frequentemente evitada até que o aneurisma seja tratado.

As convulsões são preocupantes porque não só contribuem para elevação da PIC, mas também para aumentar o metabolismo cerebral e maior demanda de oxigênio, potencialmente resultando em hipoperfusão. Entretanto, o uso rotineiro e profilático de drogas antiepilépticas não é recomendado, dada sua associação com resultados cognitivos ruins, bem como aumento das complicações hospitalares. Alguns serviços de grande experiência clínica recomendam uso profilático de antiepiléptico até a embolização do aneurisma, com suspensão imediata após.

Tratamento: embolização × clipagem

O tratamento definitivo do aneurisma pode ser realizado por meio da craniotomia com instalação de um clipe ou a oclusão endovascular por meio de dispositivos intitulados molas ou *coiling*. Isso representa uma medida de prevenção contra o ressangramento, condição associada à prognóstico reservado. Um número significativo (cerca de 80%) dos pacientes que manifestam ressangramento evolui para óbito ou sequela grave.

A oclusão do aneurisma deve ser instituída o mais rápido possível, havendo benefício na estratégia precoce (< 3 dias) *versus* tardia (após 10 a 14 dias) quando comparado óbito e dependência em 3 meses. Permanece controverso o benefício do tratamento ultra precoce (dentro de 24 horas). Entretanto, essa abordagem parece ser segura em reduzir taxa de ressangramento e melhorar resultados.

O método de oclusão pode depender de muitos fatores (Quadro 17.4), incluindo a idade, morfologia e localização do aneurisma e presença de hemorragia intraparenquimatosa. A escolha do método deve ser feita após discussão multidisciplinar entre as equipes de cuidados neurocríticos, especialistas endovasculares e neurocirurgiões. Todavia, apesar da clipagem cirúrgica ter menores riscos de ressangramento, o *coiling* endovascular é o método preferido de fixação, quando disponível, sendo associado com menor mortalidade e melhores resultados funcionais.

■ Quadro 17.4 – Preferências para tratamento de aneurismas não protegidos

Características	Modalidade de tratamento preferencial
Idade avançada	*Coiling* endovascular
Grau clínico ruim	*Coiling* endovascular
Múltiplas condições sistêmicas subjacentes	*Coiling* endovascular
Aneurismas com ampla relação colo-corpo	Clipagem cirúrgica
Ramos arteriais normais que surgem da cúpula ou do corpo do aneurisma	Clipagem cirúrgica
Aneurisma de artéria cerebral média	Clipagem cirúrgica
Aneurisma do topo da artéria basilar	*Coiling* endovascular
Aneurisma associado a grande hematoma parenquimatoso	Clipagem cirúrgica
Alto risco cirúrgico	*Coiling* endovascular

Fonte: Elaborado pelos autores.

→ Segunda fase: vasoespasmo

O vasoespasmo (VE) após a HSA pode ser verificado de diferentes formas e pode aumentar a mortalidade e morbidade dos pacientes (7%).

O VE é dito cínico ou sintomático (20% a 30%) quando o paciente apresenta alterações progressivas do quadro neurológico, concomitantemente ao surgimento de espasmo angiográfico. Podem ocorrer períodos de confusão mental e sonolência até quadros maiores com alteração da força motora e comprometimento da fala até evolução para coma e morte encefálica em alguns casos.

O VE angiográfico (30% a 70%) não necessariamente é acompanhado de alterações clínicas, e é um achado na investigação da presença de aneurismas. A intensidade vai depender do tempo de evolução da doença e pode ser quantificada no Doppler transcraniano (DTC) ou arteriografia como VE leve, moderado ou grave.

Risco de vasoespasmo

O VE pode definir o prognóstico dos pacientes internados. Todos os pacientes com suspeita de HSA, independentemente do acometimento tomográfico pela escala de Fischer modificado, podem evoluir com VE cerebral (30%). O período de maior incidência vai de 4 a 13 dias do ictus (quando ocorreu o sangramento ou associado ao início dos sintomas). O período total pode ser de 21 dias.

Causas do vasoespasmo

Vários mecanismos podem estar relacionados à ocorrência de VE, como alteração da produção de óxido nítrico (NO) pelo endotélio vascular. A degradação da hemoglobina (Hb) oxigenada proveniente das artérias cerebrais pode gerar liberação de radicais livres, levando à vasoconstrição. A degradação da Hb pode também aumentar a produção de endotelina-1 sendo um potente vasoconstritor, que pode provocar contração da musculatura lisa dos vasos intracranianos. A saída de sangue para o espaço subaracnoideo libera mediadores de inflamação como leucotrieno, citocinas e IL-6. Essas substâncias podem também aumentar níveis de endotelina-1 e consumo de NO local.

Trombos na microcirculação foram considerados mecanismos de pior prognóstico de VE e isquemia cerebral tardia. A liberação de cascata inflamatória leva a um estado pró-coagulante. A agregação plaquetária e leucocitária leva a uma estase do fluxo arteriolar local formando microtrombos. As causas desse processo não estão bem-definidas.

Pacientes com HSA traumática (não aneurismática) geralmente não evoluem com VE. A justificava pode estar relacionada ao tipo de sangue venoso liberado no espaço subaracnoideo.

Arteriografia e angioplastia

Tratamento endovascular é a melhor opção quando medidas clínicas falharam no controle do VE. As opções de tratamento são utilização de vasodilatadores intra-arteriais, como a papaverina, fasudil, milrinone, nimodipina e angioplastia com balão. A utilização de *stents* após angioplastia tem se mostrado um tratamento promissor quando existe pouca resposta no controle do VE. A utilização de medicação local pode ter efeito não duradouro precisando de complementação com outros tipos de tratamento.

Doppler transcraniano (DTC)

O DTC é um método não invasivo de monitorização pós-HSA realizado à beira do leito. Ele avalia as velocidades de fluxo nas grandes artérias do polígono de Willis. A presença de VE causa aumento das velocidades de fluxo dessas artérias. Quanto mais intenso é o VE, maiores são as velocidades de fluxo ao DTC.

Para melhor correção com VE, utiliza-se o índice de Lindegaard, relacionando a velocidade média de fluxo da ACM com a velocidade média de fluxo da ACI do mesmo lado. Índices de Lindegaard > 3 sugerem início de VE e valores > 6 são indicativos de VE grave. Outro método é o índice de Soustiel, que divide o valor da velocidade média de fluxo da artéria basilar pela velocidade da artéria vertebral extracraniana. Valores maiores que 2 sugerem fortemente presença de VE nessa região.

O DTC tem limitações. A acurácia do exame pode estar relacionada ao examinador, e pacientes do sexo feminino e idosos exibem maior dificuldade para insonação por conta da anatomia da janela óssea. Apesar disso, o DTC deve ser realizado periodicamente após a HSA para detectar precocemente o VE, além de ser indicado em caso de mudança no exame neurológico.

Milrinone

Milrinone é um inibidor da fosfodiesterase com ação inotrópica e atua também fazendo vasodilatação pulmonar e sistêmica dependendo da dose. Ela diminui a pressão venosa central (PVC) e do seio venoso. Essa redução pode refletir na redução da PIC e aumento da pressão de perfusão cerebral (PPC). Ela parece atuar no controle de liberação de NO pelo endotélio vascular, controlando o tônus vasomotor e promovendo vasodilatação dos vasos intracranianos.

O controle de VE com a milrinone pôde ser verificado em diversos estudos clínicos. Sua utilização não precisa necessariamente estar associada ao procedimento de arteriografia com administração intra-arterial da medicação. Após início com bólus que pode variar de 100 a 200 mcg/kg deve-se seguir de infusão venosa contínua de 0,5 a 1,25 mcg/kg/min. O tempo de uso vai depender da permanência dos sintomas e intensidade do VE. O tratamento pode ser mantido até cerca de 8 dias.

O melhor controle de dose pode ser baseado nos achados do DTC. Ele pode verificar redução das velocidades de fluxo das artérias insonadas ao redor do polígono de Willis.

O maior inconveniente do uso contínuo endovenoso é a possibilidade de queda da PA durante sua infusão. No caso de redução importante da PA, deve-se reduzir a dose de infusão ou mesmo associar drogas vasoconstritoras como noradrenalina a fim de manter níveis pressóricos adequados.

Indução de hipertensão

A indução de hipertensão é a forma mais utilizada de manejo clínico do VE. Entretanto, tentativas de aumentar a pressão utilizando infusão de soro mostraram-se ineficazes e a infusão de volumes em grande quantidade favorecem congestão pulmonar.

O alvo de PA vai depender da intensidade do VE e pode ser avaliado simultaneamente com DTC. Para manutenção de pressões mais elevadas, pode ser necessária a utilização de drogas vasoativas com noradrenalina ou vasopressina. Não há consenso sobre metas de PA para nessa fase, devendo-se buscar valores acima daqueles pré-VE. Pacientes podem apresentar melhora do quadro neurológico indicando melhor perfusão cerebral após indução de hipertensão.

A manutenção de PA mais elevada somente pode ser considerada em caso de clipagem ou tratamento endovascular do aneurisma prévios. Aneurismas rotos não tratados têm tendência a ressangramento.

➡ Complicações

Distúrbios do sódio

Complicações hidroeletrolíticas são comuns, podendo ser desencadeadas ou agravadas pelo próprio tratamento. O distúrbio mais frequente é a hiponatremia, atingindo 30% a 40% dos pacientes e guarda forte associação ao VE sintomático. Sua fisiopatologia não é plenamente estabelecida, havendo um componente misto de síndrome perdedora de sal e secreção inapropriada do hormônio antidiurético. A base do tratamento dessa condição reside em manter o paciente euvolêmico com alvo de natremia em torno de 145 mEq/L. A restrição de líquidos não deve ser usada para tratar a hiponatremia e o tratamento precoce com hidrocortisona ou fludrocortisona pode ser usado para limitar a natriurese e a hiponatremia.

A hipernatremia também é comum, ocorrendo em quase 20% dos pacientes com HSA. Entretanto, somente 5% dos casos exibem hipernatremia associada à *diabetes insipidus*, com a maioria dos eventos estando mais relacionada ao uso de diuréticos osmóticos e soluções hipertônicas.

Arritmias

Um número significativo dos pacientes com HSA (70% a 90%) apresenta alterações eletrocardiográficas, sendo as anormalidades mais frequentes as alterações do segmento ST (15% a 50%), mudanças na onda T (10% a 90%), presença de onda U (4% a 45%), aumento do intervalo QT (10% a 60%), alteração de condução (7,5%) e bradicardia sinusal (15%). Desses, apenas o infradesnivelamento de ST parece guardar associação com o aumento de mortalidade.

Os eventos cardiovasculares pós HSA tem como base fisiopatológica o envolvimento de uma descarga simpática maciça de catecolaminas (especialmente adrenalina e noradrenalina), bem como componente de disfunção hipotalâmica. Essa ascensão dos níveis de adrenalina e noradrenalina é capaz de gerar lesão da miocárdica e correlaciona-se com pior evolução.

Takotsubo

Também como consequência da liberação de catecolaminas e superestimulação simpática, a ecocardiografia pode mostrar disfunção segmentar miocárdica e um dos achados mais típicos é cardiomiopatia de Takotsubo.

A avaliação cardíaca com eletrocardiograma, enzimas cardíacas e ecocardiograma é essencial na avaliação da HSA aneurismática, uma vez que a insuficiência cardíaca aguda e desenvolvimento de hipotensão estão associados com aumento da mortalidade e pior resultado neurológico funcional.

O tratamento da cardiomiopatia com inotrópicos, como a dobutamina e milrinone, causa incremento do débito cardíaco, e com isso melhora também a perfusão cerebral. Não existe na literatura indicação clara de que droga seja mais eficaz, mas a milrinona parece ser uma boa escolha, dada a sugestão de alguns estudos de que ela possa prevenir o VE.

Edema pulmonar neurogênico

O edema pulmonar pode resultar da insuficiência cardíaca aguda provada pela liberação de catecolaminas, embora os pacientes também possam desenvolver edema pulmonar neurogênico independente da função cardíaca. Lesão pulmonar aguda e síndrome do desconforto respiratório agudo também foram descritos em pacientes com HSA.

Tanto a hipóxia quanto a hipotensão têm efeitos deletérios no cérebro já vulnerável e corroboram para aumentar a lesão cerebral secundária, devendo ser prontamente corrigidas. Felizmente, os efeitos cardiopulmonares tendem a ser transitórios e o suporte agressivo pode evitar lesão neuronal secundária.

Pacientes com disfunção cardiopulmonar devem receber tratamento precoce, correção de volume e prevenção de hipervolemia, bem como ventilação com estratégia protetora com baixo volume pulmonar e prevenção de lesão induzida pela ventilação.

Isquemia cerebral tardia

A isquemia cerebral tardia (DCI, do inglês *delayed cerebral ischemia*) é uma complicação comum e grave após HSA. Representa uma síndrome definida como um comprometimento neurológico focal, uma diminuição de pelo menos 2 pontos na escala de coma de Glasgow ou um aumento de 2 pontos na escala do National Institutes of Health Stroke, (NIHSS). Essa piora não é explicada por outras causas, como ressangramento, hidrocefalia, sedação, hipoxemia, convulsões, distúrbios eletrolíticos ou renais ou insuficiência hepática, sendo então um diagnóstico de exclusão.

A DCI ocorre em 30% dos pacientes com HSA, geralmente entre 3 e 21 dias do início dos sintomas, e acompanha-se de taxas mais altas de infarto cerebral, desfecho neurológico ruim e aumento da mortalidade.

Tradicionalmente, DCI ocorrendo dentro de 2 semanas após a ruptura do aneurisma era atribuído ao VE. Contudo, cerca de 50% dos pacientes com VE grave (> 50% de redução do diâmetro do vaso) não desenvolverá DCI. Além disso, até 20% dos casos sem VE (diminuição de 0% a 25% da luz do vaso) desenvolverá sintomas, indicando que outros fatores devem desempenhar um papel na sua etiologia.

A fisiopatologia da DCI é complexa e multifatorial. É proposto que tanto o DCI quanto o VE resultam de alterações fisiológicas que ocorrem durante a lesão cerebral precoce, como a disfunção vascular cerebral, microtrombose, neuroinflamação, compressão da microvasculatura por edema tecidual vasogênico ou citotóxico, depressão alastrada cortical e apoptose celular retardada.

Os fatores de risco para o desenvolvimento de DCI incluem hemorragia de alto grau (espessura, densidade, localização e persistência do sangue subaracnóideo), bem como gravidade clínica e pontuação elevada na Escala de Fisher modificada. Também desempenha um papel importante a perda de consciência no ictus, tabagismo e uso de cocaína, além do acúmulo de complicações precoces, incluindo ressangramento, hidrocefalia, convulsões e edema cerebral.

No entanto, prever quem desenvolverá DCI tem se mostrado muito difícil e a base do seu tratamento reside na prevenção. A nimodipina oral (60 mg a cada 4 horas) deve ser administrado a todos pacientes com HSA por um período de 21 dias para diminuir o risco de DCI e pior resultado funcional. A euvolemia deve ser mantida em todos os momentos, ao passo que a hipervolemia profilática deve ser evitada.

O diagnóstico é complexo e desafiador. Mas, de maneira geral, qualquer nova hipodensidade em imagens de TC 24 a 48 horas após o tratamento do aneurisma deve ser considerada como infarto cerebral relacionado à DCI.

O conceito moderno de monitoramento de DCI está mudando de modalidades que medem diâmetro do vaso para técnicas com foco na perfusão cerebral, como ressonância magnética funcional ou tomografia por emissão de pósitrons com avaliação da perfusão. No entanto, seu uso permanece principalmente experimental e não é amplamente disponível.

→ Outros tratamentos

→ **Nimodipina:** é o único medicamento que pode intervir na evolução do VE. A dose usual é oral de 60 mg de 4/4 horas. Seu uso é primordial desde o início da internação do paciente após confirmação do diagnóstico de HSA. Esse bloqueador de canais de cálcio não tem atuação na PA sistêmica e sim no controle vasomotor cerebral.

→ **Estatinas:** muitos trabalhos colocam a necessidade de uso desde a internação também na tentativa de controle do VE. Atuariam na liberação de NO pelo endotélio vascular cerebral. A dose deveria ser maior que a dose usual. Não há consenso na literatura sobre o uso.

→ **Sulfato de magnésio:** pode ser usado na fase de VE para relaxamento dos vasos intracranianos. Mas, para ser efetivo, seriam necessárias doses elevadas, com níveis séricos de Mg de 3,5 a 5 mEq/L. Importante ter em mente que níveis elevados de Mg podem causar problemas em órgãos com musculatura lisa do organismo.

→ **Fasudil:** atuação semelhante à nimodipina no controle vasomotor cerebral, mas ainda em fase de estudos experimentais. Potencial de uso na fase do VE e como profilático.

→ **Aspirina (AAS):** poderia auxiliar no controle do VE, mas ainda necessita maiores estudos.

→ **Anticonvulsivantes:** devem ser prescritos em casos que iniciaram ou desenvolveram crises durante a internação. A prescrição profilática não seria benéfica em todos os pacientes. A incidência de crises é somente em 15% a 20% dos casos. Utilizar de forma sistemática podemos ver interação com outras drogas usadas no controle do paciente. O ideal seria verificar crises com utilização do eletroencefalograma (EEG simples de 2 horas mínima ou vídeo EEG).

BIBLIOGRAFIA

1. Al-Kawaz M, Cho SM, Gottesman RF, Suarez JI, Rivera-Lara L. Impact of cerebral autoregulation monitoring in cerebrovascular disease: a systematic review. Neurocrit Care. 2022;36(3):1053-70.

2. Anetsberger A, Gempt J, Blobner M, Ringel F, Bogdanski R, Heim M et al. Impact of goal-directed therapy on delayed ischemia after aneurysmal subarachnoid hemorrhage: randomized controlled trial. Stroke. 2020;51(8):2287-96.

3. Caplan JM, Colby GP, Coon AL, Huang J, Tamargo RJ. Managing subarachnoid hemorrhage in the neurocritical care unit. Neurosurg Clin N Am. 2013;24(3):321-37.

4. de Oliveira Manoel AL, Mansur A, Murphy A, Turkel-Parrella D, Macdonald M, Macdonald RL et al. Aneurysmal subarachnoid haemorrhage from a neuroimaging perspective. Crit Care. 2014;18(6):557.

5. Dubosh NM, Edlow JA. Diagnosis and initial emergency department management of subarachnoid hemorrhage. Emerg Med Clin North Am. 2021;39(1):87-99.

6. Gathier CS, van den Bergh WM, van der Jagt M, Verweij BH, Dankbaar JW, Müller MC et al. Induced hypertension for delayed cerebral ischemia after aneurysmal subarachnoid hemorrhage: a randomized clinical trial. Stroke. 2018;49(1):76-83.

7. Jabbarli R, Pierscianek D, Rölz R, Oppong MD, Kaier K, Shah M et al. Endovascular treatment of cerebral vasospasm after subarachnoid hemorrhage: More is more. Neurology. 2019;93(5):e458-66.

8. Macdonald RL, Schweizer TA. Spontaneous subarachnoid haemorrhage. Lancet. 2017;389(10069):655-66.

9. Osgood ML. Aneurysmal subarachnoid hemorrhage: review of the pathophysiology and management strategies. Curr Neurol Neurosci Rep. 2021;21(9):50.

10. Snider SB, Migdady I, LaRose SL, Mckeown ME, Regenhardt RW, Lai PMR et al. Transcranial-doppler-measured vasospasm severity is associated with delayed cerebral infarction after subarachnoid hemorrhage. Neurocrit Care. 2022;36(3):815-821.

11. Soustiel JF, Shik V, Feinsod M. Basilar vasospasm following spontaneous and traumatic subarachnoid haemorrhage: clinical implications. Acta Neurochir (Wien). 2002 Feb;144(2):137-44

18

DISSECÇÃO CERVICAL E INTRACRANIANA E TROMBOSE VENOSA CEREBRAL

Lorena Souza Viana ▪ Felipe Moreira Ferreira ▪ Luís Filipe de Souza Godoy

➡ Dissecções cervicais e intracranianas

Quadro clínico e investigação diagnóstica

As dissecções de artérias cervicais (DAC) são causas importantes de acidente vascular cerebral isquêmico (AVCI) em adultos (até 25%), ao passo que não há dados suficientes sobre a prevalência das dissecções arteriais intracranianas (DAI). As dissecções podem ser traumáticas ou espontâneas (não traumáticas). As dissecções traumáticas são decorrentes de traumas contusos ou movimentos bruscos do pescoço (p. ex., esportes de alto impacto e quiropraxia). As dissecções cervicais espontâneas têm incidência de cerca de 2,6 a 3,0 por 100 mil pessoas por ano; os segmentos carotídeos e vertebrais extracranianos são mais propensos à dissecção do que os segmentos intracranianos. Doenças do tecido conjuntivo, história familiar e tabagismo são alguns fatores predisponentes para dissecções espontâneas, enquanto a variação no alelo PHATR1 está associada a um risco menor.

A fisiopatologia da DAC envolve a formação de um hematoma intramural na artéria, mais provavelmente por ruptura subintimal, com consequente extravasamento de sangue entre as camadas íntima e média causando estenose luminal. Outra hipótese plausível deriva da ruptura intramural da *vasa vasorum,* entre as camadas média e adventícia, com a formação de um hematoma mais excêntrico ou de um aneurisma dissecante. O crescimento do hematoma mural ou formação de trombo no local da dissecção pode acarretar estenose ou oclusão da artéria, causando AVCI por mecanismo hemodinâmico. No entanto, em sua maioria, os eventos cerebrais isquêmicos são causados por embolia da porção distal da dissecção.

Os pacientes com DAC geralmente apresentam sintomas locais, sendo os principais:

→ Cefaleia e/ou cervicalgia;

→ Síndrome de Horner ipsilateral;

→ Zumbido pulsátil;

→ Comprometimento de nervos cranianos baixos.

A cefaleia é o sintoma de apresentação mais frequente da dissecção carotídea, ocorrendo em 60% a 95% dos pacientes. Embora a dor possa ser lenta e gradual no início, cerca de 20% apresentam um início agudo de dor intensa ipsilateral à artéria dissecada, consistente com uma cefaleia em trovoada. Cerca de 25% dos pacientes têm cervicalgia. É importante ressaltar que a dor e os gatilhos mecânicos podem estar ausentes em pacientes com idade ≥ 60 anos com dissecção.

A síndrome de Horner ou paresia oculossimpática (miose e ptose unilateral, ocasionalmente com anidrose) pode ser causada por várias condições clínicas, dentre elas tumores cervicais e torácicos, doença de Lyme, traumatismos durante acessos vasculares e dissecções arteriais, particularmente da artéria carótida interna. Apesar de não ser uma causa frequente de síndrome de Horner, a dissecção carotídea deve ser afastada nos casos de manifestação aguda, principalmente com cefaleia e outros déficits neurológicos associados.

Os métodos de imagem mais acurados para diagnóstico de DAC são a angiotomografia de crânio e artérias cervicais (AngioTC) e a angiorressonância de crânio e artérias cervicais (AngioRM).

A AngioTC tem sensibilidade de 64% a 100%, especificidade de 67% a 100%, valor preditivo positivo de 65% a 100% e valor preditivo negativo de 70% a 100% comparados à angiografia cerebral (padrão-ouro). O achado mais comum na AngioTC corresponde a um vaso irregular e assimétrico

(Figura 18.1), que apresenta hiperdensidade em crescente com espessamento da parede do vaso, que determina aumento do seu calibre externo (Figura 18.2). Pode ou não haver alteração do calibre do vaso. A AngioTC também pode detectar retalhos da íntima e aneurismas dissecantes (falsos ou pseudoaneurismas), que são uma consequência comum da dissecção extracraniana, observada em 13% a 49% dos pacientes. Já a pseudo-oclusão em forma de "chama de vela" da artéria carótida interna cervical pode mimetizar a dissecção carotídea na AngioTC.

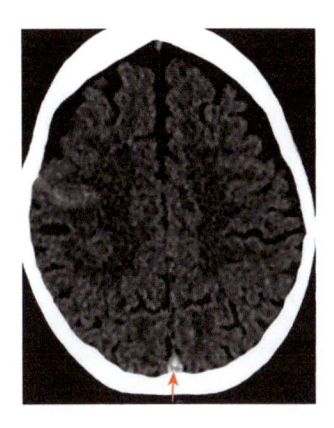

◼ Figura 18.1 – TC no plano axial sem contraste demonstra hiperdensidade com formato triangular(seta), representando trombo recente na porção posterior do seio sagital superior (sinal do triângulo cheio).

Fonte: Acervo pessoal dos autores.

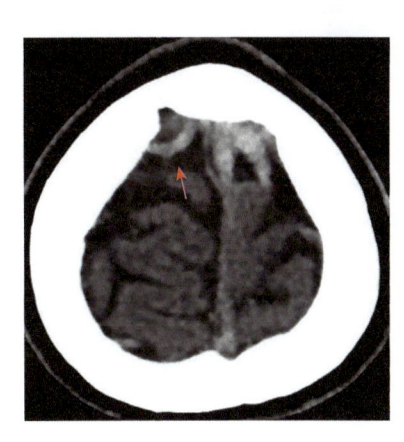

◼ Figura 18.2 – TC no plano axial sem contraste evidencia hiperdensidade em formato curvilinear na alta convexidade (seta), que representa trombo fresco em veias corticais na convexidade (sinal da corda)

Fonte: Acervo pessoal dos autores.

A AngioRM de crânio e cervical, quando comparada com a angiografia cerebral, possui sensibilidade de 50% a 100%, especificidade de 29% a 100%, valor preditivo positivo de 43% a 100% e valor preditivo negativo de 89%. Essa variabilidade é atribuída às diferenças de idade do hematoma, inclusão de dissecções carotídeas e vertebrais e disponibilidade de imagens de T1 com supressão de gordura. O hematoma vai apresentar sinal elevado em T1 com supressão de gordura a partir do terceiro dia após o início dos sintomas de dissecção (Figura 18.3). Pelas informações temporais acerca da evolução da dissecção, a American Heart Association (AHA), a American Stroke Association (ASA) e a International Headache Society recomendam AngioRM com supressão de gordura como o melhor teste de triagem inicial.

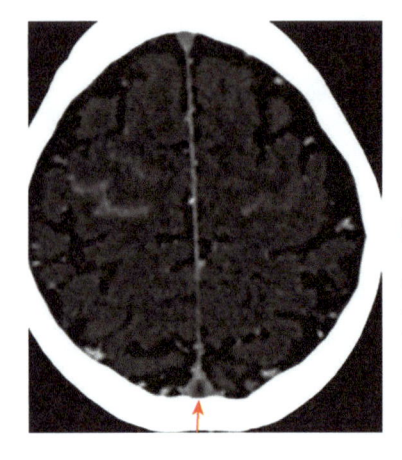

■ Figura 18.3 – AngioTC no plano axial em fase venosa demonstrando falha de enchimento com formato triangular (seta) na porção posterior do seio sagital superior (sinal do delta vazio).

Fonte: Acervo pessoal dos autores.

A ressonância magnética (RM) de crânio em conjunto com a AngioRM pode auxiliar no diagnóstico de AVCIs secundários à dissecção, principalmente nos casos de circulação posterior. O padrão de AVCI na dissecção carotídea é predominantemente cortical (> 80%), seguido de subcortical (60%), com território da artéria cerebral média mais comumente acometido (99%), seguido de infartos de fronteira (5%), artéria cerebral anterior (4%) e artéria cerebral posterior (3%).

Manejo clínico

A estratégia de manejo de pacientes com AVCI agudo relacionados à DAC está bem estabelecida e, conforme as diretrizes atuais da AHA/ASA, esses pacientes se beneficiam de trombólise sistêmica com alteplase, se dentro da janela terapêutica.

Os pacientes com DAC apresentam um risco aumentado de AVCI nas primeiras 5 semanas após a dissecção, com a maioria dos infartos ocorrendo nas primeiras 2 semanas, pois o local da lesão da parede arterial com hematoma mural adjacente e/ou pseudoaneurisma torna-se uma fonte tromboembólica potencial. Em 2019, o ensaio randomizado CADISS avaliou a recorrência de AVC em um ano após dissecção de carótida extracraniana ou de artérias vertebrais. O estudo acompanhou 250 pacientes e concluiu que as taxas de recorrência de AVC e de recanalização vascular foram semelhantes entre pacientes tratados com anticoagulação (varfarina) ou antiagregação (aspirina) nos primeiros 3 meses após dissecção. Nesse estudo, o risco de recorrência de AVC em um ano após dissecção vascular foi de 2,5%.

O estudo randomizado TREAT-CAD, publicado em março de 2021, concluiu que a aspirina não se mostrou não-inferior à anticoagulação com antagonistas da vitamina K (AVKs). Com os resultados de dois ensaios clínicos randomizados (CADISS e TREAT-CAD) disponíveis até o momento, as evidências para considerar a aspirina como a terapia padrão da DAC são fracas.

As diretrizes atuais da AHA/ASA de 2018, com base nos resultados do CADISS e estudos observacionais anteriores, sugerem que a terapia de 3 a 6 meses com antiplaquetário ou anticoagulante pode ser razoável (classe de recomendação IIB, nível de evidência B). Porém, especialistas consideram anticoagulação por 3 meses se a DAC for sintomática, assim como nas situações: dissecção de artéria vertebral, estenose crítica, evidência de microembolia no Doppler transcraniano (DTC) ou recorrência do AVCI em vigência de antiplaquetário.

Com base nos dados disponíveis, a segurança da anticoagulação pode ser comparável à dos antiplaquetários, com apenas 1 de 124 pacientes desenvolvendo hemorragia subaracnoidea na população do CADISS e 5 de 697 pacientes desenvolvendo hemorragia intracraniana sintomática em uma grande metanálise. No entanto, um eventual hematoma dissecante tem maior probabilidade de se expandir com anticoagulação e pode, em teoria, piorar a estenose arterial, sem benefício claro na taxa de recanalização entre os grupos de tratamento antiplaquetário e anticoagulante.

Quanto aos anticoagulantes orais diretos (DOACs), as informações disponíveis ainda são muito limitadas sobre seu uso no tratamento da DAC. Há estudos retrospectivos e unicêntricos, com pequena amostra, demonstrando divergências quanto à taxa de recanalização e eventos hemorrágicos e sem significância estatística para desfecho funcional quanto à escala de Rankin modificada.

Outra opção de tratamento potencial para pacientes com DAC é o tratamento endovascular, geralmente com a implante de um *stent*. Ainda não existem ensaios clínicos randomizados de tratamento endovascular para pacientes com DAC; assim, as indicações, a eficácia, a segurança e o momento de realizar o tratamento endovascular da DAC ainda são desconhecidos. Dessa maneira, as diretrizes atuais da AHA recomendam que a terapia endovascular pode ser considerada para pacientes com DAC que apresentam eventos isquêmicos cerebrais recorrentes durante a terapia antitrombótica apropriada.

Em conclusão, a DAC constitui uma causa importante de AVCI em adultos jovens, geralmente está associada a sintomas locais e pode ser diagnosticada por imagem não-invasiva. Se dentro da janela terapêutica para trombolítico, o mesmo deve ser indicado no AVCI agudo e o uso terapia antitrombótica ou anticoagulante deve ser avaliada para prevenção secundária.

➡ Trombose venosa cerebral

Epidemiologia

A trombose venosa cerebral (TVC) é uma causa incomum de AVC que acomete o sistema venoso cerebral, incluindo veias cerebrais ou seios durais. A TVC tem apresentação clínica variada, desde cefaleia subaguda até coma, fato que torna seu diagnóstico difícil e usualmente demorado.

Existe diferença entre a prevalência de TVC entre países desenvolvidos e em desenvolvimento, sendo mais elevada nos últimos. Especula-se que as taxas de natalidade e de infecções comparativamente maiores, bem como fatores nutricionais, conferiria a esta população um perfil favorável a eventos trombóticos. Já em países de alta renda *per capita*, a prevalência da doença varia de 1,3 a 1,6 por 100 mil pessoas por ano.

Contrastando com as oclusões arteriais, as TVCs são:

1. Menos frequentes;
2. Afetam pacientes mais jovens e com predomínio do sexo feminino;
3. Geralmente não se manifestam com quadro súbito;
4. Não possuem associação com fatores de risco cardiovasculares; e
5. Têm desfechos clínicos mais favoráveis.

Etiologia

Os fatores associados à TVC podem ser classificados como "fatores transitórios" e "fatores permanentes". No primeiro grupo, incluem-se o uso de contraceptivos orais e outras medicações com efeitos pró-trombóticos, gravidez e puerpério, infecções (especialmente as que acometem o sistema nervoso central, os seios paranasais, as orelhas e as mastoides). No segundo grupo, encontram-se as doenças que impõem ao paciente um estado pró-trombótico como as trombofilias genéticas, a síndrome antifosfolípide, o lúpus eritematoso sistêmico, as doenças mieloproliferativas e as neoplasias malignas (Quadro 18.1).

▣ Quadro 18.1 – Fatores de risco para trombose venosa cerebral

Fatores de risco específicos das mulheres
- Contraceptivos orais
- Gravidez
- Puerpério
- Terapia de reposição hormonal

Trombofilias genéticas
- Deficiência de proteína C, S e antitrombina
- Mutação do fator V de Leiden e no gene da protrombina

Estados pró-trombóticos adquiridos
- Doenças neoplásicas
- Neoplasias mieloproliferativas
- Leucemias
- Neoplasias sólidas
- Meningiomas

Doenças inflamatórias
- Síndrome antifosfolípide
- Lupus eritematoso sistêmico
- Doença inflamatória intestinal
- Síndrome nefrótica

Infecções
- Cabeca e pescoço
- Sistêmicas

(Continua)

■ Quadro 18.1 – Fatores de risco para trombose venosa cerebral (*Continuação*)

Procedimentos diagnósticos e terapêuticos
- Quimioterapia
- Cateterização venosa central
- Punção lombar
- Neurocirurgia

Outros fatores
- Anemia
- Obesidade

Fonte: Elaborado pelos autores.

Quadro clínico

As TVCs raramente se apresentam como uma síndrome cerebrovascular clássica, porém é possível identificar algumas síndromes mais comuns, como: síndrome de hipertensão intracraniana isolada, síndrome focal e encefalopatia. Quanto à instalação dos sintomas, segundo o estudo Venost, 47% dos pacientes tiveram início agudo dos sintomas, 34% subagudo e 19% apresentaram sintomas crônicos. Nessa coorte retrospectiva, 87% dos pacientes se queixavam de cefaleia, 28% apresentavam náuseas e vômitos, 27% tinham déficit em campo visual, 24% sofreram crises epilépticas, 18% apresentaram alteração do nível de consciência e 18% tinham paresia de nervos cranianos.

Nos pacientes críticos, vale ressaltar algumas apresentações clínicas possíveis. A primeira delas é a hemorragia subaracnoidea não-aneurismática e não-traumática, que pode ocorrer de forma difusa ou localizada, na convexidade adjacente à TVC. Podem ocorrer também crises epilépticas focais ou generalizadas, que podem evoluir para *status epilepticus*. Por fim, pacientes podem se apresentar com alteração da consciência, encefalopatia e até coma – usualmente por oclusão de múltiplos seios venosos.

Diagnóstico

O diagnóstico da TVC parte de uma boa anamnese e exame neurológico. A partir de uma suspeita clínica plausível, deve-se solicitar exames de neuroimagem. Do ponto de vista topográfico, os locais mais comumente acometidos de TVC são: seio sagital superior (62%), seio transverso (45%), seio reto (18%), veias corticais (17%), veia jugular interna (12%) e o sistema venoso profundo (11%). Do ponto de vista diagnóstico, o momento da doença, apresentação clínica e planejamento terapêutico contribuirão para a definição do método a ser empregado.

Inicialmente, uma tomografia de crânio (TC) e uma Angiotomografia computadorizada (AngioTC) de crânio com fase venosa podem demonstrar sinais diretos ou indiretos de trombose intravascular. Os sinais diretos correspondem às hiperdensidades espontâneas e os mais comuns são: "sinal do triângulo cheio" (Figura 18.1) que ocorre na porção posterior do seio sagital superior e o "sinal da corda" (Figura 18.2), que compreende a presença de trombo em veias corticais. Os sinais indiretos de trombose são aqueles verificados por não opacificação pelo fluxo de contraste e, consequentemente, são vistos na fase venosa da AngioTC, por exemplo, o "sinal do delta vazio" (Figura 18.3), que ocorre na porção posterior do seio sagital superior. No entanto, os exames de imagem apresentam limitações: a TC tem baixa sensibilidade para TVC e outras alterações vasculares que podem mimetizar uma TVC na AngioTC com fase venosa (p. ex., estenose de seio, granulação aracnoide proeminente e septação de seio venoso). Além disso, TC e AngioTC têm menor sensibilidade para TVC nas fases subaguda e crônica.

Quando disponível, a RM com contraste mostra-se particularmente útil, com as sequências ponderadas em T2 gradiente echo (T2*GRE) ou em susceptibilidade (SWI) que aumentam a acurácia diagnóstica por demonstrarem o trombo intraluminal como uma imagem hipointensa com falha de enchimento nas imagens T1 após a administração de gadolínio (Figuras 18.4 e 18.5).

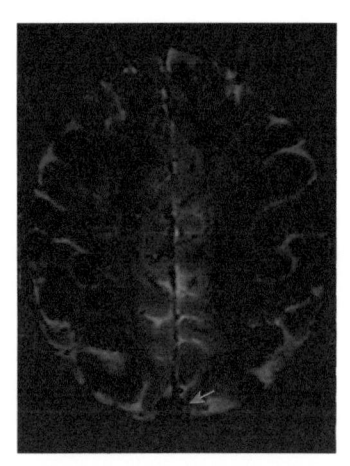

■ Figura 18.4 – RM sequência T2 *GRE evidencia sinal hipointenso no seio sagital superior (seta) causada pela susceptibilidade magnética do trombo recente contendo desoxihemoglobina.

Fonte: Acervo pessoal dos autores.

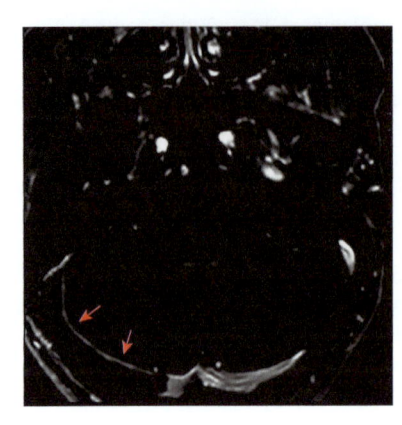

■ Figura 18.5 – RM sequência T1 pós-gadolínio demonstra falha de enchimento no seio transverso direito (seta), que corresponde ao trombo intraluminal.

Fonte: Acervo pessoal dos autores.

Por fim, a angiografia cerebral, a despeito de ser considerada padrão--ouro para diagnóstico da maioria das doenças neurovasculares, é reservada para casos em que há suspeita de fístulas arteriovenosas durais ou quando se considera tratamento endovascular para a TVC.

A partir do diagnóstico da TVC, recomenda-se a coleta de exames laboratoriais para investigação etiológica, que são: coagulograma, velocidade de hemossedimentação (VHS), fator antinúcleo (FAN), anti-Ro, anti-La, mutação do Fator V de Leiden, mutação no gene precursor da protrombina (G20210A) e considerar rastreio para neoplasia se ausência de fator desencadeante ou idade superior a 60 anos.

Tratamento

Na fase aguda, todos os pacientes devem ser tratados com anticoagulação endovenosa. Nesse contexto, a heparina não-fracionada e a heparina de baixo peso molecular podem ser prescritas, sendo a última melhor opção exceptuando-se os casos em que o paciente apresenta alguma instabilidade clínica ou aqueles com procedimentos neurocirúrgicos ou punção lombar previstos.

Ainda que não existam estudos randomizados desenhados para comparar os desfechos da craniectomia descompressiva *versus* tratamento conservador nos casos graves de TVC, estudos observacionais avaliaram desfechos clínicos e funcionais em pacientes submetidos à cirurgia. Mahale *et al.* e Arauz *et al.* encontraram mortalidade de 26,7% e 42,3% e bom desfecho funcional (definido como pontuação 0 a 2 na escala de Rankin modificada) em 34,6% e 66,7%, respectivamente. Há consenso entre os especialistas de que a craniectomia é uma alternativa terapêutica para pacientes graves, com lesão hemisférica extensa, usualmente com infarto venoso, hemorragia subaracnoidea e efeito de massa.

O maior estudo randomizado que comparou o desfecho clínico da terapia endovascular *versus* anticoagulação (TO-ACT *Trial*) não demonstrou diferença entre as terapias. Ainda sem evidência científica robusta, o tratamento endovascular é considerado para pacientes com rápida deterioração neurológica mesmo em vigência de anticoagulação, e sem evidência de lesão parenquimatosa.

Após a fase inicial, a anticoagulação parenteral deve ser transicionada para via oral, que será mantida por 3 a 12 meses, exceto em pacientes com trombofilia genética que necessitarão de anticoagulação perene. O padrão-ouro para o tratamento ainda é a varfarina, todavia, os DOACs têm atuação promissora. O primeiro estudo clínico randomizado direcionado à comparação de eficácia e segurança da dabigatrana e varfarina (RE-SPECT-CVT) mostrou que os desfechos de segurança e terapêuticos foram semelhantes – não-inferiores. O estudo ACTION-CVT, de 2022, que comparou desfechos entre pacientes tratados com varfarina e DOAC, demonstrou resultados semelhantes do ponto de vista terapêutico entre as drogas, com menor incidência de hemorragias intracranianas no grupo DOAC.

Prognóstico

Ainda que, de forma geral, o desfecho funcional dos pacientes acometidos pela TVC seja favorável, aproximadamente 15% dos pacientes evoluem para morte ou incapacidade. Ferro *et al.* e, mais recentemente Barboza *et al.*, propuseram escores clínicos como ferramenta de avaliação de casos cujas características possam sugerir desfechos menos favoráveis.

Ferro *et al.*, com base no banco de dados do estudo ISCVT, propuseram modelo que apresentou boa correlação entre variáveis e desfechos, porém com baixa sensibilidade; as variáveis utilizadas foram: gênero, acometimento do sistema venoso profundo, alteração do estado mental, evolução com coma, hemorragia intracraniana ou presença de neoplasia maligna. Barboza *et al.*, em seu escore denominado CVT-GS, propuseram um sistema de pontuação baseado em variáveis clínicas e radiológicas (tamanho da lesão, presença de sinal de Babinski bilateral, gênero, presença de hemorragia intraparenquimatosa e nível de consciência). Seus resultados apresentaram boa acurácia para predição de morte e pontuação na escala de Rankin modificada (mRS) maior que 2.

BIBLIOGRAFIA

1. Brott TG, Halperin JL, Abbara S, Bacharach JM, Barr JD, Bush RL et al. 2011 ASA/ACCF/AHA/AANN/AANS/ACR/ASNR/CNS/SAIP/SCAI/SIR/SNIS/SVM/SVS guideline on the management of patients with extracranial carotid and vertebral artery disease. A report of the American College of Cardiology Foundation/American Heart Association Task Force on Practice Guidelines, and the American Stroke Association, American Association of Neuroscience Nurses, American Association of Neurological Surgeons, American College of Radiology, American Society of Neuroradiology, Congress of Neurological Surgeons, Society of Atherosclerosis Imaging and Prevention, Society for Cardiovascular Angiography and Interventions, Society of Interventional Radiology, Society of NeuroInterventional Surgery, Society for Vascular Medicine, and Society for Vascular Surgery. Circulation. 2011;124(4):e54-130.

2. Debette S, Compter A, Labeyrie MA, Uyttenboogaart M, Metso TM, Majersik JJ et al. Epidemiology, pathophysiology, diagnosis, and management of intracranial artery dissection. Lancet Neurol. 2015;14(6):640-54.

3. Debette S, Leys D. Cervical-artery dissections: predisposing factors, diagnosis, and outcome. Lancet Neurol. 2009;8(7):668-78.

4. Devasagayam S, Wyatt B, Leyden J, Kleinig T. Cerebral venous sinus thrombosis incidence is higher than previously thought: a retrospective population-based study. Stroke. 2016;47(9):2180-2.

5. Duman T, Uluduz D, Midi I, Bektas H, Kablan Y, Goksel BK et al. A multicenter study of 1144 patients with cerebral venous thrombosis: the VENOST study. J Stroke Cerebrovasc Dis. 2017;26(8):1848-57.

6. Engelter ST, Traenka C, Lyrer P. Dissection of cervical and cerebral arteries. Curr Neurol Neurosci Rep. 2017;17(8):59.

7. Engelter ST, Traenka C, Von Hessling A, Lyrer PA. Diagnosis and treatment of cervical artery dissection. Neurol Clin. 2015;33(2):421-41.

8. Ferro JM, Canhao P, Aguiar de Sousa D. Cerebral venous thrombosis. Presse Med. 2016;45(12 Pt 2):e429-50.

9. Ferro JM, Canhao P, Stam J, Bousser MG, Barinagarrementeria F, ISCVT Investigators. Prognosis of cerebral vein and dural sinus thrombosis: results of the international study on cerebral vein and dural sinus thrombosis (ISCVT). Stroke. 2004;35(3):664-70.

10. Powers WJ, Rabinstein AA, Ackerson T, Adeoye OM, Bambakidis NC, Becker K et al. 2018 Guidelines for the early management of patients with acute ischemic stroke: a guideline for healthcare professionals from the American Heart Association/American Stroke Association. Stroke. 2018;49(3):e46-110.

11. Provenzale JM, Sarikaya B. Comparison of test performance characteristics of MRI, MR angiography, and CT angiography in the diagnosis of carotid and vertebral artery dissection: a review of the medical literature. AJR Am J Roentgenol. 2009;193(4):1167-74.

12. Ropper AH, Klein JP. Cerebral venous thrombosis. N Engl J Med. 2021;385(1):59-64.

13. Schievink WI. Spontaneous dissection of the carotid and vertebral arteries. N Engl J Med. 2001;344(12):898-906.

14. Silvis SM, de Sousa DA, Ferro JM, Coutinho JM. Cerebral venous thrombosis. Nat Rev Neurol. 2017;13(9):555-65.

19

CRISES CONVULSIVAS E *STATUS EPILEPTICUS*: DIAGNÓSTICO, MONITORIZAÇÃO E TRATAMENTO

Ângela Sauter Dalbem ▪ Luís Otávio Sales Ferreira Caboclo

→ Introdução

Pacientes críticos frequentemente são admitidos na Unidade de Terapia Intensiva (UTI) por conta de crises epilépticas recorrentes ou por outros motivos e, posteriormente, apresentam crises epilépticas durante sua evolução. As crises epilépticas podem ocorrer no contexto de uma doença sistêmica aguda, uma patologia neurológica primária ou como um efeito colateral de medicação. Nessa população, as crises epilépticas isoladas não tratadas podem rapidamente evoluir para *status epilepticus* convulsivo (SEC) ou, mais frequentemente, *status epilepticus* não convulsivo (SENC), ambos associados à elevada morbidade e mortalidade. *Status epilepticus* (SE) pode ser uma condição de difícil tratamento em pacientes complexos como esses, e uma parcela desses casos se tornará refratária, necessitando de tratamentos mais agressivos.

É nesse cenário que o eletroencefalograma (EEG), especialmente a monitorização com eletroencefalograma contínuo (EEGc), mostra-se de extrema valia. Em pacientes críticos com alteração da consciência após uma crise epiléptica ou até mesmo sem etiologia definida, o EEGc é uma ferramenta indispensável para diagnosticar crises eletrográficas e/ou SENC como possível causa da alteração da consciência.

➡️ Conceitos e classificações

→ **Crise epiléptica** é a ocorrência transitória e autolimitada de sinais e/ou sintomas decorrentes da atividade neuronal anormal, síncrona e excessiva no cérebro, com sua duração definida pelo equilíbrio entre mecanismos fisiológicos de autoiniciação, autossustentação e auto-terminação. Quando os mecanismos de autossustentação prevalecem sobre os de autoterminação, com a crise durando além do seu curso esperado, a finalização espontânea da atividade epiléptica se torna improvável, configurando o SE. Crises tônico-clônicas generalizadas ou bilaterais, crises focais motoras, crises focais disperceptivas, crises focais perceptivas, mioclonias e ausências são exemplos de crises epilépticas.

→ **Convulsão** é um termo popular, ambíguo e não oficial, usado para significar atividade motora substancial durante uma crise epiléptica. Tal atividade pode ser tônica, clônica, mioclônica ou tônico-clônica. Em algumas línguas, convulsões e crises epilépticas são consideradas sinônimos e o componente motor não é claro. Isso gera confusão, por isso, na prática clínica, consideramos convulsão como crise tônico--clônica generalizada ou bilateral.

→ *Status epilepticus* (SE) é uma condição resultante da falência de mecanismos responsáveis pela cessação de crises epilépticas ou do início de mecanismos que levam a crises anormalmente prolongadas (t1). Pode ter consequências no longo prazo, incluindo lesão ou morte neuronal e alteração de redes neuronais, dependendo do tipo e da duração das crises (t2). Essa definição é conceitual, com duas dimensões operacionais: a primeira é a duração da crise e o tempo (t1), além do qual a ela deve ser considerada como atividade epiléptica contínua. O segundo tempo (t2) é o tempo de duração da crise, após o qual existe um risco de consequências a longo prazo. No caso de SE convulsivo (tônico-clônico), ambos os momentos (t1 em 5 minutos e t2 em 30 minutos) são baseados em experimentos com animais e pesquisas clínicas e devem ser considerados como as melhores estimativas atualmente disponíveis. Dessa forma, SE convulsivo generalizado em adultos e crianças maiores de 5 anos foi operacionalmente definido como (Quadro 19.1): uma crise convulsiva contínua com duração ≥ 5 minutos ou duas ou mais convulsões entre as quais há recuperação incompleta da consciência.

■ Quadro 19.1 – Definição operacional de *status epilepticus* (SE)

Tipo de *status epilepticus* (SE)	Tempo t1: quando a crise provavelmente será prolongada	Tempo t2: tempo além do qual as consequências a longo prazo tornam-se mais prováveis
Tônico-clônico generalizado[a]	5 min	30 min
SE focal com comprometimento da consciência[b]	10 min	> 60 min
Ausência[b]	10 a 15 min*	Desconhecido

*Melhor evidência disponível. [a]SEC: *status epilepticus* convulsivo.
[b]SENC: *status epilepticus* não convulsivo.
Fonte: Adaptada de Trinka *et al.*, 2015.

A definição operacional de SE tem implicação no tratamento. O tempo t1 é quando o tratamento deve ser iniciado, isto é, quando a crise provavelmente não se encerrará sozinha se não houver intervenção médica. Já o tempo t2 traduz a possibilidade de lesão neuronal/sequelas neurológicas, e o quão agressivo deve ser o tratamento a fim de evitar que isso ocorra.

Com base na apresentação clínica, o SE pode ser classificado em:

→ *Status epilepticus* convulsivo (SEC): apresenta manifestações motoras proeminentes.

→ *Status epilepticus* não convulsivo (SENC): sem manifestações motoras proeminentes.

A nomenclatura *status* sutil refere-se aos casos em que o paciente previamente apresentava SE convulsivo e evolui comatoso, sem movimentos tônico-clônicos, mas com discretas manifestações clínicas, como contrações musculares sutis, desvio ocular e nistagmo.

O SENC é caracterizado por alteração da consciência associada a sinais clínicos sutis ou inexistentes, com o EEG sendo considerado instrumento fundamental para o seu diagnóstico. Dependendo do grau de comprometimento da consciência, o SENC pode ser dividido em SENC com coma e sem coma (Quadro 19.2).

■ Quadro 19.2 – Classificação do *status epilepticus* (SE) com base na apresentação clínica/semiologia

A) Com sintomas motores proeminentes	B) Sem sintomas motores proeminentes (*status epilepticus* não convulsivo – SENC)
A.1. SE convulsivo **(sinônimo: SE tônico-clônico)** ▪ A.1.a. Convulsivo generalizado ▪ A.1.b. Início focal evoluindo para SE convulsivo bilateral ▪ A.1.c. Indeterminado se focal ou generalizado **A.2. SE mioclônico** ▪ A.2.a. Com coma ▪ A.2.b. Sem coma **A.3. SE focal motor** ▪ **A.3.a. Crises focais motoras repetitivas (Jacksoniana)** ▪ **A.3.b. Epilepsia *partialis* contínua (EPC)** ▪ **A.3.c. *Status* versivo** ▪ **A.3.d. *Status* oculoclônico** ▪ **A.3.e. Paresia ictal (SE focal inibitório)** **A.4. SE tônico** **A.5. SE hipercinético**	**B.1. SENC com coma** **(incluindo *status* sutil)** **B.2. SENC sem coma** ▪ B.2.a. Generalizado ▪ B.2.a.a *Status* de ausência típica ▪ B.2.a.b. *Status* de ausência atípica ▪ B.2.a.c. *Status* de ausência mioclônica ▪ B.2.b. Focal ▪ B.2.b.a. Sem comprometimento da consciência (aura contínua, com sintomas autonômicos, sensoriais, visuais, olfatórios, gustatórios, emocionais/psíquicos/experenciais ou auditivos) ▪ B.2.b.b. SE afásico ▪ B.2.b.c. Com comprometimento da consciência ▪ B.2.c. Indeterminado se focal ou generalizado ▪ B.2.c.a. SE autonômico

Fonte: Adaptada de Trinka *et al.*, 2015.

O SENC engloba uma variedade de condições, nas quais se observa alteração do nível ou do conteúdo da consciência, ou sintomas comportamentais, vegetativos ou meramente subjetivos, como auras, mas sem movimentos convulsivos. Assim, o diagnóstico de SENC deve sempre ser considerado nos pacientes com alteração da consciência sem uma causa definida ou não totalmente justificada pela condição clínica ou neurológica subjacente.

→ Etiologia

São inúmeras as condições que podem causar crises epilépticas e SE. A importância em reconhecê-las está no fato de que, além de tratarmos a crise e o SE, devemos, sempre que possível, tratar a causa base que provocou tal situação. São elas:

- → **Epilepsia:** focal ou generalizada.

- → **Doenças cerebrovasculares:** acidente vascular cerebral isquêmico ou hemorrágico, sangramentos intracranianos, trombose venosa cerebral, síndrome da encefalopatia posterior reversível (PRES – *posterior reversible encephalopathy syndrome*).

- → **Infecções sistema nervoso central:** meningites agudas ou crônicas (bacterianas, virais ou fúngicas), encefalites, leucoencefalopatia multifocal progressiva (LEMP), doenças priônicas.

- → **Doenças neurodegenerativas:** doença de Alzheimer, degeneração córtico-basal, degeneração lobar frontotemporal.

- → **Neoplasias sistema nervoso central:** tumores gliais, meningiomas, metástases, linfomas.

- → **Displasias corticais e malformações cerebrais:** displasias corticais focais, complexo esclerose tuberosa, hemimegalencefalia, heterotopia nodular periventricular, lisencefalia, polimicrogiria, esquizencefalia.

- → **Traumatismo cranioencefálico (TCE).**

- → **Relacionadas ao álcool:** intoxicação, abstinência, encefalopatia de Wernicke.

- → **Medicações que reduzem limiar convulsivo:** carbapenêmicos, cefalosporinas, quinolonas.

- → **Retirada ou nível sérico baixo de fármacos anticrise (FAC).**

- → **Hipóxia ou anóxia cerebral.**

- → **Distúrbios metabólicos:** hipoglicemia, hiperglicemia, acidose, uremia, hiponatremia, encefalopatia hepática.

- → **Doenças autoimunes:** esclerose múltipla, encefalites imunomediadas, encefalite de Rasmussen.

→ Fisiopatologia

A fisiopatologia do SEC e SENC é semelhante. A atividade eletrográfica ictal, sem manifestação clínica evidente, também causa danos neuronais. Estudos a respeito das mudanças nos receptores neuronais durante o SEC induzido com pilocarpina demonstraram rápidas mudanças na expressão de superfície e na composição desses receptores. Foi proposto que essas mudanças poderiam contribuir para a natureza autossustentável do SEC, bem como potencialmente estar por trás da falha dos medicamentos em encerrá-lo.

Observou-se que os receptores inibitórios $GABA_A$ (ácido gama-aminobutírico) são internalizados e diminuem sua densidade na sinapse em crises convulsivas prolongadas. Enquanto os receptores $GABA_A$ internalizam-se, os receptores excitatórios NMDA (N-metil-D-Aspartato) acumulam-se nas sinapses, parecendo deslocar-se do interior da célula para a membrana sináptica. Em resumo, rapidamente após o início do SEC há uma diminuição progressiva nos receptores $GABA_A$ funcionalmente ativos e um aumento progressivo nos receptores NMDA na membrana pós-sináptica. Essas mudanças podem explicar a farmacorresistência progressiva aos moduladores do receptor $GABA_A$ e a farmacossensibilidade progressiva aos antagonistas de NMDA documentados em modelos animais.

→ Diagnóstico

O diagnóstico de crises convulsivas e do SEC é clínico, isto é, vemos o paciente apresentando o evento. Já o diagnóstico de SENC só é possível com EEG. Em 2013, na cidade de Salzburg, na Áustria, após conferência com neurologistas e neurofisiologistas clínicos especialistas no assunto, foram definidos os critérios eletroencefalográficos para SENC, conhecidos como critérios de Salzburg (Quadro 19.3 e Figuras 19.1 e 19.2).

Note que, nos critérios de Salzburg, não há definição de quanto tempo as alterações listadas devem estar presentes para caracterizar SENC. Em 2021, a American Clinical Neurophysiology Society (ACNS) divulgou a atualização da terminologia empregada no EEG em pacientes críticos. Nesse documento, SENC foi definido como:

→ Ocorrência de crise eletrográfica contínua com duração de pelo menos 10 minutos; ou

→ Ocorrência de crises eletrográficas intermitentes que, somadas, representem 20% de um total de 1 hora de registro, ou seja, 12 minutos.

🔲 Quadro 19.3 – Critérios diagnósticos para *status epilepticus* não convulsivo (SENC) – Critérios de Salzburg

Pacientes sem encefalopatia epiléptica conhecida

- DEs > 2,5 Hz **ou**
- DEs ≤ 2,5 Hz ou atividade teta/delta rítmica (> 0,5 Hz) e um dos seguintes:
- Melhora do EEG e clínica após FAC IV[a] **ou**
- Fenômeno ictal clínico sutil durante os padrões de EEG mencionados acima, **ou**
- Evolução espaço-temporal típica[b]

Pacientes com encefalopatia epiléptica conhecida

- Aumento na proeminência ou incidência ou frequência das características mencionadas acima, quando comparadas à linha de base, **com** alterações observáveis no quadro clínico
- Melhora das características clínica e EEG[a] com FACs IV

DE: descargas epileptiformes; EEG: eletroencefalograma; FAC: fármaco anticrise; IV: intravenoso.
[a] Se ocorrer melhora do EEG sem melhora clínica, ou flutuação sem evolução definida, deverá ser considerado SENC possível.
[b] Início incremental (aumento de voltagem e alteração de frequência), ou evolução do padrão (alteração da frequência > 1 Hz ou alteração da localização), ou término decremental (voltagem ou frequência).
Fonte: Adaptada de Beniczky *et al.*, 2013.

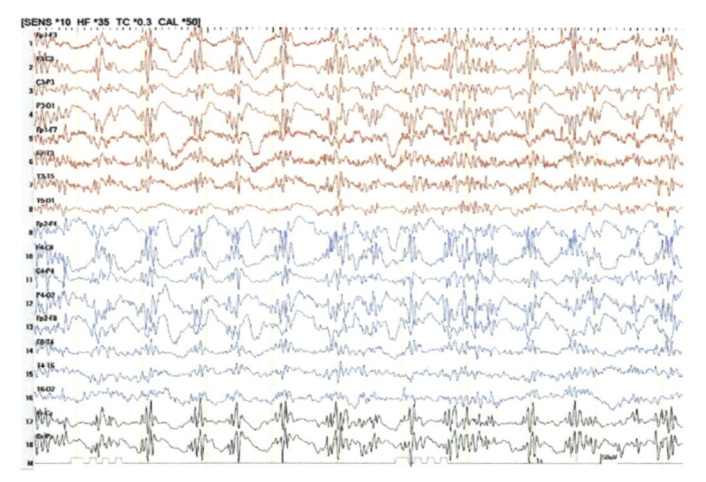

🔲 Figura 19.1 – *Status epilepticus* não convulsivo (SENC). Trecho de eletroencefalograma evidenciando descargas epileptiformes (DEs) com frequência > 2,5 Hz, morfologia de poliespículas e projeção generalizada. Paciente apresentava comprometimento discreto de consciência, com períodos de parada comportamental.
Fonte: Acervo pessoal dos autores.

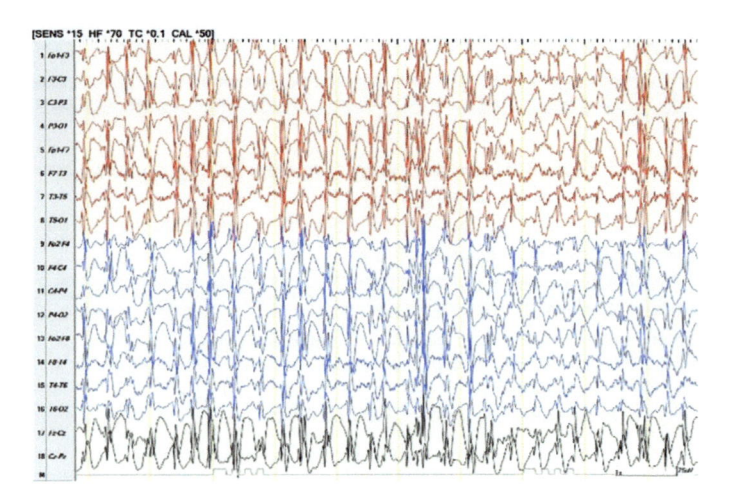

■ Figura 19.2 – *Status epilepticus* não convulsivo (SENC). Trecho de eletroencefalograma evidenciando descargas epileptiformes (DEs) com frequência > 2,5 Hz, morfologia de complexos espícula-onda e projeção generalizada. Paciente apresentava-se discretamente lentificado, demorando a responder aos comandos.

Fonte: Acervo pessoal dos autores.

O corte de 10 minutos advém da definição já existente de *status epilepticus* focal com comprometimento da consciência. O limite de 20% do tempo de registro de 1 hora, reduzido dos 50% anteriores, baseia-se no consenso de especialistas e em um estudo na população pediátrica nas quais o risco de declínio neurológico foi significativamente maior quando o tempo total de crise era superior a 20% do tempo total de registro. Ponto de corte semelhante foi identificado em outro estudo em neonatos com encefalopatia hipóxico-isquêmica.

→ **Crise eletrográfica** é definida, com base nos critérios de Salzburg, como a ocorrência de descargas epileptiformes com frequência acima de 2,5 Hz por pelo menos 10 segundos ou qualquer padrão eletrográfico com evolução em frequência, morfologia e distribuição e duração de pelo menos 10 segundos. O corte de 10 segundos é uma definição arbitrária.

➡️ *Continuum* Ictal-Interictal (CII)

A monitorização com EEGc está se tornando uma ferramenta comumente usada na avaliação da função cerebral em pacientes críticos. Consequentemente, encontramos padrões eletroencefalográficos anormais que não se caracterizam nem como crise eletrográfica nem como *status epilepticus* não convulsivo/eletrográfico. São os padrões que compõem o chamado *continuum* ictal-interictal (CII).

CII é um termo puramente eletrográfico, não um diagnóstico. Requer uma interpretação cuidadosa de todo o contexto clínico no qual está inserido. Um padrão no CII não se qualifica como crise eletrográfica nem como *status epilepticus* não convulsivo/eletrográfico, mas há uma chance razoável de que possa estar contribuindo para o comprometimento da consciência, causando outros sintomas clínicos e/ou contribuindo para lesão neuronal. Assim, é potencialmente ictal e muitas vezes justifica um teste terapêutico.

Embora este seja um conceito em desenvolvimento e sem amplo consenso, a depender de algumas características (particularmente a frequência e a ocorrência de modificadores *plus*), alguns dos seguintes padrões podem ser considerados no CII:

- → **PD (*Periodic Discharges* – descargas periódicas):**

    - → **GPD (*Generalized Periodic Discharges*:** descargas periódicas generalizadas) (Figura 19.3).

    - → **LPD (*Lateralized Periodic Discharges*:** descargas periódicas lateralizadas) (Figura 19.4).

    - → **BIPD (*Bilateral Independent Periodic Discharges*:** descargas periódicas bilaterais e independentes).

    - → **UIPD (*Unilateral Independent Periodic Discharges*:** descargas periódicas unilaterais e independentes).

    - → **MfPD (*Multifocal Periodic Discharges*:** descargas periódicas multifocais).

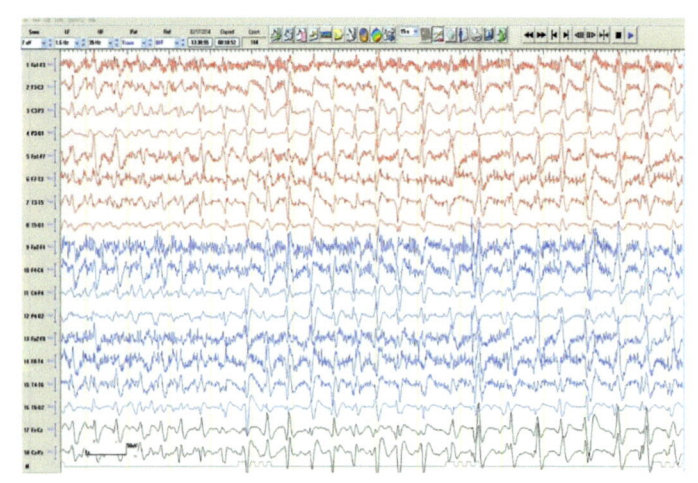

■ Figura 19.3 – GPD (*Generalized Periodic Discharges* – descargas periódicas generalizadas). Eletroencefalograma de idoso torporoso em tratamento de infecção urinária com cefepime.

Fonte: Acervo pessoal dos autores.

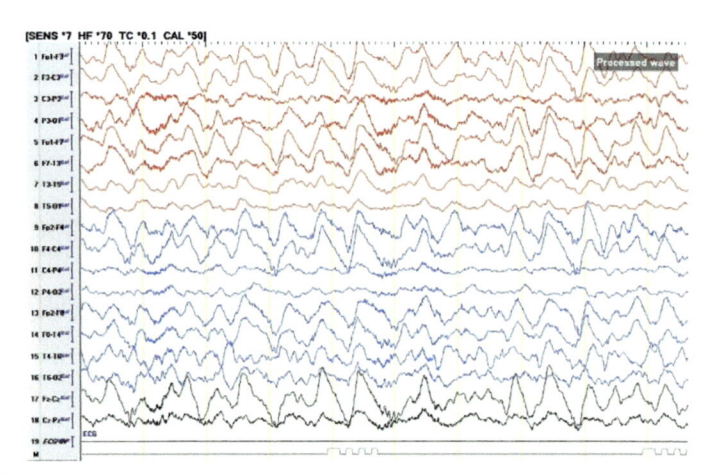

■ Figura 19.4 – GRDA (*Generalized Rhythmic Delta Activity* – atividade delta rítmica generalizada). Eletroencefalograma de paciente com quadro de confusão mental aguda. Esse padrão não está associado a risco aumentado de crises epilépticas em pacientes críticos.

Fonte: Acervo pessoal dos autores.

→ **RDA (*Rhythmic Delta Activity* – atividade delta rítmica):**

  → **GRDA (*Generalized Rhythmic Delta Activity*:** atividade delta rítmica generalizada) (Figura 19.5).

  → **LRDA (*Lateralized Rhythmic Delta Activity*:** atividade delta rítmica lateralizada)** (Figura 19.6).

  → **UIRDA (*Unilateral Independent Rhythmic Delta Activity*:** atividade delta rítmica unilateral e independente).

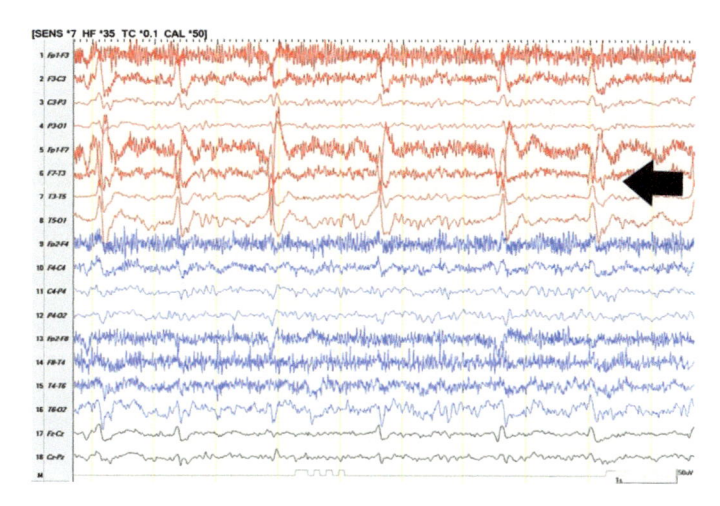

■ Figura 19.5 – LPD (*Lateralized Periodic Discharges* - descargas periódicas lateralizadas) em região temporal esquerda (seta). Eletroencefalograma de paciente sonolento após crise convulsiva, com antecedente de acidente vascular cerebral em território de artéria cerebral média esquerda há 1 ano.

Fonte: Acervo pessoal dos autores.

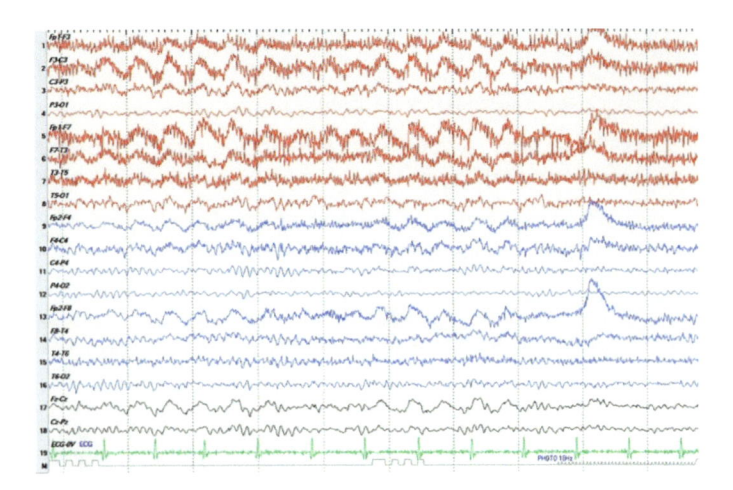

Figura 19.6 – LRDA (*Lateralized Rhythmic Delta Activity* – atividade delta rítmica lateralizada) em hemisfério cerebral esquerdo (em vermelho). Eletroencefalograma de paciente com tumor cerebral e episódios de afasia intermitente.

Fonte: Acervo pessoal dos autores.

→ **SW (*Spike-and-wave ou Sharp-and-wave* – espícula-onda ou onda aguda-onda lenta):**

   → **GSW (*Generalized Spike-and-wave ou Sharp-and-wave* – espícula-onda ou onda aguda-onda lenta generalizada).**

A presença de um modificador *plus* (+) denota característica adicional que torna o padrão mais parecido com ictal do que o termo usual sem o *plus*.

Diversos estudos a respeito do significado clínico dos padrões rítmicos e periódicos já foram e continuam sendo realizados. A atividade delta rítmica lateralizada (LRDA) é associada a crises epilépticas, equivalente à associação encontrada com descargas periódicas lateralizadas (LPDs). A associação dos principais padrões com crises epilépticas foi definida em uma coorte multicêntrica de quase 5 mil pacientes, com taxas de crises epilépticas mais altas para LPDs, intermediárias para LRDA e descargas periódicas generalizadas (GPDs) e mais baixa para atividade delta rítmica generalizada (GRDA).

Vários modificadores dentro da nomenclatura têm significado clinicamente relevante. Por exemplo, frequência mais alta (especialmente > 1,5 Hz), prevalência mais alta, duração mais prolongada e ter um modificador *plus* estão todos associados a uma maior chance de crises epilépticas. Por outro lado, se um padrão foi espontâneo ou "induzido por estímulo" (SI – *stimulus-induced*) não parece ter um efeito significativo em sua associação com crises epilépticas. Já o modificador "morfologia trifásica" (Figura 19.7) foi analisado cegamente com vários revisores especialistas, questionando sua relação com a encefalopatia metabólica e sua falta de relação com crises epilépticas.

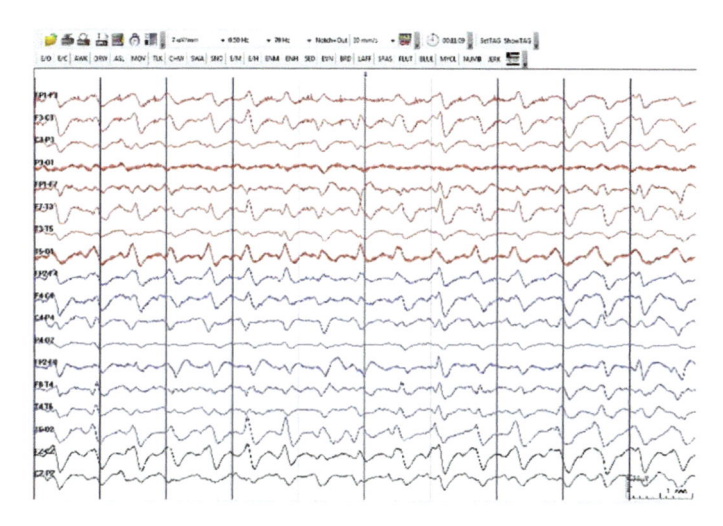

■ Figura 19.7 – GPD (*Generalized Periodic Discharges* – descargas periódicas generalizadas) com morfologia trifásica. Eletroencefalograma de paciente comatosa, admitida por quadro de cirrose hepática.

Fonte: Acervo pessoal dos autores.

➡ Tratamento

Crises convulsivas

A duração da crise convulsiva e o tempo até o primeiro tratamento são importantes determinantes de morbidade e mortalidade em pacientes com SE. Assim, o passo mais crítico para interrompê-la envolve administração de fármacos adequados e em posologia correta. A primeira medicação a ser administrada é um benzodiazepínico. Os benzodiazepínicos possuem ação rápida, mas não são uma boa terapia de manutenção para prevenir a recorrência de crises ou SE.

Após a administração de um benzodiazepínico, a menos que a causa precipitante da crise seja corrigida (p. ex., hipoglicemia), um fármaco anticrise (FAC) de manutenção deve ser administrado. Uma dose de ataque de um FAC causa um rápido aumento dos níveis sanguíneos terapêuticos e, então, essa medicação é transicionada para dosagem de manutenção. Se o paciente, no entanto, não respondeu a um benzodiazepínico, então o objetivo do FAC é cessar o SE.

O benzodiazepínico de escolha pode ser diazepam ou midazolam (posologia detalhada no próximo item – SEC). Quanto aos FACs, no Brasil, as apresentações parenterais são limitadas (fenitoína, fenobarbital e lacosamida apenas). A depender do caso clínico, da etiologia e das comorbidades do paciente, caso seja possível administração enteral, as opções são ampliadas: levetiracetam, topiramato, valproato de sódio, carbamazepina e oxcarbazepina, por exemplo.

Status epilepticus convulsivo

Todos os protocolos atuais adotam uma abordagem em etapas para o tratamento do *status epilepticus* convulsivo (SEC) (Figura 19.8). No estágio 1 (*status epilepticus* precoce), a terapia é com benzodiazepínicos. Se as convulsões continuarem apesar dessa terapia, o paciente está no estágio 2 (*status epilepticus* estabelecido) e a terapia é com FACs intravenosos (IV). Se as convulsões continuarem, diz-se que o paciente está no estágio 3 (*status epilepticus* refratário) e o uso de anestésicos é em regra recomendado, em uma dose que leve, geralmente, ao padrão de surto-supressão no EEG. Na maioria dos pacientes, esse regime de tratamento é suficiente para controlar as convulsões. Em alguns casos, porém, as convulsões continuam ou repetem-se a despeito da terapia anestésica. *Status epilepticus* super-refratário é definido como aquele que continua ou recorre 24 horas ou mais após o início da terapia anestésica, incluindo os casos que recorrem na redução ou retirada da anestesia.

Os passos iniciais devem ser sempre estabilizar o paciente, com atenção especial às vias aéreas, à respiração e à circulação. Deve-se administrar oxigênio e proteger as vias aéreas conforme necessário, iniciar a monitorização de sinais vitais, realizar glicemia capilar e rastrear quaisquer causas imediatas com risco de vida, como meningite e lesões intracranianas.

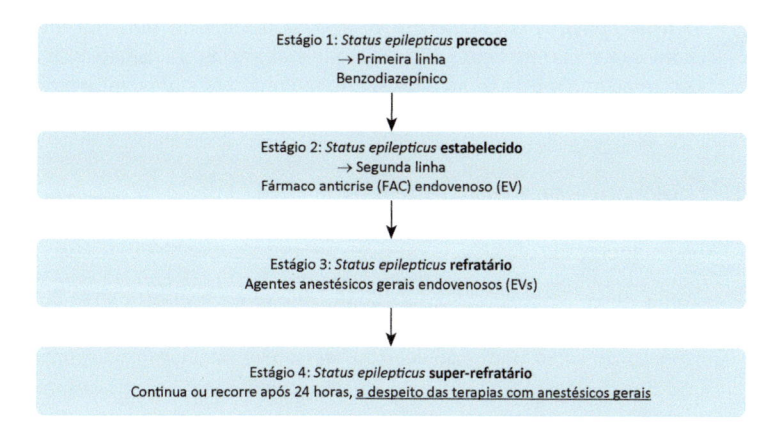

Figura 19.8 – Estágios e tratamento do *status epilepticus* convulsivo (SEC).

Fonte: Adaptada de Shorvon *et al.,* 2011.

Além disso, devem ser coletados exames de sangue gerais como hemograma, eletrólitos, função renal e hepática e exames toxicológicos a depender da suspeita clínica. Além do tratamento do SE em si, deve-se sempre procurar a causa do evento e direcionar tratamento específico a ela.

→ **Status epilepticus** precoce: a terapia com benzodiazepínicos está bem estabelecida como tratamento de primeira linha. No Brasil, temos disponíveis para uso parenteral midazolam (intramuscular – IM) e diazepam (EV). Se nenhuma disponível, há possibilidade de diazepam retal e midazolam intranasal.

→ **Diazepam:** 10 mg IV, máximo duas doses.

→ **Midazolam:** 10 mg IM dose única.

A realidade é que, muitas vezes, o *status epilepticus* pode ocorrer fora do hospital ou em momentos em que não há acesso IV. No estudo RAMPART (*Rapid Anticonvulsant Medication Prior to Arrival Trial*), 10 mg de midazolam IM foram equivalentes aos 4 mg de lorazepam EV (indisponível no Brasil), presumivelmente em razão da maior rapidez na administração da formulação IM, visto que não necessitava de colocação de acesso venoso. Dessa forma, deve-se priorizar o benzodiazepínico que será administrado mais rapidamente.

→ **Status epilepticus estabelecido:** após a terapia de primeira linha com benzodiazepínicos, não existem evidências de superioridade entre as opções de terapia de segunda linha (FACs) disponíveis e as recomendações para o tratamento baseiam-se, em grande medida, na opinião de especialistas.

Historicamente, a fenitoína tem sido o medicamento de segunda linha mais usado, baseado em consenso e sem estudos randomizados para apoiar sua eficácia.

Uma metanálise realizada em 2014 avaliou a eficácia relativa de 5 FACs IV como terapia de segunda linha: fenitoína, fenobarbital, valproato de sódio (indisponível no Brasil), levetiracetam (indisponível no Brasil) e lacosamida. Concluiu-se que valproato, levetiracetam e fenobarbital podem ser usados como terapia em *status epilepticus* resistente aos benzodiazepínicos. O uso de fenitoína como primeira escolha não foi corroborado. Não houve evidências suficientes para apoiar o uso rotineiro de lacosamida.

Em 2019, uma nova metanálise comparou a eficácia e o custo efetividade dos mesmos cinco FACs. Valproato e fenobarbital foram mais eficazes que fenitoína para SEC. As evidências disponíveis não confirmaram a superioridade da fenitoína em termos de eficácia e custo-efetividade. No entanto, no mesmo ano, foi publicado o estudo randomizado ESETT (*Established Status Epilepticus Treatment Trial*) comparando valproato, fosfenitoína e levetiracetam para SE estabelecido. Foi concluído que não houve diferença nas taxas de cessação de crises ou na segurança entres as três medicações.

Das opções IV disponíveis no Brasil, temos:

→ **Fenitoína:** 20 mg/kg; se necessário, pode ser feita segunda dose, de 10 mg/kg.

→ **Fenobarbital:** 15 mg/kg dose única.

→ **Lacosamida:** uso ainda não validado para SE.

→ **Status epilepticus refratário:** após a administração de um agente de segunda linha (FAC), se as convulsões persistirem, teremos caracterizado *status epilepticus* refratário. Mais uma vez, as evidências para orientar a terapêutica são escassas. Não existem evidências claras para guiar a terapia neste estágio:

→ Repetir medicação de segunda linha;

→ Iniciar anestésicos EV (com EEGc – para titulação da dose): midazolam, propofol, tiopental, pentobarbital. Recomenda-se a titulação da anestesia até o padrão de surto-supressão ou cessação de crises no EEG. No entanto, os dados disponíveis são insuficientes para sugerir qual alvo de padrão eletroencefalográfico seja preditivo de melhor desfecho, bem como não há dados sobre quanto tempo deve ser mantida a sedação e nem como ela deve ser reduzida. Recomenda-se retirada mais lenta para agentes de meia-vida mais curta (midazolam e propofol). É importante ressaltar que a sedação é medida temporária: enquanto o paciente está sedado, as causas do SE devem ser tratadas e os FACs de manutenção devem ser otimizados. A associação entre o uso de drogas anestésicas intravenosas contínuas e aumento da mortalidade no *status epilepticus* é conhecida. Intubação orotraqueal, ventilação mecânica e a imobilidade prolongada são fatores de risco associados.

→ **Status epilepticus super-refratário:** embora não seja comum, tem alta mortalidade e morbidade. A mortalidade relatada em várias séries varia entre 30% e 50%. Apesar de ser um importante problema em todos os centros de neurologia do mundo, há uma notável falta de publicações e dados relativos à eficácia, à segurança ou ao resultado das terapias e abordagens de tratamento. As terapias para o *status epilepticus* super-refratário continuam a ser baseadas em relatórios clínicos e opiniões. Para os casos mais refratários, imunoterapia, cetamina, dieta cetogênica e cirurgia estão entre vários tratamentos mais novos que podem ser considerados, individualizados caso a caso.

Status epilepticus não convulsivo (SENC)

Não há consenso em como tratar SENC e nem o quão agressivo ser. Os dados disponíveis são, em sua maioria, extrapolados de *trials* para SEC. Abordagens variam desde o uso de múltiplos FACs até sedação e intubação orotraqueal. Apesar de não haver consenso, na prática clínica, algumas variáveis importantes para serem consideradas são o grau de comprometimento de consciência do paciente, a etiologia e a relação risco *versus* benefício de um tratamento agressivo (associação entre o uso de anestésicos IV e o aumento da mortalidade).

Em pacientes com "alguma preservação da consciência", sugere-se tentar múltiplos FACs antes dos anestésicos. Naqueles comatosos, o manejo não difere muito do SEC. No entanto, orienta-se insistir nos FACs de segunda linha antes do anestésico.

Em 2018, foram publicados resultados de um *trial* (TRENdS – *Treatment of Recurrent Electrographic Nonconvulsive Seizures*) que comparou a eficácia da fosfenitoína e lacosamida em crises não convulsivas. A lacosamida foi não inferior à fosfenitoína no controle de crises não convulsivas recorrentes, com efeitos adversos semelhantes, e pode ser considerada uma alternativa no seu tratamento. Porém, o uso em SENC não foi avaliado.

Continuum ictal-interictal (CII)

Não existe nenhum tratamento padronizado e baseado em evidências para os padrões que constituem o *continuum* ictal-interictal. Vários estudos relataram que alguns dos padrões do CII são independentemente associados a desfechos ruins. Porém, não há consenso sobre quando tratá-los, nem como e quão agressivo o tratamento deve ser. Embora algumas revisões e alguns *guidelines* tenham tentado unificar os achados e recomendações baseadas nas melhores práticas atuais em adultos, ainda faltam estudos baseados em evidências que corroborem essas decisões.

Idealmente, esses pacientes devem ser monitorizados com EEGc por pelo menos 24 horas, visto que existem padrões mais associados a risco aumentado de crises epilépticas (LPD, LRDA, frequência > 1,5 Hz, modificador *plus*).

A análise de risco *versus* benefício em relação ao tratamento é realizada para determinar como e o quão agressivamente deve-se tratar o paciente, levando em consideração o tipo de padrão apresentado, presença de manifestações clínicas sutis associadas, bem como fatores relacionados ao paciente, como etiologia e estado funcional prévio.

Na prática clínica, pode ser realizado um teste terapêutico com benzodiazepínico, objetivando melhora clínica e eletrográfica. Se os resultados forem negativos ou inconclusivos, a associação de FACs pode ser feita.

BIBLIOGRAFIA

1. Mirski MA, Varelas PN. Seizures and status epilepticus in the critically ill. Crit Care Clin. 2008;24(1):115-47.

2. Chen JW, Wasterlain CG. Status epilepticus: pathophysiology and management in adults. Lancet Neurol. 2006;5(3):246-56.

3. Knake S, Hamer HM, Rosenow F. Status epilepticus: a critical review. Epilepsy Behav. 2009;15(1):10-4.

4. Claassen J, Silbergleit R, Weingart SD, Smith WS. Emergency neurological life support: status epilepticus. Neurocrit Care. 2012;17(1):S73-8.

5. Ch'ang J, Claassen J. Seizures in the critically ill. Handb Clin Neurol. 2017;141:507-29.

6. Fisher RS, van Emde Boas W, Blume W, Elger C, Genton P, Lee P et al. Epileptic seizures and epilepsy: definitions proposed by the International League Against Epilepsy (ILAE) and the International Bureau for Epilepsy (IBE). Epilepsia. 2005;46(4):470-2.

7. Panayiotopoulos CP. Status epilepticus. In: A clinical guide to epileptic syndromes and their treatment. London: Springer, 2010:65-95.

8. Trinka E, Cock H, Hesdorffer D, Rossetti AO, Scheffer IE, Shinnar S et al. A definition and classification of status epilepticus-report of the ILAE task force on classification of status epilepticus. Epilepsia. 2015;56(10):1515-23.

9. Bauer G, Trinka E. Nonconvulsive status epilepticus and coma. Epilepsia. 2010;51(2):177-90.

10. Drislane FW. Presentation, evaluation, and treatment of nonconvulsive status epilepticus. Epilepsy Behav. 2000;1(5):301-14.

11. Hirsch LJ, Fong MWK, Leitinger M, LaRoche SM, Beniczky S, Abend NS et al. American Clinical Neurophysiology Society's Standardized Critical Care EEG Terminology: 2021 Version. J Clin Neurophysiol. 2021;38(1):1-29.

12. Glauser T, Shinnar S, Gloss D, Alldredge B, Arya R, Bainbridge J et al. Evidence-based guideline: treatment of convulsive status epilepticus in children and adults: report of the guideline Committee of the American Epilepsy Society. Epilepsy Curr. 2016;16(1):48-61.

13. Rai S, Drislane FW. Treatment of refractory and super-refractory status epilepticus. Neurotherapeutics. 2018;15(3):697-712.

14. Hocker SE. Status epilepticus. Continuum (Minneap Minn). 2015;21(5):1362-83.

15. Chong DJ, Hirsch LJ. Which EEG patterns warrant treatment in the critically ill? Reviewing the evidence for treatment of periodic epileptiform discharges and related patterns. J Clin Neurophysiol. 2005;22(2):79-91.

16. Shorvon S. The treatment of status epilepticus. Curr Opin Neurol. 2011 Apr;24(2):165-70.

20

AVALIAÇÃO DA COAGULAÇÃO E MANEJO DE SANGRAMENTO EM PACIENTES NEUROCRÍTICOS

Maria Regina de Paula Leite Kraft ▪ Victor Peixoto Lisboa ▪ Daniel Lima da Rocha

→ Introdução

O cuidado ao paciente neurocrítico envolve a detecção e o manejo do insulto neurológico primário – qualquer que seja sua etiologia – e do insulto neurológico secundário, visando garantir melhor desfecho clínico. Das causas secundárias de insultos neuronais observados nesse grupo de pacientes, destacam-se: edema cerebral, hemorragia intracraniana, hipertensão intracraniana, hidrocefalia, *status epilepticus* e vasoespasmo cerebral.

Um dos fatores críticos em pacientes com injúria neurológica é a coagulopatia aguda. A ocorrência de coagulopatia relacionada ao traumatismo cranioencefálico (TCE), por exemplo, é bem conhecida, sendo que Kaufman *et al.* descreveram a ocorrência de fenômeno semelhante à coagulação intravascular disseminada (CIVD) em um grupo de indivíduos com TCE exclusivo. Apesar de ainda não ser completamente compreendida, sugere-se que a fisiopatologia está relacionada à liberação de fatores teciduais pelo tecido neuronal lesado – como a trombomodulina e fator de von Willebrand, levando à trombose e ao consumo dos fatores de coagulação. O diagnóstico de CIVD inclui os seguintes achados em exames laboratoriais: prolongamento do tempo de protrombina (TP) ou da razão normalizada internacional (RNI), baixo nível de fibrinogênio, nível sérico de D-dímero aumentado, plaquetopenia e sinais de microangiopatia, como a presença de esquizócitos no sangue periférico. É importante destacar que essa condição apresenta dois espectros de apresentação clínica:

1. Hemorrágico ou fibrinolítico;

2. Trombótico (Quadro 20.1). Castelinno *et al.* demostraram em animais e humanos com TCE isolado a presença de disfunção plaquetária por inibição do receptor plaquetário da adenosina difosfato (ADP) e por inibição do receptor plaquetário do ácido araquidônico, sendo essa inibição maior conforme a severidade do TCE, havendo maior grau de disfunção plaquetária em casos mais graves.

Alterações fisiológicas da coagulação também são observadas e podem contribuir para a fisiopatologia de outros eventos neurológicos primários, como é o caso da hemorragia subaracnoidea (HSA). A isquemia cerebral tardia é uma complicação observada a partir do terceiro dia pós-HSA aneurismática. Classicamente, a fisiopatologia é marcada por vasoespasmo intracraniano, levando à injúria isquêmica secundária. Entretanto, é possível que, assim como no TCE, alterações da coagulação desempenhem um papel importante na lesão neuronal secundária observada na HSA. A observação de que a localização angiográfica do vasoespasmo corresponde à topografia da isquemia cerebral em cerca de 25% a 81% dos casos, além do fato de a incidência de vasoespasmo ser maior que a de isquemia secundária, sugere que outros fatores possam atuar nesse processo. Ademais, foi demonstrada com o uso da tromboelastometria a presença de hipercoagulabilidade nos primeiros três a dez dias desde a instalação da HSA. Vergouwen *et al.* propuseram um modelo fisiopatológico da isquemia cerebral tardia pós HSA, ilustrado na Figura 20.1.

Classificação	Coagulabilidade	Fibrinólise	Sintomas	D-dímero	Inibidor do ativador de plasminogênio	Associações frequentes
CIVD com fibrinólise suprimida	Aumentado	Diminuída	Isquemia e disfunção orgânica	Pouco elevado	Muito aumentado	Sepse
CIVD com fibrinólise balanceada	Intermediário	Intermediária	Sangramento e disfunção orgânica	Elevado	Aumentado	Câncer
CIVD com fibrinólise aumentada	Diminuído	Aumentada	Sangramento	Muito elevado	Pouco aumentado	Aneurisma de aorta, hemangioma, câncer de próstata, leucemia promielocítica aguda

Fonte: Acervo pessoal dos autores.

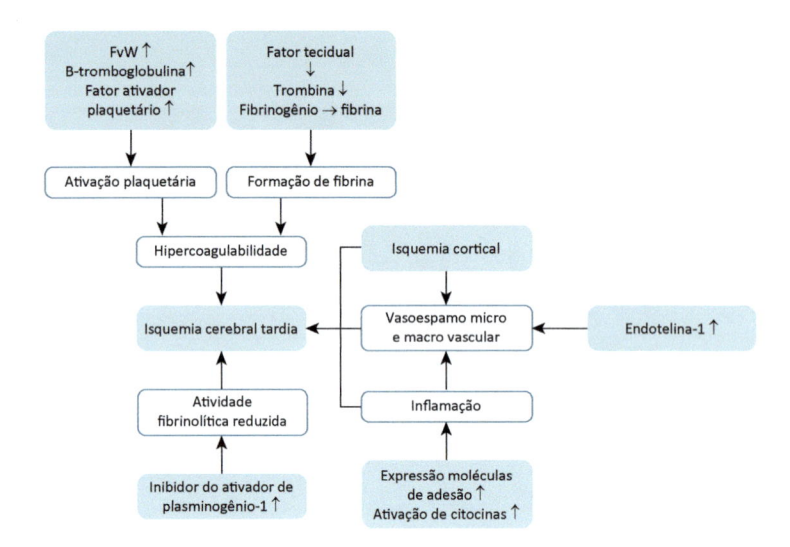

■ Figura 20.1 – Visão esquemática da fisiopatologia da isquemia cerebral tardia na hemorragia subaracnóidea.

FvW: fator de von Willebrand.

Fonte: Adaptada de Vergouwen *et al.*, 2008.

➡ Métodos tradicionais de avaliação da coagulação e seu uso na prática clínica

A disfunção hemostática observada em pacientes neurocríticos adiciona importante morbidade, sendo a detecção precoce de distúrbios da coagulação fundamental para o manejo adequado.

A avaliação da coagulação pode ser realizada a partir de testes tradicionais, como o TP e a RNI, tempo de tromboplastina parcial ativada (TTPa), tempo de sangramento e contagem plaquetária. Existem, entretanto, algumas limitações desses métodos, como tempo prolongado para liberação dos resultados e incapacidade de avaliar a formação e a integridade do coágulo *in vivo*, além de não permitirem a avaliação da integração entre hemostasia primária e secundária, fornecendo uma visão limitada do processo hemostático. TP e TTPa informam sobre o tempo de formação do coágulo, porém não permitem a avaliação da estabilidade do coágulo formado, nem predizem tendência pró ou antitrombótica subsequente à formação do trombo.

Além disso, esses testes são realizados em condições artificiais – temperatura de 38 °C e pH 7,40 – que, em certas situações, como no trauma, não reproduzem a condição fisiológica do paciente. Esse fator representa uma limitação importante do uso desses exames, visto que hipotermia e acidemia interferem na coagulação tanto em estudos *in vitro* como *in vivo*.

O uso de testes tradicionais de coagulação no manejo do paciente neurocrítico tem sofrido críticas, tendo sido observada progressão secundária da hemorragia intracraniana traumática em pacientes com resultados normais de TP e TTPa; além disso, estudos demonstraram discordância entre os achados de métodos tradicionais e testes viscoelásticos: Windelov *et al.* mostraram maior mortalidade em 30 dias em oito pacientes com tromboelastometria indicativa de hipocoagulação por fibrinólise; desses casos, apenas dois apresentavam alteração no TP, TTPa ou contagem de plaquetas.

Idealmente, portanto, recomenda-se a análise da coagulação de pacientes neurocríticos com testes viscoelásticos, capazes de avaliar a cinética da formação do coágulo, sua estabilidade e atividade fibrinolítica a partir da análise simultânea de fatores pró e antitrombóticos.

Testes viscoelásticos

Os testes viscoelásticos são métodos de análise da hemostasia baseados no conceito de módulo de cisalhamento que, por sua vez, é definido pela razão entre a força de cisalhamento e a deformação de um objeto. O módulo de cisalhamento do sangue é variável a depender da hemostasia e processo de coagulação, fazendo com que sua análise seja útil para a compreensão do *status* hemostático. Essa avaliação pode ser feita por meio da tromboelastografia (Figura 20.2) e da tromboelastometria (Figura 20.3). No primeiro método, insere-se uma amostra de sangue em um recipiente cilíndrico aquecido e inicia-se a rotação do sistema. A variação de força do sistema é detectada a partir de um pino conectado a um sensor e essa informação é registrada no traçado da tromboelastografia. Já no segundo método, o recipiente cilíndrico com a amostra sérica permanece em repouso enquanto o pino conectado ao sensor sofre a rotação. A variação do movimento do pino secundária à coagulação da amostra de sangue gera o traçado da tromboelastometria.

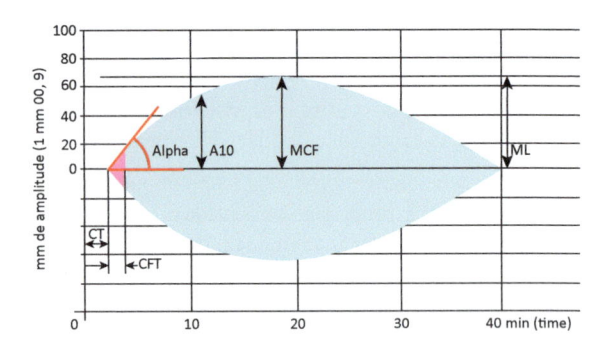

■ Figura 20.2 – Traçado de tromboelastometria.

A10: amplitude de 10 mm; alpha: ângulo alfa; CFT: do inglês *clott formation time* – tempo de formação do coágulo; CT: do inglês *clotting time* – tempo de coagulação; MCF: do inglês *maximum clot firmness* – firmeza máxima do coágulo; ML: do inglês *maximum lysis* – lise máxima.
Fonte: Adaptada de Ranucci e Simioni, 2016.

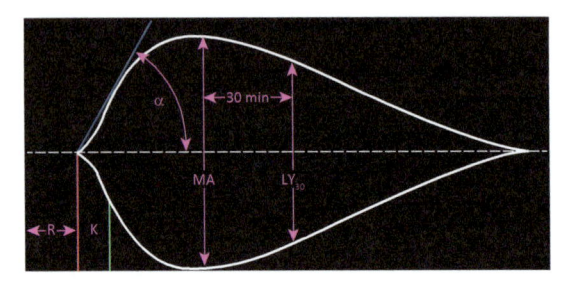

■ Figura 20.3 – Traçado de tromboelastografia.

K: tempo para atingir 20 mm de amplitude; LY-30: lise após 30 minutos da amplitude máxima; MA: *maximum amplitude* – amplitude máxima; R: *reaction time* – tempo de reação; α: ângulo alfa.
Fonte: Adaptada de Ranucci e Simioni, 2016.

Também é importante notar que esses testes contam com agentes ativadores da cascata de coagulação diferentes. Na tromboelastometria são utilizados o fator tecidual e o ácido elágico, que apresentam maior ativação da cascata de coagulação quando comparados ao agente utilizado na tromboelastografia. Assim, apesar de apresentarem parâmetros semelhantes de interpretação (Quadro 20.2), os achados da tromboelastometria e da tromboelastografia não são equivalentes entre si. Hagemo *et al.* mostraram que há alguma correlação entre a amplitude máxima e a firmeza máxima do coágulo e pouca relação entre o tempo de reação e o tempo de coagulação.

◼ Quadro 20.2 – Principais parâmetros analisados na tromboelastometria e tromboelastografia

Definição	Tromboelastografia	Tromboelastometria	Interpretação
Tempo para atingir 2 mm de amplitude	Tempo de reação (*Reaction time* – R)	Tempo de coagulação (*Clotting time* – CT)	Tempo necessário para início da coagulação, formação da trombina e polimerização do fibrinogênio
Tempo para atingir 20 mm de amplitude	K	Tempo de formação do coágulo (*Clott formation time* – CFT)	Estimativa da cinética de formação do coágulo pela polimerização da fibrina, plaquetas e fator XIII
Ângulo formado entre a linha de base e a linha tangencial	Ângulo alfa	Ângulo alfa	Mesma interpretação de K e CFT
Amplitude de 10 mm a 20 mm	Indisponível	A10 a A20	Estimativa da estabilidade do coágulo num período fixo. É correlacionado à MCF
Amplitude máxima	Amplitude máxima (*Maximum amplitude* – MA)	Firmeza máxima do coágulo (*Maximum clot firmness* – MCF)	Firmeza final do coágulo dada pela sua estabilidade
Lise	LY-30 (lise após 30 min da amplitude máxima)	Lise máxima (*Maximum lysis* – ML)	Avaliação da fibrinólise

Fonte: Adaptada de Grassetto *et al.*, 2016.

Dentre as vantagens dos métodos viscoelásticos, destacam-se a velocidade de liberação dos resultados e a visão integrada do processo da hemostasia e fibrinólise. Já em relação às limitações do método, destacam-se os aspectos técnicos de sua utilização, além dos custos. A acurácia dos resultados obtidos depende da utilização do mesmo aparelho para análise e há uma demanda de calibração adequada do aparelho por equipe treinada em torno de duas a três vezes ao dia. Assim, a tromboelastometria de diferentes serviços, por exemplo, não pode ser utilizada para avaliação contínua de um mesmo paciente.

Interpretação do traçado da tromboelastometria

A análise dos testes viscoelásticos envolve a interpretação simultânea de todos os parâmetros citados anteriormente. O estado de hipocoagulabilidade provoca prolongamento dos parâmetros CT e R — indicando um defeito inicial no processo da coagulação – e a redução dos parâmetros MFC e MA que, por sua vez, podem ser interpretados como uma deficiência de substratos da coagulação, como fibrinogênio, plaquetas e fator XIII. Já a presença de encurtamento de CT e R, bem como o aumento de MFC e MA indicam um estado de hipercoagulabilidade. A Figura 20.4 exemplifica alguns achados dos testes viscoelásticos.

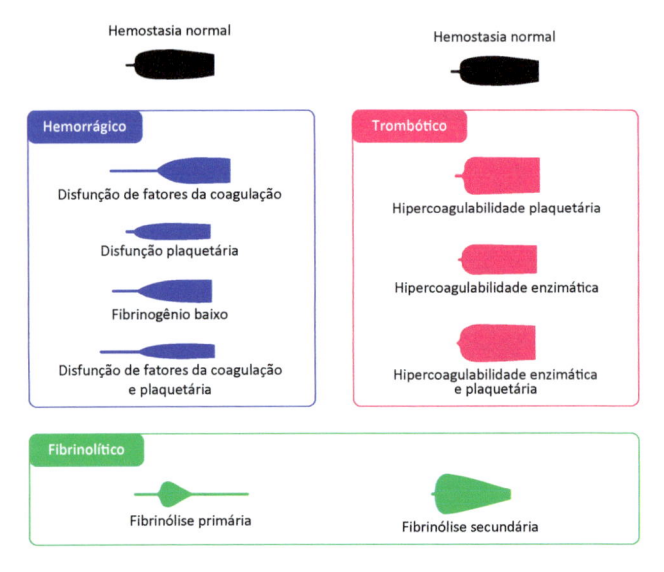

■ Figura 20.4 – Traçados normais e anormais da tromboelastometria.

Fonte: Adaptada de Kreitzer *et al.*, 2015.

→ Manejo da hemorragia intracraniana em pacientes neurocríticos

O manejo da hemorragia intracraniana em pacientes neurocríticos pode variar conforme a causa do sangramento e o uso prévio de anticoagulantes.

Manejo da hemorragia intracraniana associada ao uso de antagonistas da vitamina K

A warfarina, principal representante dos antagonistas da vitamina K, é um anticoagulante que atua na inibição dos fatores de coagulação dependentes de vitamina K – fator II, VII, IX e X. Seu uso está associado a maior mortalidade e pior desfecho funcional em pacientes com hemorragia intracraniana, comparados àqueles que não fazem uso de anticoagulantes. Na presença de hemorragia intracraniana e uso concomitante de warfarina, é recomendada a descontinuação do anticoagulante e administração de reversores da warfarina. Tais medidas diminuem a progressão do hematoma intracraniano, reduzem a mortalidade e melhoram o desfecho clínico.

A vitamina K (fitomenadiona) como reversor de agentes antagonistas da vitamina K atuará como substrato para síntese dos fatores de coagulação. Apesar de seu início tardio de efeito, está associada à reversão sustentada e durável da atividade anticoagulante. A redução do RNI para valores inferiores a 1,4 com uso da vitamina K leva até 24 horas e seu uso isolado não é recomendando, visto que a maioria dos hematomas sofre expansão nas primeiras horas após o sangramento inicial. Sua administração é importante para a manutenção da faixa de RNI adequada, sendo que a associação da vitamina K ao concentrado de complexo protrombínico (CCP) foi superior ao uso isolado deste último quando avaliada o aumento de RNI e deterioração clínica tardia. Assim, recomenda-se o uso concomitante de vitamina K e outro agente reversor da warfarina no manejo de hemorragia intracraniana relacionada a esse anticoagulante.

Desses outros agentes, destacam-se o CCP e o plasma fresco congelado (PFC). O primeiro é constituído dos fatores II, VII, IX e X, além de proteínas C, S e Z, bem como a heparina; o segundo é composto por todos os fatores e proteínas da coagulação. Frontera *et al.* demonstraram superioridade do CCP em relação ao PFC no manejo da hemorragia intracraniana associada à warfarina, sendo sua associação à vitamina K preconizada. Apesar de reduzir de maneira satisfatória o valor de RNI, a administração do PFC está associada a outras complicações, como: redução lenta do RNI quando comparado ao CCP, sobrecarga circulatória associada à transfusão (TACO – *Transfusion-Associated Circulatory Overlaod*) e lesão pulmonar aguda relacionada à transfusão (TRALI – *Transfusion-Related Acute Lung Injury*). As vantagens do PFC são sua maior disponibilidade e seu menor custo, embora já tenha sido demonstrado maior custo-benefício do CCP.

O *guideline* de 2022 sobre manejo de hemorragia intracraniana espontânea da academia americana de neurologia recomenda reversão do efeito da warfarina com CCP, na dose de 10 a 20 UI/kg em pacientes com INR 1,3 a 1,9, e 25 a 50 UI/kg em pacientes com INR ≥ 2,0. Vitamina K deve ser administrada concomitantemente, para prevenir nova elevação do RNI.

Manejo da hemorragia intracraniana associada ao uso de inibidores diretos do fator X ativado (fator Xa)

Os inibidores direitos do fator X incluem rivaroxabana, apixabana e edoxabana, que atuam na inibição da conversão da protrombina em trombina. Quando comparados a warfarina, esses anticoagulantes apresentam menor risco de sangramento intracraniano. Como apresentam meia-vida relativamente curta, na presença de sangramento extracraniano não ameaçador à vida, é possível que a conduta envolva somente a descontinuação do anticoagulante, porém, em casos de sangramento intracraniano, há risco de expansão do hematoma e deterioração clínica.

Na presença de sangramento intracraniano associado ao uso desses anticoagulantes, é recomendado descontinuar o uso e estimar o potencial de exposição ao anticoagulante baseado na última dose administrada, além de possíveis interações medicamentosas. Wang *et al.* demonstraram o uso de carvão ativado na redução da exposição à apixabana quando administrado em até 6 horas do uso do medicamento, sendo essa uma possível ferramenta no manejo clínico. O carvão ativado também pode reduzir a exposição aos efeitos da rivaroxabana, porém sua utilidade é menor quando comparado à apixabana visto que a absorção gástrica do primeiro é mais rápida.

A administração de CCP – apesar da ausência de evidência consistente de sua indicação – é aconselhada e deve ser baseada na presença de sangramento intracraniano observado em exames de imagem, sendo a realização de testes laboratoriais para indicação imediata de reversores da coagulação dispensado nesses casos. Se disponível, o reversor direto dos inibidores do fator Xa, andexanet alfa, deverá ser a primeira escolha para reversão da coagulopatia nesses casos.

Manejo da hemorragia intracraniana associada ao uso de inibidores diretos da trombina

Os inibidores diretos da trombina têm como principal representante a dabigatrana que, assim como os outros novos anticoagulantes orais, têm uso importante na fibrilação atrial não valvar. Sua associação com sangramento intracraniano tem dados conflitantes na literatura: enquanto no estudo RE-LY observou-se menor incidência de sangramento nos pacientes em uso de dabigatrana em relação à warfarina, no estudo RE-ALIGN foi observado incidência semelhante de hemorragia intracraniana nos pacientes com valvas cardíacas mecânicas entre os grupos.

Na presença de sangramento intracraniano concomitante ao uso dos inibidores diretos da trombina, recomenda-se a descontinuação imediata do medicamento, sendo importante considerar o tempo desde a última exposição ao anticoagulante, possibilidade de interação medicamentosa e presença de insuficiência renal no manejo clínico – o uso de inibidores da glicoproteína-P, por exemplo, aumenta a absorção da dabigatrana. A administração de carvão ativado até 2 horas de sua administração diminui a absorção gástrica, porém, deve-se considerar o risco de broncoaspiração em pacientes com alteração do *status* mental e sem via aérea definitiva.

Nos casos de hemorragia intracraniana relacionados à dabigatrana, o agente de escolha para reversão do efeito anticoagulante é um anticorpo monoclonal, o idarucizumab, que se liga à molécula de dabigatrana e a neutraliza. Entretanto, por conta do custo e da indisponibilidade no nosso meio, a recomendação é de administração de CCP, com a opção de realização de hemodiálise de urgência para remoção plasmática da droga em casos refratários.

Manejo da hemorragia intracraniana associado ao uso de heparina não fracionada

A heparina não fracionada (HNF) é um anticoagulante endovenoso que atua na inibição indireta do fator Xa e IIa a partir da ligação com a antitrombina. Seu uso em doses terapêuticas no tratamento de trombose venosa profunda, infarto agudo do miocárdio com elevação do segmento ST e angina instável é pouco associado a sangramento intracraniano, e os principais pacientes que se beneficiam do seu uso são aqueles com função renal reduzida.

Na presença de hemorragia intracraniana, é preconizado descontinuar o uso da HNF e administrar sulfato de protramina endovenoso, a depender da dose de heparina utilizada (1 mL de protamina neutraliza 1.000 UI de HNF). A protamina deve ser administrada lentamente, em velocidade menor do que 50 mg (5.000 UI) em 10 minutos, em razão do risco de hipotensão severa relacionada à infusão rápida.

Manejo da hemorragia intracraniana associada ao uso de heparina de baixo peso molecular

A ação da heparina de baixo peso molecular (HBPM) é semelhante à da HNF, diferenciando-se da última pela menor ação sobre o fator IIa e por apresentar perfil farmacocinético e biodisponibilidade mais previsíveis. Sua indicação é semelhante à da HNF, sendo que Erkens *et al.* observaram que o uso da HBPM está associado a menos eventos trombóticos ou ocorrência de grandes hemorragias durante o tratamento inicial, bem como menor mortalidade total.

Na presença de sangramento intracraniano associado ao uso da HBPM em doses terapêuticas, são preconizados a descontinuação do uso e a administração de protamina. Quando o uso da protamina é contraindicado – como no uso de danaparoide sódico – deve ser considerado o uso de fator VIIa recombinante. Já na presença de hemorragia intracraniana em uso de doses profiláticas, está contraindicado o uso de protamina, sendo indicada somente descontinuação do medicamento.

Manejo da hemorragia intracraniana associada ao uso de agentes antiagregantes

Os agentes antiagregantes plaquetários incluem os inibidores da cicloxigenase (COX), inibidores do receptor da ADP, inibidores da fosfodiesterase, antagonistas da glicoproteína IIB/IIIA, antagonistas do receptor de tromboxana e antagonistas do receptor ativado por protease do tipo 1. Os que apresentam maior uso atualmente são o ácido acetilsalicílico (inibidor da COX-1) e clopidogrel (inibidor de receptor de ADP). A associação do uso desses medicamentos e sua influência sobre o sangramento intracraniano e desfecho neurológico é incerta, sendo que diversos estudos na literatura mostram resultados conflitantes sobre o assunto.

Na presença de hemorragia intracraniana com uso de antiagregantes, recomenda-se a descontinuação do medicamento e, no caso do uso de inibidores da COX-1 e inibidores do receptor de ADP, sugere-se o uso endovenoso da desmopressina (0,3 µg/kg), que foi associada à redução da expansão do hematoma intracraniano em dois estudos. A transfusão de plaquetas de maneira rotineira nesses casos é contraindicada, sendo recomendada somente naqueles pacientes que serão submetidos a neurocirurgia.

BIBLIOGRAFIA

3. Brott T, Broderick J, Kothari R, Barsan W, Tomsick T, Sauerbeck L et al. Early hemorrhage growth in patients with intracerebral hemorrhage. Stroke. 1997;28(1):1-5.

4. Burroughs-Ray DC, VanDillen AF, Jackson CD. Clinical guideline highlights for the hospitalist: 2022 American Heart Association/American Stroke Association Guideline for the management of patients with spontaneous intracerebral hemorrhage. J Hosp Med. 2023;18(7):624-6.

5. Busl KM, Bleck TP, Varelas PN. Neurocritical care outcomes, research, and technology. JAMA Neurology. 2019;76(5):612-8.

6. Frontera JA, Gordon E, Zach V, Jovine M, Uchino K, Hussain MS et al. Reversal of coagulopathy using prothrombin complex concentrates is associated with improved outcome compared to fresh frozen plasma in warfarin-associated intracranial hemorrhage. Neurocritical Care. 2014;21(3):397-406.

7. Grassetto A, Paniccia R, Biancofiore G. General aspects of viscoelastic tests. In: Point-of-care tests for severe hemorrhage a manual for diagnosis and treatment. Springer. 2016:19-33.

8. Guest JF, Watson HG, Limaye S. Modeling the cost-effectiveness of prothrombin complex concentrate compared with fresh frozen plasma in emergency warfarin reversal in the United Kingdom. Clinical Therapeutics. 2010;32(14):2478-93.

9. Hagemo JS, Næss PA, Johansson P, Windeløv NA, Cohen MJ, Røislien J et al. Evaluation of TEG(®) and RoTEM(®) inter-changeability in trauma patients. Injury. 2013;44(5):600-5.

10. Kaufman HH, Hui KS, Mattson JC, Borit A, Childs TL, Hoots WK et al. Clinicopathological correlations of disseminated intravascular coagulation in patients with head injury. Neurosurgery. 1984;15(1):34-42.

11. Kreitzer NP, Bonomo J, Kanter D, Zammit C. Review of thromboelastography in neurocritical care. Neurocritical Care. 2015;23(3):427-33.

12. Ramchand P, Nyirjesy S, Frangos S, Doerfler S, Nawalinski K, Quattrone F et al. Thromboelastography parameter predicts outcome after subarachnoid hemorrhage: an exploratory analysis. World Neurosurgery. 2016;96:215-21.

13. Ranucci M, Simioni P. Point-of-care tests for severe hemorrhage 123 a manual for diagnosis and treatment. Springer; 2016.

14. Steiner T, Rosand J, Diringer M. Intracerebral hemorrhage associated with oral anticoagulant therapy: current practices and unresolved questions. Stroke. 2006;37(1):256-62.

15. Vergouwen MDI, Vermeulen M, Coert BA, Stroes ESG, Roos YBWEM. Microthrombosis after aneurysmal subarachnoid hemorrhage: an additional explanation for delayed cerebral ischemia. Journal of Cerebral Blood Flow and Metabolism. 2008;28(11):1761-70.

16. Woo CH, Patel N, Conell C, Rao VA, Faigeles BS, Patel MC et al. Rapid warfarin reversal in the setting of intracranial hemorrhage: a comparison of plasma, recombinant activated factor vii, and prothrombin complex concentrate. World Neurosurgery. 2014;81(1):110-5.

21

COMPLICAÇÕES NEUROLÓGICAS NOS PACIENTES EM ECMO: MONITORIZAÇÃO, DIAGNÓSTICO E PROGNÓSTICO

Daniel Joelsons

→ Introdução

O paciente crítico pode, em algumas condições clínicas, necessitar de suportes extracorpóreos para sobreviver. Um desses suportes é ofertado pela membrana de oxigenação extracorpórea (ECMO), do inglês *extra-corporeal membrane oxigenator*. A ECMO consiste em uma terapia na qual o sangue do paciente é drenado por uma cânula de grande calibre (pode variar de 19 até 29 French [Fr]) e comprimento (38 a 55 cm), passa por uma membrana que realiza a troca gasosa (oxigênio e gás carbônico) e retorna através de outra cânula um pouco menor (15 a 23 Fr de diâmetro e 23 a 25 cm de comprimento). Nesse circuito, existem diversos conectores em diferentes pontos, em que é possível coletar exames e conectar outras terapias como uma máquina de hemodiálise ou plasmaferese.

Dependendo de como o circuito é montado, ele pode fornecer dois tipos de suporte ao paciente. Se conectado apenas ao sistema venoso, o sangue é drenado de uma veia de grande calibre (normalmente a inserção do cateter venoso/drenagem é feita na veia femoral e sua ponta fica localizada na veia cava inferior) e retorna também no sistema venoso (normalmente a inserção do cateter arterial/devolução é feita na veia jugular interna direita, com sua ponta localizada na veia cava superior logo na entrada do átrio direito), a

ECMO é chamada ECMO venovenosa (ECMO-VV) e oferece apenas suporte ventilatório, portanto, o sangue desoxigenado é drenado, passa pela membrana na qual ocorre a troca gasosa e retorna para uma veia já oxigenado, passando pelo átrio direito, ventrículo direito, pulmão, átrio esquerdo, ventrículo esquerdo e circulação sistêmica (Figura 21.1-A).

Se a cânula de drenagem é localizada na veia (igual na ECMO-VV), mas a de devolução é na artéria (normalmente, a punção é na artéria femoral e a ponta do cateter se localiza na artéria Ilíaca/final da aorta abdominal), chama-se ECMO venoarterial (ECMO-VA), e fornece suporte tanto respiratório como hemodinâmico ao paciente (Figura 21.1-B). Nesse método, o circuito faz um *shunt* do compartimento venoso para o arterial e devolve o sangue oxigenado na aorta no sentido contrário do sangue proveniente do débito cardíaco (fluxo retrógrado). Além dessas duas configurações de suporte, existem outras modalidades híbridas que misturam os dois métodos (ECMO-VAV), na qual o sangue é drenado de uma veia e retorna tanto para o sistema venoso quanto para o sistema arterial. Os locais das inserções das cânulas podem também variar de acordo com a necessidade do paciente. Importante salientar que as inserções das cânulas podem ser também centrais, ou seja, a cânula de drenagem pode ser inserida diretamente no átrio direito e de devolução na raiz da aorta.

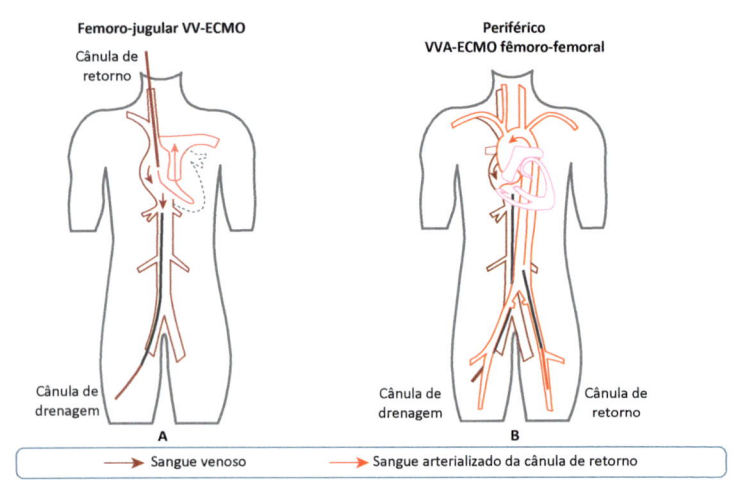

Figura 21.1 – (A) ECMO-VV com canulação fêmoro-jugular. (B) ECMO-VA com canulação fêmoro-femoral.

Fonte: Adaptada de Gajikowski *et al.*, 2022.

O suporte em ECMO é um procedimento de alta complexidade, alto risco de eventos adversos e alto custo, por isso sua indicação tem que ser precisa para não somar maior morbidade do que benefício aos pacientes. Não é o objetivo deste capítulo detalhar todas as indicações dessa terapia, mas as principais indicações da ECMO-VV,que são: 1) insuficiência respiratória de causa reversível na qual o paciente esteja intubado há menos de 7 dias ou 2) como ponte para um transplante pulmonar. A ECMO-VA está indicada: 1) nas disfunções cardíacas reversíveis (pós-cardiotomia, infarto agudo do miocárdio, miocardite) ou 2) em insuficiências cardíacas terminais, como ponte para o transplante cardíaco quando o paciente se encontra em choque refratário já em uso de inotrópicos (classificação de Intermacs 1 ou 2). As contraindicações ao suporte de ECMO são diversas, sendo as principais: 1) condição irreversível que não tenha proposta de transplante; 2) pacientes moribundos; 3) demência; 4) disfunção neurológica aguda (anóxia, acidente vascular encefálico); 5) disfunção de múltiplos órgãos.

Outra modalidade de ECMO que está aumentando sua frequência é a eCPR, canulação de ECMO-VA durante uma reanimação cardiopulmonar. Sua indicação é limitada para pacientes que tiveram parada cardíaca assistida em ritmo de fibrilação ventricular ou taquicardia ventricular sem pulso com tempo entre a PCR e início do suporte inferior a 60 minutos.

O circuito da ECMO é formado por tubos plásticos revestidos com biofilme de heparina (do inglês *bioline coating*); nesse circuito, o *prime* é de 800 mL e a velocidade do fluxo de sangue no seu interior pode chegar a 6 L/min. Diferentes locais do circuito estão submetidos a diferentes cargas pressóricas, que podemos separar em três principais: P1 é o trecho do circuito que vai desde a cânula de drenagem até a cânula a bomba *rotaflow*. A principal peculiaridade desse setor é que a pressão interna do circuito é negativa; P2 ou *safe zone* é o trecho entre a bomba e a membrana oxigenadora; sua pressão interna é positiva e existe o oxigenador como uma barreira mecânica de segurança caso aconteça algum acidente nesse setor; P3 é o trecho final, que vai da membrana oxigenadora até a cânula de retorno, no qual a pressão interna também é positiva, mas menor que em P2 (Figura 21.1).

Em situações normais, o sangue permanece em perfeita homeostasia, ou seja, a fibrinólise e coagulação estão em harmonia, impedindo a formação de trombos no interior dos vasos sanguíneos ou o consumo de fatores de coagulação, que deixaria o sangue incoagulável. Desde o momento da canulação e durante todo o suporte em ECMO, esse equilíbrio é alterado, podendo pender tanto para o lado da coagulação como da anticoagulação. A ECMO desencadeia uma reação inflamatória com ativação da cascata de coagulação "SIRS-like". Ocorre um aumento das citoquinas inflamatórias, ativação de complemento e ativação de leucócitos, que levam à agregação plaquetária e à formação de fibrina e trombos. O suporte extracorpóreo desencadeia uma coagulopatia dilucional (aumentamos o volume de distribuição corpóreo em 800 mL por conta do *primming* do circuito, quase 15% de volume extra no nosso corpo), além de trombocitopenia (com redução média de 40% das plaquetas logo no início do suporte) e disfunção plaquetária. Na maioria dos pacientes, acontece, em algum grau, a síndrome de von Willebrand adquirida e hemólise, que se for grave pode ocasionar tromboses e coagulopatias de consumo. Portanto, todo paciente que está em ECMO deve ser anticoagulado o mais rápido possível e pelo maior tempo possível enquanto durar o suporte.

➡ Complicações neurológicas em ECMO: fisiopatologia

O suporte em ECMO adiciona uma alta morbidade ao paciente crítico, sendo a complicação neurológica uma das mais temidas, com frequência variando entre 7% e 13%. Os eventos neurológicos agudos incluem desde disfunção cognitiva até hemorragias, isquemia, convulsões e morte cerebral. A principal causa de morte do paciente em ECMO não é falência cardíaca ou pulmonar e, sim, injúria cerebral. A modalidade de ECMO-VA é mais frequentemente relacionada a complicações neurológicas, e a causa é multifatorial. As complicações neurológicas estão associadas também a uma maior taxa de deficiência cognitiva, aumento do período de internação hospitalar, aumento dos custos, maior necessidade de internação em clínicas de reabilitação/*homecare* e aumento da mortalidade a longo prazo quando comparados aos pacientes em ECMO que não tiveram complicações neurológicas. A fisiopatologia desses eventos é complexa e podem ser divididos em pré-início do suporte, durante canulação, durante o suporte e ainda subdivididos entre os tipos de suporte (ECOMO-VV e ECMO-VA).

Pré-início do suporte em ECMO

O paciente que necessita de ECMO já está em estado crítico. O ideal é otimizar o paciente antes da canulação, porém muitas vezes não é possível, aumentando assim o risco de injúria neurológica. Qualquer fator que ocasione a perda da autorregulação cerebral ocasiona aumento desse risco, como: hipertensão arterial grave, hipotensão, hipoxemia grave, hipertermia, hiper ou hipoglicemia, acidose metabólica e distúrbios de eletrólitos. O sexo feminino também representa maior de risco de complicações.

Início do suporte em ECMO

O início do suporte é um dos momentos mais críticos de toda a corrida na ECMO. Associamos um paciente grave com um ou mais dos fatores de risco citados anteriormente.

A canulação mais comum na ECMO-VV é a fêmoro-jugular. Durante seu procedimento, o paciente permanece em decúbito horizontal, levemente inclinado em posição de Trendelenburg, com a cabeça rotacionada para o lado oposto da punção. Uma cânula calibrosa que normalmente tem um diâmetro entre 19 e 25 Fr é inserida na veia jugular interna. O procedimento promove uma redução do retorno venoso cerebral e favorece o aumento da pressão intracraniana. Além disso, um bólus de heparina é administrado após a canulação, aumentando o risco de injúria cerebral, principalmente hemorragias intracranianas (Figura 21.2).

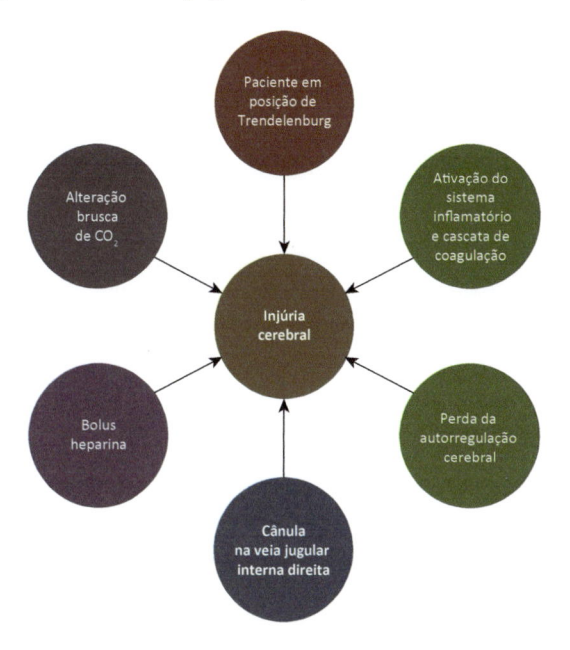

■ Figura 21.2 – Causas de injúria cerebral durante o início do suporte em ECMO.

Fonte: Acervo pessoal dos autores.

Outro fator concorrente para a injúria cerebral nessa fase é o controle do gás carbônico (CO_2). O *clearence* de CO_2 pela ECMO é muito eficiente. Caso o paciente apresente uma hipercapnia significativa antes do início do suporte e a ECMO esteja regulada para baixar muito rápido o CO_2, pode ocorrer uma vasoconstrição cerebral ocasionando isquemias e/ou hemorragias.

Durante a terapia com ECMO

O suporte em ECMO pode ser de apenas alguns dias, mas pode durar meses. Quanto mais longo for o período, maior será a chance de haver complicações neurológicas. Entre as causas de injúria cerebral, temos as que já são próprias dos pacientes críticos, como: instabilidade hemodinâmica, necessidade de altas doses de vasopressores, hipotensão, acidose grave e distúrbio eletrolíticos. Somados a esses fatores, temos a morbidade associada à ECMO.

A inserção do circuito da ECMO ativa o sistema de complemento e desencadeia uma síndrome inflamatória pró-trombótica, podendo levar à formação de coágulos no circuito; portanto, é desejável iniciar a anticoagulação do paciente o mais rápido possível, mas, muitas vezes, isso não é possível por conta de sangramentos importantes (sejam eles maiores, que levam a risco de vida, ou menores) ou plaquetopenia. Nessa situação, o circuito fica pré--disposto à formação de fibrina e coágulos. No circuito temos um mecanismo de segurança para estes trombos, para, caso se soltarem, não atingirem a circulação do paciente. Esse mecanismo é a própria membrana, que "filtra" o sangue e segura em seu emaranhado de fibras as partículas maiores.

Em um suporte venovenoso, o pulmão exerce esse mesmo mecanismo de segurança, que impede embolias cerebrais. Caso um trombo se solte do circuito pós-membrana (P3), ele seguirá o trajeto da circulação, indo para o átrio direito, ventrículo direito, pulmão, átrio esquerdo e ventrículo esquerdo. O resultado é um tromboembolismo pulmonar (TEP) que, apesar de ser grave, é menos catastrófico do que uma embolia cerebral. Entretanto, cerca de 20% a 30% da população apresenta algum grau de comunicação interatrial/ventricular, o que aumenta a chance de o trombo ir para a circulação cerebral. No suporte venoarterial, o sangue é ejetado diretamente na aorta retrogradamente, levando assim qualquer êmbolo solto da ECMO em direção ao sistema nervoso central.

Esses êmbolos podem ser formados por conta do próprio estado pró-coagulante, mas também podem ser originados de outras terapias conectadas ao circuito da ECMO, como hemodiálise ou plasmaferese. Outro acidente que pode ocorrer é a entrada de ar no circuito, tanto por abrir uma abertura do circuito em P1 (pré-campânula), em que a pressão interna do circuito é negativa, ou por injeção acidental durante a manipulação, podendo ocasionar embolia aérea cerebral.

O oposto pode acontecer também com o paciente em estado hipocoagulante, tanto propositalmente por conta da anticoagulação plena com heparina, como por conta do consumo dos fatores de coagulação, fibrinogênio e/ou plaquetas, aumentando assim o risco de sangramentos no sistema nervoso.

Na modalidade venovenosa, pode ocorrer a recirculação do sangue, quando o sangue ejetado pela cânula arterial é drenado pela cânula venosa sem ir para a paciente, podendo levar à hipoxemia e consequente injúria cerebral.

Já na configuração venoarterial, temos outras intercorrências exclusivas desse suporte. A síndrome de Arlequim (também conhecida como síndrome norte/sul) ocorre quando o débito cardíaco começa a melhorar e a competir com o débito da ECMO (cada um ejetando o sangue em oposição ao outro); caso o paciente apresente disfunção pulmonar, o sangue ejetado pelo coração será pobre em oxigênio. Entre os primeiros ramos da aorta temos as artérias carótidas, para onde esse sangue desoxigenado seguirá, enquanto o sangue bem oxigenado ejetado pela ECMO nutrirá os ramos abdominais e torácicos.

Por fim, outra causa de injúria cerebral em ECMO relaciona-se ao fluxo linear (e não pulsátil) do suporte extracorpóreo, podendo levar a uma hiper ou hiporreatividade vascular cerebral, aumentando o risco de edema cerebral.

⤵ Diagnóstico das complicações neurológicas em ECMO

O melhor exame diagnóstico para injúria cerebral é o próprio exame físico, sendo o National Institutes of Health Stroke Scale (NIHSS) a avaliação de escolha. Avaliar o nível de consciência, funcionalidade dos pares cranianos, força motora e sintomas do paciente ainda é superior a qualquer exame de imagem, porém, muitas vezes, o paciente em ECMO permanece em sedação profunda, não sendo raro o uso de bloqueio neuromuscular, prejudicando essa avaliação. Caso ocorra algum tipo de injúria cerebral que não seja rapidamente suspeitada e diagnosticada, a manutenção da anticoagulação pode agravar a situação.

Os sinais clínicos e neurológicos relatados em ECMO incluem desde déficit focal, midríase, anisocoria, hemiplegia, convulsão, confusão, despertar prolongado, coma persistente, hipertensão maligna aguda associado à hemorragia intracraniana e morte encefálica.

A tomografia computadorizada (TC) de crânio é o principal exame de imagem usado para diagnosticar complicações cerebrais no paciente em ECMO. Já a ressonância magnética (RM) não é possível ser realiza até ocorrer a retirada do circuito.

O Doppler transcraniano (DTC) mede a velocidade do fluxo de sangue e a pulsatilidade nas artérias cerebrais. Consegue diferenciar entre microembolias sólidas e gasosas (MES), sendo que essas microembolias estão associadas a pior prognóstico neurológico. Por conta de o DTC ser realizado à beira leito, sem riscos ao paciente e de maneira rápida, ele é uma ótima opção para tentar excluir sangramento. Existe pouca literatura para o uso do eletroencefalograma durante o suporte em ECMO, e seu uso deve seguir as indicações clássicas para diagnosticar crises convulsivas subclínicas.

➡ Manejo das complicações neurológicas em ECMO

O sangramento intracraniano em ECMO tem alta morbidade e mortalidade. A primeira medida a ser feita após o diagnóstico é suspender a anticoagulação plena e transfundir hemocomponentes. Existem relatos de drenagem de hematomas cranianos e craniectomia descompressiva, mas com resultados desfavoráveis. Em casos de isquemia, deve ser evitado usar trombolíticos sistêmicos por conta do alto risco de sangramento nos locais de punção do circuito da ECMO, dando preferência a trombolítico intra-arterial ou trombectomia mecânica.

➡ Diagnóstico de morte encefálica

O diagnóstico de morte encefálica (ME) durante suporte em ECMO é difícil e controverso, uma vez que o teste de apneia é difícil de ser realizado. Alguns centros fora do Brasil realizam todos os outros testes de ME, incluindo o teste confirmatório de imagem (Doppler transcraniano, EEG ou angiotomografia cerebral). Outros centros diminuem o suporte da ECMO para manter uma pressão parcial de gás carbônico elevada e observam se existe alguma incursão respiratória, ou misturam gás carbônico no *blender* da ECMO. No Brasil, o diagnóstico de ME em pacientes em ECMO deve obedecer às recomendações do Conselho Federal de Medicina (CFM), com duas provas clínicas com intervalo de 1 hora, incluindo um teste de apneia, associadas a um exame complementar.

BIBLIOGRAFIA

1. Brown G, Moynihan KM, Deatrick KB, Hoskote A, Sandhu HS, Aganga D et al. Extracorporeal Life Support Organization (ELSO): Guidelines for Pediatric Cardiac Failure. ASAIO J. 2021;67(5):463-475.

2. Gajikowski EF, Herrera G, Hatton L, Antonini MV, Vercaemst L, Cooley E. ELSO guidelines for adult and pediatric extracorporeal membrane oxygenation circuits. ASAIO J. 2022;68(2):133-152.

3. Hunsicker O, Beck L, Krannich A, Finger T, Prinz V, Spies C et al. Timing, Outcome, and Risk Factors of Intracranial Hemorrhage in Acute Respiratory Distress Syndrome Patients During Venovenous Extracorporeal Membrane Oxygenation. Crit Care Med. 2021;49(2):e120-9.

4. Muralidharan R, Mateen FJ, Shinohara RT, Schears GJ, Wijdicks EF. The challenges with brain death determination in adult patients on extracorporeal membrane oxygenation. Neurocrit Care. 2011;14(3):423-6.

5. Tonna JE, Abrams D, Brodie D, Greenwood JC, Rubio Mateo-Sidron JA, Usman A, Fan E. Management of Adult Patients Supported with Venovenous Extracorporeal Membrane Oxygenation (VV ECMO): Guideline from the Extracorporeal Life Support Organization (ELSO). ASAIO J. 2021;67(6):601-10.

6. Xie A, Lo P, Yan TD, Forrest P. Neurologic Complications of Extracorporeal Membrane Oxygenation: A Review. J Cardiothorac Vasc Anesth. 2017;31(5):1836-46.

INFECÇÕES DO SISTEMA NERVOSO CENTRAL EM PACIENTES CRÍTICOS

João Victor Luisi de Moura

➡ Introdução

As infecções do sistema nervoso central (SNC) são responsáveis por grande morbidade e mortalidade, e o prognóstico é influenciado pelo atraso diagnóstico. Atualmente, o melhor entendimento da epidemiologia e da fisiopatologia dessas doenças permitiu o desenvolvimento de vacinas e o tratamento curativo, com significativo impacto no desfecho clínico.

Meningites são definidas como inflamações das membranas meníngeas cerebrais, sendo também chamadas leptomeningites ou aracnoidites. Encefalites denotam inflamação do tecido cerebral, e mielites referem-se à inflamação do tecido nervoso da coluna vertebral. Os termos *meningoencefalite*, ou *encefalomielite* denotam um processo infeccioso mais difuso e de maior gravidade. Coleções de tecido necrótico podem coalescer e formar *abcessos cerebrais*.

Este capítulo descreve aspectos mais importantes do diagnóstico, epidemiologia e manejo clínico recomendado para as infecções do SNC mais prevalentes no ambiente de terapia intensiva.

➡ Meningites bacterianas agudas

Os agentes mais prevalentes de meningites bacterianas agudas na população adulta em geral são as bactérias encapsuladas *Streptococcus pneumoniae, Neisseria meningitidis* e *Haemophilus influenzae*, sendo que houve redução expressiva da incidência após o uso de vacinas conjugadas. Pacientes imunocomprometidos têm maior risco de desenvolver meningite por *Listeria monocytogenes*.

As bactérias atingem o espaço subaracnoide a partir da disseminação hematogênica, a partir da invasão da corrente sanguínea após colonização/ infecção em um algum sítio específico, geralmente vias aéreas. Esse processo invasivo, um dos principais fatores de virulência dos agentes, depende de adesão epitelial e deslocamento (transcelular ou pericelular). Fatores como pili e lipoproteínas de superfície têm papel fundamental nesse processo. Além desse deslocamento, mecanismos de evasão da resposta imunológica são o segundo passo.

Uma vez atingido o espaço subaracnoide, ocorre a colonização e o reconhecimento de lipoproteínas de superfície por neutrófilos, com liberação de grande quantidade de citocinas inflamatórias (como TNFα, interleucinas 1β e 6). Como efeito da resposta imune, as bactérias são danificadas e componentes da parede celular como lipopolissacarides e peptideoglicanos são liberados, estimulando uma reação inflamatória local, responsável pelo quadro clínico.

O diagnóstico é baseado no quadro clínico e no estudo do líquido cefalorraquiano (LCR), principalmente o estudo quimiocitológico. Geralmente, o aspecto macroscópico é turvo/opaco, com aumento de celularidade e predomínio neutrofílico, além de aumento de proteínorraquia e lactato, e consumo de glicose. O LCR também é utilizado para culturas e para controle epidemiológico, e profilaxia de contactantes. Hemoculturas e testes moleculares, fundamentais para identificação do agente, também devem ser coletadas, pois ocasionalmente pode-se identificar a bactéria causadora da meningite. A neuroimagem é fundamental para avaliar possíveis contraindicações à punção liquórica, como lesões com desvio de estruturas cerebrais. Também é útil para estudo de complicações cerebrais como trombose venosa, vasculite e encefalite. O achado de realce por contraste de lepto e paquimeninges, padrão de imagem de meningite, é um achado específico, porém de baixa sensibilidade e não deve ser procurado exclusivamente para guiar a conduta clínica.

As complicações neurológicas da meningite bacteriana podem levar a sequelas motoras, cognitivas e de comunicação. As complicações sistêmicas são importantes principalmente com relação ao meningococo; a meningococcemia é uma doença grave que evolui em horas, levando a lesões isquêmicas difusas, com perda de membros por necrose e disfunção multiorgânica. Importante lembrar da síndrome de Waterhouse-Friederichsen, uma insuficiência adrenal aguda e fulminante causada por hemorragia das glândulas suprarrenais durante a meningococcemia.

O tratamento antimicrobiano deve ser iniciado imediatamente, dentro de poucas horas da admissão, para minimizar as sequelas e reduzir a morbimortalidade. A antibioticoterapia ainda é a modalidade terapêutica que modifica a história natural da doença, sendo baseada em cefalosporinas de 3ª geração, por 7 a 14 dias. O uso de corticoides é indicado apenas na doença pneumocócica, com objetivo de reduzir incidência de surdez e mortalidade. Para o meningoco, dados não mostram benefício do uso de corticoides, com possibilidade de aumento de eventos adversos relacionados ao uso. As complicações cerebrovasculares devem ser manejadas como em outras etiologias, com anticoagulação ou antiagregação.

→ Listeriose

Pacientes imunocomprometidos, diabéticos, etilistas e idosos têm maior risco de infecção por *Listeria monocytogenes*, um bacilo gram-positivo de hábito intracelular. Tais pacientes apresentam imunidade celular deficitária. A infecção se inicia com a ingesta de alimentos contaminados crus ou malcozidos, já que a essa bactéria resiste em ambientes frios e ricos em sódio. A partir do epitélio intestinal, o bacilo ganha a corrente sanguínea e atinge o SNC a partir de 3 mecanismos propostos:

1. A partir de nervos periféricos;
2. Transportada por monócitos circulantes; e
3. Por invasão endotelial.

Inicialmente, ocorrem sintomas constitucionais e gastrointestinais, seguidos de febre, cefaleia, alteração de nível de consciência e sinais focais. Além da meningite, ocorre também romboencefalite (inflamação das estruturas do tronco cerebral e cerebelo), com rebaixamento de nível de consciência, paresia, ataxia e lesões de nervos cranianos.

Com relação aos exames complementares, o LCR apresenta pleocitose moderada com predomínio linfocítico, aumento de proteinorraquia e lactato e consumo de glicose. A bacterioscopia tem pouca sensibilidade, mas o PCR , associado à cultura do LCR e à hemocultura (inclusive esta apresenta alta sensibilidade) são os métodos para a identificação do agente. A neuroimagem, principalmente a ressonância magnética (RM) de crânio, tem como objetivo identificar complicações como formação de abscessos, infartos e extensão do processo inflamatório no parênquima cerebral, além do realce de lepto e paquimeninges.

O tratamento se dá por pelo menos 21 dias com ampicilina ou sulfametoxazol-trimetoprim, podendo ser utilizado um aminoglicosídeo como adjuvante. O período pode se estender a depender de complicações como formação de abscesso. O uso de corticosteriodes é contraindicado, pois está associado a desfechos desfavoráveis.

⤷ Tuberculose

O comprometimento neurológico da tuberculose em pacientes críticos neurológicos são principalmente a meningite e o tuberculoma, uma forma de abscesso cerebral. Na primo-infecção, o bacilo atinge a corrente sanguínea após a inalação e se instala no espaço subaracnoide formando um granuloma, o foco de Rich. Enquanto for mantida a homeostase imunológica, o bacilo fica quiescente nesse granuloma. Quando há alguma perturbação da imunidade celular, inicia-se a lenta proliferação dos bacilos e a meningite inicia-se com reação imunológica, principalmente por meio dos neutrófilos. O tuberculoma é a formação de um granuloma, geralmente intraparenquimatoso, com efeito de massa significativo e depende do *status* imunológico do paciente e da capacidade de resposta celular preservada.

O quadro clínico é subagudo com gravidade crescente, com 3 fases clínicas: prodrômica, meningítica e paralítica. A primeira, que dura de 1 a 2 semanas, há um quadro de queda do estado geral, febre e cefaleia leve. Conforme evolui a meningite, a dor apresenta intensidade e duração progressivas, evoluindo para síndrome de hipertensão intracraniana (HIC) e com surgimento de sinais focais. Na fase final, de alta mortalidade, há rebaixamento do nível de consciência, crises epilépticas e coma. A infecção é predominantemente na base do crânio, com formação de um exsudato inflamatório que obstrui a circulação liquórica, com consequente hidrocefalia. A inflamação é muito intensa, gerando obstruções vasculares resultantes de lesões em endotélio, com oclusão e isquemia. Também é fator expressivo nesse regime hipertensivo, além da formação de tuberculoma quando ocorre. Distúrbios associados também contribuem significativamente para a morbidade. Muitas vezes, o acometimento da tuberculose é sistêmico e difuso, no quadro miliar. Hipoxia e distúrbios eletrolíticos (principalmente hiponatremia secundária à síndrome perdedora de sal ou secreção inapropriada do hormônio antidiuruético) reduzem a reserva funcional e acentuam o quadro neurológico.

O diagnóstico depende principalmente do LCR: o quimiocitológico mostra pleocitose linfocítica moderada (proporcionais ao *status* imunológico do paciente), elevação expressiva da proteinorraquia, lactato aumentado e consumo de glicose; a manometria demonstra pressões acima de 25 cmH$_2$O, reflexo das alterações inflamatórias locais. Para os estudos microbiológicos, devem ser reservados pelo menos 5 mL de LCR. A identificação do bacilo é fundamental, porém a bacterioscopia pelo método de Ziehl-Neelsen tem baixa sensibilidade e a cultura, padrão-ouro, é muito demorada, impactando negativamente o prognóstico dos pacientes. Os métodos moleculares são de grande valor, com resultado em poucas horas. O PCR apresenta sensibilidade considerável e o valor do limiar de ciclo (CT do inglês *cycle threshold,* quantos ciclos de amplificação são necessários para o resultado) é proporcional à carga bacilar, e tem relação direta com a morbidade e mortalidade dos pacientes. A neuroimagem tem papel fundamental, tanto para o diagnóstico como para o segmento de longo prazo dos sobreviventes. A tomografia computadorizada (TC) de crânio é importante para avaliar principalmente contraindicações à coleta de LCR e, no exame contrastado, podemos encontrar hidrocefalia, realce meníngeo na base do crânio e tuberculoma. A RM de encéfalo tem maior sensibilidade, tanto para os marcos patológicos como a meningite basal, tuberculoma, mas também para complicações, como vasculite e infartos. Como muitas vezes os pacientes com neurotuberculose são imunocomprometidos, outras doenças podem coexistir e a neuroimagem contribui para o diagnóstico diferencial.

Os objetivos do tratamento são o controle microbiológico e inflamatório, e a compensação da HIC (com medicamentos e derivações, se necessário) e dos distúrbios metabólicos. A meta primordial é preservar a perfusão cerebral. A restauração do *status* imunológico deve ser deixado para um segundo momento, após redução da carga micobacteriana por conta da ocorrência de síndrome de reconstituição imune, que é uma piora paradoxal do quadro clínico após o início do tratamento. O esquema de primeira linha preconizado é a indução de 2 meses com rifampicina, isoniazida, pirazinamida e etambutol, associado a corticosteroides (prednisona ou dexametasona) e seguido de rifampicina e isoniazida por pelo menos mais 10 meses. O término do tratamento depende de melhora clínica, radiológica e das contagens no LCR.

➡ Criptococose

As causas mais prevalentes de meningite crônica (duração de mais de 4 semanas) são a tuberculose, as meningites neoplásicas e as fúngicas, sendo a criptococose a principal causa de meningite fúngica. Os principais agentes etiológicos são o *Cryptococcus neoformans* e o *Cryptococcus gatti*, que são fungos basidiomicetos saprófitos oportunistas. O principal fator de risco para a doença é a imunodepressão celular, que ocorre mais frequentemente em portadores de HIV (é infecção definidora de Síndrome da imunodeficiência adquirida – SIDA) e em receptores de transplante de órgãos sólidos. A levedura entra no corpo humano por via respiratória, aloja-se nos linfonodos peri-hilares e circula, então, pela corrente sanguínea, distribuindo-se inclusive para o espaço subaracnoideo. Pacientes imunocomprometidos tendem a apresentar quadro disseminado, sendo a meningite e a pneumonia importantes causas de mortalidade.

Fatores de virulência que favorecem o neurotropismo são metaloproteinases de matriz fúngica, que levam à quebra da barreira hematoencefálica, o polissacarídeo de superfície (auxiliando na evasão da resposta imune inata, macrófagos principalmente), e à conversão de catecolaminas. Principalmente a dopamina é utilizada para a produção de melanina, que, por sua vez, tem efeitos antioxidantes e de inibição da ação de macrófagos. A alta concentração desses neurotransmissores no SNC é um dos fatores associados ao neurotropismo desses fungos. Além da meningite, as principais complicações são a formação dos criptococomas e dos pseudocistos mucinosos, que guardam relação direta com o *status* imunológico do paciente, pois são manifestações da atividade microbiológica intensa. O criptococoma é uma grande formação granulomatosa, portanto, dependente de resposta celular.

Além da inflamação meníngea, são parte da fisiopatologia da criptococose a obstrução das granulações aracnoideas (tanto por leveduras como por produtos de infamação) e a congestão vascular cerebral, responsáveis pela HIC.

Os sintomas evoluem em cerca de 2 a 3 semanas, principalmente com cefaleia, febre, alteração da acuidade visual e alterações comportamentais.

A maioria (cerca de 75%) dos pacientes apresentam HIC, com pressão de abertura liquórica acima de 25 cmH$_2$O. O diagnóstico laboratorial é baseado na análise do LCR, que apresenta pressão de abertura elevada, pleocitose linfocítica moderada (podendo ser baixa caso haja imunodepressão acentuada), proteínorraquia elevada e consumo de glicose. Para iniciar o tratamento, é necessária a confirmação microbiológica, que pode ser por meio da tinta da China, aglutinação por látex para antígeno polissacáride, ou pelo *Lateral Flow Assay*, um teste antigênico imunocromatográfico, além de cultura. Fatores preditivos de desfechos desfavoráveis são a baixa celularidade no LCR inicial (indicativo de alto grau de imunossupressão), rebaixamento de nível de consciência, lactato no LCR elevado (> 5 mmol/L), pseudocistos mucinosos, criptococomas e mais de 10 unidades formadoras de colônia de *Criptococcus* por campo após 2 semanas de tratamento (indicativos de alta carga fúngica).

O tratamento consiste em 3 fases: indução, consolidação e manutenção. A fase de indução é baseada em anfotericina B (deoxicolato 1 mg/kg/dia ou lipossomal 3 mg/kg/dia) e flucitosina (100 mg/kg/dia) ou fluconazol (1200 mg/dia). A duração é de pelo menos 14 dias, até a cultura para fungos ser negativa. Em março de 2022 foi publicado um estudo clínico, que mostrou não-inferioridade com relação à morbimortalidade do tratamento padrão com um protocolo de dose única de 10 mg/kg de anfotericina B deoxicolato associada a 14 dias de fluconazol com flucitocina nas mesmas doses descritas anteriormente. Nessa fase, é importante o controle da hipertensão intracraniana, pois a penetração do antifúngico no SNC pode ser ineficaz. A frequência sugerida é de punções diárias com manometria por 7 dias, e a cada punção deve ser reduzida em 50% o valor de pressão de abertura. Caso, após esse período, ainda exista hipertensão liquórica persistente, está indicada derivação lomboperitoneal. Na fase de consolidação, é mantido tratamento com fluconazol 800 mg/dia por mais 8 semanas. É na fase de consolidação que se inicia ou se retoma a terapia antirretroviral nos pacientes portadores de HIV: o preconizado é esperar de 4 a 6 semanas após o início da terapêutica antifúngica, para minimizar o risco de síndrome da reconstituição imune (IRIS). Em pacientes HIV,[+] deve ser realizada a fase de manutenção com fluconazol 200 mg dia até que a dosagem de linfócitos T CD4+ seja maior que 200 células por mm^3. O uso de corticosteroides não é recomendado de rotina; deve ser individualizado e muito bem ponderado, pois seu uso indiscriminado está associado ao aumento de morbimortalidade associada à meningite criptocócica. Os pacientes que se beneficiam são geralmente os que desenvolvem IRIS.

⮕ Abcesso cerebral

Os abscessos são infecções que se iniciam com uma cerebrite, uma inflamação focal iniciada pelos astrócitos após a instalação do agente etiológico. Esses agentes atingem o SNC por disseminação hematogênica ou lesão por contiguidade, sendo, em sua maioria, bactérias, com maior incidência de agentes fúngicos observada em imunossuprimidos. Geralmente, há proliferação vascular e formação de envoltório fibroso no abcesso, com consequente edema vasogênico. Esse processo ocorre na transição entre substância branca e cinzenta. A evolução da cápsula leva à formação de tecido de granulação e infiltrado inflamatório. O abscesso se forma quando a cápsula se organiza e há necrose central. O diagnóstico por imagem é fundamental para a condução adequada. A TC de crânio com contraste informa sobre a localização, o número de lesões e a extensão do efeito tumefativo; já a RM de crânio com sequências de difusão, apresenta alta sensibilidade e especificidade na diferenciação de etiologia infecciosa e neoplásica.

Com relação à abordagem cirúrgica, lesões a partir de 1 cm podem ser drenadas por estereotaxia desde que sejam abscessos maturados, ou seja, com necrose central e cápsula formada, já que em fases mais precoces ainda há cerebrite (cuja resposta a antimicrobianos pode ser mais benéfica que os riscos inerentes à aspiração). Os objetivos da drenagem são coletar material para identificar o agente etiológico (cultura, biologia molecular) e reduzir o efeito de massa da lesão (maior benefício quando são maiores que 2,5 cm em diâmetro). Os agentes etiológicos mais frequentes guardam relação com o *status* imunológico basal (HIV, transplantes de órgãos, neutropenia), a origem do foco (contiguidade, inoculação direta ou disseminação hematogênica) e hospitalização recente.

O tratamento empírico inicial para pacientes imunocompetentes da comunidade consiste em uma cefalosporina de 3ª geração associada e metronidazol. Em pacientes com hospitalização recente, utiliza-se uma cefalosporina de 4ª geração (ou carbapenêmico), associada a metronidazol e um glicopeptideo (geralmente vancomicina). Em pacientes imunocomprometidos, o diagnostico diferencial inclui toxoplasmose, tuberculose e infecção fúngica.

⮕ Ventriculites

São processos infecciosos caracterizados por inflamação do epêndima, com infecção do plexo coroide, fator que contribui para a dificuldade em tratar, pois frequentemente há a disseminação do agente etiológico para todo o SNC. O quadro clínico inclui febre e alteração do nível de consciência, na presença de fatores de risco como trauma, fístula liquórica e procedimentos invasivos recentes. A infecção ocorre por inoculação direta (pós-procedimento cirúrgico), contaminação por contiguidade, fístula e, mais raramente, por disseminação hematogênica. O microrganismo se instala na parede dos ventrículos laterais, infecta os plexos coroides e difunde-se por todo o sistema nervoso. A geração de biofilme, associada à baixa concentração de antimicrobianos no LCR por conta da barreira hematoliquórica são fatores que dificultam o tratamento, sendo fundamentais para progressão da infecção. O principal fator de desfecho favorável e cura é a observação de esterilização liquórica.

Os exames complementares principais são a punção de LCR ventricular (obtido de cateter de derivação), demonstrando elevação de celularidade, proteínorraquia, consumo de glicose e elevação de lactato; a neuroimagem pode evidenciar debris intraventriculares e espessamento de epêndima.

Os procedimentos neurocirúrgicos com colocação de sistema de drenagem ventricular (externo ou ventriculoperitoneal) é a principal causa de ventriculite, principalmente em razão de quebra de técnica asséptica no ato cirúrgico, associada a tempo de permanência prolongado e alta frequência de manipulação.

Os principais agentes etiológicos são bactérias, na maioria dos casos gram-positivas, sendo que em 25% são gram-negativas. A terapêutica utilizada é preferencialmente guiada por culturas e antibiograma. Métodos moleculares como pesquisa de PCR e painéis de metagenômica (utilizando subtipos de RNA mensageiro) estão sendo cada vez mais utilizados, com aumento expressivo na sensibilidade, mas, por conta do ao alto custo associado, sua disponibilidade é limitada.

Dada a gravidade dessa infecção, o tratamento é iniciado de forma empírica e envolve cobertura para os agentes etiológicos mais prevalentes no hospital em questão e pode ser mantida caso não seja identificado o agente. Fatores de risco para germes multirresistentes são uso prévio de antimicrobianos, algo muito prevalente em se tratando de pacientes críticos, como os que têm a necessidade de dispositivos intraventriculares e neurocirúrgicos em geral. O tempo de tratamento antimicrobiano preconizado é de 14 a 21 dias.

Além da terapia endovenosa, o uso de antimicrobianos intraventriculares é uma possibilidade eficaz na esterilização liquórica, já que eleva a concentração interventricular e no espaço subaracnoide. Entretanto, deve se levar em conta a ocorrência de complicações estruturais associadas a essa técnica. A decisão de uso de inoculação envolve riscos de toxicidade direta aos tecidos, toxicidade sistêmica com aumento de doses e taxa de permeabilidade da barreira hematoencefálica. Betalactâmicos são neurotóxicos em altas doses, podendo induzir encefalopatia e crises epilépticas, assim como fluorquinolonas e triazólicos. Os agentes reservados para essa via de administração são geralmente moléculas grandes, com dificuldade de penetração na barreira hematoencefálica. São os aminoglicosídeos, glicopeptídeos, equinocandinas e polienos. Ponto fundamental é a retirada do dispositivo invasivo (principalmente cateteres intraventriculares) imediatamente após a confirmação de infecção e, além da terapia antimicrobiana, a lavagem exaustiva do sistema ventricular, via neuroendoscopia, com fenestração do septo pelúcido pode ser considerada no caso de disponibilidade de um serviço de neurocirurgia com experiência nesse tipo de procedimento. O tempo de tratamento é prolongado, sem um prazo definido. Os parâmetros avaliados para a suspensão antimicrobiana são majoritariamente laboratoriais, com base na evolução do estudo quimiocitológico do LCR (principalmente nível de lactato, glicose e proteínas) e negativação da cultura.

→ Encefalites virais

Por definição, encefalite é uma disfunção do parênquima cerebral secundário a um processo infeccioso ou inflamatório. Pode ser consequência de uma agressão direta por um agente infeccioso ou pós-infecciosa, quando vírus levam à desregulação da sinalização imune, gerando fenômenos autorreativos. Nessa situação, geralmente há um evento infeccioso prévio, geralmente com período de convalescência, e nova sintomatologia temporalmente distinta. O quadro clínico básico das encefalites apresenta semelhanças entre as diversas etiologias. São sintomas cardinais a alteração do nível de consciência (sonolência, torpor, agitação), disfunção cognitiva (disfunção executiva e/ou comportamental, distúrbios de linguagem), crises epiléticas, déficits focais e distúrbios de movimento (parkinsonismo, coreia, discinesias, distonias). Os sintomas cognitivos (principalmente alteração de memória imediata, disfunção executiva e distúrbios de linguagem) e transtornos comportamentais são muito frequentes e sugerem acometimento do lobo temporal. Difere das encefalopatias, que geralmente são disfunções cerebrais globais consequentes a distúrbios tóxicos e metabólicos que comprometem a homeostase cerebral, sem provocar lesão estrutural encefálica.

Pode haver diferença, às vezes sutis, no padrão de apresentação inicial dos diferentes agentes etiológicos. Interferem no desfecho o *status* imunológico basal do paciente e, principalmente, o tempo decorrido entre o começo dos sintomas e o início do tratamento. Fatores de risco incluem idade – pacientes mais idosos tendem a ter deficiência da imunidade celular – presença de HIV, uso de imunossupressores (controle de doenças autoimunes, transplantes de órgãos sólidos), quimioterapia antineoplásica e neoplasias hematológicas.

O diagnóstico baseia-se em critérios clínicos, laboratoriais, radiológicos e neurofisiológicos. Em pacientes com quadro clínico dentro do espectro descrito, deve se proceder exame de neuroimagem, inicialmente TC de crânio (para avaliar possíveis contraindicações à punção lombar) e, posteriormente, RM de encéfalo. Os exames laboratoriais devem incluir estudos metabólicos, sorologias para HIV, VDRL e hepatites virais. A punção lombar para estudo do LCR deve ser realizada, com estudo quimiocitológico, eletroforese de proteínas, bandas oligoclonais, PCR para herpes simplex 1 e 2, varicela zoster, citomegalovírus e herpes vírus 6 e 7. Em alguns centros, está disponível o painel de metagenômica, que avalia fragmentos de RNA mensageiro de diversos agentes etiológicos.

Pacientes com encefalite são considerados críticos e devem receber cuidados de terapia intensiva, com monitorização eletrocardiográfica, hemodinâmica e metabólica. As complicações associadas são decorrentes do edema cerebral inflamatório (efeito de massa e rebaixamento do nível de consciência) e eventos epilépticos, incluindo estado de mal refratário. O suporte sistêmico adequado é tão importante quanto os cuidados neurológicos direcionados com relação à morbimortalidade.

No nosso meio, os agentes etiológicos mais prevalentes são os herpes vírus tipo 1 e 2, varicela zoster e citomegalovírus. Dentre as arboviroses de relevância epidemiológica (embora com menor prevalência de complicações neurológicas), podemos citar a dengue e a febre amarela. No hemisfério norte, a encefalite pelo vírus West Nile é a principal arbovirose causadora de encefalite, entretanto, há poucos casos descritos no Brasil. Com relação aos poliomavírus, o vírus JC é responsável pela leucoencefalopatia multifocal progressiva (LEMP), doença desmielinizante subaguda do SNC com mínima inflamação associada. Embora rara, foi descrita uma encefalite por vírus JC, quadro clínico distinto da LEMP.

Os critérios diagnósticos sindrômicos baseiam-se nos sinais e sintomas cardinais descritos, sendo que há a necessidade de demonstrar disfunção parenquimatosa, disfunção eletrofisiológica e inflamação. Os exames complementares fundamentais são a REMA de encéfalo, o eletroencefalograma (EEG) e o estudo do LCR, que demonstra pleocitose moderada, com proteinorráquia elevada e glicorráquia dentro da normalidade. A presença de hemácias no LCR pode sugerir processo necrotizante, principalmente por herpesvírus 1 e 2. O lactato pode se elevar principalmente em decorrência de inflamação elevada e estado de mal epiléptico. Outra importante contribuição do LCR é o estudo do agente etiológico através de métodos de biologia molecular. Os achados do EEG variam desde alentecimento generalizado inespecífico a ondas agudas temporais e descargas periódicas lateralizadas. A RM ajuda no diagnóstico diferencial, como etiologias desmielinizantes, lesões expansivas além de localizar o acometimento de determinadas estruturas cerebrais e avaliar complicações, como hemorragias e restrição à difusão no contexto de epilepsia.

O tratamento deve ser iniciado de forma empírica com aciclovir (10 a 20 mg/kg de 8/8 horas) por pelo menos 14 dias. Caso seja identificado o agente etiológico o tratamento deverá ser direcionado. Herpes simples 1 e 2, além de varicela zoster, respondem bem ao aciclovir. No caso de citomegalovírus, o tratamento deverá ser baseado em ganciclovir e/ou foscarnet – em casos selecionados pode haver a associação das 2 drogas, porém há risco elevado de mielo e neurotoxicidade. No raro caso de encefalite por vírus JC, deve se reverter a imunossupressão quando possível (suspender terapia antirretroviral e imunossupressor).

Quando se trata de encefalite pós-infecciosa, deve se ponderar terapia imunossupressora como pulso de metilprednilsona, imunoglobulina humana e plasmaferese. Em casos refratários e selecionados, é possível associar rituximabe ou ciclofosfamida à terapia. Deve se ter muito cuidado em indicar terapia imunossupressora, pois a determinação de fenômeno imunomediado baseia-se principalmente em uma anamnese acurada e na ausência de identificação de agente etiológico viral ativo. Além disso, a indução de imunossupressão em pacientes críticos, muitas vezes com infecções bacterianas relacionadas à assistência à saúde, pode aumentar a morbimortalidade desse grupo de pacientes.

BIBLIOGRAFIA

1. Beer R, Lackner P, Pfausler B, Schmutzhard E. Nosocomial ventriculitis and meningitis in neurocritical care patients. J Neurol. 2008;255(11):1617-24.

2. Bicanic T, Brouwer AE, Meintjes G, Rebe K, Limmathurotsakul D, Chierakul W et al. Relationship of cerebrospinal fluid pressure, fungal burden and outcome in patients with cryptococcal meningitis undergoing serial lumbar punctures. AIDS. 2009;23(6):701-6.

3. Charlier C, Perrodeau É, Leclercq A, Cazenave B, Pilmis B, Henry B et al. Clinical features and prognostic factors of listeriosis: the MONALISA national prospective cohort study. Lancet Infect Dis. 2017;17(5):510-9.

4. Graus F, Titulaer MJ, Balu R, Benseler S, Bien CG, Cellucci T et al. A clinical approach to diagnosis of autoimmune encephalitis. Lancet Neurol. 2016;15(4):391-404.

5. Jarvis JN, Lawrence DS, Meya DB, Kagimu E, Kasibante J et al. Single-dose liposomal amphotericin b treatment for cryptococcal meningitis. N Engl J Med. 2022;386(12):1109-20.

6. Lawrence DS, Boyer-Chammard T, Jarvis JN. Emerging concepts in HIV-associated cryptococcal meningitis. Curr Opin Infect Dis. 2019;32(1):16-23.

7. Martin-Loeches I, Blake A, Collins D. Severe infections in neurocritical care. Curr Opin Crit Care. 2021;27(2):131-8.

8. Sonneville R, Klein I, de Broucker T, Wolff M. Post-infectious encephalitis in adults: diagnosis and management. J Infect. 2009;58(5):321-8.

9. Spec A, Powderly WG. Cryptococcal meningitis in AIDS. Handbook of Clinical Neurology. Elsevier BV, 2018;152:139-50.

10. Tyler KL. Acute viral encephalitis. N Engl J Med. 2018;379(6):557-66.

11. Wang F, Yao XY, Zou ZR, Yu HL, Sun T. Management of pyogenic cerebral ventriculitis by neuroendoscopic surgery. World Neurosurg. 2017;98:6-13.

12. Wilson MR, Sample HA, Zorn KC, Arevalo S, Yu G, Neuhaus J et al. Clinical metagenomic sequencing for diagnosis of meningitis and encephalitis. N Engl J Med. 2019;380(24):2327-40.

23

FRAQUEZA MUSCULAR EM PACIENTES CRÍTICOS: DIAGNÓSTICO DIFERENCIAL E MANEJO CLÍNICO

Cinthia Consolin ■ Paula R. Sanches

→ Introdução

O diagnóstico diferencial de fraqueza muscular em pacientes críticos engloba uma ampla gama de condições clínicas, algumas de instalação rapidamente progressiva e ameaçadora à vida. Por outro lado, pacientes críticos têm alta probabilidade de desenvolver fraqueza muscular durante a internação em unidade de terapia intensiva (UTI), pois são expostos a múltiplos fatores que atuam em conjunto para produzir dano à unidade motora. Atualmente, a fraqueza muscular adquirida na UTI é duas a três vezes mais comum do que as doenças neuromusculares primárias, como a síndrome de Guillain-Barré (SGB) ou as doenças do neurônio motor.

Apesar de menos frequentes, algumas doenças neuromusculares primárias podem ter uma evolução clínica favorável quando há suspeita diagnóstica e tratamento precoces. Na maioria dos casos, a história clínica detalhada e o exame neurológico direcionado serão úteis para localizar a origem da fraqueza e guiar a investigação diagnóstica. A Figura 23.1 discrimina os principais diagnósticos diferenciais de fraqueza muscular em pacientes críticos, a partir da origem da fraqueza, desde o primeiro neurônio até a placa motora.

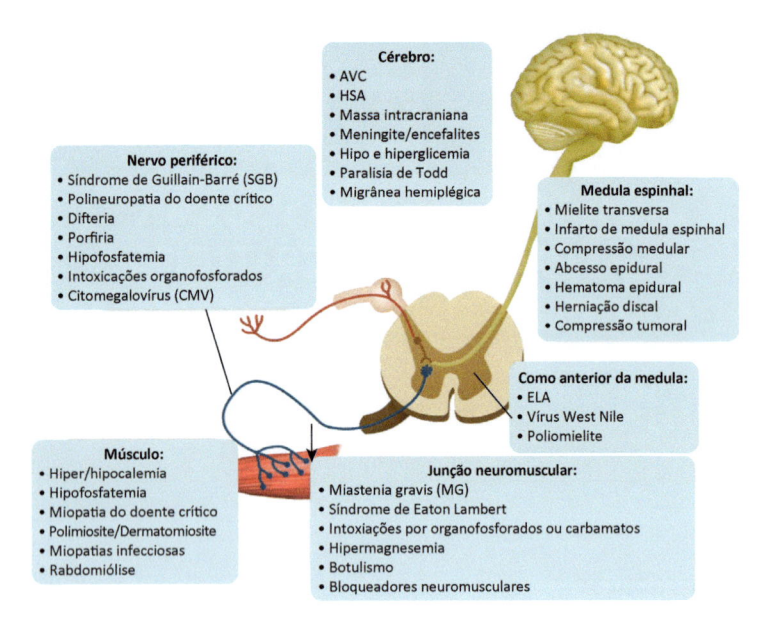

Cérebro:
- AVC
- HSA
- Massa intracraniana
- Meningite/encefalites
- Hipo e hiperglicemia
- Paralisia de Todd
- Migrânea hemiplégica

Nervo periférico:
- Síndrome de Guillain-Barré (SGB)
- Polineuropatia do doente crítico
- Difteria
- Porfiria
- Hipofosfatemia
- Intoxicações organofosforados
- Citomegalovírus (CMV)

Medula espinhal:
- Mielite transversa
- Infarto de medula espinhal
- Compressão medular
- Abcesso epidural
- Hematoma epidural
- Herniação discal
- Compressão tumoral

Como anterior da medula:
- ELA
- Vírus West Nile
- Poliomielite

Músculo:
- Hiper/hipocalemia
- Hipofosfatemia
- Miopatia do doente crítico
- Polimiosite/Dermatomiosite
- Miopatias infecciosas
- Rabdomiólise

Junção neuromuscular:
- Miastenia gravis (MG)
- Síndrome de Eaton Lambert
- Intoxicações por organofosforados ou carbamatos
- Hipermagnesemia
- Botulismo
- Bloqueadores neuromusculares

Figura 23.1 – Topografia dos principais diagnósticos diferenciais de fraqueza muscular em pacientes críticos.

Fonte: Adaptada de Caulfield *et al.*, 2017.

Neste capítulo descreveremos:

→ Manejo inicial do paciente crítico com fraqueza muscular, com foco em doenças do segundo neurônio (nervo periférico), junção neuromuscular e músculo esquelético;

→ Diagnóstico diferencial das causas mais frequentes de fraqueza na UTI;

→ Monitorização e suporte ventilatório para pacientes com insuficiência respiratória de origem neuromuscular.

Etiologia

Na avaliação do paciente com fraqueza muscular, é importante a coleta da história clínica, incluindo tempo do início e evolução dos sintomas.

O Quadro 23.1 descreve achados da história que podem ser sugestivos de etiologias específicas de fraqueza muscular. Além disso, a exposição a fármacos e tóxicos conhecidamente causadores de fraqueza deve ser minuciosamente investigada (Quadro 23.2). O mnemônico MUSCLES foi sugerido, na língua inglesa, para lembrar as principais causas de fraqueza muscular observadas em pacientes críticos (Figura 23.2).

◼ Quadro 23.1 – Dados clínicos e hipóteses diagnósticas principais

História clínica	Hipótese diagnóstica
Doença crítica, sepse, disfunção de múltiplos órgãos	Miopatia do doente crítico
Rash cutâneo	Dermatomiosite, vasculite
Fraqueza flutuante, ptose, condições autoimunes coexistentes	*Miastenia gravis*
Uso prolongado de aminoglicosídeos	Miastenia induzida por antibióticos
História familiar, crises episódicas, início na infância	Síndromes miastênicas congênitas
Antecedentes de infecção, vacinação, diarreia, infecção de vias aéreas superiores, sintomas sensitivos e motores	Síndrome de Guillain-Barré (SGB), PDIC
Dor abdominal episódica, doença psiquiátrica associada, disautonomia, convulsões, encefalopatia	Porfiria
Trauma, falência renal	Rabdomiólise
Picada de mosquitos, febre, fraqueza flácida e assimétrica, encefalopatia	Vírus *West Nile*
História familiar, retinite pigmentosa, retardo mental, epilepsia mioclônica, surdez	Miopatia mitocondrial

PDIC: polineuropatia desmielinizante inflamatória crônica.
Fonte: Adaptada de Maramattom e Wijdicks, 2006.

◼ Quadro 23.2 – Drogas capazes de interferir na condução neuromuscular

Drogas	Mecanismo de ação	Manifestação clínica
D-penicilamina	Comprometimento da transmissão neuromuscular	Síndrome miastênica-*like*
Interferon alfa		
Antibióticos: aminoglicosídeos, quinolonas, polimixina, eritromicina e imipenen		
Bloqueadores neuromusculares: pancurônio, vecurônio, cisatracúrio, atracúrio		
Antiarrítmicos: quinidina, procainamida		
Bloqueadores de canal de cálcio: verapamil, diltiazem		
Betabloqueadores		
Laxativos e antiácidos contendo magnésio		
Fenitoína		
Corticosteroides		
Cloroquina		
Lítio		
Estatinas	Interação com o citocromo P-450	Miopatia necrotizante
Fibratos	Desconhecido	Rabdomiólise
Zidovudina, estavudina e lamivudina	Comprometimento do metabolismo mitocondrial	Miopatia

Fonte: Adaptada de Maramattom e Wijdicks, 2006.

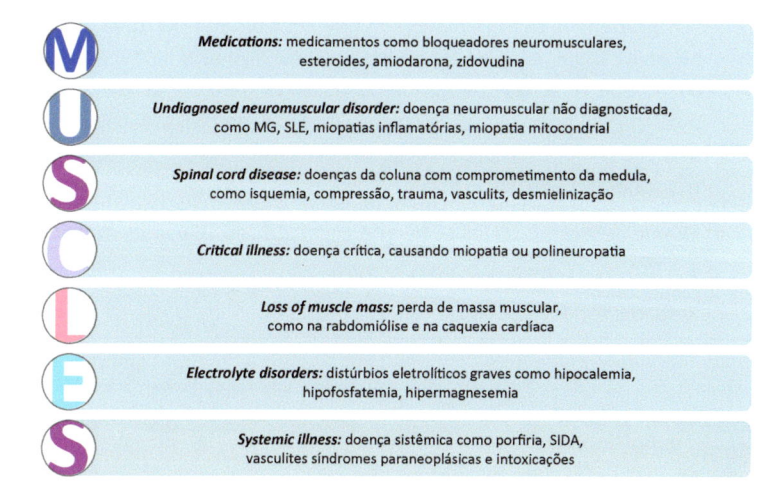

Medications: medicamentos como bloqueadores neuromusculares, esteroides, amiodarona, zidovudina

Undiagnosed neuromuscular disorder: doença neuromuscular não diagnosticada, como MG, SLE, miopatias inflamatórias, miopatia mitocondrial

Spinal cord disease: doenças da coluna com comprometimento da medula, como isquemia, compressão, trauma, vasculits, desmielinização

Critical illness: doença crítica, causando miopatia ou polineuropatia

Loss of muscle mass: perda de massa muscular, como na rabdomiólise e na caquexia cardíaca

Electrolyte disorders: distúrbios eletrolíticos graves como hipocalemia, hipofosfatemia, hipermagnesemia

Systemic illness: doença sistêmica como porfiria, SIDA, vasculites síndromes paraneoplásicas e intoxicações

▣ Figura 23.2 – Mnemônico para as causas mais frequentes de fraqueza muscular em pacientes críticos.

MG: *miastenia gravis*; SIDA: síndrome da Imunodeficiência Adquirida; SLE: síndrome de Lambert-Eaton. **Fonte:** Adaptado de Maramattom BV, Wijdicks EFM. Acute neuromuscular weakness in the intensive care unit. Critical Care Medicine. 2006;34(11):2835-41.

O exame neurológico será valioso para localizar a origem da fraqueza e o comprometimento de grupos musculares específicos, além de identificar déficits sensitivos associados. Devem ser avaliados:

→ **Estado mental:** existe alteração do nível de consciência? Alguma alteração da fala?

→ **Pares cranianos:** procurar anormalidades pupilares ou da movimentação ocular extrínseca, fraqueza facial, tosse ou deglutição prejudicados (fraqueza orofaríngea) e fraqueza cervical.

→ **Força muscular:** testar a musculatura proximal e distal das extremidades, observando a simetria entre os lados. A escala do Medical Research Council (MRC) pode ser utilizada para descrever a força nos grupamentos musculares, e pode ser utilizada por toda a equipe multidisciplinar (Quadro 23.3). Sinais de fraqueza da musculatura da parede torácica, solicitando ao paciente para contar de 1 a 20; o diafragma pode ser avaliado com medidas de pressão inspiratória máxima ($PI_{máx}$) e da pressão expiratória máxima ($PE_{máx}$), além da ultrassonografia de diafragma à beira leito.

→ **Exame sensorial:** testar se há alterações de sensibilidade, avaliando a simetria.

→ **Reflexos tendíneos:** testar reflexos profundos.

■ Quadro 23.3 – Escala de força para musculatura de membros superiores e inferiores

Grupamento muscular	Escore 0 a 5	Escala de força muscular de 0 a 5
Abdutor dos ombros	E	**Grau 5:** movimenta contra resistência
	D	
Flexores do cotovelo	E	**Grau 4:** movimenta contra a gravidade e resistência
	D	
Extensores do punho	E	**Grau 3:** movimenta contra a gravidade
	D	
Flexores do quadril	E	**Grau 2:** movimenta sem vencer a gravidade
	D	
Extensores do joelho	E	**Grau 1:** contração visível, ausência de movimentação
	D	
Dorsiflexores dos pés	E	**Grau 0:** não há contração muscular
	D	
Escore total (0 a 60)		

Fonte: Adaptada de Kleyweg *et al.*, 1991.

O Quadro 23.4 resume os achados habituais do exame neurológico em cinco possíveis origens de fraqueza muscular.

■ Quadro 23.4 – Localização da fraqueza de acordo com achados do exame físico

Localização	Sinais e sintomas sensitivos	Reflexos	Padrões de fraqueza
Cérebro ou medula espinhal	Eventuais	Aumentados	Distal → proximal Extensores → flexores
Corno anterior da medula	Nunca	Aumentados na ELA e reduzidos na poliomielite	Proximal e distal; proeminente atrofia e fasciculações
Raiz espinhal ou nervo periférico	Quase sempre	Reduzidos	Segue território de inervação
Junção neuromuscular	Nunca	Normais; reduzidos se paralisia muscular	Proximal; primeiro na musculatura ocular, extensor do pescoço, faringe e diafragma, seguido por fraqueza mais generalizada
Músculo	Nunca	Normais, exceto se fraqueza muscular severa	Proximal

ELA: esclerose lateral amiotrófica.
Fonte: Adaptada de Caulfield *et al.*, 2017.

→ Insuficiência respiratória de origem neuromuscular

A insuficiência respiratória é a complicação mais temida das doenças neuromusculares, sejam elas de evolução aguda ou crônica. Nesses pacientes, as alterações gasométricas como hipoxemia e hipercapnia são tardias em relação à perda da capacidade vital (CV) e não devem ser indicadores únicos para intubação orotraqueal.

Existem quatro grupos de músculos responsáveis pela respiração: diafragma, músculos da parede torácica, músculos abdominais e os de vias aéreas superiores. A fraqueza de qualquer grupo, contribui para a perda da função ventilatória. O diafragma é o principal musculo inspiratório, e sua fraqueza causa ortopneia, ventilação abdominal paradoxal, perda de CV e queda da $PI_{máx}$, causando microatelectasias periféricas. Os músculos abdominais são predominantemente expiratórios. Sua fraqueza reduz a $PE_{máx}$, com diminuição da capacidade de deflação do volume residual. Os músculos das vias aéreas superiores, incluindo língua, palato, úvula e laringe, são responsáveis pela desobstrução das vias aéreas, e sua fraqueza resulta em deglutição prejudicada e broncoaspiração.

A CV consiste no volume que pode ser mobilizado entre a inspiração máxima e a expiração máxima. Ela é o somatório das reservas inspiratória, expiratória e o volume corrente, e representa um parâmetro essencial para monitorização respiratória; a redução da CV deve ser utilizada como parâmetro precoce de piora clínica, e o aumento da CV indica melhora ventilatória e possibilidade de desmame da ventilação mecânica. O monitoramento da CV contribui para indicação precoce de intubação orotraqueal e reduz o risco de evoluções catastróficas, como parada cardiorrespiratória. O Quadro 23.5 descreve as recomendações de manejo respiratório conforme a monitorização da CV em pacientes com fraqueza muscular.

■ Quadro 23.5 – Recomendações de monitorização e manejo respiratório conforme a capacidade vital (CV) medida

Capacidade vital (CV)	Sinais clínicos	Recomendações
65 mL/kg	Sem alterações	Medir CV a cada 8 horas
< 30 mL/kg	Tosse fraca, acúmulo de secreções	Ventilação não Invasiva, CNAF, prevenção de atelectasias, higiene brônquica
< 20 mL/kg	Tosse fraca, acúmulo de secreções mais evidente	Intubação eletiva deve ser considerada
< 15 mL/kg	Hipoventilação, hipercapnia	Intubação imediata
< 10 mL/kg	Risco de parada cardiorrespiratória, hipercapnia, hipoxemia	Intubação imediata

CNAF: cateter nasal de alto fluxo.
Fonte: Adaptada de Knobel, 2003.

Em alguns casos, pode haver mecânica ventilatória satisfatória, porém com mobilização ineficaz de secreções de vias aéreas superiores, havendo risco de aspiração e parada respiratória súbita; nesses casos, a indicação precoce de intubação orotraqueal também deve ser considerada.

A ventilação não invasiva (VNI) é eficaz no suporte ventilatório aos pacientes com doenças neuromusculares e deve ser iniciada precocemente, desde que exista estabilidade hemodinâmica e nível de consciência adequado. A VNI pode aliviar sintomas respiratórios, evitar intubação orotraqueal e auxiliar no desmame da ventilação mecânica em pacientes que estão em recuperação. O benefício maior é visto em pacientes com esclerose lateral amiotrófica (ELA) sem envolvimento de músculos bulbares, mas pode ser utilizada para outras causas de fraqueza muscular. Na crise miastênica, a VNI pode ser suficiente para prover suporte ventilatório e evitar intubação orotraqueal, desde que haja resposta ao tratamento com imunoglobulina ou plasmaferese, e reversão da fraqueza. Na SGB, a VNI também pode ser utilizada, porém os casos mais graves com intensa disautonomia provavelmente são mais bem manejados com intubação orotraqueal precoce. Os maiores limitadores do uso seguro da VNI em casos de doenças neuromusculares são relacionados à não proteção das vias aéreas superiores, como nos casos de rebaixamento da consciência ou de fraqueza da musculatura cervical e bulbar, em que o risco de broncoaspiração pode superar o benefício do suporte não invasivo.

A oxigenioterapia por cateter nasal de alto fluxo (CNAF) tem sido aplicada em pacientes com hipoxemia e não demonstrou até o momento ser inferior a VNI nesses casos. Fornecendo uma mistura de ar e oxigênio a fluxos reguláveis, aquecidos e umidificados, o CNAF pode ajudar na redução do espaço morto da nasofaringe e produzir um baixo nível de pressão expiratória final positiva (PEEP) de 3 mmH_2O a 6 mmH_2O (1 cm H_2O de pressão para cada 10 L/min de fluxo). Não há estudos que indicam que o CNAF possa substituir a VNI, porém em pacientes com baixa tolerância a VNI, pode ser uma alternativa.

A indicação de traqueostomia (TQT) é individualizada. A TQT precoce geralmente não é indicada para casos de SGB e MG, visto que pode haver resposta ao tratamento clínico, recuperação da CV e extubação entre 10 e 14 dias do início dos sintomas. Especialmente para pacientes com ELA, a TQT com ventilação assistida em domicílio é uma realidade que aumentou a sobrevida desses pacientes.

⟳ Considerações especiais sobre intubação em pacientes com doenças neuromusculares

Os pacientes com fraqueza de origem neuromuscular devem ser atentamente monitorados na UTI quanto aos sinais de insuficiência ventilatória. O Quadro 23.6 inclui os sinais e sintomas que devem ser avaliados periodicamente, para a decisão do melhor suporte ventilatório.

■ Quadro 23.6 – Indicadores de intubação orotraqueal na insuficiência respiratória de origem neuromuscular

Gerais	Subjetivos	Objetivos
Piora da fraqueza muscular	Respiração rápida e superficial	Redução do nível de consciência
Disfagia	Taquicardia	Hipoxemia
Disfonia	Tosse fraca	$CV < 1\ L$ ou 20 mL/kg, ou redução de 50% da CV em 24 horas
Dispneia em repouso ou pequenos esforços	Uso de musculatura acessória	$PI_{máx} > -30\ cmH_2O$
	Respiração abdominal	$PE_{máx} < 40\ cmH_2O$
	Ortopneia	Dessaturação noturna
	Fraqueza do trapézio e da musculatura cervical	Hipercapnia (tardio)
	Incapaz de contar de 1 a 20 após uma única inspiração (CV de 1 L é equivalente a contar de 1 a 10)	Transferência entre unidades
	Tosse após deglutir	

Fonte: Acervo pessoal dos autores.

Uma vez indicada a intubação, algumas recomendações devem ser observadas:

→ Sequência rápida de intubação é a estratégia recomendada, com rápido acesso à via aérea evitando dessaturação e vômitos;

→ Evitar uso de succinilcolina em pacientes com suspeita ou histórico de doença neuromuscular crônica, pois pode precipitar hipercalemia grave. Optar por rocurônio 1 a 1,4 mg/kg como alternativa mais segura;

→ A succinilcolina será inefetiva em promover relaxamento muscular em pacientes com *miastenia gravis*, exceto se for utilizada em dose 2,5 vezes maior que a dose habitual;

→ Pacientes com SGB podem ser mais sensíveis aos bloqueadores não despolarizantes da junção neuromuscular, como rocurônio; recomenda-se utilizar metade da dose habitual nesses casos (0,5 a 0,6 mg/kg);

→ O CNAF pode ser um aliado na intubação, garantindo manutenção da oxigenação durante o procedimento;

→ Preparar atropina, fluidos e vasopressores para manejar a instabilidade hemodinâmica nos casos de disautonomia.

Principais diagnósticos diferenciais

Na avaliação do paciente com fraqueza muscular aguda, alguns diagnósticos devem ser imediatamente investigados, uma vez que algumas doenças neuromusculares primárias são relativamente prevalentes e passíveis de melhora com tratamento específico. O Quadro 23.7 descreve algumas causas primárias de fraqueza frequentes em nosso meio, bem como critérios diagnósticos e opções de tratamento.

▣ Quadro 23.7 – Principais desordens neuromusculares com apresentação frequente na unidade de terapia intensiva

	Epidemiologia/etiologia	Sinais e sintomas	Exames diagnósticos	Tratamento
SGB	• Causa mais comum de tetraparesia aguda • 1,7 caso para 100 mil habitantes/ano • 2/3 dos pacientes apresentaram doença infecciosa prévia • Polirradiculopatia imunomediada: desmielinização segmentar multifocal nos nervos periféricos • Associações: *Campylobacter jejuni*, *Helicobacter pylori*, CMV, hepatite viral, Epstein-Barr, HIV, sarcoidose, vacinação prévia, tumores Hodgkin • Mortalidade: 1% a 5%	• Polirradiculoneurite inflamatória aguda • Predomínio motor • Rapidamente progressiva • Fraqueza e arreflexia ascendente, bilateral e simétrica • Fraqueza de nervo facial pode ocorrer • Disautonomia é marcador de gravidade • 3 fases: **Progressão →** 3 a 21 dias, fraqueza máxima atingida em até 1 semana; ***Plateau →*** cessação da progressão; **Convalescença →** pode levar até 2 anos (20% pacientes podem permanecer sequelas motoras, principalmente na progressão rápida até 3 dias)	• Líquor: dissociação proteinocitológica, aumento da proteinorraquia (mais evidente na segunda semana sintomas) • Eletroneuromiografia: redução da velocidade de condução, dispersão do potencial de ação muscular e/ou bloqueio de condução multifocal • Sorologias Diagnóstico diferencial: • Ressonância magnética de coluna • Investigação de neoplasias • Intoxicações exógenas (metais pesados)	• Admissão em UTI se disfagia, acúmulo de secreções, tosse ineficaz, disautonomias graves e insuficiência respiratória em curso • Precocidade do tratamento reduz tempo de recuperação • Imunoglobulina intravenosa por 5 dias (0,4 mg/kg/dia) • Plasmaferese (mais riscos de complicações associadas ao procedimento, como hipotensão, por conta de disautonomia) • 15% têm recuperação total, 65% mantêm pequenos déficits e 10% persistem com déficit severo

MG			
• Doença autoimune causada por anticorpos antirreceptores de acetilcolina pós-sinápticos; • 4 a 12 casos para cada 100 mil habitantes/ano • Mais prevalente em mulheres na segunda e terceira décadas de vida • Complicações clínicas são frequentes na crise: pneumonia (50%), atelectasias (40%), infecção urinária • Mortalidade 10% a 15% na crise, relacionada a complicações clínicas	• Fraqueza **flutuante** e fadiga que acomete mais precocemente os músculos oculares extrínsecos (diplopia), faciais (ptose), mastigadores (disfagia) e os da deglutição e fonação • Primeira manifestação com frequência é súbita e restrita aos músculos da face, particularmente oculares extrínsecos • Fraqueza é mais proximal e mais intensa em membros inferiores • Crise miastênica pode ser precipitada por infecções, medicamentos, timectomia, cirurgias, alterações hormonais	• Teste farmacológico da neostigmina • Anticorpos antirreceptores de acetilcolina (positivos em 70% a 85% dos casos anti-MUSK) • Eletroneuromiografia com a técnica de estimulação repetitiva • Variante Lambert-Eaton está geralmente relacionada à carcinoma pulmonar de pequenas células	• Crise miastênica deve ser tratada em UTI: • Interromper anticolinesterásicos • Corticosteroides em altas doses • Plasmaferese (três cessões por semana até melhora): efeito rápido e duradouro, com melhora observada após poucos dias • Imunoglobulina endovenosa (0,4 mg/kg/dia) por 5 dias • Controlar fatores precipitantes • Busca ativa e interrupção da exposição a drogas que podem exacerbar os sintomas (fenitoína, lítio, betabloqueadores, sulfato de magnésio, bloqueadores neuromusculares, aminoglicosídeos, quinolonas, polimixina e macrolídeos)

(Continua)

■ Quadro 23.7 – Principais desordens neuromusculares com apresentação frequente na unidade de terapia intensiva (*Continuação*)

	Epidemiologia/etiologia	Sinais e sintomas	Exames diagnósticos	Tratamento
Porfirias	▪ Grupo de distúrbios hereditários da biossíntese do heme, dos quais existem sete tipos principais ▪ Podem ser classificadas em formas aguda (neuropsiquiátrica), cutânea e mista ▪ A prevalência varia de país para país e depende do tipo de porfiria ▪ Quando um paciente é diagnosticado com uma porfiria aguda, toda a família precisa ser rastreada ▪ 1% das crises agudas são fatais	▪ Polineuropatia aguda motora ▪ Crise: dor abdominal, sintomas psiquiátricos, neuropatia periférica com nenhum ou pouco envolvimento sensorial ▪ A fraqueza envolve músculos proximais dos membros superiores ▪ Pode evoluir e afetar pares cranianos e músculos ventilatórios ▪ Crises desencadeadas por: drogas, jejum, álcool, estresse psicológico e físico	▪ Dosagem de porfirina na urina, sangue ou fezes ▪ Excreção elevada de ácido aminolevulínico, porfobilinogênio, uroporfirina e coproporfirina ▪ Análise do líquor é normal, ou com proteína pouco elevada	Suporte clínico na crise: ▪ Dor abdominal: morfina ▪ Ansiedade e insônia: clorpromazina ▪ Manejo da hiperatividade simpática: morfina e propranolol Específico: ▪ Glicose 10% intravenosa (para manter alta ingestão de energia) e arginato de heme são a base do tratamento ▪ Heme-arginato (normosang): reduz a síntese de ácido aminolevulínico, resultando em remissão clínica e bioquímica, com queda da excreção urinária de ácido aminolevulínico e porfobilinogênio para valores normais ▪ Dose: 3 mg/kg/dia durante 4 dias

ELA: esclerose lateral amiotrófica; MG: *miastenia gravis*; SGB: síndrome de Guillain-Barré; VNI: ventilação não invasiva.

ELA			
■ Distúrbio neurodegenerativo crônico mais comum em adultos, com a perda de neurônios motores no córtex, tronco cerebral e medula espinhal	■ Início com fraqueza muscular em membros, assimétrica em 60% casos	■ Diagnóstico de exclusão	■ Não há cura: tratamento é suporte
■ Rara: 1,5 a 2,5 casos para 100 mil habitantes/ano	■ Sintomas bulbares (disartria, disfagia): mais comum em mulheres	■ Eletroneuromiografia de todos os segmentos	■ Riluzol: pode inibir a liberação do glutamato
■ Entre 50 e 75 anos de idade	■ Espasticidade	■ Mutações genéticas (40% dos genes identificados nos Estados Unidos)	■ Edaravona: antioxidante
■ Proporção: 3 homens: 2 mulheres	■ 50% pacientes dos têm alteração cognitiva e/ou comportamental	■ Patologia evidencia depleção mínimo 50% dos neurônios motores espinhais e gliose astrocítica difusa, infiltração microglial da medula espinhal, perda axonal, gliose e palidez da mielina nos tratos corticoespinhais	■ Espasticidade: baclofeno, canabinoides
■ Mutações genéticas, mecanismos moleculares (estresse oxidativo, excitotoxicidade mediada pelo glutamato)			■ Sialorreia: atropina, amitriptilina, escopolamina, toxina botulínica
■ Sobrevida 2 a 3 anos a partir do início dos sintomas			■ Dor neuropática: gabapentina, levocetiran
			■ Acompanhamento fonoaudiologia
			■ Acompanhamento fisioterapia (motora e respiratória)
			■ VNI

⮕ Fraqueza adquirida na UTI

A fraqueza adquirida na UTI, nas formas polineuropatia do doente crítico ou miopatia do doente crítico, foi descrita pela primeira vez em 1984 por Bolton, quando anormalidades eletrofisiológicas com ausência de excitabilidade muscular e nervosa foram observadas em pacientes sépticos intubados, entre o segundo e quinto dias de internação. A fisiopatologia da fraqueza adquirida em UTI é multifatorial, e a dificuldade na nomenclatura deve-se a falta de clareza no relato das alterações neuromusculares observadas nos pacientes e à possibilidade de se tratar o conceito como disfunção orgânica, e não como um novo diagnóstico.

Fraqueza é uma medida funcional de força, e a neuromiopatia é uma medida eletrofisiológica. Porém, pacientes acamados, sedados, com assistência respiratória ou doenças graves não apresentam condições para realização dos testes de força de maneira adequada. A eletroneuromiografia à beira leito ainda tem limitações logísticas e de custo. Por isso, na fase inicial o diagnóstico é desafiador. Muitos pacientes com doenças crônicas, como câncer, sarcopenia, cardiopatias, pneumopatias, transplantados e renais crônicos já possuem alterações neuromusculares prévias, e quando em regime de internação em UTI, têm o quadro de fraqueza potencializado. As causas mais frequentemente relacionadas são imobilização prolongada, inflamação sistêmica, uso de corticosteroides, bloqueadores neuromusculares e hiperglicemia.

A presença simultânea de polineuropatia e miopatia da doença crítica é mais comum do que distúrbios neuromusculares primários, e pode ser distinguida pela preservação das velocidades de condução nervosa. A apresentação clínica mais comum é uma tetraparesia flácida com arreflexia ou hiporreflexia, e os nervos cranianos geralmente são poupados. Os padrões histopatológicos encontrados em biopsias de quadríceps de paciente com fraqueza adquirida na UTI mostraram perda seletiva de miosina, com atrofia generalizada ou seletiva de suas fibras, ou necrose muscular generalizada.

Não existe tratamento específico. O manejo das causas diretas do choque, a avaliação do uso racional de bloqueadores neuromusculares, corticosteroides, controle rigoroso da glicemia, nutrição adequada e mobilização precoce são, até o momento, os fatores mais importantes para melhora, com menor tempo de reabilitação associado e melhores desfechos.

BIBLIOGRAFIA

1. Bolton CF, Gilbert JJ, Hahn AF, Sibbald WJ. Polyneuropathy in critically ill patients. Journal of Neurology, Neurosurgery & Psychiatry. 1984;47(11):1223-31.

2. Caulfield AF, Flower O, Pineda JA, Uddin S. Emergency neurological life support: acute non-traumatic weakness. Neurocrit Care. 2017;27(Suppl 1):29-50..

3. Deem S. Intensive care unit acquired muscle weakness. Respiratory Care. 2006;51(9): 1042-52.

4. Diaz-Lobato S, Folgado MA, Chapa A, Alises SM. Efficacy of high-flow oxygen by nasal cannula with active humidification in a patient with acute respiratory failure of neuromuscular origin. Respir Care. 2013;58(12):e164-7.

5. Kleyweg RP, Van Der Meché FGA, Schmitz PIM. Interobserver agreement in the assessment of muscle strength and functional abilities in Guillain-Barré syndrome. Muscle Nerve. 1991;14(11):1103-9.

6. Knobel E. Terapia Intensiva Neurologia. São Paulo: Atheneu; 2003.

7. MacDuff A, Grant IS. Critical care management of neuromuscular disease, including long-term ventilation. Current Opinion in Critical Care. 2003;9(2):106-12.

8. Maramattom BV, Wijdicks EFM. Acute neuromuscular weakness in the intensive care unit. Critical Care Medicine. 2006;34(11):2835-41.

9. Narayanaswami P, Bertorini TE, Pourmand R, Horner LH. Long-term tracheostomy ventilation in neuromuscular diseases: patient acceptance and quality of life. Neurorehabilitation and Neural Repair. 2000;14(2):135-9.

10. Nayak R. Practical approach to the patient with acute neuromuscular weakness. World Journal of Clinical Cases. 2017;5(7):270-9.

11. Ng L, Khan F. Multidisciplinary care for adults with amyotrophic lateral sclerosis or motor neuron disease. Cochrane Database of Systematic Reviews. 2009;(4):CD007425.

12. Puthucheary Z, Montgomery H, Moxham J, Harridge S, Hart N. Structure to function: muscle failure in critically ill patients. The Journal of Physiology. 2010;588(23):4641-8.

13. Rabinstein AA. Noninvasive ventilation for neuromuscular respiratory failure: when to use and when to avoid. Curr Opin Crit Care. 2016;22(2):94-9.

14. Taveira I, Neto R, Salvador P, Costa R, Fernandes P, Castelões P. Determinants of the need for tracheostomy in neurocritical patients. Cureus. 2020;12(11):e11654.

24

PERIOPERATÓRIO NEUROCIRÚRGICO EM UTI

Gabriele Veiga de Lima Barbosa ▪ Tomás de Azevedo Rodrigues ▪ Paula R. Sanches

➡ Introdução

Pacientes em pós-operatório neurocirúrgico pertencem a dois grupos principais:

1. Pacientes operados de emergência, como no caso do traumatismo cranioencefálico (TCE) grave ou hemorragias intracranianas; e

2. Pós-operatórios eletivos, que necessitam de vigilância e manejo de complicações clínicas e cirúrgicas.

O paciente neurocirúrgico deve ser reavaliado com exame neurológico seriado, a fim de detectar precocemente piora clínica que indique intervenção. O intervalo entre os exames clínicos é variável, e deve ser individualizado de acordo com o estado neurológico, uso de sedação, achados de imagem e da monitorização multimodal. Clinicamente, considera-se deterioração neurológica uma redução de dois pontos na escala de coma de Glasgow, para pacientes não submetidos à sedação. São achados importantes do exame físico, que devem desencadear investigação adicional:

1. Alterações pupilares novas, particularmente anisocoria e ausência de reatividade pupilar;

2. Despertar demorado;

3. Posturas motoras em decorticação ou descerebração;

4. Movimentos anormais, suspeitos para crise convulsiva.

De acordo com a gravidade, o paciente necessitará de escalonamento da monitorização. São pontos-chave da neuromonitorização:

→ A admissão na Unidade de Terapia Intensiva (UTI) após manipulações eletivas deve ser individualizada conforme a rotina das instituições, especialmente se as unidades forem capazes de fornecer uma vigilância pós-operatória multidisciplinar adequada.

→ Embora a monitorização multimodal seja fortemente recomendada, há pouca evidência sobre o efeito de muitas das técnicas utilizadas sobre o prognóstico neurológico.

→ Não há evidência que endosse o uso de rotina de magnésio ou estatinas em pacientes com trauma craniano ou hemorragia subaracnoidea aneurismática.

→ É fundamental individualizar a monitorização para cada paciente.

➡ Emergências neurocirúrgicas

Traumatismo cranioencefálico (TCE)

Pacientes com TCE grave requerem internação em UTI para monitorização neurológica – sobretudo para medida invasiva da pressão intracraniana (PIC) e da pressão de perfusão cerebral (PPC). Pacientes com elevação sustentada da PIC acima de 22 mmHg – isto é, hipertensão intracraniana (HIC) – têm pior prognóstico neurológico, e o manejo clínico inclui intervenções para manter a PIC abaixo desse limiar, mantendo a PPC entre 60 mmHg e 70 mmHg. Mais recentemente, a individualização do alvo de PPC para pacientes com TCE com HIC tem ganhado espaço, com estudos demonstrando melhor recuperação funcional em pacientes manejados com a PPC ótima (PPC_{ot}), que pode variar de acordo com o estado de preservação da autorregulação encefálica. O estudo BOOST II demonstrou que a monitorização dos pacientes com TCE grave com oximetria tissular ($PtiO_2$) resultou em menos episódios de hipóxia cerebral, com tendência a menor mortalidade e melhores desfechos clínicos.

A craniectomia descompressiva para tratamento do TCE grave foi avaliada em dois grandes estudos. No DECRA *trial* (do inglês *Decompressive Craniectomy in Diffuse Traumatic Brain Injury*), pacientes com TCE grave e HIC refratária a medidas clínicas de primeira linha foram randomizados para receber intervenção (craniectomia bifrontoparietal) ou tratamento clínico padrão. O grupo intervenção teve melhor controle da HIC e mortalidade semelhante ao controle, porém piores desfechos em termos de funcionalidade (maior proporção de pacientes em estado vegetativo ou com incapacidade grave). Posteriormente, o estudo RESCUEicp (*Trial of Decompressive Craniectomy for Traumatic Intracranial Hypertension*) randomizou pacientes para intervenção (craniectomia descompressiva e tratamento clínico) ou controle (tratamento clínico), e encontrou menores taxas de mortalidade, porém pior desfecho funcional (maior proporção de pacientes em estado vegetativo e com incapacidade) no grupo intervenção. Atualmente, a craniectomia descompressiva é opção terapêutica de terceira linha em pacientes com HIC refratária pós-TCE, e pode ser oferecida à família após esclarecimentos sobre o risco de sobrevida com grande incapacidade e dependência.

O despertar diário não é recomendado para pacientes com risco de HIC, por aumentar os episódios de elevação da PIC e redução da PPC. Traqueostomia pode ser discutida precocemente no paciente com TCE grave, em razão de possível contribuição com redução do tempo de ventilação mecânica e de internação em UTI. A profilaxia farmacológica para tromboembolismo venoso (TEV) deve ser iniciada após 24 horas em pacientes de baixo risco de sangramento, com lesões intracranianas estáveis na tomografia. Pacientes com lesões hemorrágicas e de alto risco devem ter a prescrição de anticoagulantes adiada por pelo menos 72 horas.

Traumatismo raquimedular

O manejo dos pacientes com traumatismo raquimedular (TRM) na UTI envolve monitorização hemodinâmica apropriada, objetivando a manutenção da perfusão medular, sendo recomendada uma pressão arterial sistólica ≥ 100 mmHg e pressão arterial média ≥ 85 mmHg a 90 mmHg na primeira semana pós-trauma, quando o choque neurogênico pode causar instabilidade e necessidade de vasopressores endovenosos. Alguns pacientes, entretanto, apresentam-se com picos hipertensivos relacionados às crises de hiperatividade simpática paroxística (HSP). O manejo das crises inclui prevenção dos fatores desencadeadores, além de manejo medicamentos com sedativos, betabloqueadores, bloqueadores alfa-adrenérgicos e relaxantes musculares.

Pacientes com fraturas cervicais altas (C1 a C4) com frequência apresentam-se com insuficiência respiratória, por conta de disfunção do nervo frênico, além da alta incidência de TCE associado. A manutenção da oxigenação é fator importante no prognóstico neurológico, e pacientes admitidos conscientes devem ser avaliados quanto a sinais de disfunção ventilatória, para a indicação precoce de intubação. Capacidade vital < 15 mL/kg, aumento da PCO_2 e pressão inspiratória máxima $\geq$-14,5 mmHg indicam ventilação mecânica invasiva. Para os pacientes com TRM intubados, a traqueostomia precoce é sugerida após estabilização clínica, para reduzir o tempo de internação, facilitar a higiene brônquica e prover maior conforto ao paciente.

As intervenções cirúrgicas após TRM têm objetivo de descomprimir a medula, corrigir deformidades e estabilizar o segmento afetado. Diversos estudos demonstraram melhor recuperação neurológica e menor incidência de complicações clínicas (pneumonia e infecção do trato urinário) nos pacientes submetidos à descompressão medular nas primeiras 24 horas do trauma – preferencialmente nas primeiras 6 horas.

O manejo dos pacientes com TRM inclui a manutenção do colar cervical e a mobilização em bloco até a intervenção cirúrgica, com objetivo de proteger a medula e evitar lesões secundárias. As úlceras cutâneas de pressão são complicações que ocorrem em 10% a 30% dos pacientes, e encerram alta morbidade e grande aumento dos custos da internação. Devem ser prevenidas com mudanças frequentes de decúbito, além de proteção da pele e uso de colchões apropriados.

A maioria dos pacientes com TRM, particularmente aqueles com lesões completas, terá disfunções urinárias e digestivas. A bexiga neurogênica deve ser manejada com sondagem vesical de demora nas primeiras 24 horas a 72 horas pós-trauma, evitando obstrução urinária, hidronefrose, infecções e desencadeamento de crises de disautonomia. Após estabilização clínica, a sondagem vesical intermitente deve ser a estratégia de escolha. A dismotilidade digestiva pode ser manejada na maioria dos pacientes com laxativos e estímulo por via retal, porém alguns pacientes necessitam colostomia para manejo da obstipação refratária a medidas clínicas. Pacientes com TRM têm risco aumentado de úlceras gástrica de estresse, devendo receber profilaxia com inibidores de bomba de prótons desde a admissão.

O TEV é complicação vista em cerca de 40% dos pacientes com TRM, e é causa importante de morbidade e mortalidade nessa população. A profilaxia com heparina de baixo peso molecular (enoxaparina 40 mg/dia por via subcutânea) deve ser instituída tão cedo quando possível, que, em casos cirúrgicos, pode ser após 72 horas do trauma. Meias elásticas, compressão pneumática, reabilitação precoce e filtro de veia cava são outros recursos indicados na profilaxia do tromboembolismo pulmonar.

Hematomas extra-axiais

Hematomas epidurais (HED) são coleções hemorrágicas que se formam entre a dura máter e a calota craniana. Geralmente estão associados a traumatismo craniano, e coexistem com fraturas de crânio em 75% a 95% dos casos. Em 85% dos casos, o sangramento é originado de lesões arteriais durais, e em 15% há lesão dos seios durais. A imagem tomográfica característica do HED é uma lesão hiperdensa com efeito de massa, de aspecto convexo, que não cruza linhas de sutura óssea e correlaciona-se com fraturas ósseas. O tratamento do HED é cirúrgico quando o volume estimado é > 30 mL, independentemente da pontuação na escala de coma de Glasgow (ECG). Tratamento conservador pode ser considerado para hematomas com volume < 30 mL, espessura < 15 mm e com < 5 mm de desvio de linha média, se a ECG > 8. A reversão do efeito de anticoagulantes é indicada, porém não há evidência de benefício na transfusão de plaquetas para pacientes que usem antiagregantes plaquetários, a menos que sejam tratados cirurgicamente.

Hematomas subdurais (HSD) são sangramentos no espaço entre a dura máter e a aracnoide. Podem ser agudos (< 14 dias) ou crônicos (> 14 dias), e ter etiologia traumática ou espontânea. A apresentação pode ser na fase aguda do trauma, coexistindo com outras lesões intracranianas, ou tardia, com sintomas progressivos de cefaleia e déficits cognitivos e motores. A presença de coagulopatia, induzida ou não por anticoagulantes e antiagregantes plaquetários, está associada a aumento da mortalidade por HSD. A reversão imediata dos anticoagulantes está indicada, e um RNI entre 1,2 e 1,5 pode ser a meta em pacientes que usavam antagonistas da vitamina K. O efeito de antiagregantes plaquetários sobre a expansão dos HSD não está muito claro, e a reversão com transfusão de plaquetas é questionável. Uma opção é o uso da desmopressina (DDAVP), na dose de 0,3 mg/kg, que demonstrou aumentar a agregação plaquetária em 48% a 71% em um estudo. HSD com espessura > 10 mm ou desvio de linha média > 5 mm têm indicação de tratamento cirúrgico, a despeito da ECG. Além disso, pacientes comatosos com hematomas menos volumosos também devem ser tratados com drenagem cirúrgica. A cirurgia deve ser precoce em casos graves, assim que a coagulopatia seja revertida, para atingir melhores desfechos neurológicos. Em casos de tratamento conservador na fase aguda, a cirurgia pode ser indicada tardiamente, após cronificação, quando a trepanação e aspiração do coágulo envolve menor risco cirúrgico, diferente da fase aguda quando uma craniotomia é necessária.

Hemorragia intracraniana espontânea

O manejo clínico emergencial da hemorragia intracraniana espontânea (HIE) envolve, principalmente, medidas para inibir a progressão do hematoma nas primeiras horas após o sangramento. O controle pressórico e a reversão de coagulopatia são os pilares do tratamento intensivo. Em maio de 2023, o estudo INTERACT 3 confirmou que o manejo precoce (primeiras 6 horas) dos pacientes com HIE com um pacote que envolvia: 1) controle pressórico imediato, objetivando PAS 140 mmHg; 2) controle glicêmico rigoroso (glicemia 6,1 a 7,8 mmol/L e não diabéticos e 7,8 a 10 mmol/L em diabéticos); 3) tratamento antipirético agressivo (alvo temperatura ≤ 37,5 °C); e 4) correção da coagulopatia (meta RNI < 1,5) resultou em melhor desfecho funcional em 6 meses após o evento. Enquanto a reversão imediata dos anticoagulantes é recomendada, a transfusão de plaquetas só deve ser prescrita para pacientes que serão submetidos a tratamento cirúrgico.

Existe pouca evidência do benefício da drenagem cirúrgica de hematomas pequenos e sem comprometimento da consciência. O racional da cirurgia é reduzir a PIC e o efeito de massa, e prevenir herniação. Baseado em evidência disponível atualmente, a cirurgia tem papel emergencial, não havendo benefício funcional na drenagem eletiva. Dois grandes estudos randomizados, o STICH I e o STICH II demonstraram desfechos semelhantes entre pacientes tratados conservadoramente, ou com drenagem cirúrgica. Posteriormente, o estudo MISTIE III avaliou o benefício da cirurgia minimamente invasiva, comparando trombólise endoscópica ao tratamento clínico conservador; o estudo encontrou desfechos funcionais em um ano semelhantes entre os grupos.

O tratamento cirúrgico tem, entretanto, papel mais definido nos sangramentos espontâneos de fossa posterior: hemorragias cerebelares com deterioração neurológica, sinais de compressão de tronco e hidrocefalia por obstrução ventricular devem ser tratados com descompressão cirúrgica emergencial.

Hemorragia subaracnóidea (HSA)

Na HSA aneurismática, a intervenção mais importante é a abordagem precoce do aneurisma. O controle pressórico é crucial para reduzir o ressangramento: até o tratamento cirúrgico, recomenda-se manter a pressão arterial sistólica < 160 mmHg. Após a cirurgia, o risco de ressangramento é baixo, podendo ser mais frequente em pacientes com abordagem endovascular do que com clipagem. A indução de hemodiluição e hipervolemia não são mais recomendados, mas a manutenção da euvolemia é importante na prevenção da isquemia cerebral tardia.

Prevenção, detecção e tratamento do vasoespasmo é fundamental na fase aguda, particularmente entre o 5º e 7º dias após HSA. O Doppler transcraniano (DTC) é o método mais importante para detectar e monitorar o vasoespasmo. A isquemia cerebral tardia é parcialmente explicada pelo vasoespasmo, e pode ser prevenida com nimodipina, 60 mg de 4 em 4 horas por 21 dias, a contar do ictus. A administração de sulfato de magnésio e estatina de rotina não são recomendadas.

Alguns autores recomendam a profilaxia primária de crises convulsivas após HSA, pelo menos até o tratamento cirúrgico (embolização ou clipagem) do aneurisma roto.

A hidrocefalia aguda é uma complicação frequente após HSA, e ocorre por conta de obstrução ventricular por coágulos, ou por redução da absorção liquórica pelas granulações aracnoideas. Hidrocefalia deve ser monitorada clinicamente e com tomografias, e o surgimento de sintomas indica drenagem cirúrgica externa. Alguns pacientes tornam-se *shunt*-dependentes e necessitam implante de derivação ventrículo peritoneal na evolução.

Craniotomia por neoplasia

Complicações após craniotomia por neoplasia podem ocorrer em até 27% dos pacientes – que podem ser neurológicas, hemodinâmicas, metabólicas ou respiratórias. Como complicações maiores, temos hematomas pós-operatórios, edemas cerebrais e convulsões. Ainda mais frequentes são as complicações menores, como náuseas e vômitos pós-operatórios, dor e hipoglicemia. Pacientes com abordagens de fossa posterior devem ser ainda mais rigorosamente monitorados. Alguns fatores sugerem maior risco de complicações nesses casos: ausência de déficit motor pré-operatório, sangramento volumoso no intraoperatório, não utilizar corticoides, desvio de linha média de até 15 mm pré-cirúrgico, posição cirúrgica sentada e altas infusões de cristaloides no intraoperatório.

Metástases cerebrais são o tipo mais comum de tumor cerebral em adultos. Estão associadas a prognóstico desfavorável, com sobrevida média de 6 a 12 meses, apesar dos avanços nas terapias oncológicas. Nesses pacientes, convulsões perioperatórias são comuns e podem ocorrer em até 20% dos pacientes, causando morbidade e aumento da mortalidade. As convulsões são mais frequentes em gliomas de baixo grau, melanomas malignos, metástases de neoplasias pulmonares e gastrointestinais. Não se recomenda uso profilático de terapia anticonvulsivante, mas é recomendada busca ativa da presença de crises convulsivas. Há sugestão de uso preferencial de ácido valpróico ou levatiracetam, pois drogas indutoras de enzimas como fenitoína, fenobarbital ou carbamazepina devem ser evitadas por conta da interação conhecida com quimioterápicos.

→ Complicações pós-operatórias

Hematomas pós-operatórios

Os hematomas pós-operatórios são complicações raras das neurocirurgias, porém graves a ponto de evoluir com deterioração neurológica ou até mesmo a morte. Nem sempre é possível distinguir entre sangramento residual ou um hematoma, sendo considerada que a melhor definição de um hematoma pós-operatório importante é a necessidade de reabordagem cirúrgica. Baseado nesta definição, a incidência de hematoma clinicamente significativo é de até 7,1% em cirurgias intracranianas e de até 3% em cirurgias espinhais. Essa complicação é mais frequente após craniectomias, cranioplastias, cirurgias de *bypass* e drenagem de hematomas epidurais. O controle pressórico inadequado (PAS ≥ 160 mmHg) no período perioperatório é o principal fator de risco para sangramento, devendo o paciente ser monitorado e tratado imediatamente. O controle álgico também é importante, podendo contribuir para a manutenção da normotensão.

Deterioração clínica 6 a 24 horas após cirurgia intracraniana sugere sangramento pós-operatório precoce, e estão relacionados a tal complicação: cirurgia de retirada de meningioma, terapia antiagregante ou anticoagulante previamente à cirurgia, cirurgia de emergência, hematoma subdural crônico ou cirurgia de fossa posterior em paciente com *shunt*. Deve-se considerar tais fatores ao decidir transferir precocemente um paciente do ambiente de terapia intensiva para cuidados de enfermaria, nas primeiras horas após uma neurocirurgia eletiva. A craniectomia descompressiva envolve um importante risco pós-operatório de sangramento contralateral. Desfechos desfavoráveis em um *follow-up* de 6 meses, incluindo baixa funcionalidade (41%) e óbito (21%), foram identificados em pacientes submetidos à craniotomia e que complicaram com hemorragia pós-operatória.

Delirium após neurocirurgia

Delirium é caracterizado por uma disfunção neurológica aguda, habitualmente relacionada a um distúrbio metabólico de base, cujas características principais são distúrbio na atenção, na vigília e na cognição. Deve ser encarado como uma urgência – assim como o coma, uma vez que são espectros de disfunção neurológica aguda. Pacientes neurocirúrgicos são vulneráveis ao desenvolvimento dessa síndrome. O *delirium* pode acometer 12% a 26% dos pacientes submetidos à neurocirurgia, a depender da ferramenta utilizada para diagnóstico. A maior incidência de *delirium* parece acontecer após cirurgias neurovasculares (até 42%), talvez pela hipóxia e pelo estresse oxidativos gerados por clampeamento vascular transitório, e após técnicas de *bypass*, por conta de maior tempo de anestesia e ventilação mecânica.

A ocorrência de *delirium* implica em aumento do tempo de internação, risco de reoperação, risco de declínio cognitivo e maior mortalidade a longo prazo, devendo ser prontamente identificada com base em escores apropriados – como o CAM-ICU (*Confusion Assessment Method for the Intensive Care Unit*). *Delirium* deve ser ativamente pesquisado diariamente e sua causa subjacente tratada – dor, desidratação, infecção, anemia, dentre outras.

Tromboembolismo venoso

A incidência de eventos tromboembólicos em pacientes submetidos à craniotomia é de até 3,5%, podendo ocorrer em até 26% dos pacientes operados para remoção de tumores, mesmo na vigência de tromboprofilaxia. Em pacientes com hemorragia pós-operatória, a incidência de tromboembolismo venoso (TEV) aumenta para até 7%, podendo chegar a 13% nos que tiveram hemorragia pós-operatória pós-craniotomia.

Comparados a pacientes gerais, pacientes de UTI têm risco aumentado de eventos tromboembólicos. Sem tromboprofilaxia, a incidência confirmada de trombose venosa profunda adquirida no hospital é de até 40% entre pacientes cirúrgicos e até 60% em pacientes ortopédicos, e aproximadamente 10% das mortes intra-hospitalares são atribuíveis à embolia pulmonar. O uso da heparina pós-operatória é seguro, não causando aumento de sangramento em pacientes neurocirúrgicos e prevenindo eventos fatais de embolia pulmonar.

São considerados fatores de risco adicionais para eventos tromboembólicos: neoplasias primárias ou metastáticas, imobilidade perioperatória ou fraqueza muscular, idade e cirurgias longas. Em pacientes submetidos à craniotomia, deve ser utilizado compressor pneumático intermitente antes da cirurgia ou na admissão em UTI. Se o risco de evento trombótico for muito elevado, a recomendação é que sejam utilizadas profilaxia mecânica iniciada já no pré-operatório, em conjunto com a profilaxia química pós-operatória, quando se presume menor risco de sangramento, 24 horas após a cirurgia. Para pacientes com hemorragia intracraniana não traumática, considerar o uso de heparina não fracionada ou heparina de baixo peso molecular se o risco de novo sangramento for mais baixo. É sugerido continuar a tromboprofilaxia química até a mobilização completa do paciente.

Para pacientes submetidos a cirurgias de coluna sem fator de risco adicional para trombose, é sugerida mobilização precoce, apenas. Já aqueles com risco adicional para TEV, devemos utilizar compressão pneumática intermitente e, posteriormente, iniciar heparina profilática se houver baixo risco de sangramento, 24 horas após a cirurgia.

BIBLIOGRAFIA

1. Cooper DJ, Rosenfeld JV, Murray L, Arabi YM, Davies AR, D'Urso P et al. Decompressive craniectomy in diffuse traumatic brain injury. N Engl J Med. 2011;364(16):1493-502.

2. Faraoni D, Comes RF, Geerts W, Wiles MD. European guidelines on perioperative venous thromboembolism prophylaxis. Eur J Anaesthesiol. 2018;35(2):90-5.

3. Hacker RI, Ritter G, Nelson C, Knobel D, Gupta R, Hopkins K et al. Subcutaneous heparin does not increase postoperative complications in neurosurgical patients: an institutional experience. J Crit Care. 2012;27(3):250-4.

4. Hutchinson PJ, Kolias AG, Timofeev IS, Corteen EA, Czosnyka M, Timothy J et al. Trial of decompressive craniectomy for traumatic intracranial hypertension. N Engl J Med. 2016;375(12):1119-30.

5. Kappen PR, Kakar E, Dirven CMF, van der Jagt M, Klimek M, Osse RJ et al. Delirium in neurosurgery: a systematic review and meta-analysis. Neurosurg Rev. 2022;45(1):329-41.

6. Lonjaret L, Guyonnet M, Berard E, Vironneau M, Peres F, Sacrista S et al. Postoperative complications after craniotomy for brain tumor surgery. Anaesth Crit Care Pain Med. 2017;36(4):213-8..

7. Molyneux AJ, Kerr RS, Yu LM, Clarke M, Sneade M, Yarnold JA et al. International subarachnoid aneurysm trial (ISAT) of neurosurgical clipping versus endovascular coiling in 2143 patients with ruptured intracranial aneurysms: a randomised comparison of effects on survival, dependency, seizures, rebleeding, subgroups, and aneurysm occlusion. Lancet. 2005;366(9488):809-17.

8. Nittby HR, Maltese A, Ståhl N. Early postoperative haematomas in neurosurgery. Acta Neurochir (Wien). 2016;158(5):837-46.

9. Puri PR, Johannsson B, Seyedi JF, Halle B, Schulz M, Pedersen CB et al. The risk of developing seizures before and after surgery for brain metastases. Clin Neurol Neurosurg. 2020;193:105779.

10. Siegemund M, Steiner LA. Postoperative care of the neurosurgical patient. Curr Opin Anaesthesiol. 2015;28(5):487-93.

11. Song L, Hu X, Ma L, Chen X, Ouyang M, Billot L et al. INTEnsive care bundle with blood pressure reduction in acute cerebral hemorrhage trial (INTERACT3): study protocol for a pragmatic stepped-wedge cluster-randomized controlled trial. Trials. 2021;22(1):943.

12. Sorrentino E, Diedler J, Kasprowicz M, Haubrich , Smielewski P, Outtrim JG et al. Critical thresholds for cerebrovascular reactivity after traumatic brain injury. Neurocrit Care. 2012;16:258-66.

13. Souza TL de, Azzolin K de O, Fernandes VR. Cuidados multiprofissionais para pacientes em delirium em terapia intensiva: revisão integrativa. Rev Gauch Enferm. 2018;39:e20170157.

14. Teo C, Rahman S, Boop FA, Cherny B. Complications of endoscopic neurosurgery. Child's Nerv Syst. 1996;12(5):248-53.

15. Uribe AA, Stoicea N, Echeverria-Villalobos M, Todeschini AB, Esparza Gutierrez A, Folea AR et al. Postoperative nausea and vomiting after craniotomy: an evidence-based review of general considerations, risk factors, and management. J Neurosurg Anesthesiol. 2021;33(3):212-20.

25

ENCEFALOPATIA E HIPERTENSÃO INTRACRANIANA NA INSUFICIÊNCIA HEPÁTICA AGUDA GRAVE

Amanda Valle

→ Introdução

A insuficiência hepática aguda grave (IHAG), ou hepatite fulminante, é uma condição rara e crítica, caracterizada por uma rápida deterioração da função hepática em pacientes previamente hígidos, na maior parte dos casos. A incidência é de 1 a 6 casos por milhão, anualmente. Nos países mais desenvolvidos, a principal etiologia é a intoxicação por acetaminofeno, enquanto nos países menos desenvolvidos as hepatites virais são predominantes. Todos os pacientes com insuficiência hepática aguda devem ser amplamente investigados sobre o uso de medicamentos, alimentos, bebidas (especialmente chás), estado vacinal e histórico de viagens. No entanto, em muitos casos, a causa permanece desconhecida.

Clinicamente, a apresentação habitual da disfunção hepática inclui icterícia, coagulopatia e encefalopatia. A vasodilatação periférica decorrente da resposta inflamatória sistêmica e a disfunção orgânica múltipla acompanham o quadro e precisam ser interrompidas rapidamente. Definições mais atuais contemplam diferentes fenótipos de doença e entendem o intervalo entre o surgimento de sintomas e a instalação da encefalopatia como um dado importante para a caracterização da etiologia, principais complicações e prognóstico.

Existem classificações diversas baseadas no tempo de aparecimento da encefalopatia, mas, de forma geral, pode-se dizer que ela ocorre em até 26 semanas após o início dos primeiros sintomas de disfunção hepática –normalmente icterícia (Quadro 25.1). O intervalo de tempo até seu aparecimento pode ajudar na determinação da etiologia, além de apresentar fatores prognósticos. Os quadros de evolução hiperaguda geralmente estão relacionados a infecções pelos vírus da hepatite ou ingestão de paracetamol; nesses casos, os pacientes estão sob maior risco de desenvolver edema cerebral. De outro lado, casos de evolução subaguda podem se confundir com agudização de uma doença hepática crônica; têm menor risco de desenvolvimento de edema cerebral, mas dificilmente ocorre remissão do quadro sem a necessidade de transplante hepático.

■ Quadro 25.1 – Classificação da IHAG de acordo com intervalo de tempo entre surgimento de icterícia e da encefalopatia

Classificação	Tempo de aparecimento da encefalopatia
Classificação da falência hepática aguda – O'Grady System	
Hiperaguda	Até sete dias
Aguda	7 a 28 dias
Subaguda	28 dias a 26 semanas
Classificação da falência hepática aguda – Bernuau	
Classificação	Tempo de aparecimento da encefalopatia
Fulminante	Até 2 semanas
Subfulminante	Após 2 semanas

Fonte: Elaborado pelos autores.

Embora as evidências científicas sobre o manejo clínico da IHAG sejam escassas, por conta da raridade e da heterogeneidade da condição, a sobrevida vem aumentando nos últimos anos. A evolução na qualidade do suporte intensivo e a possibilidade de transplante hepático são as principais responsáveis por essa evolução. Edema cerebral ocorria em cerca de 80% dos casos de IHAG, previamente; esses valores vêm caindo substancialmente e culminam na redução da mortalidade por hipertensão intracraniana nessa população, que era próxima a 100% e hoje é de cerca de 55%.

A despeito dos avanços nas últimas décadas, a hipertensão intracraniana (HIC) segue como importante causa de mortalidade na IHAG, atrás apenas dos quadros sépticos. Uma vez instalada, a HIC exige manejo complexo e vigilância estrita, tema que será abordado posteriormente.

→ Etiologia

Dentre as causas de hepatite fulminante, podemos citar como mais comuns as infecções virais agudas e ingestão de medicamentos e suplementos dietéticos (especialmente chás). Dentre as infecções virais, as mais comuns são infecções agudas pelo vírus da hepatite A, B e E. Hepatite C não é causa comum de IHAG. Hepatite E é mais comum em países do norte da África e do Sudeste da Ásia, por isso, rara em nosso meio. Infecções pelo vírus Epstein-Barr, citomegalovírus, herpes simplex e algumas parvoviroses também devem sem lembradas como etiologias virais.

O aumento da vacinação e a melhora das condições sanitárias, especialmente em países desenvolvidos, reduziu substancialmente os quadros de hepatite fulminante de etiologia viral nesses locais. No entanto, em países em desenvolvimento e países pobres ainda é a principal etiologia.

A hepatite aguda induzida por drogas é responsável por cerca de 50% dos casos nos Estados Unidos; dentre elas, a mais comum é a hepatite induzida pelo acetominofeno. Nesses casos, a doença pode se desenvolver raramente de forma indiossincrática, em uma única dose, mas, em geral, é dose-dependente, estando relacionada à ingestão de dosagem elevada (> 4 g/dia), mesmo que de forma não intencional. Como é a droga mais comumente associada à hepatite, seu uso deve ser sempre investigado. Normalmente, é de aparecimento rápido, entre 8 e 12 horas após a ingestão do medicamento, levando a aumento significativo do nível de transaminases; é comum a associação de acidose metabólica e insuficiência renal aguda. A N-acetilcisteína é o antídoto indicado e deve ser usado o mais precocemente possível se há suspeita do uso de paracetamol.

Outras causas incluem isquemia do fígado secundária a choque de diversas etiologias, infiltração neoplásica, especialmente de linfomas, doença de Wilson e hepatite autoimune.

➡️ Medidas gerais

A hepatite fulminante leva a quadro de hipotensão e choque distributivo, com perda de volume intravascular. O objetivo do tratamento é restaurar o *status* volêmico, melhorar o débito cardíaco e o transporte de oxigênio aos tecidos por meio de ressuscitação volêmica adequada e uso de drogas vasoativas. Diante disso, é importante que esses pacientes tenham acesso venoso central, cateter vesical e cateter intra-arterial para melhor manejo clínico e tomada de decisões. Ecocardiograma pode ajudar no manejo da administração de fluidos e drogas vasoativas.

Considerando a evolução grave do choque e da encefalopatia, considerar intubação orotraqueal para proteção de vias aéreas. É comum a síndrome da angústia respiratória aguda e, para isso, é ideal manter ventilação mecânica protetora; considerar controle rigoroso da $PaCO_2$ em casos de hipertensão intracraniana.

Mais de 50% dos pacientes com hepatite fulminante desenvolvem insuficiência renal aguda, especialmente pacientes idosos e aqueles cuja etiologia é a ingestão de acetaminofeno. Para esses pacientes, é indicada hemodiálise (HD) precoce, sendo a hemodiafiltração contínua preferencial à HD intermitente, permitindo manejo dos distúrbios metabólicos e melhor tolerância hemodinâmica.

O aumento da amônia sérica está associado à disfunção de neutrófilos e macrófagos, levando à inflamação sistêmica e liberação de citocinas pró-inflamatórias e estresse oxidativo. Pacientes com hepatite fulminante têm predisposição a infecções por conta do aumento de translocação bacteriana e da redução da função imunológica dos leucócitos; cerca de 80% dos pacientes apresentam infecções bacterianas. Por esse motivo, é indicada coleta de culturas e início de antibioticoterapia profilática, especialmente em pacientes com deterioração clínica importante.

Os pacientes estão mais susceptíveis à hipoglicemia em razão de redução da gliconeogênese hepática; assim, é necessário controle rigoroso da glicemia e aporte venoso de glicose para preservação do metabolismo celular e para impedir o agravamento do quadro neurológico. Em pacientes com estabilidade suficiente para nutrição enteral, recomenda-se oferecer entre 1 g e 1,2 g de proteína por kg de peso por dia; considerar redução em caso de aumento progressivo da amônia sérica ou piora do edema e hipertensão intracraniana.

Em razão da perda na capacidade de síntese de fatores de coagulação pelo fígado, é comum o surgimento de coagulopatia. A correção da coagulopatia deve ser indicada quando há grande risco ou presença de sangramentos e não é indicada de rotina.

➡️ Encefalopatia hepática

O surgimento de encefalopatia, independentemente da etiologia da doença hepática, representa fator prognóstico importante na hepatite aguda, determinando maior taxa de mortalidade. É uma condição multifatorial e manifesta-se com um espectro amplo de disfunções neuropsiquiátricas que podem ser subclínicas e pouco aparentes ou chegar até o coma. Seu diagnóstico muitas vezes é desafiador, já que os pacientes podem não ter sintomas clínicos evidentes. Nos pacientes com encefalopatia mínima, sinais de alterações neurológicas ao eletroencefalograma já podem ser identificados.

Apresenta-se clinicamente com variações sutis na cognição, alterações de personalidade até alterações neuromotoras como hiperrreflexia e *flapping*. A classificação West Haven é a mais amplamente usada e divide a encefalopatia em quatro estágios passíveis de serem identificados apenas pelo exame clínico (Quadro 25.2).

➡️ Quadro 25.2 – Classificação da encefalopatia hepática (West Haven)

Encefalopatia	Quadro clínico
I	Mudanças de comportamento, com discreta ou nenhuma alteração de nível de consciência. Redução da atenção. Alteração do ciclo sono-vigília
II	Mudanças de comportamento. Desorientação. Sonolência. Pode ocorrer aparecimento de *Flapping*
III	Confusão mental, sonolência a maior parte do tempo. *Flapping* presente
IV	Coma, postura em descerebração

Fonte: Elaborado pelos autores.

Pacientes com encefalopatia devem ter avaliações neurológicas frequentes e, especialmente a partir de grau II, serem monitorizados em ambiente de terapia intensiva. Tomografia computadorizada (TC) de crânio deve ser realizada para avaliar outras causas de piora clínica, especialmente sangramentos.

A fisiopatologia da encefalopatia na hepatite fulminante não é totalmente conhecida; sabe-se que a elevação dos níveis séricos de amônia tem papel central. No entanto, também ocorre aumento de estresse oxidativo, dano mitocondrial e alterações osmóticas, que perpetuam o edema cerebral, levando a hipertensão intracraniana.

A amônia é formada no intestino, por meio da degradação das proteínas da dieta, mas também pela sua produção pela flora intestinal colônica. Além disso, a glutamina, utilizada pelos enterócitos como fonte de energia, é transformada em amônia e glutamato no intestino delgado. Uma parte da amônia é utilizada para formação de complexos nitrogenados úteis ao organismo; outra parte é levada até o fígado para conversão em ureia e ácido úrico, e posterior eliminação. Também é utilizada em inúmeras reações metabólicas em outros órgãos, como cérebro, rins e músculos. Destes, a musculatura esquelética apresenta papel fundamental no metabolismo da amônia. Eles são capazes de captar amônia e transformá-la em glutamina.

O tratamento da encefalopatia, consiste, portanto, em redução da sua produção ou aumento de sua eliminação. Laxativos osmóticos, como a lactulona, têm como objetivo redução da absorção intestinal de amônia, por meio de redução do pH intestinal e pelo efeito catártico. Os antibióticos não absorvíveis, como rifaximina ou neomicina, têm o objetivo de reduzir a absorção intestinal de amônia a partir da redução da flora intestinal e sua atividade metabólica. A L-ornitina L-aspartato (LOLA) tem como objetivo estimular o ciclo da ureia nos hepatócitos e especialmente nos músculos, transformando amônia em glutamina na periferia. Infelizmente, na IHAG, todas essas medidas são controversas e não contribuem para melhores desfechos clínicos.

➡️ Hipertensão intracraniana na hepatite fulminante

A encefalopatia e o edema cerebral são os cernes do acometimento neurológico na falência hepática. A atividade neuroinflamatória, com ativação de células da micróglia, é um dos mecanismos principais deste processo multifatorial.

Nos quadros de HIC relacionados à IHAG, o edema cerebral é o principal responsável pela elevação da pressão intracraniana (PIC). A sequência de eventos que culminam com herniação cerebral e morte é a mesma das demais etiologias de HIC.

Conforme a doutrina de Monro-Kelie, o crânio é um compartimento rígido, incapaz de tolerar expansões e, portanto, o volume de seus componentes deve permanecer constante. Incrementos na quantidade de fluido intracraniano elevam à PIC e reduzem a pressão de perfusão cerebral. Além disso, alterações na capacidade de autorregulação dificultam a manutenção de fluxo sanguíneo cerebral dentro da normalidade, podendo favorecer estados de hiperemia e/ou isquemia.

A fisiopatologia do edema cerebral na IHAG é complexa; a atividade inflamatória local e sistêmica e a circulação de neurotoxinas, como a amônia, levam ao surgimento de edema citotóxico. A amônia é metabolizada em ureia no fígado, por meio do ciclo da ureia. Na condição de falência hepática, há elevação dos níveis séricos de amônia, que se difunde facilmente por meio da barreira hematoencefálica. Já no sistema nervoso central, ocorre a metabolização da ureia em glutamina, por meio da glutamina-sintetase contida nos astrócitos. Esse acúmulo de glutamina, por sua vez, funciona como um osmólito orgânico, levando ao surgimento do edema citotóxico, além de influenciar a produção e liberação de neurotransmissores e a função mitocondrial, levando também à alteração da função cerebral.

Existe correlação entre níveis séricos elevados de amônia e o desenvolvimento de encefalopatia; o risco de HIC é maior quando há valores sustentados de amônia entre 150 e 200 µmol/L. A velocidade de instalação da hiperamonemia também é fator determinante; na IHAG, essa elevação acontece de maneira muito rápida, impossibilitando a atuação dos mecanismos de compensação, diferentemente do que ocorre nas insuficiências hepática subaguda e crônica, em que a encefalopatia pode surgir, mas dificilmente a evolução para quadros de HIC.

Há de se destacar ainda o papel do edema vasogênico, secundário à alteração de permeabilidade cerebral, mesmo que em menor grau, quando comparado ao edema citotóxico.

As possibilidades terapêuticas para encefalopatia, usadas na doença crônica, não tem o mesmo papel nos quadros de IHAG. Não há evidência de benefício em seu uso e, em alguns casos, pode ser até deletério, a depender do grau de acometimento sistêmico e disfunções orgânicas geradas pela doença hepática aguda.

Abordagem clínica da hipertensão intracraniana

Um importante aspecto do manejo clínico desses pacientes é a monitorização. A maneira ideal de monitorar a PIC nessa população ainda não está definida; o modo mais acurado é a monitorização invasiva da PIC, embora não seja isento de riscos. A elevação da PIC pode ocorrer de forma muito abrupta na IHA, e nestes casos, a sua monitorização contínua facilita a pronta atuação e instituição de medidas clínicas.

Atualmente, a tendência é monitorizar os pacientes com sinais clínicos ou evidência de evolução para HIC ou fatores de risco importantes, como aqueles com graus elevados de encefalopatia, níveis séricos de amônia persistentemente elevados (> 200 µmol/L), disfunção renal e pacientes mais jovens. Essa tendência mais conservadora de monitorização reflete a ausência de evidências acerca do benefício em sobrevida com a utilização do método invasivo. Um estudo multicêntrico retrospectivo de Karvellas CJ *et al.*, 2014, evidenciou que 51% dos pacientes cursam com HIC, e aqueles monitorizados acabam por receber mais terapias direcionadas à elevação da PIC. A taxa de complicações foi pequena, cerca de 5% de hemorragias. No entanto, também não houve benefício em redução de mortalidade, em 21 dias, nos pacientes com IHAG por intoxicação por acetaminofeno, e um pior prognóstico nos casos de IHAG por outras etiologias. Esses resultados vão ao encontro dos achados de estudos retrospectivos menores, realizados previamente, e justificam a baixa taxa de utilização do método invasivo nos maiores centros transplantadores, como evidenciado em pesquisa multicêntrica internacional, publicada em 2016, no *World of Gastroenterology*.

Nesse cenário, ganham força as ferramentas de neuromonitorização não invasiva, como o Doppler transcraniano (DTC). Por esse método é possível avaliar sinais indiretos de HIC e alteração do fluxo sanguíneo cerebral, de forma não invasiva. Outros exames, como a ultrassonografia do nervo óptico, também podem auxiliar no manejo desses pacientes, mas não possuem validação para utilização nessa população.

Os valores de referência para tratamento da HIC também não são padronizados, mas se almeja, usualmente, PIC < 20 mmHg a 25 mmHg. Valores sustentados acima desses patamares exigem intervenção. Primeiramente, suporte orgânico de qualidade deve ser ofertado; esses são pacientes críticos e, com a progressão da encefalopatia, precisam ser submetidos a intubação orotraqueal, estabilização hemodinâmica e correto posicionamento da cabeça, em posição neutra e a 30° de elevação.

Atenção especial deve ser dada ao controle glicêmico; a presença de hipoglicemia não é incomum e deve ser agressivamente tratada, evitando-se soluções hipotônicas, no entanto, e consequente hiponatremia.

Crises convulsivas também devem ser tratadas, se presentes, embora a utilização de profilaxia não é recomendada.

Uma vez instalada a HIC, medidas clínicas para controle da PIC devem ser utilizadas, como sedação, terapias osmolares, hiperventilação e hipotermia. Nesses casos, o alvo deve ser uma sedação profunda, objetivando uma escala de *Richmond Agitation Sedation Scale* (RASS) de-5. A utilização de solução salina hipertônica ou manitol levam à redução do edema cerebral a partir de efeito de desidratação osmótica, promovendo uma migração do fluido do cérebro para o intravascular.

Segundo *guideline* da EASL, de 2017, tanto a solução hipertônica quanto o manitol possuem eficácias semelhantes. Em relação à solução hipertônica, deve-se ter atenção aos valores de sódio sérico, que devem ser mantidos dentro da normalidade, e aumentados (tolerando-se valores < 160 mmol/L) em caso de edema cerebral. A utilização de manitol, por sua vez, exige monitorização da osmolaridade sérica, que deve ser mantida em níveis < 320 mOsm/L . Atenção especial deve ser dada à depleção do volume, HIC de rebote e insuficiência renal.

A hiperventilação, assim como em outros cenários de HIC, deve ser encarada como medida de resgate. A hipocapnia leva à vasoconstrição e consequente redução do fluxo sanguíneo cerebral e PIC; no entanto, a ameaça de isquemia torna a estratégia arriscada e de uso por períodos limitados. Deve ser utilizada como resgate em casos de herniação iminente, como ponte para demais medidas.

Seguindo a mesma linha, a hipotermia também aparece como medida de resgate, em casos de HIC refratária às demais medidas citadas, com melhor evidência de benefício. Assim como no manejo da HIC por outras etiologias, na IHAG a meta é normotermia. A despeito de evidências fisiológicas de redução da PIC (redução do metabolismo cerebral e redução dos níveis séricos de amônia por redução de catabolismo proteico), a hipotermia profilática não demonstrou benefício em estudo randomizado multicêntrico. Há de se destacar aqui os riscos dessa terapia, que, em pacientes com IHAG, pode potencializar disfunções já existentes: coagulopatia, infecção e arritmias, principalmente.

A terapia de substituição renal tem papel de destaque nos casos de HIC em IHAG. Em razão da capacidade de redução dos níveis séricos de amônia pela hemofiltração veno-venosa contínua (CVVH), os últimos *guidelines* acerca do tema, incluindo o da EASL, de 2017, sugerem considerar o início precoce de CVVH para aqueles pacientes com hiperamonemia e encefalopatia em progressão.

Terapias como a plasmaférese e o suporte extracorpóreo artificial do fígado ainda precisam de mais estudos e caracterização de seu papel no tratamento da IHAG, e também da encefalopatia e HIC presentes na síndrome.

A terapia MARS (do inglês *Molecular Adsorbent Recirculation System*) é um suporte hepático extracorpóreo, semelhante à hemodiálise, que utiliza albumina como dialisato com o objetivo de remover toxinas ligadas à albumina. Tem o potencial de também eliminar citocinas inflamatórias, com um benefício teórico de melhora da gravidade clínica. Tem papel controverso na insuficiência hepática aguda, necessitando ainda de mais estudos que comprovem melhora clínica significativa. Em único estudo randomizado acerca da utilização da MARS em pacientes com IHAG, não houve redução de mortalidade ou encefalopatia hepática; o estudo, no entanto, teve elevada taxa de transplantes (cerca de 75% dos pacientes) em curto período de tempo desde a randomização, não permitindo o entendimento da terapia na evolução da doença e naqueles pacientes não candidatos a transplante.

A hepatectomia total em pacientes que aguardam pelo transplante hepático pode ser utilizada como medida extrema, com a proposta de reduzir as citocinas inflamatórias provenientes do fígado necrótico e, dessa forma, melhorar a vasodilatação e hiperemia cerebral decorrentes dessa mediação citotóxica.

→ Transplante hepático

A identificação de pacientes candidatos a transplante hepático deve ser feita o mais precocemente possível, evitando que a progressão das disfunções orgânicas torne o paciente grave demais e inelegível para o procedimento. Apesar de ser uma opção de tratamento, apenas 10% dos transplantes ocorrem em pacientes com IHAG e as taxas de sobrevida são menores do que em pacientes que o realizam de forma eletiva.

Os pacientes com IHAG entram em fila de transplante priorizados, em caráter de urgência. Para isso, alguns critérios são utilizados para definir gravidade e prognóstico, especialmente do contexto de escassez de órgãos, como ocorre no Brasil. Os mais usados são os critérios do King's College (Quadro 25.3) e *Clichy* (Quadro 25.4).

■ Quadro 25.3 – Critérios do King's College para indicação de transplante hepático na insuficiência hepática aguda grave

IHAG por acetaminofeno	Critérios (um maior ou três menores)
Critério maior	▪ pH < 7,3 após ressuscitação ou após 24 horas da ingestão (independente da encefalopatia)
Critérios menores	▪ TP > 100 segundos ou INR > 6,5 ▪ Creatinina > 3,4 mg/dL ▪ Encefalopatia III ou IV
IHAG de outras etiologias	**Critérios (um maior ou pelo menos três menores)**
Critério maior	▪ TP > 100 segundos ou INR > 6,5 (independente da encefalopatia)
Critérios menores	▪ Idade < 10 anos ou > 40 anos ▪ Hepatite não A, não B; hepatite por outras drogas ▪ Intervalo entre icterícia e encefalopatia maior que 7 dias ▪ TP > 50 s ou INR > 3,5 ▪ Bilirrubina total > 17,5 mg/dL

Fonte: Elaborado pelos autores.

■ Tabela 25.4 – Critérios de *Clichy* para indicação de transplante hepático na insuficiência hepática aguda grave

Encefalopatia III ou IV	**Fator V < 20% se idade < 30 anos** **Ou** **Fator V < 30% se idade > 30 anos**

Fonte: Elaborado pelos autores.

O transplante hepático é, ainda, a intervenção mais efetiva para melhorar a sobrevida e deve ser considerado com encaminhamento precoce dos pacientes para um centro de referência, evitando que o agravamento do quadro e a progressão da disfunção orgânica seja impeditiva ao transplante.

BIBLIOGRAFIA

1. Bernal W, Wendon J. Acute liver failure. New England Journal of Medicine. 2013; 369(26):2525-34.

2. Hadjihambi A, Arias N, Sheikh M, Jalan R. Hepatic encephalopathy: a critical current review. Hepatol Int. 2018;12(1):S135-47.

3. Karvellas CJ, Fix OK, Battenhouse H, Durkalski V, Sanders C, Lee WM; US Acute Liver Failure Study Group. Outcomes and complications of intracranial pressure monitoring in acute liver failure: a retrospective cohort study. Crit Care Med. 2014;42(5):1157-67.

4. Karvellas CJ, Nanchal R, Dong V. Pathophysiology of acute liver failure. Nutrition in Clinical Practice. 2019;35(1):24-9.

5. Kok B, Karvellas C. Management of cerebral edema in acute liver failure. Seminars in Respiratory and Critical Care Medicine. 2017;38(06):821-9.

6. Martínez JJG, Bendjelid K. Artificial liver support systems: what is new over the last decade? Ann Intensive Care. 2018;8(1):109.

7. O'Grady JG, Schalm SW, Williams R. Acute liver failure: redefining the syndromes. Lancet. 1993;342(8866):273-5.

8. Rabinowich L, Wendon J, Bernal W, Shibolet O. Clinical management of acute liver failure: results of an international multicenter survey. World J Gastroenterol. 2016;22(33):7595-603.

9. Rose CF, Amodio P, Bajaj JS, Dhiman RK, Montagnese S, Taylor-Robinson SD et al. Hepatic encephalopathy: Novel insights into classification, pathophysiology, and therapy. Journal of Hepatology. 2020;73(6):1526-47.

10. Wendon J, Cordoba J, Dhawan A, Larsen FS, Manns M, Samuel D et al. EASL Clinical Practical Guidelines on the management of acute (fulminant) liver failure. J Hepatol. 2017;66(5):1047-81.

26

AVALIAÇÃO PROGNÓSTICA DE PACIENTES NEUROCRÍTICOS

Bárbara Gomes Barbeiro ■ Polyana Vulcano Toledo Piza

→ Introdução

A avaliação prognóstica do paciente neurocrítico inclui a caracterização do grau de comprometimento neurológico (incluindo lesões primárias e secundárias) e a estimativa da resiliência e a reserva cerebrais, para então agregar todos esses fatores e convertê-los em valores que traduzam a extensão da incapacidade e as dificuldades que o paciente encontrará em sua recuperação. Além disso, a avaliação prognóstica pode ser usada como guia para a decisão de limitação de cuidados, evitando suporte de vida prolongado e inapropriado. Entretanto, o impacto positivo da avaliação prognóstica depende da sua acurácia.

→ Desafios da avaliação prognóstica dos pacientes neurocríticos

Métodos diagnósticos imprecisos e incertezas na avaliação clínica

A precisão na detecção de diferentes graus de acometimento do nível de consciência é fundamental no processo diagnóstico desses pacientes. A sensibilidade de um examinador em detectar o nível de consciência de um paciente por meio da sua resposta motora a comandos, durante o exame à beira leito, ainda é falha em comparação às análises obtidas por meio de exames complementares, como eletroencefalograma (EEG) e a ressonância magnética nuclear (RMN). Cerca de 15% dos pacientes arresponsivos ao exame clínico podem apresentar atividade elétrica em áreas cerebrais que correspondem à resposta a comandos motores em sua fase inicial, condição conhecida como dissociação cognitivo-motora.

A duração do seguimento e o momento da avaliação clínica também são importantes. Avaliações precoces podem ser influenciadas por fatores confundidores na fase aguda, como o efeito de medicações sedativas e o estado pós-ictal de crises epilépticas. Assim, avaliações seriadas são necessárias para resultados mais assertivos, assim como o registro do intervalo de tempo entre a ocorrência da lesão e a avaliação prognóstica (especialmente nos casos de retirada de terapias de suporte à vida). Além disso, avaliações mais tardias permitem a obtenção de uma visão geral a respeito do processo de reabilitação relacionadas às lesões neurológicas agudas, especialmente nos casos de traumatismo cranioencefálico (TCE), traumatismo raquimedular (TRM) e lesão cerebral hipóxico-isquêmica.

Vieses interpessoais

Uma das principais ameaças a uma avaliação neurológica rigorosa é um viés de confirmação, em que o examinador, de forma parcial, procura e usa as informações de forma tendenciosa, para apoiar suas próprias ideias ou crenças.

Apesar dos esforços em estabelecer uma avaliação prognóstica acurada, não se deve perder de vista os limites do conhecimento em torno da recuperação neurológica e da neuroplasticidade.

Limitações das avaliações de desfechos e modelos prognósticos

São ameaças importantes à precisão da avaliação prognóstica do paciente neurocrítico:

1. Falta de conhecimento sobre o instrumento usado para avaliar desfechos;

2. Basear-se em definições inadequadas para dicotomizar os desfechos em bom ou ruim; e

3. Falha em considerar as perspectivas individuais sobre o nível aceitável do grau de incapacidade.

➡️ Estrutura da avaliação prognóstica do paciente neurocrítico

A predição do desfecho neurológico é um processo longitudinal que se inicia desde o primeiro contato entre examinador e paciente. Informações sobre o grau de lesão neurológica devem ser avaliadas no contexto de fatores individuais relativos ao potencial de recuperação e nível aceitável de incapacidade (Figura 26.1). Idealmente, uma ferramenta neuroprognóstica efetiva deve ter uma taxa de falso-positivo próxima ao zero ao predizer prognósticos ruins, além de alta sensibilidade para evitar que pacientes com prognóstico ruim não sejam identificados e, consequentemente, sejam submetidos a condutas inapropriadas.

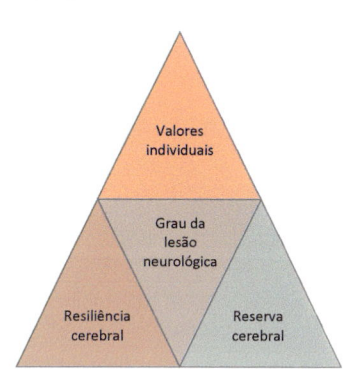

🔳 Figura 26.1 – Pirâmide do prognóstico neurológico. Elementos-chave para a base da avaliação prognóstica neurológica incluem a percepção dos valores individuais e estima o grau de lesão neurológica, resiliência cerebral e reserva cerebral.

Fonte: Elaborada pelos autores.

No momento, nenhuma ferramenta neuroprognóstica é infalível. Dessa forma, o uso de avaliações multimodais na abordagem prognóstica do paciente neurológico pode ser de grande valia.

Avaliação de reserva e resiliência cerebrais

Embora não haja definição estabelecida para resiliência e reserva cerebrais, ambas envolvem a ideia da habilidade cerebral de se recuperar após algum insulto.

A reserva cerebral abrange tanto o domínio cognitivo quanto a carga de tecido neural viável restante. Por meio da avaliação desse conceito, tentamos estimar se o cérebro tem capacidade de retornar ao seu estado funcional prévio. A resiliência cerebral traduz a capacidade cerebral de se esquivar de uma lesão.

Marcadores podem ser usados para estimar a reserva e resiliência cerebrais, geralmente baseando-se em exames complementares de neuroimagem. Por exemplo, um paciente com antecedente de acidente vascular cerebral isquêmico e demência pode sofrer maior comprometimento do nível de consciência em quadros infecciosos sistêmicos (na ausência de lesão aguda do sistema nervoso central), refletindo pouca reserva cerebral.

Valores individuais

Antes de fornecer as impressões prognósticas definitivas, os médicos devem concentrar seus esforços em realizar uma avaliação humanizada, colocando o paciente em foco, levando em consideração suas crenças e seus valores pessoais.

Conhecer os desejos do paciente é de suma importância, assim como sua impressão sobre reabilitação e possíveis limitações de funcionalidade. Questionar os familiares sobre essas questões pode ser útil.

➡ Avaliação da lesão neurológica

Exame clínico

O exame clínico pode fornecer informações prognósticas importantes; no entanto, é a ferramenta prognóstica mais susceptível a fatores de confusão. As manifestações clínicas mais estudadas na avaliação prognóstica são: reflexo pupilar fotomotor, reflexo córneo-palpebral e resposta motora a estímulos dolorosos. A avaliação dos reflexos de tosse e vômito em pacientes submetidos à intubação orotraqueal pode ser útil em predizer a necessidade de traqueostomia e gastrostomia.

Também tem significado prognóstico a ocorrência de hiperatividade simpática paroxística (HSP) e mioclonias após parada cardiorrespiratória. A HSP é frequente em unidades de terapia intensiva neurológica, e é caracterizada por paroxismos de disautonomia, episódicos e transitórios, com aumento simultâneo da atividade simpática e motora. Esses paroxismos podem ser desencadeados por qualquer estímulo, que causam uma resposta exagerada, que inclui aumento da pressão arterial sistêmica, taquicardia, taquipneia, hipertermia, sudorese, rigidez e postura geralmente extensora. Esses pacientes geralmente necessitam de altas doses de sedação e hospitalização prolongada, e tem piores desfechos de morbimortalidade. A mioclonia pós--anóxica pode ter interpretações prognósticas diferentes, de acordo com o momento em que ocorrem, a manifestação clínica e achados da ressonância magnética (RM) do crânio e EEG.

Nos traumas raquimedulares, o escore American Spinal Injury Association (ASIA) estima a gravidade do comprometimento neurológico abaixo do nível da lesão medular, de acordo com o grau de comprometimento motor e sensitivo. O comprometimento neurológico varia conforme os graus de lesão medular. Pacientes com ASIA escore D podem alcançar o melhor *status* funcional e sua trajetória de recuperação tende a ser menos árdua.

Testes neurofisiológicos

Geralmente, compreendem testes cuja disponibilidade é limitada e apresentam dificuldades técnicas. O EEG é a ferramenta prognóstica neurofisiológica mais difundida em cuidados intensivos. Muitas manifestações da atividade cerebral, e padrões rítmicos e periódicos possuem utilidade prognóstica, especialmente em lesões cerebrais isquêmicas pós-anóxicas. Atividade cerebral com mais de 50% de supressão, na ausência de sedação, e perda da reatividade ao EEG são as manifestações de maior valor prognóstico, representando alta probabilidade de déficit funcional e maior mortalidade.

Os potenciais evocados somato-sensitivos (PESS) são avaliações das respostas eletrofisiológicas dos sistemas nervosos central e periférico, quando aplicado estímulo sensorial e/ou motor. A ausência bilateral de picos corticais (potencial N20) após estimulação do nervo mediano é útil em predizer piores prognósticos em lesão cerebral hipóxico-isquêmica.

O exame de eletroneuromiografia (ENMG), que estuda a condução nervosa e as respostas musculares, pode fornecer informação prognóstica importante em distúrbios neuromusculares autoimunes e em pacientes com suspeita de neuropatia do doente crítico.

Biomarcadores

Atualmente existem algumas limitações ao uso de biomarcadores para avaliação prognóstica de pacientes críticos, como a baixa disponibilidade fora dos centros de pesquisa, o tempo de resposta inadequado (demora em obter os resultados) e a variabilidade entre em relação à interpretação dos resultados e ao estabelecimento de valores de corte de significado prognóstico.

O uso de biomarcadores no sangue pode sofrer interferência de alguns fatores, como hemólise; essas interferências podem ser evitadas por meio do uso do líquido cefalorraquidiano (LCR) no lugar de amostras de sangue.

Alguns dos biomarcadores disponíveis atualmente que podem ajudar na avaliação prognóstica neurológica compreendem: enolase neurônio-específica, proteína glial fibrilar ácida (do inglês *glial fibrillary acidic protein* – GFAP), proteína S100B e neurofilamento de cadeia leve (*neurofilament light chain* ou NfL).

Neuroimagem

Existem várias escalas radiológicas para classificar os achados da tomografia computadorizada TC de crânio e suas implicações prognósticas, dentre as quais destacam-se as escalas de Marshall e Roterdam, para o TCE, e a escala de Fisher modificada, para a hemorragia subaracnoide aneurismática (HSA).

A RM de crânio fornece informações essenciais sobre as regiões cerebrais afetadas, as quais são úteis para estimar os déficits neurológicos esperados e a necessidade de suporte a longo prazo. A RM de crânio ainda consegue fornecer uma avaliação da reserva cerebral, por meio dos sinais de lesão microvascular, alterações da substância branca, presença de áreas de encefalomalácia e do grau de atrofia cerebral. A RM de crânio é especialmente importante para o diagnóstico de lesão axonal difusa (LAD) pós-TCE, além de estimar a probabilidade de recuperação funcional dos pacientes com TCE grave.

→ Avaliação prognóstica em situações específicas

Prognóstico neurológico na lesão cerebral hipóxico-isquêmica

São fatores relevantes na avaliação prognóstica dos pacientes com encefalopatia hipóxico-isquêmica:

1. **Características individuais:** vários fatores impactam o prognóstico, dentre os quais merecem destaque a idade do paciente, o índice de

massa corporal (IMC), os antecedentes patológicos e a reserva cerebral. Obesidade e outras comorbidades podem impactar os desfechos, mas seus efeitos são heterogêneos nos estudos realizados até o momento.

2. **Lesão hipóxico-isquêmica:** os detalhes do mecanismo de lesão e o tratamento realizado também são importantes. Melhores desfechos geralmente são encontrados após ressuscitação de ritmos chocáveis *versus* ritmos não chocáveis, etiologia cardíaca *versus* etiologia não cardíaca, em parada cardiorrespiratória (PCR) intra-hospitalar *versus* extra-hospitalar, eventos testemunhados *versus* não testemunhados, com realização de ressuscitação cardiopulmonar (RCP) *versus* RCP não realizada. Pacientes que receberam terapia de reperfusão coronariana (se etiologia isquêmica) e que conseguiram realizar hipotermia também têm maiores taxas de desfechos favoráveis. A presença de *gasping* durante a PCR e bradicardia relativa durante a hipotermia tem prognóstico favorável. A termorregulação é importante; a ocorrência de *shivering* durante a hipotermia e a hipertermia rebote precoce refletem lesões hipotalâmicas.

3. **Exposição a insultos secundários:** temperaturas elevadas são associadas a lesões cerebrais secundárias. A ocorrência de desregulação glicêmica (hipoglicemia ou hiperglicemia), hipotensão e distúrbios ventilatórios (hipóxia ou hiperóxia grave, hipocapnia) no contexto de aumento do metabolismo cerebral (p. ex., nas crises epilépticas) exacerbam lesões secundárias.

4. **Exame clínico:** estão associados a piores desfechos:

   a. Ausência do reflexo córneo-palpebral.

   b. Ausência do reflexo pupilar após 72 horas de retorno da circulação espontânea (RCE), reaquecimento e desmame de sedativos.

   c. Ausência de resposta motora ou resposta motora extensora após 72 horas de RCE.

   d. Mioclonias nas primeiras 48 horas após RCE, principalmente se duração maior que 30 minutos (*status* mioclônico) e ocorrência nas primeiras 24 horas após RCE.

5. **Biomarcadores:** elevação da enolase neurônio específica nas primeiras 72 horas após RCE está relacionada a pior prognóstico – nenhum valor de corte é amplamente estabelecido. A hiperlactatemia após

RCE também está associada a piores desfechos funcionais. Outros biomarcadores não estão bem estabelecidos.

6. **Neurofisiologia:** estão associados a piores desfechos:

    a. potencial evocado somato-sensitivo com ausência de pico N20 bilateralmente após 24 horas de RCE/reaquecimento e desmame da sedação;

    b. eletroencefalograma sem reatividade, padrão de surto-supressão em mais de 50% do traçado, ou presença de anormalidade epileptiformes nas primeiras 72 horas após RCE.

7. **Neuroimagem:** lesões cerebrais extensas na TC e RM de crânio após 48 horas de RCE estão relacionados a pior prognóstico neurológico.

As ferramentas neuroprognósticas podem ser usadas em combinação e, dessa forma, otimizar as impressões prognósticas, reduzindo a imprecisão (Figura 26.2). É importante notar que nenhum fator isolado demonstrou 100% de acurácia na avaliação dos desfechos clínicos.

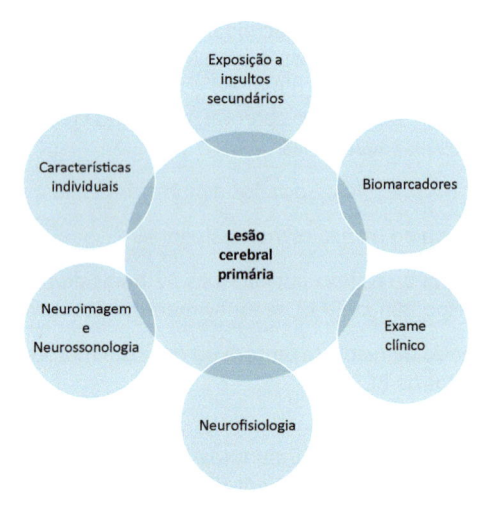

■ Figura 26.2 – Fatores relevantes na avaliação do prognóstico neurológico após lesão cerebral primária.

Fonte: Acervo pessoal dos autores.

Prognóstico neurológico no traumatismo cranioencefálico (TCE) e raquimedular (TRM)

São fatores considerados na avaliação prognóstica dos pacientes com TCE grave e TRM:

1. **Características individuais:** vários fatores demográficos podem impactar no desfecho. As principais características relevantes são idade, antecedentes pessoais patológicos e reserva cerebral.

2. **Características do trauma:** o mecanismo do trauma e os tratamentos realizados são muito importantes. Em lesões penetrantes cranianas, o calibre do projétil e a presença de fragmentos retidos são relevantes. Todas as lesões cerebrais traumáticas possuem potencial para lesões sistêmicas, neurovasculares e medulares, que também impactam a recuperação desses pacientes. No TRM, a chance de recuperação neurológica é menor em lesões completas, a nível torácico, em lesões penetrantes e que são classificadas como grau A pelo escore ASIA. O uso de capacetes e cinto de segurança, o acionamento de *airbag*, a ejeção do veículo, o tempo de demora para ajuda e a presença de fatalidade na cena são fatores que influenciam o prognóstico. Além disso, a ocorrência de parada cardiorrespiratória, hemorragias e politrauma, assim como perda de consciência na cena, necessidade de craniectomia descompressiva e cirurgia na coluna contribuem para um pior prognóstico.

3. **Exposição a insultos secundários:** a ocorrência de hipotensão e distúrbios glicêmicos (hipoglicemia ou hiperglicemia), mesmo diante do tratamento correto, tem impacto prognóstico negativo. Outros potenciais agravos ao quadro neurológico incluem ocorrência de crises epilépticas, hipertensão intracraniana, vasoespasmo e isquemia cerebral tardia.

4. **Exame clínico:** são sugestivos de pior prognóstico a ausência de abertura ocular espontânea, ausência de reflexo pupilar (uni ou bilateralmente, na ausência e trauma ocular) e ocorrência de HSP.

5. **Biomarcadores:** vários biomarcadores têm sido propostos para avaliação prognóstica do TCE. Coagulopatia é associada a expansão de contusões hemorrágicas traumáticas; valores específicos variam com os estudos. A elevada proporção de neutrófilos em relação aos linfócitos também adiciona informações prognósticas nas lesões

neurológicas traumáticas. Os biomarcadores neurológicos específicos mais usados nos estudos de TCE e TRM são a proteína glial fibrilar ácida (do inglês *glial fibrillary acidic protein* ou GFAP), proteína S100B, neurofilamento de cadeia leve (*neurofilament light chain* ou NfL) e níveis da enzima ubiquitina C-terminal hidrolase-L1.

6. **Neuroimagem:** determinados padrões de imagem são associados a menor chance de recuperação clínica, como:

   a. hemorragia intraventricular e lesões com efeito de massa (relacionados a menor probabilidade de recuperação do nível de consciência durante a reabilitação);

   b. Lesão axonal difusa (LAD): depende da extensão e localização predominante da lesão;

   c. lesões extensas em áreas específicas do tronco encefálico e corpo caloso (parecem refletir maior gravidade). Além disso, a associação de lesão vascular cervical e/ou de lesão de seios venosos também são sugestivas de pior prognóstico por conta do risco de dano estrutural secundário.

Prognóstico neurológico na hemorragia subaracnoide (HSA)

São dados importantes na avaliação prognóstica pósHSA:

1. **Características individuais:** fatores demográficos e condições patológicas pré-existentes influenciam o desfecho. São eles: idade, índice de massa corpórea, antecedentes patológicos, abuso de substâncias e reserva cerebral.

2. **Características da HSA:** escores elevados em escalas clínicas (Hunt and Hess e World Federation of Neurological Surgeons) e radiológicas (*Modified Fisher Scale*) são associados a piores resultados, mas aproximadamente um terço desses pacientes recuperam a funcionalidade. Modalidades de tratamento endovascular são associadas a melhores desfechos neuropsiquiátricos e funcionais, quando comparados à clipagem cirúrgica de aneurismas.

3. **Exposição a insultos secundários:** a ocorrência de hipotensão, hipovolemia, hipóxia, hipoglicemia e hiperglicemia, mesmo diante do tratamento correto, tem impacto prognóstico negativo. Outros potenciais agravos ao quadro neurológico são ocorrência de crises

epilépticas, hipertensão intracraniana, vasoespasmo e isquemia cerebral tardia.

4. **Exame clínico:** complicações sistêmicas importantes incluem HSP e síndrome de Takotsubo.

5. **Biomarcadores:** alterações laboratoriais como leucocitose, hipocalemia e hiponatremia também podem ser preditores de vasoespasmo, evento relacionado à isquemia cerebral tardia. A maioria dos biomarcadores neurológicos específicos de alta relevância prognóstica não são amplamente disponíveis na prática clínica.

6. **Neurofisiologia:** o EEG pode identificar fatores preditores de isquemia cerebral tardia, como baixa taxa de variabilidade de ondas alfa, baixa taxa de ondas alfa em comparação com ondas delta, e presença de anormalidades epileptiformes.

7. **Neuroimagem e neurossonologia:** muitas ferramentas prognósticas priorizam a predição de vasoespasmo e isquemia cerebral tardia, em razão de contribuição para lesões cerebrais secundárias. A maioria utiliza a monitorização com Doppler transcraniano (DTC); entretanto, sua *performance* varia bastante de acordo com as técnicas utilizadas e com a resolução da janela óssea ultrassonográfica de cada paciente. Além do DTC, a TC e a RM de crânio também auxiliam na avaliação de isquemia cerebral tardia.

BIBLIOGRAFIA

1. Claassen J, Doyle K, Matory A, Couch C, Burger KM, Velazquez A et al. Detection of brain activation in unresponsive patients with acute brain injury. N Engl J Med. 2019;380(26):2497-505.

2. Dijkland SA, Foks KA, Polinder S, Dippel DWJ, Maas AIR, Lingsma HF et al. Prognosis in moderate and severe traumatic brain injury: a systematic review of contemporary models and validation studies. J Neurotrauma. 2020;37(1):1-13.

3. Geocadin RG, Callaway CW, Fink EL, Golan E, Greer DM, Ko UN et al. Standards for studies of neurological prognostication in comatose survivors of cardiac arrest: a scientific statement from the American Heart Association. Circulation. 2019;140(9):e517-42.

4. Khorasanizadeh M, Yousefifard M, Eskian M, Lu Y, Chalangari M, Harrop JS et al. Neurological recovery following traumatic spinal cord injury: a systematic review and meta-analysis. J Neurosurg Spine. 2019;1-17.

5. Kowalski RG, Hammond FM, Weintraub AH, Nakase-Richardson R, Zafonte RD, Whyte J, Giacino JT. Recovery of consciousness and functional outcome in moderate and severe traumatic brain injury. JAMA Neurol. 2021;78(5):548-57.

6. Maciel CB, Barden MM, Youn TS, Dhakar MB, Greer DM. Neuroprognostication Practices in Postcardiac Arrest Patients: An International Survey of Critical Care Providers. Crit Care Med. 2020;48(2):e107-14.

7. Sandroni C, D'Arrigo S, Cacciola S, Hoedemaekers CWE, Kamps MJA, Oddo M et al. Prediction of poor neurological outcome in comatose survivors of cardiac arrest: a systematic review. Intensive Care Med. 2020;46(10):1803-51.

8. Souter MJ, Blissitt PA, Blosser S, Bonomo J, Greer D, Jichici D et al. Recommendations for the Critical Care Management of Devastating Brain Injury: Prognostication, Psychosocial, and Ethical Management: A Position Statement for Healthcare Professionals from the Neurocritical Care Society. Neurocrit Care. 2015;23(1):4-13.

9. Thelin EP, Zeiler FA, Ercole A, Mondello S, Büki A, Bellander BM et al. Serial Sampling of Serum Protein Biomarkers for Monitoring Human Traumatic Brain Injury Dynamics: A Systematic Review. Front Neurol. 2017;8:300.

10. van der Steen WE, Leemans EL, van den Berg R, Roos YBWEM, Marquering HA et al. Radiological scales predicting delayed cerebral ischemia in subarachnoid hemorrhage: systematic review and meta-analysis. Neuroradiology. 2019;61(3):247-56.

11. van Eijck MM, Schoonman GG, van der Naalt J, de Vries J, Roks G. Diffuse axonal injury after traumatic brain injury is a prognostic factor for functional outcome: a systematic review and meta-analysis. Brain Inj. 2018;32(4):395-402.

12. Weimer JM, Nowacki AS, Frontera JA. Withdrawal of life-sustaining therapy in patients with intracranial hemorrhage: self-fulfilling prophecy or accurate prediction of outcome? Crit Care Med. 2016;44(6):1161-72.

27

CUIDADOS PALIATIVOS EM NEUROINTENSIVISMO: RETIRADA DE VENTILAÇÃO MECÂNICA, CONTROLE DE SINTOMAS E ACOLHIMENTO FAMILIAR

Ana Paula Metran Nascente ▪ Felipe Galdino Campos

→ Introdução

A admissão de pacientes neurocríticos em Unidades de Terapia Intensiva (UTI) acontece, na maioria das vezes, no contexto de condições agudas de agravo à saúde. Inicialmente, existe incerteza quanto ao prognóstico relacionado ao diagnóstico primário, além do efeito dos danos neurológicos secundários sobre a evolução clínica. As intervenções terapêuticas nessa fase são invasivas, indicadas com objetivo de promover suporte às disfunções orgânicas e oferecer possibilidade de recuperação neurológica efetiva. As terapias oferecidas devem, entretanto, ser periodicamente reavaliadas, com objetivo de adequar expectativas de recuperação funcional ao prognóstico que se apresenta.

A integração dos cuidados paliativos aos cuidados intensivos mostra-se fundamental desde a admissão dos pacientes neurocríticos, sendo uma recomendação ainda não incorporada em muitas unidades de terapia intensiva brasileiras.

O conceito de cuidados paliativos envolve a noção de cuidados holísticos, ativos, prestados a indivíduos de todas as idades com sofrimento intenso decorrente de doença grave, especialmente dirigidos àqueles perto do fim de vida. Têm como objetivo melhorar a qualidade de vida das pessoas enfermas, das suas famílias e cuidadores International Association for Hospice & Palliative

Care (IAHPC, 2018). Parte dos cuidados paliativos consiste na definição das diretivas antecipadas da vontade, apoiadas na Resolução do Conselho Federal de Medicina (CFM) nº 1.805/2006 sobre ortotanásia, além da Resolução CFM nº 1.995/2012 sobre as diretivas antecipadas da vontade. No entanto, os cuidados paliativos são bem mais amplos que apenas a definição dessas diretivas e não são uma alternativa, mas parte essencial da assistência em saúde a todos os pacientes admitidos em UTI. O Quadro 27.1 resume a grande variedade de ações paliativas, além das diretivas no cenário da terapia intensiva.

■ Quadro 27.1 – Ações paliativas

Comunicação efetiva sobre objetivos do cuidado
Alinhamento das terapêuticas com as preferências do paciente
Acolhimento e suporte à família
Planejamento das transições de cuidado
Controle de sintomas
Diretivas antecipadas da vontade
Suporte ao luto
Reconhecimento da necessidade de sedação paliativa

Fonte: Elaborado pelos autores.

A Figura 27.1 representa a progressão da doença ameaçadora à vida ao longo do tempo (eixo x), a intensidade das intervenções terapêuticas indicadas (linha pontilhada) e a intensidade das intervenções paliativas (linha contínua), integradas desde o diagnóstico primário, podendo se tratar de condições agudas ou crônicas. As intervenções paliativas seguem até mesmo após a morte do paciente, com o acolhimento familiar e o suporte ao luto. As medidas terapêuticas e paliativas começam juntas, havendo maior priorização terapêutica na fase aguda, com avanço das ações paliativas voltadas para preservar a qualidade de vida à medida que existe comprometimento funcional a despeito do tratamento. Nos últimos dias de vida, no chamado processo ativo de morte, os cuidados paliativos passam a seguir como exclusivos, voltados para o conforto do paciente.

O cuidado paliativo multidisciplinar é indispensável para uma assistência adequada ao paciente neurocrítico, e tem início com comunicação clara, transparente, empática e estruturada, com foco na escuta ativa da família, o que abre portas para traçar o melhor plano de cuidados e realinhar expectativas com a evolução clínica.

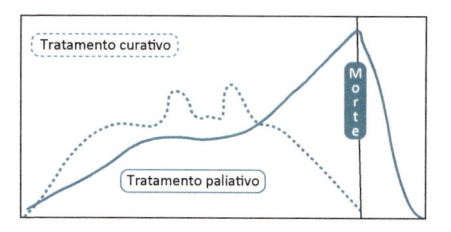

■ Figura 27.1 – Etapas das intervenções terapêuticas e das intervenções paliativas.

Fonte: Elaborada pelos autores.

Uma vez estabelecido o vínculo necessário, a compreensão da família sobre o plano de cuidados acontece de forma natural e viabiliza a participação nas decisões terapêuticas, seja para manutenção das medidas que se mostraram benéficas, seja na interrupção de tratamentos que não mais se mostram vantajosos. Entre as terapias de suporte que podem ser reconsideradas está a ventilação mecânica (VM), cuja interrupção pode ser dificultada pelo surgimento de sintomas respiratórios e desconforto. Para a interrupção da VM, é necessário um adequado preparo da família e da equipe multidisciplinar, além de um plano estruturado de controle de sintomas.

➡ Ações paliativas iniciais

Recomenda-se que a abordagem da família pela equipe da UTI seja feita em até 72 horas da admissão do paciente e envolva comunicação efetiva sobre os objetivos e a proporcionalidade do cuidado.

A terapêutica voltada para controle de todos os desconfortos do paciente deve ser reconhecida como ação paliativa, e muitas vezes é associada à terapêutica da causa desses desconfortos. Entre os sintomas que causam sofrimento, é imprescindível a avaliação e controle de dor, dispneia, ansiedade, depressão e náuseas. Caso as medicações dirigidas ao controle específico de cada sintoma não tenham se mostrado eficientes, pode ser necessária utilização de sedação com objetivo de garantir conforto.

Há ferramentas que reconhecem, a partir da evolução clínica do paciente, a indicação de cuidados paliativos dentro e fora do ambiente de UTI. Essas ferramentas podem ser utilizadas para embasar as ações paliativas, especialmente aquelas relacionadas à definição das diretivas antecipadas da vontade. O guia SPICT-Br (Figura 27.2) foi validado em português, e determina que a presença de 2 ou mais indicadores gerais de piora de saúde e de um ou mais indicador clínico de condição de saúde avançada caracteriza o SPICT-Br positivo.

O SPICT é um guia para identificação de pessoas sob o risco de deterioração e morrendo. Avaliar esse grupo de pessoas para necessidade de suporte e cuidado paliativo.

Procure por indicadores gerais de piora da saúde.

• Internações hospitalares não programadas.

• Capacidade funcional ruim ou em declínio com limitada reversibilidade. (a pessoa passa na cama ou cadeira mais de 50% do dia).

• Dependente de outros para cuidados pessoais devido a problemas físicos e/ou de saúde mental. É necessário maior suporte para o cuidador.

• Perda de peso significativa nos últimos 3 a 6 meses e/ou um baixo índice de massa corporal.

• Sintomas persistentes apesar do tratamento otimizado das condições de base.

• A pessoa ou sua família solicita cuidados paliativos, interrupção ou limitação do tratamento ou um foco na qualidade de vida.

Procure por quaisquer indicadores clínicos de uma ou mais das condições avançadas.

Câncer	Doença cardiovascular	Doença renal
Capacidade funcional em declínio devido a progressão do câncer	Classe funcional III/IV de NYHA-insuficiência cardíaca ou doença coronariana extensa e intratável com: • falta de ar ou dor precordial em repouso ou aos mínimos esforços.	Estágios de 4 a 5 de doença renal crônica (TFG < 30 mL/mi) com piora clínica.
Estado físico muito debilitado para tratamento do câncer ou tratamento para controle dos sintomas.		Insuficiência renal complicando outras condições limitantes ou tratamentos.
Demencia/ fragilidade	Doença vascular periférica grave e inoperável.	Decisão de suspender a diálise devido à piora clínica ou intolerância ao tratamento.
Incapaz de vestir-se, caminhar ou comer sem ajuda.	**Doença respiratória**	**Doença hepática**
Redução da ingestão de alimentos e líquidos e dificuldades na deglutição.	Doença respiratória crônica grave com: • falta de ar em repouso ou aos mínimos esforços entre as exacerbações.	Cirrose avançada com uma ou mais complicações no último ano: • Ascite resistente a diuréticos • Encefalopatia hepática • Síndrome hepatorrenal • Peritonite bacteriana • Sangramentos recorrentes de varizes esofágicas
Incontinência urinária e fecal.	Necessidade de oxigênioterapia por longo prazo.	
Incapaz de manter contato verbal: pouca interação social.	Já precisou de ventilação para insuficiência respiratória ou ventilação é contraindicada.	Transplante hepático é contraindicado
Fratura de fêmur, múltiplas quedas.		
Episódios frequentes de febre ou infecções; pneumonia aspirativa.		

Deterioração e sob o risco de morrer de qualquer outra condição ou complicação que não seja reversível.

■ Figura 27.2 – Ferramenta SPICT-Br.

(Continua)

(*Continuação*)

Doença neurológica	
Deterioração progressiva da capacidade física e/ou da função cognitiva mesmo com terapia otimizada.	Deterioração e sob o risco de morrer de qualquer outra condição ou complicação que não seja reversível.
	Revisar o cuidado atual e planejar o cuidado para o futuro.
Problemas da fala com dificuldade progressiva de comunicação e/ou deglutição.	• Reavaliar o tratamento atual e medicação para que o paciente receba o cuidado otimizado.
	• Considere o encaminhamento para avaliação de um especialista se os sintomas ou necessidades forem complexos e difíceis de manejar.
Pneumonia aspirativa recorrente; falta de ar ou insuficiência respiratória.	• Acordar sobre objetivos do cuidado atual e futuro e planejar o cuidado com a pessoa e sua família.
	• Planejar com antecedência caso a pessoa esteja em risco de perda cognitiva.
	• Registre em prontuário, comunique e coordene o plano geral de cuidados.

◼ Figura 27.2 – Ferramenta SPICT-Br.

Fonte: Adaptada de https://www.spict.org.uk/the-spict/spict/. [2023 Nov 09].

Além das ferramentas validadas para indicação de cuidados paliativos, as escalas de funcionalidade permitem uniformizar a compreensão do impacto das doenças na vida do paciente, tanto para os profissionais de saúde quanto para a família. Entre elas está a *Performance Palliative Scale* (PPS) (Quadro 27.2), que avalia a funcionalidade do paciente e está incluída nas variáveis englobadas no *Palliative Prognostic Index* (PPI), proposto para estimar o prognóstico e o tempo de vida (Quadro 27.3).

A partir do SPICT-Br positivo, a família deve ser convocada para uma reunião de alinhamento das diretivas antecipadas da vontade, que aborda os desejos do paciente manifestados previamente à condição atual. A decisão pela retirada da ventilação mecânica invasiva (VMI) pode ser o racional definido entre equipe assistencial e núcleo paciente-família.

Quando realizada de maneira criteriosa, a retirada da VM permite a evolução de forma natural para morte inexorável, evitando o prolongamento do sofrimento do paciente e da família a partir de manutenção de suporte desproporcional, que não traz perspectiva de recuperação com qualidade de vida. Essa indicação deve estar baseada na avaliação do quadro clínico e alinhada com os objetivos de cuidado. Na presença de disfunção de múltiplos órgãos, com suporte de vasopressor e diálise, por exemplo, a suspensão destes deve ser considerada como um passo anterior à retirada da VM, uma vez que a suspensão dos primeiros não tem o potencial de desencadear desconforto ao paciente como a retirada da última.

◼ Quadro 27.2 – *Palliative Performance Scale* (PPS)

%	Deam-bulação	Atividade e evidência da doença	Autocuidado	Ingestão	Nível de consciência
100	Completa	Normal, sem evidência de doença	Completo	Normal	Completa
90	Completa	Normal, sem evidência de doença	Completo	Normal	Completa
80	Completa	Com esforço, alguma evidência de doença	Completo	Normal	Completa
70	Reduzida	Incapaz para o trabalho; alguma evidência de doença	Completo	Normal ou reduzida	Completa
60	Reduzida	Incapaz de realizar *hobbies*; doença significativa	Assistência ocasional	Normal ou reduzida	Períodos de confusão ou completa
50	Sentado ou deitado	Incapacidade para qualquer trabalho; doença extensa	Assistência considerável	Normal ou reduzida	Períodos de confusão ou completa
40	Acamado	Idem	Assistência quase completa	Normal ou reduzida	Períodos de confusão ou completa
30	Acamado	Idem	Dependência completa	Reduzida	Períodos de confusão ou completa
20	Acamado	Idem	Idem	Ingestão limitada a colheradas	Períodos de confusão ou completa
10	Acamado	Idem	Idem	Cuidados com a boca	Confuso ou em coma
0	Morte	–	–	–	–

Fonte: Adaptado de Carvalho e Parsons, 2012.

◼ Quadro 27.3 – *Palliative Prognostic Index* (PPI)

PPI			Máximo
PPS	10 a 20	4.0	4,0
	30 a 50	2,5	
	> 60	0	
Ingestão oral	Severamente reduzida	2,5	2,5
	Moderadamente reduzida	1,0	
	Normal	0	
Edema	Presente	1,0	1,0
	Ausente	0	
Dispneia em repouso	Presente	3,5	3,5
	Ausente	0	
Delirium	Presente	4,0	4,0
	Ausente	0	
Máximo total			15,0

PPI Score	Sobrevida
< 4,0	> 6 semanas
4,0 ≤ 6,0	< 6 semanas
≥ 6,0	< 3 semanas

Fonte: Adaptado de Carvalho e Parsons, 2012.

É importante alinhar com a família as expectativas que a retirada de VM proporcionará e transmiti-las à equipe assistencial, deixando espaço para esclarecimento de potenciais dúvidas que possam existir.

Para exemplificar a importância destes passos anteriores à retirada da VM, segue o racional por meio de um caso clínico:

→ Paciente João Silva, 80 anos, portador de demência com perda cognitiva progressiva nos últimos 3 anos, dependente para todas as atividades básicas da vida diária, PPS – 50%, com ingestão oral moderadamente reduzida, edema e dispneia em repouso ausentes, mas com *delirium* hiperativo. Atual acidente vascular encefálico isquêmico extenso sem janela para trombólise, já sem sedação há mais de 24 horas, sem outras disfunções orgânicas, exceto o suporte de VMI, com parâmetros ventilatórios mínimos.

Racional:

1. A família foi esclarecida sobre o quadro clínico com comunicação efetiva, incluindo os objetivos do cuidado?

2. Todos os sintomas de desconforto foram controlados?

3. O guia SPICT-Br é positivo?

4. Para quanto evoluiria a PPS do paciente frente a melhor perspectiva de recuperação da doença aguda que se sobrepõe às condições de saúde prévias? E o PPI?

5. As diretivas antecipadas da vontade foram alinhadas pela equipe assistencial com o núcleo paciente-família, entre elas a não reintubação caso seja feita a extubação, bem como a não realização de reanimação cardiopulmonar?

6. A retirada da VM está de fato indicada na trajetória de final de vida desse paciente?

7. Foram alinhadas as expectativas quanto à retirada da VM com a família e estendidas à equipe?

A resposta "sim" para as perguntas 1 a 7 justifica seguir com a retirada da VM.

➡ Retirada de ventilação mecânica

A comunicação efetiva com a família sobre os objetivos do cuidado, controle de sintomas, reconhecimento de indicação de cuidados paliativos integrados às terapêuticas e alinhamento das diretivas antecipadas da vontade será seguida da retirada da VM com sucesso, objetivando evitar tratamento desproporcional, ou mesmo fútil, que não traz chances de recuperação funcional significativa. Nesse cenário, não há justificativa para manutenção do suporte ventilatório invasivo, e o paciente é preparado para retirada de VM.

Denomina-se extubação terminal à retirada da VM sem a opção de posterior reintubação, ainda que em alguns casos a morte venha a ocorrer horas a dias após sua retirada, ou mesmo após período de recuperação de patamar de condição de saúde avançada com significativo comprometimento de qualidade de vida, em que a intubação não represente mais uma opção terapêutica.

Tanto a extubação terminal – retirada do tubo endotraqueal – quanto o desmame terminal – redução gradual da fração inspirada de oxigênio e/ou da frequência respiratória mandatória – podem ser realizados como processo de retirada de VM.

A compreensão da fisiopatologia da doença neurológica aguda permite estar atento aos sinais de esforço respiratório ou mesmo ausência de *drive* ventilatório, potencialmente desconfortantes para o paciente e para aqueles que assistem no momento imediatamente seguinte à extubação terminal. O preparo adequado do paciente é primordial e deve anteceder a retirada do tubo orotraqueal.

A sedação tem grande importância durante todo o processo de extubação terminal, pois garante controle de sintomas respiratórios e ansiólise para o paciente. Deve ser programada e iniciada oportunamente, e permanecer após a retirada do tubo traqueal, com titulação adequada para garantir conforto.

Caso o paciente esteja sob efeito de bloqueio neuromuscular, seu uso deve ser descontinuado, permitindo a recuperação progressiva do *drive* ventilatório. Se houver hipopneia por conta de lesão neurológica, essa informação deve ser comunicada à família e à equipe multidisciplinar antes da extubação, pois há risco de óbito em curto intervalo de tempo após a retirada da VM.

O midazolam é o hipnótico de escolha para a manter o conforto durante a extubação paliativa, pois possui meia-vida curta e fácil titulação, além de poder ser administrado por hipodermóclise. Além do midazolam, podem ser administrados por via subcutânea (hipodermóclise) com objetivo de sedação e analgesia: clorpromazina, haloperidol, morfina, fentanil, metadona e tramadol. Propofol possui meia-vida curta e propriedades antieméticas favoráveis, porém não pode ser administrado por via subcutânea, pois pode causar miopatia.

Deve-se evitar excesso de opioides tendo em vista que grande parte dos pacientes apresenta falência renal, podendo acumular metabólitos e causar depressão respiratória, antecipando o processo de morte. A morfina é o principal adjuvante para garantir conforto durante a extubação terminal, reduzindo o estímulo ventilatório e a sensação de fadiga, além de promover analgesia. A dose dependerá da avaliação da função renal, mas pode ser iniciada com 0,1 mg/kg, com pico de ação em 30 minutos e duração de até 2 horas. A via de preferência pode ser a subcutânea, mesmo se o paciente estiver com acesso central, por conta da menor meia-vida da droga administrada por via endovenosa. O fentanil não é a primeira opção para esses casos, pois é um analgésico 100 vezes mais potente, de difícil titulação e com propriedades de aumento do tônus muscular, podendo causar rigidez torácica e piora da disfunção respiratória.

A dexmedetomidina é um agonista alfa-2-adrenérgico que atua como hipnótico e analgésico, não compete com outras classes de sedativos e não causa depressão respiratória, podendo ser adjuvante na sedação paliativa, principalmente em pacientes que não estão em processo ativo de morte.

O excesso de secreção nas vias aéreas é um dos sintomas mais prevalentes. O diagnóstico é clínico, por meio de ruídos traqueais e faríngeos em pacientes que não conseguem expectorar ou engolir secreções. Esses ruídos podem ser encontrados em até 40% dos pacientes com doenças neurológicas e pulmonares em fim de vida, e 75% deles morrem nas 48 horas seguintes à retirada de VM.

A secreção aumentada em vias aéreas pode estar relacionada à hipervolemia. Se o excesso de fluidos for identificado, pode-se realizar furosemida 40 mg a 80 mg bólus e verificar diurese em 30 minutos. Caso não ocorra, pode-se administrar furosemida em bomba de infusão 250 mg a 500 mg por 1 hora. Isso ajudará a prevenir broncoespasmo ou obstrução da via aérea após a extubação. Trinta minutos antes da extubação é plausível administrar 20 mg de escopolamina e, após, pode-se administrar o anticolinérgico de horário ou em bomba de infusão contínua. No contexto do paciente neurocrítico, deve-se priorizar anticolinérgicos de aminas quaternárias, como metilbrometo de escopolamina e glicopirrolato, em detrimento das aminas terciárias, como hidrobrometo de escopolamina e atropina, em razão do fato de atravessarem a barreira hematoencefálica.

O estridor laríngeo é um sinal clínico causado pela inflamação da mucosa da via aérea pelo trauma da intubação, e pela manutenção do tubo por tempo prolongado. Preditores da ocorrência de estridor laríngeo são:

intubação traumática, suporte ventilatório por mais de 6 dias, tubo endotraqueal calibroso, sexo feminino e reintubação após extubação não programada. Para prevenir e tratar essa complicação, recomenda-se administração de metilprednisolona 100 mg 6 horas antes da extubação, podendo repetir essa dose 30 minutos antes, realizando 200 mg total no primeiro dia. O repique diário é de 100 mg por 4 dias. Para o paciente neurocrítico, a dexametasona pode ser uma opção, se convertida sua posologia de forma direta com a metilprednisolona; a vantagem inclui o mínimo efeito mineralocorticoide, causando menos retenção de líquido e edemas.

O *gasping* é sinal de processo de morte ativa e não deve ser manejado, sendo observado, na maioria das vezes, após a ausculta de estridores de forma prolongada. A consequência principal dessa fase será a hipóxia, que promove o coma de maneira fisiológica, não causando, portanto, desconforto. Assim, a utilização de oxigênio pós-extubação deve ser individualizada, a depender da fase de cuidado, não havendo indicação de administração para todos os pacientes.

O manejo da extubação terminal pode ser didaticamente divido em três etapas. A primeira consiste na **preparação** para extubação terminal e na prevenção de desconfortos para o paciente e familiares, que deve iniciar 6 horas até 30 minutos anteriores à extubação propriamente dita. Nesse momento, é de fundamental importância a explanação para os familiares de tudo que será feito. Essa primeira parte envolve a administração, se necessário, de furosemida, corticoide e do manejo da sedação e analgesia, além da interrupção da alimentação via sonda e da avaliação ventilatória com a realização do teste de respiração espontânea.

A segunda etapa, de 30 minutos antes até a extubação consiste na **prevenção** do acúmulo de secreções e da **redução** da reatividade da via aérea possivelmente inflamada, com a administração de dose adicional de corticoide e anticolinérgicos. Nessa etapa, o paciente pode ser colocado de forma adicional em tubo T – modalidade de teste de respiração espontânea, também utilizado no contexto de extubação paliativa – e extubado após cerca de 30 minutos, desde que permaneça confortável.

A terceira etapa está relacionada à próxima hora pós-extubação e busca garantir **conforto** ao núcleo paciente-família, com ajuste de sedação e comunicação clara para esclarecimento de dúvidas.

Existem diversos fluxogramas para extubação paliativa, e cada instituição pode ter estratégias diferentes com o mesmo objetivo final. A Figura 27.3 demonstra um modelo validado em literatura internacional.

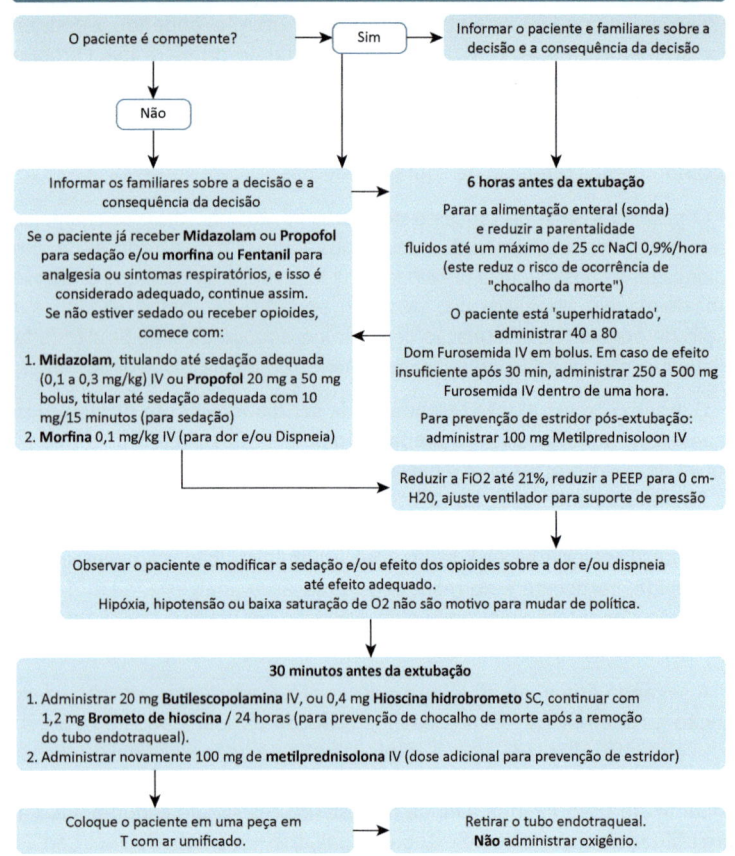

Decisão de interrupção da ventilação mecânica e remoção do tubo endotraqueal com base nos critérios de que o suporte ventilatório é fútil ou desproporcional, ou a pedido do paciente. O procedimento pode ser seguido de óbito.

O paciente é competente? → **Sim** → Informar o paciente e familiares sobre a decisão e a consequência da decisão

Não

Informar os familiares sobre a decisão e a consequência da decisão

Se o paciente já receber **Midazolam** ou **Propofol** para sedação e/ou **morfina** ou **Fentanil** para analgesia ou sintomas respiratórios, e isso é considerado adequado, continue assim.
Se não estiver sedado ou receber opioides, comece com:

1. **Midazolam**, titulando até sedação adequada (0,1 a 0,3 mg/kg) IV ou **Propofol** 20 mg a 50 mg bolus, titular até sedação adequada com 10 mg/15 minutos (para sedação)
2. **Morfina** 0,1 mg/kg IV (para dor e/ou Dispneia)

6 horas antes da extubação

Parar a alimentação enteral (sonda) e reduzir a parentalidade fluidos até um máximo de 25 cc NaCl 0,9%/hora (este reduz o risco de ocorrência de "chocalho da morte")

O paciente está 'superhidratado', administrar 40 a 80 Dom Furosemida IV em bolus. Em caso de efeito insuficiente após 30 min, administrar 250 a 500 mg Furosemida IV dentro de uma hora.

Para prevenção de estridor pós-extubação: administrar 100 mg Metilprednisoloon IV

Reduzir a FiO2 até 21%, reduzir a PEEP para 0 cm-H20, ajuste ventilador para suporte de pressão

Observar o paciente e modificar a sedação e/ou efeito dos opioides sobre a dor e/ou dispneia até efeito adequado.
Hipóxia, hipotensão ou baixa saturação de O2 não são motivo para mudar de política.

30 minutos antes da extubação

1. Administrar 20 mg **Butilescopolamina** IV, ou 0,4 mg **Hioscina hidrobrometo** SC, continuar com 1,2 mg **Brometo de hioscina** / 24 horas (para prevenção de chocalho de morte após a remoção do tubo endotraqueal).
2. Administrar novamente 100 mg de **metilprednisolona** IV (dose adicional para prevenção de estridor)

Coloque o paciente em uma peça em T com ar umificado.

Retirar o tubo endotraqueal.
Não administrar oxigênio.

■ Figura 27.3 – Fluxograma de extubação paliativa.

Fonte: Elaborada pelos autores.

→ Controle de sintomas

Dor e dispneia

O controle da dor é prioritário, pois pode causar sensação de falta de ar ou amplificá-la. Reconhecer a intensidade da dor consiste em um passo importante para a escolha da terapêutica farmacológica ótima. Algumas ferramentas são recomendadas para quantificação da dor, como a escala de Edmonton adaptada para o contexto cultural brasileiro (ESAS-Br), que possibilita graduar outros sintomas associados, com intensidade de 0 a 10, sendo 0 a ausência daquele sintoma desconfortante e 10 a maior intensidade daquele sintoma que o paciente pode imaginar (Figura 27.4).

Avaliação de sintomas:		
Paciente:	Registro:	
Preenchido por:_____	Hora:	
Por favor, circule o no que melhor descreve a intensidade dos seguintes sintomas neste momento (também se pode perguntar a média durante as últimas 24 horas).		
Sem dor	0-1-2-3-4-5-6-7-8-9-10	Pior dor possível
Sem cansaço	0-1-2-3-4-5-6-7-8-9-10	Pior cansaço possível
Sem náusea	0-1-2-3-4-5-6-7-8-9-10	Pior náusea possível
Sem depressão	0-1-2-3-4-5-6-7-8-9-10	Pior depressão possível
Sem ansiedade	0-1-2-3-4-5-6-7-8-9-10	Pior ansiedade possível
Sem sonolência	0-1-2-3-4-5-6-7-8-9-10	Pior sonolência possível
Muito bom apetite	0-1-2-3-4-5-6-7-8-9-10	Pior apetite possível
Sem falta de ar	0-1-2-3-4-5-6-7-8-9-10	Pior falta de ar possível
Melhor sensação de bem-estar possível	0-1-2-3-4-5-6-7-8-9-10	Pior sensação de bem-estar possível
Outro problema	0-1-2-3-4-5-6-7-8-9-10	

■ Figura 27.4 – Escala de Edmonton de avaliação sintomática (ESAS-r).
Fonte: Adaptada de Watanabe S, Nekolaichuk C, Beaumont C, et al., 2009. Jun;17(6):675-83.

A escada analgésica proposta pela Organização Mundial de Saúde (OMS) tem seu lugar no manejo da dor, sendo o opioide uma medicação especialmente interessante no contexto de dispneia associada à dor, porque atua no controle de ambos os sintomas. O conceito de **dor total**, que engloba todas as dimensões da dor – física, psicológica, social e espiritual – deve ser incorporado à prática clínica, para promover uma analgesia mais efetiva.

A dispneia consiste na sensação de falta de ar apontada pelo paciente; reconhecê-la quando este não pode expressar objetivamente essa sensação é tarefa que exige sensibilidade e treinamento. O conhecimento da fisiologia da dispneia é fundamental, além do reconhecimento das diferentes dimensões da dispneia – física, psicológica, social e espiritual. O olhar amplo permitirá atuarmos em todas as frentes de forma a maximizar o controle dos sintomas.

Oxigenioterapia será restrita para os pacientes com dispneia que estão hipoxêmicos, além de não estarem em um processo ativo de morte. Se o paciente realizou extubação paliativa é plausível não administrar oxigênio inalatório, pois a hipoxemia pode aprofundar o coma e trazer conforto. Se for utilizada suplementação de oxigênio, opta-se pelo cateter nasal em detrimento da máscara, tendo em vista o desconforto e a dificuldade de comunicação com o paciente que usa esse dispositivo.

O *delirium* é comum em pacientes terminais, e pode contribuir para a piora da dor e da dispneia, especialmente nos casos hiperativos. Recomenda-se associação de neurolépticos para controle de agitação, sendo opções o haloperidol e clorpromazina.

Sedação paliativa

A dor total e a dispneia podem ser refratárias às medidas farmacológicas e não farmacológicas iniciais, estando indicada assim a sedação paliativa, que consiste na redução do nível de consciência, objetivando conforto e tolerância aos cuidados necessários.

A sedação paliativa não deve ser confundida com eutanásia, termo frequentemente utilizado erroneamente entre os familiares. Na eutanásia, ocorre o consentimento da abreviação da vida para cessar o sofrimento, e na sedação paliativa utiliza-se a menor dose de fármacos para conforto e alívio sintomático no fim da vida sem afetar a curso natural da doença. O Quadro 27.4 inclui os principais sedativos utilizados para sedação paliativa.

A escala de *Richmond Agitation-Sedation Scale* (RASS) é o instrumento validado para avaliação da sedação do paciente neurocrítico (Quadro 27.5). O intervalo de cada reavaliação deve ser curto, a cada uma ou duas horas, com ajuste de doses para manutenção do conforto.

■ Quadro 27.4 – Drogas utilizadas para sedação paliativa

Drogas	Sintomas	Dose	Observações
Midazolam: ampola de 3 mL 5 mg/mL *Dobrar a dose se houve uso prévio de benzodiazepínico Haloperidol: ampola de 1 mL 5 mg/mL	Dor, dispneia, *delirium* hiperativo, sofrimento psíquico	Indução: bólus de 2,5 mg a 5 mg* ▪ Iniciar infusão contínua SC: 0,4 a 0,8 mg/h ▪ Resgate: bólus de 2,5 mg a 5 mg* ▪ Máxima diária: 160 mg a 200 mg	Dose máxima de ▪ 120 a 160 mg/dia ▪ Interação com outras drogas (ver texto)
Levomepromazina: ampola de 5 mL 5 mg/mL (no Brasil, disponível em gotas ou comprimidos)	▪ *Delirium* como sintoma predominante	▪ Indução: bólus de 12,5 mg a 25 mg ▪ Iniciar infusão contínua SC: 100 mg/dia ▪ Resgate: bólus de 12,5 mg	▪ Uso VO, SC ▪ Dose máxima diária: 300 mg
Clorpromazina (uso mais comum no Brasil): ampola de 5 mL 5 mg/mL	▪ *Delirium* como sintoma predominante	▪ 12,5 mg a 50 mg a cada 4 horas a 12 horas VO ou EV.	▪ Dose máxima 25 a 37,5 mg/ dia
Haloperidol: ampola de 1 mL 5 mg/mL	▪ *Delirium*	▪ 2,5 mg a 5 mg SC de 12/12 horas	▪ Dose máxima de 5 a 10 mg/dia
Fenobarbital: ampola de 2 mL 100 mg/mL	▪ Dor, dispneia, *Delirium* hiperativo, sofrimento psíquico	▪ Indução: bólus de 2 mg/kg lento ▪ Iniciar infusão contínua SC: 600 mg/24 horas ▪ Infusão contínua IV: 1 mg/kg/h ▪ Indução: bólus de 100 mg a 200 mg seguido de 40 mg/h EV	▪ Antes de iniciar a infusão, suspender benzodiazepínicos e neurolépticos. Reduzir opioides pela metade

(Continua)

■ Quadro 27.4 – Drogas utilizadas para sedação paliativa (*Continuação*)

Drogas	Sintomas	Dose	Observações
Propofol: ampola de 20 mL 10 mg/mL Necessidade de supervisão de médico anestesista ou treinado	▪ Refratariedade a outros sedativos	▪ Indução: bólus de 1 a 1,5 mg/kg ▪ Inicial infusão contínua EV: 2 mg/kg/h ▪ Resgate: bólus com metade da dose da indução	▪ Antes de iniciar a infusão, suspender benzodiazepínicos e neurolépticos. E reduzir opioides pela metade. Somente uso EV, não misturar com outras drogas
Cetamina: ampolas de 2 mL 50 mg/mL	▪ Dor e refratariedade a outros sedativos	▪ 5 mg a 15 mg SC	▪ Bloqueio de receptores NMDA

Fonte: Adaptado de Carvalho e Parsons, 2012.

Quadro 27.5 – Escala RASS (*Richmond Agitation-Sedation Scale*)

Escore	Termos	Descrição
+4	Combativo	Francamente combativo, violento, levando a perigo imediato a equipe de saúde
+3	Muito agitado	Agressivo, pode puxar tubos e cateteres
+2	Agitado	Movimentos não-intencionais frequentes, briga com o respirador (se estiver em ventilação mecânica)
+1	Inquieto	Ansioso, inquieto, mas não agressivo
0	Alerta e calmo	
-1	Torporoso	Não completamente alerta, mas mantém olhos abertos e contato ocular ao estímulo verbal por > 10 s
-2	Sedado leve	Acorda rapidamente e mantém contato ocular ao estímulo verbal por < 10 s
-3	Sedado moderado	Movimento ou abertura dos olhos, mas sem contato ocular com o examinador

Fonte: Elaborado pelos autores.

→ Acolhimento familiar

A eficácia do acolhimento familiar é garantida pela comunicação clara, transparente e empática. A metodologia SPIKES é uma ferramenta validada e facilmente aplicável na prática clínica, podendo nortear o atendimento à família de maneira estruturada, e consiste nas etapas:

→ *Setting up*: consiste em preparar a entrevista e o ambiente.

→ *Perception*: perguntar ao paciente ou familiar quais informações ele deseja saber.

→ *Invitation*: perguntar como o paciente ou familiar quer ser informado sobre a visão médica dos fatos.

→ *Knowledge*: informar sem muitos termos técnicos o diagnóstico e prognóstico.

→ *Emotions*: criar empatia com as emoções, acolhendo e apoiando.

→ *Strategy/Summary*: resumo da situação e plano terapêutico.

O acolhimento dos familiares de pacientes neurocríticos deve seguir as etapas SPIKES, permitindo compreensão da situação clínica e prognóstico envolvido, e respeitando a condição emocional e as crenças individuais. Muitas condições neurocríticas são eventos agudos em indivíduos previamente hígidos e independentes, e a abordagem quanto às opiniões e vontades prévias do paciente devem ser levadas em consideração no planejamento do cuidado.

BIBLIOGRAFIA

1. Buckman R. Communication skills in palliative care: a practical guide. Neurol Clin. 2001;19(4):989-1004.

2. Campbell ML, Yarandi HN. Death rattle is not associated with patient respiratory distress: is pharmacologic treatment indicated? J Palliat Med. 2013;16(10):1255-9.

3. Downar J, Delaney JW, Hawryluck L, Kenny L. Guidelines for the withdrawal of life-sustaining measures. Intensive Care Med. 2016;42(6):1003-17.

4. Frontera JA, Curtis JR, Nelson JE, Campbell M, Gabriel M, Mosenthal AC et al. Improving palliative care in the ICU project advisory board. Integrating palliative care into the care of neurocritically Ill patients: a report from the improving palliative care in the ICU project advisory board and the Center to Advance Palliative Care. Crit Care Med. 2015;43(9):1964-77.

5. Kompanje EJ, van der Hoven B, Bakker J. Anticipation of distress after disconti-
    nuation of mechanical ventilation in the ICU at the end of life. Intensive Care Med.
    2008;34(9):1593-9.

6. de Carvalho RT, Parsons HA. (Orgs). Manual de Cuidados Paliativos ANCP. 2. ed. ampl.
    e atual. São Paulo: Academia Nacional de Cuidados Paliativos; 2012. Disponível em:
    ttps://biblioteca.cofen.gov.br/wp-content/uploads/2017/05/Manual-de-cuidados-pa-
    liativos-ANCP.pdf. Acesso em: 9 nov. 2023.

7. Moritz RD, Deicas A, Capalbo M, Forte DN, Kretzer LP, Lago P et al. II Forum of the "End
    of Life Study Group of the Southern Cone of America": palliative care definitions, re-
    commendations and integrated actions for intensive care and pediatric intensive care
    units. Rev Bras Ter Intensiva. 2011;23(1):24-9.

8. Truog RD, Campbell ML, Curtis JR, Haas CE, Luce JM, Rubenfeld GD et al. Recommenda-
    tions for end-of-life care in the intensive care unit: a consensus statement by the Ame-
    rican College [corrected] of Critical Care Medicine. Crit Care Med. 2008;36(3):953-63.
    Erratum in: Crit Care Med. 2008;36(5):1699.

9. Watanabe S, Nekolaichuk C, Beaumont C, Mawani A. The Edmonton symptom asses-
    sment system--what do patients think? Support Care Cancer. 2009 Jun;17(6):675-83.

10. Wee B, Hillier R. Interventions for noisy breathing in patients near to death. Cochrane
    Database Syst Rev. 2008;2008(1):CD005177.

11. White DB, Angus DC, Shields AM, Buddadhumaruk P, Pidro C, Paner C et al. A ran-
    domized trial of a family-support intervention in intensive care units. N Engl J Med.
    2018;378(25):2365-75.

28

DIAGNÓSTICO DE MORTE ENCEFÁLICA E MANEJO DO POTENCIAL DOADOR DE ÓRGÃOS

Flávia Nunes Dias Campos

→ Introdução

O conceito primordial de morte encefálica (ME) data de 1959 por Molaret e Goulon. "*Le coma dépassé*" foi descrito pelos autores como um estado de coma em pacientes que não apresentavam reflexos de tronco cerebral e não tinham atividade elétrica identificada ao eletroencefalograma (EEG). Em 1968, um comitê *Ad Hoc* da Universidade de Harvard consolidou o conceito médico de ME, mas então os aspectos legais do diagnóstico eram apenas rudimentares também naquele país. Nas décadas seguintes, protocolos clínicos foram criados e aperfeiçoados e a ME foi estabelecida legalmente em praticamente todo o mundo. No Brasil, a Lei nº 9.434/1997 deu competência ao Conselho Federal de Medicina (CFM) para definir os métodos de diagnóstico de ME, e no mesmo ano, a Resolução CFM nº 1.480 estabeleceu os critérios médico legais de ME no país. Em 2017, a Resolução CFM nº 2.173 revisou aspectos técnicos do diagnóstico de ME e deixou o processo mais prático e seguro, além de determinar o treinamento necessário para a execução da prova clínica. Sendo um diagnóstico médico-legal, a avaliação de ME deve obedecer a critérios previstos em lei, não sendo suficiente para o diagnóstico apenas a impressão clínica, nos casos em que os pré-requisitos legais não forem observados. Atualmente no Brasil, para diagnóstico de ME, são necessárias duas provas clínicas e um exame complementar compatíveis, realizados conforme padronização descrita na Resolução de 2017.

Do ponto de vista médico, a ME é caracterizada pela perda completa e irreversível das funções cerebrais e de tronco cerebral. Qualquer condição que cause lesão cerebral permanente pode levar à ME. As causas mais comuns na população adulta são o traumatismo cranioencefálico e a hemorragia subaracnoidea. Outras incluem os acidentes vasculares cerebrais isquêmicos e a encefalopatia hipóxico-isquêmica pós-parada cardiorrespiratória.

→ Diagnóstico clínico

Antes de se iniciar o exame clínico neurológico para a determinação de ME, deve-se verificar uma série de condições clínicas, laboratoriais e de imagem que são imprescindíveis para o diagnóstico correto. São elas:

a. O paciente deve apresentar história clínica e exame de neuroimagem compatíveis com lesão grave no sistema nervoso central.

b. É necessário corrigir alterações do equilíbrio ácido-base e de distúrbios eletrolíticos e hormonais.

c. Assegurar a ausência de intoxicação exógena e verificar medicações sedativas administradas no hospital. Para as drogas utilizadas em dose única ou intermitente, esperar o tempo de 3 vezes a meia-vida; para drogas em infusão contínua, aguardar 5 vezes o tempo da meia-vida.

d. Manter a temperatura central do paciente acima de 36 °C.

e. Garantir a pressão sistólica acima de 100 mmHg.

f. O tempo de observação hospitalar deve ser superior a 6 horas em todos os casos e acima de 24 horas em casos de suposta ME por encefalopatia anóxico-isquêmica.

As condições relatadas são necessárias para evitar vieses, pois são capazes de atuar como fatores de confusão, uma vez que podem justificar o coma. O Quadro 28.1 mostra informações sobre as principais medicações sedativas utilizadas e as respectivas meias-vidas. Alteração de função hepática e renal podem alterar e depuração de drogas e devem ser avaliadas caso a caso.

■ Quadro 28.1 – Principais medicamentos depressores do sistema nervoso central e intervalo de tempo da suspensão do uso até o início da determinação da morte encefálica

Medicamento	Meia-vida	Intervalo (dose única ou intermitente)	Intervalo (infusão contínua)
Midazolam	2 h	6 h	10 h
Fentanil	2 h	6 h	10 h
Tionembutal	12 h	36 h	60 h
Halotano	15 min	45 min	1 h 15 min
Isoflurano	10 min	30 min	50 min
Sevoflurano	12 min	36 min	1 h
Succinilcolina	10 min	30 min	50 min
Pancurônio	2 h	6 h	10 h
Atracúrio	20 min	1 h	1 h 40 min
Cisatracúrio	22 min	1 h 6 min	1 h 50 min
Vecurônio	1 h 5 min	3 h 15 min	5 h 25 min
Rocurônio	1 h	3 h	5 h
Etomidato	3 h	9 h	15 h
Cetamina	2 h 30 min	7 h 30 min	12 h 30 min
Propofol	2 h	6 h	10 h

Fonte: Adaptada de Westphal *et al.*, 2016.

→ Exame clínico neurológico

São necessários dois exames clínicos neurológicos realizados por médicos diferentes para se estabelecer o diagnóstico de ME. Esses médicos devem ter formação em Neurologia ou Neurocirurgia, Medicina de Emergência ou Medicina Intensiva adulto ou pediátrica. Na ausência desses profissionais, os médicos responsáveis pela realização do exame devem ter experiência de no mínimo 1 ano no atendimento de pacientes em coma e acompanhado ou realizado pelo menos dez determinações de ME. Além disso, é necessário treinamento específico para este fim em programa que atenda às normas determinadas pelo CFM.

O tempo entre a realização dos dois testes é determinado pela faixa etária, como se segue:

→ 7 dias (recém-nato à termo) até 2 meses incompletos: 24 horas.

→ 2 a 24 meses incompletos: 12 horas.

→ Maiores de 24 meses: 1 hora.

Coma de etiologia definida

Coma aperceptivo ou perda irreversível da consciência se dá pela ausência de movimentos espontâneos e resposta motora supraespinhal mediada por estímulos aplicados em áreas de distribuição de nervos cranianos em ambos os lados do corpo. Esses estímulos dolorosos podem ser realizados por meio da compressão do leito ungueal bilateral, compressão supra orbital ou da articulação temporomandibular.

Reflexos de tronco cerebral ausentes

→ **Reflexo pupilar:** ausência de resposta pupilar ao estímulo luminoso intenso. No início do quadro de ME, as pupilas podem estar midriáticas pela resposta adrenérgica, mas se tornam médio-fixas com o passar das horas.

→ **Reflexo córneo-palpebral:** ausência do reflexo de piscamento ao estímulo do canto inferior da córnea bilateralmente com gaze umedecida com soro fisiológico gelado.

→ **Reflexo óculo-cefálico ("olhos de boneca"):** realizado a partir do movimento da cabeça e do pescoço do paciente lateralmente, observando o movimento ocular. Quando os olhos seguem o movimento da cabeça, o reflexo está ausente. Essa manobra não deverá ser realizada na suspeita ou confirmação de lesão de medula espinhal.

→ **Reflexo vestíbulo-coclear (prova calórica):** deve-se inicialmente garantir a perviedade do conduto auditivo e a integridade da membrana timpânica. O teste deverá ser realizado bilateralmente com intervalo mínimo de 3 minutos entre eles. Instila-se 10 mL de soro fisiológico gelado no conduto, observando-se a movimentação ocular: se não houver o movimento ocular em direção ao estímulo, o reflexo está ausente.

→ **Reflexo de tosse:** uma sonda de aspiração é introduzida através do tubo oro traqueal até a altura da carina, estimulando a tosse. O reflexo estará ausente se não houver tosse.

Teste de apneia

O teste de apneia deverá ser realizado uma única vez, podendo ser feito conjuntamente com o primeiro teste clínico ou com o segundo. Seguir as seguintes etapas:

1. Pré-oxigenar o paciente com oxigênio à 100% por 10 minutos.

2. Coletar gasometria arterial – idealmente busca-se uma PaO_2 de 200 mmHg e uma $PaCO_2$ entre 35 e 45 mmHg. Em pacientes portadores de patologias pulmonares, deve-se otimizar a ventilação mecânica para o melhor $PaCO_2$ possível.

3. Desconectar o ventilador e estabelecer fluxo contínuo de oxigênio por um cateter intratraqueal ao nível da carina, a 6 L/min. Para se evitar hipoxemia grave e consequente instabilidade hemodinâmica em pacientes com pneumopatias graves, é permitida a realização do teste com o acoplamento de um tubo T e uma pressão positiva contínua nas vias aéreas de 10 cm de água (modo CPAP) conectado a uma fonte de O2 a 12 L/min.

4. Observar movimentos respiratórios espontâneos por 8 a 10 minutos.

5. Coletar nova gasometria arterial e reconectar o paciente ao ventilador mecânico.

O teste de apneia será positivo quando o $PaCO_2$ da gasometria arterial pós-teste for acima de 55 mmHg ou 20 mmHg acima do valor da gasometria arterial pré-teste, sem movimentos respiratórios. Objetivando-se estimar o tempo de desconexão necessário, prevê-se elevação de $PaCO_2$ de 3 mmHg/min em adultos e 5 mmHg/min em crianças.

É necessária a interrupção do teste caso haja hipotensão arterial (PA sistólica abaixo de 100 mmHg ou PA média abaixo de 65 mmHg), arritmia cardíaca ou hipoxemia significativa. Caso o $PaCO_2$ não tenha atingido valor acima de 55 mmHg ou 20 mmHg acima do valor base, é necessário refazer o teste.

→ Exames complementares

O exame complementar é obrigatório para confirmar de forma inexorável a ausência de atividade elétrica ou metabólica encefálica, assim como a ausência de fluxo sanguíneo cerebral. A escolha do exame deverá considerar a segurança do paciente de acordo com sua situação clínica, além da disponibilidade de realização do serviço de saúde. Os principais exames realizados são:

Testes de fluxo

→ **Angiografia cerebral:** demonstrará ausência de fluxo sanguíneo intracraniano definido por ausência de opacificação das artérias carótidas internas, acima das artérias oftálmica e basilar.

→ **Doppler transcraniano:** constata-se a ausência de fluxo sanguíneo intracraniano pela presença de fluxo diastólico reverberante e pequenos picos sistólicos na fase inicial da sístole, determinando o colapso circulatório cerebral.

Os testes de fluxo podem ser falso-negativos na encefalopatia hipóxico--isquêmica, em lactentes com fontanelas abertas ou em craniotomias descompressivas, nos quais podem ocorrer a persistência de fluxo sanguíneo mesmo na presença de ME. No entanto, são os exames de escolha quando existem distúrbios metabólicos ou o uso de drogas depressoras do sistema nervoso central, pois não são afetados por eles.

Teste da atividade elétrica cerebral

EEG: constatamos a presença de silêncio elétrico cerebral quando não há atividade elétrica com potencial superior a 2 microVolts (μV) por pelo menos 30 minutos de registro eletroencefalográfico contínuo. Nesse teste, os falsos-positivos podem ocorrer quando há utilização de drogas depressoras do sistema nervoso central e, portanto, devem ser priorizados em outras circunstâncias.

Testes de metabolismo cerebral

→ **Cintilografia cerebral (SPECT):** o isótopo penetra no parênquima cerebral na proporção de seu fluxo sanguíneo. A ausência do isótopo detectável nas imagens indica ausência de perfusão sanguínea cerebral e diagnóstico de ME.

Um exame complementar compatível com ME realizado anteriormente aos testes clínicos pode ser utilizado como único exame para essa determinação.

→ Manejo do potencial doador de órgãos

Após a confirmação do diagnóstico de ME, sendo o paciente um potencial doador de órgãos e tecidos, os cuidados intensivos nas horas subsequentes são fundamentais para aumentar a chance de sucesso na extração de órgãos, bem como melhorar os resultados dos transplantes e a sobrevida dos enxertos.

As diretrizes a seguir são baseadas nas diretrizes brasileiras atualizadas e serão descritas de maneira sistematizada.

→ **Suporte hemodinâmico:** a ME frequentemente resulta em uma crise hipertensiva inicial. Essa crise, também conhecida como tempestade simpática, é atribuída à intensa descarga adrenérgica que sucede a morte encefálica. Pacientes que manifestam sintomas cardiovasculares resultantes disso, como taquicardia e hipertensão arterial sustentada, podem ser tratados com esmolol em bomba de infusão contínua, um antagonista beta-adrenérgico de meia vida curta de fácil manejo, visto que rapidamente os pacientes fazem hipotensão arterial severa. O suporte hemodinâmico adequado é essencial para a perfusão multiorgânica e, portanto, para o funcionamento adequado do enxerto posteriormente. Para tanto, é necessária monitorização invasiva da pressão arterial, pois além de permitir medidas acuradas de pressão arterial e coleta sucessiva de exames laboratoriais, é possível analisar a variação da pressão de pulso como ferramenta de análise de hipovolemia e responsividade a fluidos. Pressão arterial média acima de 65 mmHg deve ser mantida a partir da adequação da volemia com cristaloides; se a hipotensão arterial persistir, utilizar vasopressores como noradrenalina, adrenalina, vasopressina ou dopamina. Se há disfunção miocárdica, um agente inotrópico como a dobutamina deve ser utilizado. Marcadores laboratoriais de perfusão sistêmica, além da avaliação ecocardiográfica beira-leito, são outros instrumentos a serem utilizados para avaliar a volemia do paciente. Uma vez atingida a estabilidade hemodinâmica, estratégias visando a um balanço hídrico neutro pode ser o mais benéfico neste cenário.

→ **Suporte ventilatório:** o objetivo da ventilação mecânica em potenciais doadores é garantir a oxigenação tecidual e proteger os pulmões para o transplante. A estratégia de ventilação protetora é a recomendada e estudos demonstram aumento do número de pulmões elegíveis para doação quando esta foi empregada. É realizada por meio das seguintes métricas: volume corrente de 6 a 8 mL/kg de peso predito, PEEP entre 8 cm e 10 cm de água e ajuste de FiO_2 para saturação de oxigênio acima de 90%. A pressão de platô não deve ultrapassar 30 cm de água.

→ **Suporte endocrinológico e manejo de eletrólitos:** a ME está associada com disfunção endócrina e metabólica; os pacientes apresentam compressão da hipófise no momento da herniação cerebral, levando ao desenvolvimento do *diabetes insipidus* central (DI). Os sintomas do DI são a hipernatremia (Na sérico acima de 145 mEq/dL), a hipotensão arterial e o débito urinário acima de 1.000 mL/hora. É recomendado o uso da vasopressina em uma dose de ataque inicial de 1 UI em bólus seguida de infusão contínua de 0,5 até 2,4 UI/h. O emprego da vasopressina reduz a necessidade de agentes vasopressores adrenérgicos e está associado com a redução do risco de deterioração cardiovascular e parada cardiorrespiratória, além de contribuir para o controle da hiperosmolaridade plasmática quando há o desenvolvimento do DI. Nos pacientes estáveis hemodinamicamente sem a necessidade de vasopressores adrenérgicos e que desenvolvem DI, a medicação recomendada é a desmopressina (DDAVP), um análogo da vasopressina com grande efeito antidiurético, na dose de 1 mcg a 2 mcg a cada 2 horas a 4 horas intravenoso, até que o débito urinário esteja abaixo de 4 ml/kg/h. Considera-se a utilização da vasopressina associada à DDAVP em casos de refratariedade. O uso do corticoide, apesar de evidências conflitantes, é recomendado para a utilização na ME. É uma medicação de baixos custo e risco quando utilizada em baixas doses e pode ter um efeito hemodinâmico benéfico. Deve ser feita a hidrocortisona na dose de 300 mg inicialmente, seguida de 100 mg 8/8 horas. Doses mais altas de metilprednisolona foram utilizadas anteriormente, porém estudos mostraram associação com maiores efeitos colaterais. A utilização de hormônio tiroidiano não é recomendada pelo *guideline* brasileiro. Estudos realizados não foram capazes de demonstrar benefícios, como contribuição para a estabilidade hemodinâmica ou aumento da utilização dos órgãos para transplante. O controle glicêmico a cada 6 horas para manutenção de níveis de glicemia entre 140 e 180 mg/dL deve ser realizado e insulina endovenosa em bomba de infusão pode ser utilizada. Apesar de evidências pouco robustas, níveis de glicose abaixo de 180 mg/dL são associados com um número maior de transplantes realizados. Em relação aos eletrólitos, o sódio sérico deve ser mantido abaixo de 155 mEq/dL. Alguns autores sugerem que a hipernatremia pode ser causa de maior incidência de disfunção do enxerto, mas esses achados não foram confirmados universalmente. Atentar para as oscilações da natremia que podem traduzir hipovolemia e falha no controle do DI. O potássio sérico deve ser mantido entre 3,5 e 5,5 mEq/dL. Apesar de não haver estudos relacionando o nível de potássio e os desfechos em transplantes, a alteração deste está associada com maior incidência de arritmias, o que pode comprometer a estabilidade clínica do potencial doador. O magnésio deve ser mantido acima de 1,6 mEq/dL, pois a hipomagnesemia tem potencial arritmogênico e relação com maior mortalidade em pacientes críticos, apesar de não haver trabalhos com pacientes em ME.

→ **Suportes adicionais:** embora não haja evidências sobre o suporte nutricional em ME, diferentes *guidelines* ao redor do mundo, incluindo o brasileiro, recomendam a manutenção do suporte enteral nutricional desde que bem tolerado pelo paciente. A meta calórica é de 15% a 30% menor em relação aos pacientes críticos em geral e deve ser calculada dessa maneira. A manutenção do trofismo intestinal reduz o potencial de translocação bacteriana. Não há benefício, entretanto, de se iniciar o suporte nutricional para potenciais doadores que terão os órgãos extraídos em curto espaço de tempo ou se eles apresentarem qualquer contraindicação habitual ao suporte enteral (obstrução do trato gastrointestinal, íleo metabólico, instabilidade hemodinâmica com doses altas de vasopressores). Potenciais doadores com diagnóstico de infecção ou sepse devem receber antibioticoterapia guiada por hemoculturas e demais culturas dos diferentes sítios. O risco de transmissão de bactérias do doador ao receptor é pequeno, desde que o tratamento seja iniciado até 24 horas antes da extração de órgãos e mantida por 7 a 14 dias após o transplante. A normotermia com temperatura central acima de 35 °C deve ser considerada. Em pacientes estáveis, sugere-se manter hipotermia moderada com temperatura central entre 34 °C e 35 °C em razão do fato de ter sido associada com melhores desfechos para os enxertos renais. Contudo, em pacientes instáveis, a normotermia é preferencial pelo risco potencial de parada cardiorrespiratória. A anemia compromete o transporte de oxigênio aos órgãos e tecidos. Não existem evidências robustas a respeito de transfusão sanguínea nessa população e, portanto, a decisão sobre a transfusão deve seguir a prática usual, como em outros pacientes criticamente enfermos. Recomenda-se a transfusão de glóbulos vermelhos quando o nível de hemoglobina está abaixo de 7,0 g/dL. Por fim, diversos estudos reportaram a importância da existência de um protocolo institucional com um conjunto de intervenções a serem seguidas em casos de ME para o melhor manejo dos potenciais doadores. A existência deste está relacionada à maior elegibilidade para a doação de pulmões e aumento do número de órgãos transplantados por doador, além da diminuição do número de paradas cardiorrespiratórias. A Figura 28.1 demonstra o algoritmo de manejo do potencial doador de órgãos.

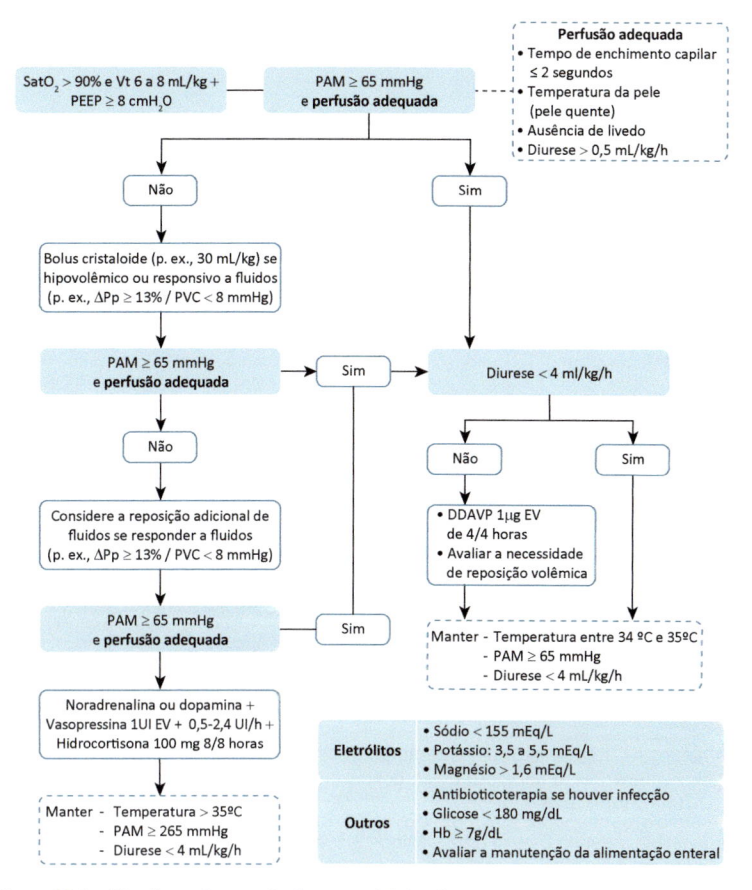

Figura 28.1 – Algoritmo de manejo do potencial doador.

ΔPp: variação da pressão de pulso; DDAVP: desmopressina; SatO$_2$: saturação de oxigênio; Vt: volume corrente.

Fonte: Adaptada de Westphal *et al.,* 2020.

1. Angel LF, Levine DJ, Restrepo MI, Johnson S, Sako E, Carpenter A et al. Impact of a lung transplantation donor-management protocol on lung donation and recipient outcomes. Am J Respir Crit Care Med. 2006;174(6):710-6.

2. Benck U, Gottmann U, Hoeger S, Lammert A, Rose D, Boesebeck D et al. Donor desmopressin is associated with superior graft survival after kidney transplantation. Transplantation. 2011;92(11):1252-8.

3. de la Cruz JS, Sally MB, Zatarain JR, Crutchfield M, Ramsey K, Nielsen J et al. The impact of blood transfusions in deceased organ donors on the outcomes of 1884 renal grafts from United Network for Organ Sharing Region 5. J Trauma Acute Care Surg. 2015; 79(4 Suppl 2):S164-70.

4. Dupuis S, Amiel JA, Desgroseilliers M, Williamson DR, Thiboutot Z, Serri K et al. Corticosteroids in the management of brain-dead potential organ donors: a systematic review. Br J Anaesth. 2014;113(3):346-59.

5. Gattinoni L, Carlesso E, Brazzi L, Caironi P. Positive end-expiratory pressure. Curr Opin Crit Care. 2010;16(1):39-44.

6. Greer DM, Shemie SD, Lewis A, Torrance S, Varelas P, Goldenberg FD et al. Determination of Brain Death/Death by Neurologic Criteria: The World Brain Death Project. JAMA. 2020;324(11):1078-97.

7. Kotloff RM, Blosser S, Fulda GJ, Malinoski D, Ahya VN, Angel L et al. Management of the potential organ donor in the ICU: Society of Critical Care Medicine/American College of Chest Physicians/Association of Organ Procurement Organizations Consensus Statement. Crit Care Med. 2015;43(6):1291-325.

8. Niemann CU, Feiner J, Swain S, Bunting S, Friedman M, Crutchfield M et al. Therapeutic hypothermia in deceased organ donors and kidney-graft function. N Engl J Med. 2015;373(5):405-14.

9. Patel MS, Zatarain J, De La Cruz S, Sally MB, Ewing T, Crutchfield M et al. The impact of meeting donor management goals on the number of organs transplanted per expanded criteria donor: a prospective study from the UNOS Region 5 Donor Management Goals Workgroup. JAMA. 2014;149(9):969-75.

10. Plurad DS, Bricker S, Neville A, Bongard F, Putnam B. Arginine vasopressin significantly increases the rate of successful organ procurement in potential donors. Am J Surg. 2012;204(6):856-60.

11. Schnuelle P, Benck U, Kramer BK, Yard BA, Zuckermann A, Wagner F et al. Impact of donor core body temperature on graft survival after heart transplantation. Transplantation. 2018;102(11):1891-900.

12. Spears W, Mian A, Greer D. Brain death: a clinical overview. J Intensive Care. 2022;10(1):16.

13. Westphal GA, Coll E, de Souza RL, Wagner S, Montemezzo A, Cani de Souza FC et al. Positive impact of a clinical goal-directed proto- col on reducing cardiac arrests during potential brain-dead donor maintenance. Crit Care. 2016;20(1):323.

14. Westphal GA, Robinson CC, Cavalcanti AB, Gonçalves ARR, Guterres CM, Teixeira C et al. Brazilian guidelines for the management of brain-dead potential organ donors. The task force of the AMIB, ABTO, BRICNet, and the General Coordination of the National Transplant System. Ann Intensive Care. 2020;10(1):169.

15. Westphal GA, Garcia VD, Souza RL, Franke CA, Vieira KD, Birckholz VR et al. Diretrizes para avaliação e validação do potencial doador de órgãos em morte encefálica. Rev Bras Ter Intensiva. 2016;28(3):220-55.

16. Wijdicks EF, Varelas PN, Gronseth GS, Greer DM; American Academy of Neurology. Evidence-based guideline update: determining brain death in adults: report of the Quality Standards Subcommittee of the American Academy of Neurology. Neurology. 2010;74(23):1911-8.